全国中医药高等院校规划教材

小儿温病学

（供中医儿科学、中医学等专业用）

主 编 艾 军

中国中医药出版社

·北 京·

图书在版编目（CIP）数据

小儿温病学 / 艾军主编 . -- 北京 : 中国中医药出
版社 , 2024. 7. -- (全国中医药高等院校规划教材).

ISBN 978-7-5132-8879-8

Ⅰ . R254.2

中国国家版本馆 CIP 数据核字第 2024ZD1659 号

中国中医药出版社出版

北京经济技术开发区科创十三街 31 号院二区 8 号楼

邮政编码　100176

传真　010-64405721

三河市同力彩印有限公司印刷

各地新华书店经销

开本 889×1194　1/16　印张 17.25　字数 474 千字

2024 年 7 月第 1 版　2024 年 7 月第 1 次印刷

书号　ISBN 978-7-5132-8879-8

定价　69.00 元

网址　www.cptcm.com

服 务 热 线　010-64405510　　微信服务号　zgzyycbs

购 书 热 线　010-89535836　　微商城网址　https://kdt.im/LIdUGr

维 权 打 假　010-64405753　　天猫旗舰店网址　https://zgzyycbs.tmall.com

如有印装质量问题请与本社出版部联系（010-64405510）

全国中医药高等院校规划教材

《小儿温病学》
编 委 会

主 审

汪受传（南京中医药大学）

主 编

艾 军（广西中医药大学）

副主编

杨 燕（首都医科大学）　　　　　袁雪晶（南京中医药大学）

李 丹（广州中医药大学）　　　　彭 玉（贵州中医药大学）

李鑫辉（湖南中医药大学）

编 委（以姓氏笔画为序）

田金娜（成都中医药大学）　　　　刘 英（江西中医药大学）

孙灵娇（河北中医药大学）　　　　孙艳红（云南中医药大学）

孙继超（广西中医药大学）　　　　李伟伟（广西中医药大学）

何宜荣（湖南中医药大学）　　　　杨 濛（河南中医药大学）

陈 升（广西中医药大学）　　　　陈自佳（北京中医药大学）

郑旭锐（陕西中医药大学）　　　　郑秀丽（成都中医药大学）

徐 玲（南京中医药大学）　　　　蒋 屏（湖南中医药大学）

魏丽娜（长春中医药大学）

学术秘书

冯 容（广西中医药大学）

儿童是易患温病的主要群体。小儿温病学是研究小儿温病发生、发展规律及诊治方法的重要学科分支，小儿温病学的理论和诊治方法是中医儿科学的重要组成部分，具有指导临床诊疗工作的实际意义。小儿温病学教学对于奠定中医儿科学专业及中医学专业学生的中医理论基础和提高临床诊治能力具有重要的作用，因此，小儿温病学应作为中医儿科学专业的必修课。本课程的教学目的是，要求学生掌握小儿温病学的基础理论、基本知识和诊治小儿温病的基本技能，建立诊治外感热病和其他相关疾病的临床思维，并加强临证能力。

本教材编写首次尝试将温病学与儿科学结合，突出温病学理论和应用体系与儿科学温热病诊治体系的融合，以全国高等中医药教育中医学、中医儿科学专业教学大纲为依据，注重中医经典的教育教学和理论联系实际，并体现专业建设的特点。其中原著选读兼顾中医医师资格考试及教育部高等学校中医学类专业教学指导委员会组织的中医经典能力等级考试，涵盖此两种考试中涉及的《温病学》相关原文的全部内容。

本教材编写云集了全国14所高等医学院校温病学和儿科学的专家与学者，采取两个学科的学者交叉撰写与审阅的形式完成初稿。本教材编写分工如下：第一章第一节、第二节、第三节、第五节由艾军编写，第四节由李鑫辉编写，第六节由陈升编写，第七节由孙继超编写。第二章第一节、第五节、第十五节由孙艳红编写，第二节由陈升编写，第三节、第四节由何宜荣编写，第六节、第八节、第十九节、第二十三节由艾军编写，第七节由郑秀丽编写，第九节和第十节由李丹编写，第十一节由彭玉编写，第十二节由田金娜编写，第十三节、第二十四节由袁雪晶编写，第十四节由陈自佳编写，第十六节由魏丽娜编写，第十七节由孙继超、艾军编写，第十八节由徐玲编写，第二十节由刘英编写，第二十一节由蒋屏、艾军编写，第二十二节由杨燕编写，第二十五节由孙灵娇编写。第三章第一节由李伟伟编写，第二节和第三节由艾军编写，第四节和第五节由郑旭锐编写，第六节由李鑫辉编写，第七节由郑秀丽编写。附篇由艾军编写。全体编写人员参加初稿互审工作。杨燕负责第一章统稿，袁雪晶、李丹、彭玉负责第二章统稿，李鑫辉负责第三章统稿。全书由艾军负责统稿和定稿。

本教材在编写过程中，南京中医药大学汪受传教授予以精心指导、修改和审定，在此表示衷心的感谢！同时，感谢全体编委和责任编辑的辛苦付出！感谢中国中医药出版社对本教材给予的大力支持！感谢广西中医药大学中医临床基础和中医儿科学专业研究生们对本教材编写的帮助！

　　本教材为温病学与儿科学融合的首次尝试，不足之处在所难免，敬请各位读者提出宝贵意见和建议，以便再版时修订提高。

《小儿温病学》编委会

2024 年 3 月

目　　录

第一章
小儿温病学基础

第一节　小儿温病学术源流

　　小儿温病学是以中医理论体系为指导，以中医药防治方法为手段，研究小儿温病发生、发展规律及诊治和预防的一门学问，主要阐明小儿温病的病因、发病、病机、证候、辨证、诊断、治疗、预防、调护等。中医学诊治小儿温病的历史悠久，积累了丰富的理论知识和实践经验，大量温病学理论在儿科临床得到有效验证。温病学与中医儿科学相互融合，初步形成了小儿温病学理论与实践体系，在儿童健康事业中发挥着重要的作用。

　　温病是儿科临床中的常见病和多发病，儿童是最容易被外邪侵袭的群体，因此，自从有了中医"小儿医"，便有了小儿温病的诊疗实践，并在实践的基础上逐步形成了小儿温病学术理论与实践体系。从远古开始，《黄帝内经》《难经》作为中医经典著作，为小儿温病学的发展提供了理论基础。《伤寒杂病论》为诊治外感病的代表性经典著作，为小儿温病学的辨治理论及方药应用建立了框架。《神农本草经》记录了大量的清热、养阴、攻下、开窍、息风等药物，为小儿温病学的临床用药提供了丰富的内容。隋唐至宋元时期，《诸病源候论》建立了儿童保健学、病因学、证候学，其中部分内容与小儿温病学的关系十分密切。《备急千金要方》《外台秘要》等方书收载的儿科治疗方药，不少用于小儿温病。钱乙《小儿药证直诀》在继承创新中医儿科学术体系的同时，突出寒凉学说，丰富并推动了小儿温病学术体系的构建。明清时期，温病学说逐渐完善，以吴有性、叶桂、吴瑭、薛雪、王士雄等为代表的温病学派，创立了温病学辨治理论体系，并对小儿温病进行了重点论述，形成了小儿温病学术体系。中华人民共和国成立至今，中医儿科学快速发展，逐步走上与现代科学技术相结合的新发展道路，带动小儿温病学的学术发展，使其理论与实践体系日趋完善，不断发挥中医特色和优势，广泛应用于儿科临床。

一、小儿温病学术历史渊源（远古至南北朝）

　　中医经典著作《黄帝内经》《难经》《伤寒杂病论》《神农本草经》为中医理论和实践体系的奠基之作。"温病"之名较早见于《难经·五十八难》，其曰："伤寒有五，有中风，有伤寒，有湿温，有热病，有温病。"此温病被包含在广义伤寒之内。《黄帝内经》论述了温病的病因、发病、病机、证候、治法、预防、预后等相关内容。如《素问·生气通天论》曰："冬伤于寒，春必温病。"提出了温病的伏气病因。《素问·热论》曰："先夏至日者为病温，后夏至日者为病暑。"阐述了暑病的发病时间。《素问·评热病论》曰："有病温者，汗出辄复热，而脉躁疾不为汗衰，狂言不能食。"记述了温病的证候表现：发热，汗出，狂躁谵语，不能纳食，脉象躁疾。

《灵枢·论疾诊尺》曰："尺肤热甚，脉盛躁者，病温也。"说明临证见尺肤大热、脉躁有力者为温病。上述经典均从不同角度论述了温病的概念和定义。

《伤寒论》第6条述："太阳病，发热而渴，不恶寒者，为温病。"虽未明确提出温病论治方药，但六经辨证理论，尤其是三阳病辨治思路与方法，清热、攻下、养阴等治疗法则，麻黄杏仁甘草石膏汤、白虎汤、小柴胡汤、栀子豉汤、竹叶石膏汤、葛根黄芩黄连汤、大承气汤、小承气汤、调胃承气汤等治疗温病的有效方剂，为后世温病学的产生奠定了一定的基础。《金匮要略》也为痉病、湿病、暍病、阴阳毒、疟病、肺痈、黄疸、下利、疮痈、肠痈等小儿温病的诊治提供了重要参考。

《神农本草经·序》述："下药一百二十五种为左使，主治病以应地，多毒，不可久服，欲除寒热邪气，破积聚，愈疾者，本下经。"可见下药中有丰富的治疗热病的药物，如大黄、葶苈子、青蒿、大戟、射干、青葙子、贯众、商陆、萹蓄、蚤休、雷丸、连翘、夏枯草、赭石等。实际上，除下药（下品）之外，在上药（上品）中还有石菖蒲、菊花、天冬、柴胡、麦冬、车前子、薏苡仁、泽泻等，中药（中品）中还有败酱草、白薇、葛根、栝楼根、苦参、通草、瞿麦、玄参、百合、知母、黄芩、白茅根、紫草、茜根、白鲜皮、地榆、牡丹、石韦、桔梗、栀子、竹叶、桑白皮、石膏、羚羊角、牛黄、犀角等可用于治疗热病的药物，为儿科温病临床用药提供了丰富的选择。

东晋葛洪的《肘后备急方》记载"治瘴气疫疬温毒诸方"，如太乙流金方、辟温病散方等，为预防温病方药，其在"治寒热诸疟方"中记载"青蒿一握，以水二升渍，绞取汁，尽服之"的治疟方启迪了现代青蒿素的重大发明。晋代《针灸甲乙经·小儿杂病》曰："小儿脐风，目上插，刺丝竹空主之。""小儿脐风，口不开，善惊，然谷主之。"论述了针灸治疗小儿脐风。这些都对小儿温病的防治发挥了启发作用。

二、小儿温病学术内涵充实（隋唐至宋元）

隋唐至宋元时期，中医学术争鸣，理论创新，有关小儿温病的证候学、治疗学和中医儿科学体系及寒凉学说的创建均在这一时期出现，小儿温病的学术内涵逐步充实。如隋代巢元方《诸病源候论》记载大量温热病证候，对温病病因病机、证候、预后等有较多启发，如卷之九时气病诸候、热病诸候，卷之十温病诸候、疫疬病诸候，卷之十一疟病诸候，卷之十七痢病诸候等，提出温病是因"人感乖戾之气而生病"。同时，从卷之四十五至卷之五十专论小儿杂病诸候，共255候，逐一论述了小儿壮热候、温病候、温病下利候、温病鼻衄候、温病结胸候、患斑毒病候、疟病候、霍乱候、热利候的病因、病机和证候。特别珍贵的是，在卷四十二中，提出妊娠时气候"重者伤胎也"、妊娠温病候"皆损胎也"、妊娠热病候"多致堕胎也"，这是世界上关于妊娠期患温热病会损伤胎儿的最早记载。

唐代王冰整理校注《黄帝内经素问》，增补七篇大论，其中《素问·至真要大论》论述病机19条中有9条与火、热相关，即"诸热瞀瘛，皆属于火""诸禁鼓栗，如丧神守，皆属于火""诸逆冲上，皆属于火。诸胀腹大，皆属于热。诸躁狂越，皆属于火""诸病有声，鼓之如鼓，皆属于热。诸病胕肿，疼酸惊骇，皆属于火。诸转反戾，水液浑浊，皆属于热""诸呕吐酸，暴注下迫，皆属于热"。《素问·至真要大论》还论述了"热者寒之""温者清之"等热病的治疗原则。唐代孙思邈《备急千金要方·少小婴孺方》记载了治小儿风瘙瘾疹方、治小儿霍乱吐痢方、治小儿温疟方等，并指出"有时行疾疫之年，小儿出腹便患斑者也。治其时行节度，故如大人法，但用药分剂少异，药小冷耳"。唐代王焘《外台秘要·小儿诸疾》记载了小儿天行方八首、小儿霍乱方一十二首、小儿霍乱杂疗方六首、小儿诸疟方九首、小儿赤白痢方七首、小儿虫毒血痢方九首、小儿热渴痢方四首、小儿丹毒方七首、小儿风疹瘙痒方五首等诸多治疗小儿温病的方剂。宋代王怀隐《太平圣惠方》记载了大量温热病证候及治疗用方,如第十五、十六卷"时气论及治时气诸方",第十七、十八卷"热病论、治热病诸方"。从第八十二卷至九十三卷专论小儿病及诸方,其中第八十二卷为治新生儿鹅口诸方、治小儿温壮诸方、治小儿壮热诸方等;第八十三卷为治小儿风热诸方;第八十四卷为治小儿时气诸方、治小儿热病诸方、治小儿斑疮诸方、治小儿疟疾诸方、治小儿霍乱诸方等;第八十五卷为治小儿惊热诸方、治小儿壮热欲发痫诸方、治小儿热痫诸方等。这些极大地丰富了小儿温病的诊治内容。

北宋钱乙《小儿药证直诀》为小儿寒凉学说的创始,在五脏辨证中详论心热、肺热、脾热、肝热等五脏热证,并创制导赤散、泻白散、泻黄散、泻青丸、生犀散、大青膏、凉惊丸、紫草散、三黄丸、抱龙丸等寒凉方剂用于治疗小儿热病。其中"疮疹候"一节论述了多种小儿出疹性热病的病因病机、诊断及鉴别诊断、辨证治疗。与钱乙同时期的儿科医家董汲著《小儿斑疹备急方论》,为麻疹、天花类专著之始,常用青黛、大黄、白虎汤等治疗天花、麻疹,善用寒凉,反对妄施温热。阎季忠将紫雪、至宝丹用作救治儿科热病神昏的重要方药。金元四大家之一的寒凉派代表刘完素对热病理论阐发较详,提出病因上"六气皆可化火";病机上"阳气怫郁"理论;治法上"辛苦寒药治之"与"辛苦寒药下之";方药上以寒凉为主,法当表里双解,创制双解散、防风通圣散、天水散等表里双解剂,对温病学说的形成和各科临证的应用有深远影响。

成书于宋代的《黄帝内经素问·遗篇·刺法论》明确指出:"黄帝曰:余闻五疫之至,皆相染易,无问大小,病状相似,不施救疗,如何可得不相移易者?岐伯曰:不相染者,正气存内,邪不可干,避其毒气。天牝从来,复得其往,气出于脑,即不邪干。"强调了心理调节和避免感受外来邪气是预防疫病的重要手段。

三、小儿温病学术体系形成(明清)

明清时期出现了温病学专著,创立了温病学辨治理论体系,其中有不少小儿温病的专著专篇专节论述。如明代万密斋认识到"疫疠之病乃天地之戾气所致",其在《保命歌括·瘟疫》中说:"大抵疫病,专属火湿,虽似伤寒,不可作伤寒正治而大汗大下也……邪从口鼻如侵入,气乱神危造化穷……邪气之中人者,入脑之后,一日在皮毛,则肺受之,二日在血脉,则心受之。"指出了温病的病因为戾气,分火与湿两类;感邪途径为口鼻;传变规律为首犯肺卫,渐入心血;治疗上广泛采用解表、清气、和解、祛湿、通下、清营、凉血、开窍、滋阴法等,如治温疫初起用香苏散、人参败毒散,邪入少阳用小柴胡汤加减,邪入阳明用白虎汤合升麻葛根汤,疫病衄血用凉膈散合四物汤,疫病渴不止用人参白虎汤加地黄、天花粉,疫病发黄用五苓散加减等,这对温病学说的形成有较大启发。同时,他还论述了小儿温病的诊治,如疟疾、痢疾、霍乱、惊风等,尤其擅长论治痘疹,著有《片玉痘疹》《痘疹心法》。

明末吴又可撰写了温病学第一部专著《温疫论》,创"杂气""疠气"病因学说,认识疫疠的感染途径为口鼻;疫疠具有强烈的传染性,即"无问老少强弱,触之者即病";邪气初犯病位为膜原;治疗上以逐邪为第一要义;创制主治方达原饮、三消饮。并在书中专节论述"小儿时疫",用小儿太极丸主治。其后温疫类著作雷丰的《时病论》、杨璿的《伤寒温疫条辨》、戴天章的《广瘟疫论》、余师愚的《疫疹一得》等对温疫都有丰富的记载,或专设小儿温病章节论述。

清代叶桂创立的卫气营血辨证用于温热病论治,对温病学辨证论治理论体系起到奠基作用,广泛应用于温热病及各科相关疾病，其代表作《温热论》对温病的病因病机、传变规律、辨证、诊法及治疗系统论述，切合实用。如论病因病机及传变，《温热论》曰："温邪上受，首先犯肺，逆传心包。"论辨证，《温热论》述："卫之后方言气，营之后方言血。"论诊法，《温热论》提出辨舌验齿，辨斑疹、白㾦为温病的特殊诊法；论治法，《温热论》言："在卫汗之可也，到气才可清气，入营犹可透热转气……入血就恐耗血动血，直须凉血散血。"这些辨治理论直接应用于小儿温病。叶氏在其著作《临证指南医案》中专论小儿温病，即《临证指南医案·幼科要略》，对小儿四时温病，如风温、夏热、秋燥、伏气及痧、疹、惊、痘等均有详细论述。他认为，小儿温病的病因为感受温邪，或因伏邪郁久化热而发病；辨证上，主要以卫气营血辨证、三焦辨证、络病辨证、体质辨证等多种辨证方法相结合灵活运用；诊法上，注重辨舌、验齿、辨斑疹白㾦等；治疗上，针对小儿体质的特点，善用扶正祛邪治法，如清热养阴、扶正托毒、透法和泄法等。

清代吴鞠通著《温病条辨》，系统阐述了温热类、湿热类温病的病因病机、传变规律和治疗方药等，规范温病病名，创立三焦辨证施治的理论体系，制订众多治疗温热病的有效方药，如银翘散、桑菊饮、清营汤、清宫汤、大定风珠、三甲复脉汤等，均为小儿外感热病的常用良方。书中专设"解儿难"章，在《温病条辨·解儿难·俗传儿科为纯阳辨》提出小儿体质特点"古称小儿纯阳……非盛阳之谓。小儿稚阳未充，稚阴未长者也"。基于此，吴鞠通认为儿科用药慎用苦寒，宜用酸甘，主张存阴退热为第一妙法。强调小儿易罹外感、易于传变、需辨证准确，用药及时、精当。如《温病条辨·解儿难·儿科总论》说："其脏腑薄，藩篱疏，易于传变。肌肤嫩，神气怯，易于感触。其用药也，稍呆则滞，稍重则伤，稍不对证，则莫知其乡，捉风捕影，转救转剧，转去转远。"对小儿痉、痘、疹论治较为丰富，均可作为儿科临证的重要参考。如在认识小儿易痉的基础上，总分寒痉、热痉、虚寒痉和虚热痉四大纲；细分寒痉、风温痉、温热痉、暑痉、湿痉、燥痉、内伤饮食痉、客忤痉、本脏自病痉九大纲，详述各痉辨证论治。《温病条辨·解儿难·痘证禁表药论》认为"痘证由君火温气而发"，主张痘证初起的治疗需要结合体质和时令及痘疹表现而定方。

再有不少儿科著作中也有关于热病诊治的记录，如薛铠、薛己的《保婴撮要》，夏鼎的《幼科铁镜》，吴谦的《医宗金鉴·幼科心法要诀》，王肯堂的《证治准绳·幼科》等均对小儿热病防治有大量论述。对于儿科出疹性热病，更有大量专著，如张琰《种痘新书》、谢玉琼《麻科活人全书》、夏春农《疫喉浅论》等。特别是我国人痘接种法预防天花在明清时期已广泛应用，并传播至亚洲、欧洲、非洲等多国，催生了牛痘接种法，是世界免疫学发展的先驱。明清医家的不断实践与学术创新，极大地丰富了小儿温病学基础及临床预防、治疗的学术内涵，使之形成了系统、完整的学术体系。

四、小儿温病学术现代发展（新中国成立以后）

新中国成立以来，中医儿科学科在小儿温病防治方面取得了显著的成绩。随着社会经济的发展，在"预防为主，防治结合"的卫生方针指引下，围生期保健工作不断加强，免疫接种覆盖率逐年提高，天花已被消灭，脊髓灰质炎已接近被消灭，流行性乙型脑炎、麻疹、白喉、百日咳和新生儿破伤风等感染性疾病的发病率显著下降，小儿传染病的发病率、病死率总体显著降低，儿科疾病谱已发生明显的改变，不再是古代的"痧、痘、惊、疳"四大证。但是，在一些原有传染病减少的情况下，新的传染病又不断产生，并在儿童中高发和造成流行，其中某些病种的危害性和治疗难度更甚于传统的温热病。中医药秉承几千年防治传染病的丰厚积淀，面对新型传染病，以中医药理论认识、中医药方法防治，继续显示出特色和优势，也使中医儿科温病学的理论和实践体系不断充实和发扬。

1954年石家庄地区流行性乙型脑炎流行，郭可明中医师运用温病学理论分析本病为外感毒邪，暑病与瘟疫并至，燥热伤阴，采用"清热，解毒，养阴"的治法，以白虎汤和清瘟败毒饮为主方，治疗34例患者，治愈率100%，得到原卫生部表彰，其经验在全国推广。此后，全国各地中医工作者积极参与当时每年流行的流行性乙型脑炎救治工作。江育仁教授在对121例急性期乙脑患者和135例恢复期、后遗症期乙脑患者治疗的实践中，提出本病以发热、昏迷、抽搐为主证，归纳为"热""痰""风"三大证，不仅用于本病初热期、极期，还用于指导恢复期、后遗症期的辨证治疗。他运用这一理论指导救治患儿，与同期使用其他疗法相比，取得了较高的疗效，降低了病死率，减少了后遗症，于1966年由国家科学技术委员会以研究报告的形式向全国推广。

1996年开始的小儿病毒性肺炎研究，开启了中医儿科急性感染性疾病多中心、大样本、随机、对照临床研究的新时期。南京中医药大学汪受传团队通过对4个中心480例住院患儿的调查分析，提出了小儿肺炎从热、郁、痰、瘀论治的学术观点；通过对江苏省社会发展计划3个中心147例和"十五"国家科技攻关计划4个中心360例的临床观察，证实清肺口服液治疗肺炎喘嗽痰热闭肺证有效性、安全性均优于对照药利巴韦林注射液（$P < 0.01$）。在第二项"十五"国家科技攻关计划5个中心的临床研究中，清开灵注射液静脉滴注与儿童清肺口服液口服联用中成药组108例，利巴韦林注射液静脉滴注与复方愈创木酚磺酸钾口服液口服联用西药组98例，治疗小儿呼吸道合胞病毒肺炎痰热闭肺证，中成药组综合疗效、主症疗效起效时间均显著优于西药组（$P < 0.05$），安全性、经济性亦好于对照组。

我国1981年在上海市首次报道手足口病，此后全国各省市陆续报道。中医药治疗手足口病文献报告首见于1985年，逐步积累了中医药对于手足口病的认识与辨证论治方法。2002年汪受传教授首先将本病写入普通高等教育"十五"国家级规划教材《中医儿科学》，并经多年临床实践和研究，提出本病病因为湿热毒邪。轻证可分为邪犯肺脾证、湿热毒盛证，以清热祛湿解毒为基本治法；重症病例发生脑膜炎、脑炎、脑脊髓炎、肺水肿、循环障碍等严重并发症，属于中医学变证，可分为邪陷心肝证、邪毒侵心证、邪伤心肺证、湿毒伤络证，分别以清热解毒、利湿化湿为基本治法，配伍息风开窍、宁心通络、泻肺逐水、活血通络等治法。汪受传教授建立了手足口病中医药辨证治疗规范。

经过大量的临床积累，在国家中医药管理局组织下，数百位海内外中医及中西医儿科专家参与完成的《中医儿科常见病诊疗指南》2012年7月由中华中医药学会发布，中国中医药出版社出版，包括麻疹、风疹、水痘、手足口病、流行性腮腺炎、流行性乙型脑炎、小儿艾滋病、皮肤黏膜淋巴结综合征等小儿温病的临床诊疗指南。通过2014年中医药部门公共卫生服务补助资金中医药标准制修订项目，又修订了水痘、流行性腮腺炎、手足口病临床诊疗指南，制订了小儿细菌性痢疾临床诊疗指南，纳入了2020年出版的《中医儿科临床诊疗指南》中。这些小儿温病诊疗指南作为全国性团体行业标准发布实施，对于规范小儿温病中医临床诊断治疗，推进其标准化、国际化发挥了积极作用。

几十年来的临床研究，为在现代条件下发挥中医、中西医结合治疗小儿温病的特色和优势方面积累了大量的资料，证明中医药不仅能治疗病毒感染性疾病，也能治疗细菌感染性疾病，不仅具有抗菌、抗病毒的作用，还有在中医学整体观指导下辨证论治、处方用药所产生的发表、清热、解毒、调气、理血、止咳、化痰、平喘、止痉、醒脑、温阳、益气、养阴等多靶点效应，这不只在临床症状改善方面得到体现，并且通过临床检验、模型动物和细胞的实验研究也得到证实。

为适应临床需要，在充分使用传统丸、散、膏、丹治疗小儿温病的同时，应用现代制剂技术，开发生产了一大批新的中成药应用于临床。如小儿豉翘清热颗粒、金莲清热泡腾片、黄栀花口服液、连花清瘟颗粒、双黄连口服液、蒲地蓝消炎口服液、喉咽清口服液、板蓝根颗粒、清宣止咳颗粒、麻杏甘石合剂、儿童清肺口服液、葛根芩连口服液、生脉饮口服液、清开灵注射液、热毒宁注射液、痰热清注射液、喜炎平注射液、醒脑静注射液等等。这些新型中成药上市，方便了儿科临床应用，大大促进了中成药在小儿温病治疗中的推广使用。

近 70 年来，随着临床检验技术、病理学等的发展，对于古代只能"司外揣内"认识的若干温病，如麻疹、丹痧、顿咳、各种病毒性脑炎与细菌性脑膜炎等的病因病理、临床演变规律等有了更清楚的认识，也带来了中医药对这些疾病认识的深入和临床治疗方法规范化方案的产生。而对于另一些现代临床新出现的温病，如手足口病、艾滋病、皮肤黏膜淋巴结综合征、各种新型病毒性疾病等的发生和流行，应用中医理论分析其病因病机，采用中医药方法辨证治疗，也取得了良好的临床疗效，扩大了中医儿科应用范围，提高了相关疾病的治疗水平。小儿温病学术在现代取得了历史上从未有过的高速度、高质量发展，为中医小儿温病学分支学科的形成奠定了坚实的基础。

第二节　小儿温病的概念、范围、分类、特点及命名

一、小儿温病的概念、范围与分类

小儿温病是温邪引起的，以发热为主症，具有热象偏重，容易出现热伤气阴，甚或热极动风、热盛动血、热极闭窍等病机变化的一类儿科急性外感热病。

温邪是指外邪中具有温热性质的一类病邪，主要有六淫邪气、疫疠病邪、温毒病邪及伏寒化温等。六淫除寒以外，还包括风、暑、湿、燥、火，其与热相合，便形成风热病邪、暑热病邪、湿热病邪、燥热病邪，可致四时温病，即风热病邪导致风温、冬温（发于冬天的风温）；暑热病邪导致暑温、伏暑；湿热病邪导致湿温；燥热病邪导致秋燥等。

除四时外感温热病邪之外，尚有疫疠病邪，即吴又可《温疫论·原序》所述"夫温疫之为病，非风、非寒、非暑、非湿，乃天地间别有一种异气所感"；《时病论·附论·温瘟不同论》述"温者，温热也；瘟者，瘟疫也。其音同而其病实属不同……夫四时有温热，非瘟疫之可比"；《温热暑疫全书·软脚瘟》说"一人受之，则为湿温，一方传遍，即为疫疠"。温疫，即感受疫疠病邪引起的具有强烈传染性和流行性的一类急性热病。小儿体质为稚阴稚阳，防御力弱，容易被疫疠病邪侵袭，故有不少温疫在小儿发病率较高，如麻疹、风疹、痄腮、水痘、手足口病、软脚瘟、丹痧、顿咳、时疫感冒、流行性乙型脑炎、流行性脑脊髓膜炎、白喉等。

温毒是除具有一般温病特点之外，并有局部红肿热痛，甚或溃烂出血特征的一类急性外感热病。由于小儿"肉脆、血少、气弱"（《灵枢·逆顺肥瘦》），感受温邪后，容易气血受损，血腐肉败，出现局部口咽或皮肤肿痛、溃烂等改变，因此，常常发生水痘、手足口病、丹痧、痄腮、艾滋病、传染性单核细胞增多症等温毒疾患。

小儿温病的范围包括四时温病、温疫及温毒。四时温病随季节每年发生，传染性不强；温疫不一定每年发生，可以在某年某季发生，也可以一年中多次发生，具有强烈的传染性和流行性。

如《温疫论·原病》所说:"疫者,感天地之疠气,在岁运有多寡,在方隅有厚薄,在四时有盛衰。此气之来,无论老少强弱,触之者即病。"传染性指疾病在人与人或人与动物之间的传播;流行性指疾病在人与人或人与动物之间的连续传播。

温热疾病,依据其感邪的性质不同,常常区分为温热性质和湿热性质的两类疾病,称为温热类温病和湿热类温病。温热类温病包括风温、春温、暑温、秋燥、麻疹、奶麻、风疹、痄腮、丹痧、顿咳、疟疾、时疫感冒、病毒性肺炎、传染性单核细胞增多症、皮肤黏膜淋巴结综合征等,湿热类温病包括湿温、伏暑、水痘、手足口病、软脚瘟、痢疾、病毒性肝炎、艾滋病等。

按发病类型常常区分为新感类温病和伏气类温病,称为新感温病和伏气温病。新感温病指感受外邪的侵袭,感而即发,邪热首犯卫分,卫阳失宣,初起以发热恶寒,或伴咳嗽吐痰,舌边尖红等为临床特征的一类急性外感热病。伏气温病指感受外邪侵袭,邪热越过卫分,直接入里,潜伏体内,移时而发,初起以一派里热证为临床特征的一类急性外感热病。由于邪气潜伏,在一定条件下邪气从内自发或受外邪引诱而发,故常有反复发作的特点。新感温病包括:风温、暑温、湿温、秋燥、时疫感冒、麻疹、奶麻、风疹、痄腮、水痘、手足口病、软脚瘟、丹痧、顿咳、痢疾、病毒性肺炎、病毒性肝炎、传染性单核细胞增多症等,其中部分病种患病之后不易再作,如麻疹、奶麻、风疹、水痘、痄腮等。伏气温病包括:春温、伏暑、疟疾、艾滋病等,具有反复发作的特征。

二、小儿温病的特点

(一) 发病及流行特点

1. 感受温邪,起病急骤　小儿为稚阴稚阳之体,具有"纯阳"的体质特点,肌肤薄弱,脏腑娇嫩,易被温邪侵袭,发生温病,正如《温病条辨·解儿难》所述:"其脏腑薄,藩篱疏,易于传变。肌肤嫩,神气怯,易于感触。"《临证指南医案·幼科要略》所言:"襁褓小儿,体属纯阳,所患热病最多。"《宣明论方·小儿门》所说:"大概小儿病者纯阳,热多冷少。"因其体属纯阳,抗邪敏锐,故感受温邪之后,起病急骤,正邪剧争,发病时身热较多,甚至高热,症状较成人明显。小儿温病主要与急性传染性和感染性疾病有关,小儿罹患这些疾病的概率较高,超过成人,且少数病种为儿童的特发疾病或成人较少发生者,如奶麻、丹痧、软脚瘟、水痘、手足口病等。小儿温病起病急、传变快、变化多、病情重,甚至导致死亡或留下后遗症,尤其年龄越小越易出现危重症,或某些病种婴幼儿的症状体征表现不明显、不典型,易被误诊或耽误病情。

2. 发病具有季节性和地域性　在一年四季中可见小儿温病的发生或流行,而各种温病有一定的好发季节,如风温、春温、麻疹、风疹、丹痧、时疫感冒、顿咳等好发于冬春季节;暑温、流行性乙型脑炎等好发于夏暑季节;湿温、秋燥、疟疾、软脚瘟等好发于夏秋季节。各种温病的发生具有一定的地域性,如 1954 年石家庄地区流行性乙型脑炎流行,1983 年天津、1998 年台湾、2000 年山东、2008 年安徽手足口病暴发流行等。

3. 低龄儿多发　在小儿温病中,各年龄段小儿均可发病,大多数的病种以低龄儿童发病较多,如奶麻以 6~18 个月的婴幼儿好发;麻疹在 6 个月~5 岁的小儿中发病率最高;风疹除婴儿不易感染外,其余年龄越小,发病率越高;水痘以 1~6 岁小儿发病率高;手足口病多发生于学龄前,尤以 3 岁以下发病率最高;痄腮好发于学龄前期及学龄期儿童,以 2~6 岁的发病率最高;顿咳、疟疾以 5 岁以下儿童多发;丹痧以 2~8 岁的小儿多发等。

4. 温疫与温毒并发　在小儿温病的范畴里,诸多病种为温疫,在一定时间内容易形成区域性流行，如麻疹、痄腮、水痘、手足口病、丹痧、艾滋病等。同时，这些疾病又大多具有局部红肿热痛或溃烂出血的温毒特征，如咽喉的红肿热痛、口咽手足等部位的红肿、破溃等，形成温疫与温毒并发的特点。

（二）病机特点

1. 病机演变的规律性　温病为外感热病，起病大多具有由表入里，由浅入深，由轻变重，由实致虚的病变规律。常见温邪从卫入气，从气入营，由营入血的病机演变，出现卫气营血的生理功能受到破坏的病变过程。如《临证指南医案·幼科要略》所述："大凡吸入之邪，首先犯肺，发热咳喘。口鼻均入之邪，先上继中，咳喘必兼呕逆膜胀。"及"肺位最高，邪必先伤，此手太阴气分先病。失治则入手厥阴心包络，血分亦伤。"这在风温、春温、暑温、秋燥、时疫感冒、麻疹、奶麻、风疹、水痘、丹痧、病毒性肺炎、病毒性脑炎等病中常见。同时，外邪也可以从口鼻而入，先犯上焦，继而传变于中焦，后期传变至下焦，病变过程中不断出现三焦脏腑经络被温邪侵犯所产生的病机改变。如《临证指南医案·幼科要略》说："痧本六气客邪，风寒暑湿，必从火化。痧既外发，世人皆云邪透。孰谓出没之际，升必有降，胜必有复。常有痧外发，身热不除，致咽哑龈腐，喘急腹胀，下痢不食，烦躁昏沉，竟以告毙者，皆属里症不清致变。须分三焦受邪孰多，或兼别病累瘵，须细体认。"这在湿温、病毒性肝炎、传染性单核细胞增多症、艾滋病等病中常见。一般而言，温邪在卫分、气分、上焦、中焦，病位以肺、膈、脾、胃、肠、胆等为主者，病变多以机体的功能失调为主；若病邪入营动血，深入下焦，耗损肝肾阴精，则病变多以脏腑实质损害为主。

2. 传变快，重症多，易康复　温邪具有阳热之性，易于走窜和传变，小儿生理病理特点是脏腑娇嫩，形气未充，感受温邪之后，脏腑易被病邪攻窜，变化迅速，在数小时内病情有变或重症显现，如《小儿药证直诀·原序》所述："而小儿……脏腑柔弱，易虚易实，易寒易热。"如上所述，小儿温病以温疫与温毒并发者较多，温疫与温毒均甚于一般温病，因邪气盛，小儿阴阳稚弱，容易发生正不抵邪而现重症，甚则亡阴、亡阳。然而，又因其生机旺盛，脏气清灵，患病之后有较强的抗病力和恢复力，故大多数患儿易趋康复，正如《景岳全书·小儿则》所述："其脏气清灵，随拨随应，但能确得其本而撮取之，则一药可愈，非若男妇损伤、积痼痴顽者之比。"少数患儿因病情危重或并发症较多而预后较差，难以康复，如软脚瘟、疫毒痢、艾滋病等。

3. 易热郁，夹有形　《小儿药证直诀·脉证治法·变蒸》分析："小儿在母腹中，乃生骨气，五脏六腑，成而未全……全而未壮也。"《育婴家秘·幼科发微赋》有小儿"血气未充""肠胃脆薄"等论述。温邪侵袭之后，小儿脏腑功能和气血运行易受影响，容易发生功能紊乱，气血运行障碍，由此导致热邪在体内鸱张、蒸腾的同时，热阻气运，阳气怫郁，热与郁结，产生热郁。同时，由于小儿生理病理特点，脾肺常虚，脾为生痰之源，肺为贮痰之器，在热病过程中容易产生痰饮、水湿、积滞、燥屎、瘀血等有形的病理产物，这更加阻碍热邪透达。如在风温、时疫感冒、湿温、病毒性肺炎、病毒性肝炎等病变过程中容易兼夹湿热、痰湿、积滞、燥屎、瘀血等；痢疾中夹滞；传染性单核细胞增多症容易夹痰、夹瘀等。

4. 易发疹，易痉厥　小儿温病中温疫、温毒者尤多，邪气致病力和传染性强，损害脏腑经络、气血津液较甚，病变中容易形成热极生风，肝风内动；热盛动血，泛发斑疹；热扰心神，心窍闭阻等病机改变，临证上易见动风、动血、闭窍等重症，在各种温疫类、温毒类疾患中常见斑疹、痉厥等，如麻疹、奶麻、风疹、丹痧等病变的主要表现为皮肤斑疹丹痧的显露；风温、春温、暑温、麻疹、水痘、痢疾、时疫感冒、手足口病、病毒性脑炎、艾滋病等病变过程中容易出现痉厥变证。

5. 易损伤气阴　由于小儿体属稚阴稚阳，本有不足，再加外感温邪，阳盛阴虚，壮火食气，热邪伤阴；湿邪则伤气伤阳。因此，温邪侵袭，由表入里，化燥伤阴，耗气伤血，易在温变过程中耗伤气阴，出现热邪伤阴、气阴两虚等病机改变。这在疾病的初期、中期及末期均为常见。温疫、温毒者，因邪毒壅盛，致病力强，则损伤气阴，甚至损耗阴阳更为严重。

三、小儿温病的命名

小儿温病的命名一是按发病季节命名，如春温发于春天；暑温发于夏暑季节；秋燥发于秋天。二是按病因命名，如感受风热病邪引起的，名风温；感受湿热病邪引起的，名湿温。三是按发病特征命名，如发生于婴幼儿，6个月龄为易于发生原发感染时间，并全身出现玫瑰红色小丘疹者，名奶麻。四是按临床表现的特征命名，如周身皮肤按序泛发麻粒样大小的红色斑丘疹的，名麻疹；咽喉肿痛腐烂，全身布满鲜红色皮疹的，名丹痧；皮肤黏膜分批出现疱疹的，名水痘；手足掌跖及口腔疱疹同时出现的，名手足口病；咳声连连，阵发性发作的，名顿咳；发热而肢体软弱无力，形成肢体瘫痪，骨骼畸形的，名软脚瘟等。

第三节　小儿温病的病因病机学

一、小儿温病的病因

温病属于外感类疾病，因此，小儿温病的主要病因为"温邪"，指具有温热性质的一类外来致病因素。其具有以下特点：①从外侵袭人体，主要从口鼻或皮毛入侵，且致病迅速。②部分病邪的形成和致病与时令季节有关，又称四时温邪。③温热性质显著，致病后出现发热及相关热象。④在一定条件下可以相互影响及转化，如热邪化燥、热蒸湿动、寒郁化热等。⑤不同温邪入侵人体的部位有别，如风热病邪首犯手太阴肺经；暑热病邪侵犯足阳明胃经；湿热病邪多以足太阴脾经为主要病变部位等。

研究温病病因学的意义在于：①有助于温病早期诊断及证候类型的确定。各种温邪具有各自的致病特点，因其入侵途径、首犯病位不同而产生不同证候。临床医生根据证候特点，联系发病季节和各种病邪的致病特点往往能够作出早期诊断及临床证型的判断，如风温病风热肺卫证、湿温病湿遏卫气证、秋燥病燥袭肺卫证等。②有利于立法处方的确立。"审证求因"与"审因论治"是辨证论治的基本内容之一，治疗外感病，重在祛除病因，这是治疗的根本。因此，认清病因的性质、特点才能确立治法、选择处方用药，如对风热病邪首犯肺卫的病证，治宜疏风泄热，选辛凉清解的代表方银翘散治疗；如对燥热病邪首犯肺卫的病证，治宜辛凉甘润，轻透肺卫，选辛凉甘润的代表方桑杏汤治疗。

各种温邪的致病特点表现为以下几个方面。

（一）风热病邪

风热病邪是具有风热性质的病邪，多见于冬、春季节。春季风主令，阳气升发，温暖多风。风为阳性，若春风过暖，即主令之气至而太过，风阳太盛，则为异常的热，风与热合，产生风热病邪，导致风温等，正如吴瑭在《温病条辨·上焦篇》第1条自注说："风温者，初春阳气始开，厥阴行令，风夹温也。"冬季风寒主令，若应寒反暖，即主令之气应至未至，亦可出现异常的热，产生风热病邪，导致冬温，即是发生于冬季的风温。风热病邪由此而来，故具有以风为主，兼夹热性的特征，其致病特点常随风的特性而出现。

1. 首犯肺卫 风为阳邪，其性升散、炎上。肺为华盖，位居上焦，外主皮毛。故风热病邪入侵，手太阴肺经首当其冲，正如《温热经纬·叶香岩三时伏气外感篇》说："肺位最高，邪必先伤。"肺主气，其合皮毛，与卫气相通，卫气具有"温分肉，充皮肤，肥腠理，司开阖"（《灵枢·本脏》）的功能，因此，肺卫受邪，则肺卫失宣，风热病邪致病，初起症见发热，微恶风寒，头痛，少汗，咳嗽，口微渴，舌边尖红赤，苔薄白，脉浮数等。

2. 肺胃阴伤 风热病邪为两阳为患，阳盛则阴虚。风热病邪初起以肺经为病变中心，继则传入胃肠，即太阴与阳明为表里。故在病变过程中，正邪交争，容易耗伤肺胃阴津，症见咽干口燥、口渴、大便干、苔少津等。

3. 易退易变 风邪来去疾速，小儿脏气轻灵，随拨随应，受风热病邪侵犯之后，正气抗邪，若正气未大虚者，抗邪有力，病变在肺卫阶段即消退而痊愈。同时，由于风邪善行而数变，温邪热变最速，风主动，外风可引动内风，若风热病邪较甚，或遇低龄、体弱者，或失治、误治者，病邪则容易内陷生变，由肺卫逆传心包或内陷厥阴，出现神志昏愦或项强抽搐等危重证。

风热病邪可以导致风温、冬温的发生。麻疹、风疹等发生发展过程与风热病邪致病特点相似，为疠气兼夹风热病邪致病。

（二）暑热病邪

暑热病邪是具有暑热性质的病邪，多见于夏季。《素问·热论》曰："先夏至日者为病温；后夏至日者为病暑。"《说文解字》称"暑，热也"，又说"暍，伤暑也"。夏季火主令，当主令之气至而太过，火热形成，由此暑热病邪致病特点常随火的特性而出现。

1. 径犯阳明 暑热病邪为暑与热合，热到极点，具火之性，有炎热、酷烈、走窜的特点，其侵袭人体，迅速越过卫分，直接进入气分。因此，暑热病邪致病，初起很少有卫分病变或邪留卫分时间短暂，症状轻微，而是径入阳明气分，出现里热炽盛证候，如壮热、大汗、头晕、面赤、心烦、口渴、脉洪大等。叶桂将这一致病特点概括为"夏暑发自阳明"（《温热经纬·叶香岩三时伏气外感篇》）。

2. 耗气伤津 暑热病邪为火热之气，壮火食气，小儿为稚阴稚阳之体，故暑热病邪入侵人体，极易耗伤人体阴津和阳气，症见身热，汗出，口渴，齿燥，神倦，脉虚等，甚则导致津气欲脱，危及生命。如《素问·举痛论》所说："炅则气泄……炅则腠理开，荣卫通，汗大泄，故气泄。"

3. 闭窍动风 《素问·六节脏象论》说："心者……为阳中之太阳，通于夏气。"王士雄也说"暑是火邪，心为火脏，邪易入之。"（《温热经纬·叶香岩三时伏气外感篇》雄按）由此可见，暑气通于心，故暑热病邪侵袭，易入心包，导致心窍闭阻，出现神昏谵妄等，甚至热极生风，肝风内动，出现痉厥等严重症状。暑热闭窍所致神昏，一般称为暑厥；暑热引动肝风，常称为暑风或暑痫。

4. 兼夹湿邪 《温热经纬·叶香岩三时伏气外感篇》说："暑邪必夹湿。"因夏季炎热，热到极点，热蒸湿动，暑热常常兼夹湿气，热重于湿，或因暑贪凉，恣食生冷，甚至露宿纳凉或当风睡卧，而再兼感寒邪，表现暑热兼湿兼寒证，如身热恶寒，头身疼痛，身形拘急，心烦口渴，胸闷脘痞，恶心呕吐，舌质红，舌苔白腻等。

暑热病邪可以导致暑温、伏暑的发生。病毒性脑炎、痢疾好发于夏暑季节，其发生发展过程与暑热病邪致病特点相似，为疠气兼夹暑热病邪致病。又因小儿脾肺常虚，肠胃柔脆，难耐暑热、暑湿困扰，若喂养不慎，或饮食不节，调摄不当，易被暑湿侵袭，导致脾胃运化失司，气机升降失常，日久容易变生诸多他病，如呕吐、泄泻、霍乱等，如《温热经纬·叶香岩三时伏气外感篇》说："论幼科病暑热，夹杂别病有诸……然幼科因暑热蔓延，变生他病。"叶桂并在《临证指南医案·幼科要略》中详细论述了这些病证的论治方法。

（三）湿热病邪

湿热病邪是湿邪与热邪相结合而形成的一种致病因素，多见于长夏季节，并一年四季可见。湿为土之气，弥漫于天地之间，湿为氤氲之气，具有弥散、流连之性，湿为阴邪，最遏阳气。长夏季节气候炎热，雨水较多，湿与热合，一阴一阳，相互矛盾，热被湿掩，热蒸湿动，胶着难开，相反相成，如《温热经纬·薛生白湿热病篇》所说："夫热为天之气，湿为地之气，热得湿而愈炽，湿得热而愈横，湿热两分，其病轻而缓；湿热两合，其病重而速。"因此，湿热病邪的致病特点随湿与热的矛盾性而出现。

1. 黏滞缠绵　湿性重浊黏腻，氤氲弥漫。湿与热合，初起热被湿掩，湿重于热，因此，表现为起病缓慢或隐袭不显，如发病前有神疲乏力、低热、食欲不振等，发病初期见身热不扬，胸闷脘痞，恶心呕吐，大便溏烂，舌苔腻，脉濡等。湿邪的黏浊，也表现为分泌物、排泄物的黏浊，如呕吐酸腐、痰涎秽浊、大便溏烂等。因湿热胶着，难以速祛，表现为病程较长，缠绵难愈，且瘥后易于复发。如《温病条辨·下焦篇》42 条汪按所说："盖湿温一证，半阴半阳，其反复变迁，不可穷极，而又絪缊黏腻，不似伤寒之一表即解，温热之一清即愈。"

2. 症状相左　湿为阴邪，热为阳邪，湿与热合，一阴一阳，如油入面，致病时表现出相左的症状体征，如身热不扬，发热而面色苍黄，身热而汗出热不退，身热而不烦躁或神情默默，口干而不欲饮，发热而大便溏烂等。

3. 困阻脾胃　因湿困脾，脾恶湿，湿热侵袭，病变以脾胃为中心，困阻中焦，水谷运化失司，气机升降失常，清阳不升，浊阴不降，表现胸闷脘痞，腹胀呕恶，大便溏烂，小便短少等。若湿热并重，日久湿热蕴毒，可致湿热弥漫三焦，甚则化火化毒，深入营血，动风闭窍等。

4. 损耗气阴　湿为重浊阴邪，易困遏阳气；热为炽盛阳邪，易灼伤阴液。湿热相合，既易耗伤阴液也易耗损阳气，在病变过程中或后期，表现低热汗出，烦躁口渴，食少倦怠，舌质红，舌苔少，脉细弱等，甚者湿热蕴蒸日久，耗伤气阴严重，或者湿胜则阳微，可见气不摄血，大便下血或脾肾阳虚，水泛浮肿等。

湿热病邪可以导致湿温的发生。水痘、手足口病、病毒性肝炎、艾滋病等，其发生发展过程与湿热病邪致病特点相似，为疠气兼夹湿热病邪致病。

（四）燥热病邪

燥热病邪是具有燥热性质的病邪，多见于秋季。秋季燥主令，每逢久晴无雨，气候干燥，容易产生燥邪，夏末秋初之时，燥气与热邪相合形成燥热病邪，所致病证为秋燥。

1. 易犯肺系　燥为秋令主气，而肺属金。燥热病邪从口鼻而入，易犯手太阴肺经，燥热犯肺，肺卫失宣，肺失清润，可见发热，微恶风寒，咳嗽少痰，或干咳无痰，口鼻干燥，口渴，舌质红，苔薄少津等，甚者燥热伤肺，肺热壅盛，气津受伤，表现身热，口渴，咳喘气促，痰黄稠，乏力，便干，脉细弱等。

2. 易伤津液 《素问·阴阳应象大论》说："燥盛（胜）则干。"燥与热合，燥热病邪易伤人体的津液，初起以燥伤肺津为主，症见鼻咽干燥，呛咳无痰，口干等；继则燥伤肺胃阴津，症见咳嗽无痰，口渴欲饮，舌苔干燥等。进而燥伤肺、胃、肠道阴津，症见鼻、唇、咽、喉及皮肤干燥，咳嗽无痰，或少痰，口渴，大便干燥，舌干红，少苔等。有少数病情严重者，病邪可深入下焦，耗伤肝肾精血。

（五）温热病邪

《素问·生气通天论》说："冬伤于寒，春必温病。"《素问·金匮真言论》说："故藏于精者，春不病温。"说明精血素亏，阴虚内热之体，易被冬令风寒侵袭，藏于体内，郁久化热，形成郁热、内热，引发温病，这样的病因邪气称作"伏寒化温"的温热病邪，所致病种为春温。其致病特点如下。

1. 首见里热 伏寒化温的温热病邪，在特殊体质或一定条件下，首先已藏于体内，阻碍气机的运行，郁久化热，或因新感激发，或由正气亏虚，不能制约邪气，郁极而自发。内蕴里热外发，起病急骤，初病即见里热炽盛证候，其发于气分者，症见灼热，烦渴，尿赤，舌质红，舌苔黄而津少，脉数等；发于营（血）分者，初病即见身热，斑疹，神昏，或有出血倾向，舌质绛等。

2. 化火化毒 伏寒潜藏，阻碍气机，阳气怫郁，郁热内生，里热蒸迫，越郁越热，容易化火化毒，邪热极盛，出现热极生风、热极动血、热极闭窍等。动风症见肢体急剧抽搐，频繁有力；动血则见急性、多部位、多脏器、多窍道出血；闭窍则见昏谵、昏愦、昏狂等。

3. 耗损真阴 温热病邪易见于精血素亏，阴虚内热之体，且此邪潜藏体内，危害已久，又易化火化毒，故容易耗损人体的肝肾精血真阴，症见低热，颧红，口燥咽干，脉虚神倦，或手足蠕动，舌质绛不鲜干枯而萎等。

（六）温毒病邪

温毒病邪是六淫邪气蕴蓄不解而形成温热性质且致病具有肿毒特征的一类致病因素。致病与时令季节相关，并可引起传染、流行，故又称作温热时毒。温毒病邪包括风热毒邪、暑热毒邪、湿热毒邪、燥热毒邪、温热毒邪等，其致病特点如下。

1. 蕴结壅滞 温毒病邪为六淫邪气蕴蓄不解而成，具有蕴结壅滞的特性，可使气血壅滞，毒瘀互结，导致血腐肉败，出现局部红肿、疼痛，甚至破溃、糜烂等肿毒特征。如温毒病邪外窜经络、肌腠，皮肤可见痈脓、疮疡；上冲头面，可见头颈、咽喉红肿疼痛；下注宗筋阴器，则出现阴囊、睾丸肿胀疼痛；内攻脏腑，可出现内痈（如肺痈、肝痈、肾痈）等。

2. 流走攻窜 温毒病邪可随经脉流走攻窜，肌腠、筋骨、脏腑等均可受其损害。如外窜肌腠，可出现皮肤丹痧、斑疹；流注经脉，形成结核、包块；攻窜筋脉可见四肢拘挛、抽搐；攻窜清窍可致神昏谵妄等。

（七）疠气

疠气是指一类致病暴戾，具有强烈传染性和流行性的致病因素，又称戾气或疫疠病邪。在《温疫论·原病》中指出："疫者感天地之疠气，在岁运有多寡、在方隅有厚薄、在四时有盛衰。此气之来，无论老少强弱，触之者即病。邪自口鼻而入，则其所客，内不在脏腑，外不在经络，舍于夹脊之内，去表不远，附近于胃，乃表里之分界，是为半表半里，即《针经》所谓横连膜原是也。"其致病特点如下。

1. 致病暴戾　疫疠之气力凶邪盛，致病暴戾，不分老幼强弱，触之者即病。

2. 病位特异　疫疠之气多从口鼻入侵，不同疠气侵犯不同的病位，即所谓疠气具有专入某脏腑经络，专发为某病的特性。如暑热疫病变多在阳明胃；湿热疫病变多在膜原；丹痧病变多在肺胃；痄腮、疟疾病变多在少阳等。

3. 传染性强　疫疠之气具有极强的传染性，可以通过空气、疫水、飞沫、唾液、血液、乳液、二便、蚊虫叮咬等不同途径传播，并能引起蔓延、流行，在疫病流行期间，幼儿园、学校等集体机构常有疫情流行。

4. 病情凶险　疫疠之气致病力强，入侵人体传变迅速，复杂多变，正邪斗争剧烈，发病症状严重，初起多见寒战、高热、头痛如裂、身痛如杖、蒸蒸汗出，或腹如绞肠，或呕逆胀满，或斑疹显露，或神迷肢厥，舌苔垢腻等严重而凶险的证候。

二、小儿温病的发病因素及感邪途径

1. 体质因素　温病是在温邪侵袭下，引起人体阴阳偏盛偏衰，卫气营血及三焦所属脏腑功能紊乱及实质损伤的一种病理状态。温邪入侵，并导致发病，取决于人体的正气及邪正力量对比。《素问·生气通天论》说："阳者，卫外而为固也。"若因年幼稚嫩或纳少食减，正气不足，营卫虚弱，温邪易于入侵发病。或有饱食过量，积滞不化，胃肠积热或多病体有宿邪者，易引温邪入侵而发病。更有属于阳热质、气虚质的儿童，或因素体内热郁蒸、或因卫外不固，更易为温邪所袭而发生温病。

2. 自然因素　温邪的产生受到自然气候、环境、地域等影响，当气候骤变、洪涝灾害、环境污染时容易产生温邪或疫疠流行，儿童为较易被攻击的群体。

3. 防御因素　影响温病发生与流行的还有经济条件、营养调配、体育锻炼、卫生习惯、卫生设施、防疫制度等，若当生活贫困，营养不良，体质虚弱，卫生及防疫设施缺少或防疫不及时，常有温病的发生与流行，如痢疾、疟疾等。

4. 感邪途径　温邪可以随污染的空气、水源、食物及患者的排泄物等从口鼻侵入人体，大多数小儿温病以此作为感邪途径，如风温、秋燥、麻疹、奶麻、风疹、痄腮、丹痧、顿咳、时疫感冒、痢疾、手足口病、病毒性肺炎、病毒性肝炎等。少数可随污染的血液经血脉或经蚊虫叮咬从皮毛将病邪侵入人体，如暑温、病毒性肝炎、疟疾、艾滋病等。

三、小儿温病的主要病机

辨证论治除"审因论治"之外，必须认识病机，在治疗上才能针对病机改变而确立治法和处方用药。认识病机主要认识疾病的证候病机学。小儿温病的证候病机学主要内容包括：①基本病机：斗争性与虚损性。斗争性中又常常见到两方面的病机改变：一方面为热盛，热邪炽盛；另一方面为热郁，即无形郁热或有形热结。②系统病机：卫气营血病变阶段和三焦病变阶段。③症状病机：以新感、伏气、温热、湿热、温疫、温毒等分类为代表的病机改变。

（一）基本病机

小儿温病的致病因素为外感温邪。温邪侵犯人体，正气抵抗，正邪交争，疾病乃作。因此，外感病基本病机为邪正交锋的斗争性，以及伴随着斗争而带来的损害、损伤，即虚损性。

1. 斗争性　正邪斗争主要表现为热邪炽盛和热邪郁阻的病机改变。

（1）**热邪炽盛**　温邪与正气的交争，便是热邪炽盛，热邪鸱张的病机改变，因温为阳邪，气亦属阳，两阳相争，炎热蒸腾。小儿体属纯阳，抗邪激烈，因此，小儿温病全过程贯穿热邪炽盛的病机，如表现为发热恶寒，或壮热不退，或日晡潮热，身热夜甚等。若邪犯肺系，肺热炽盛，可见身热、咳喘、痰黄等；若热陷心包，心热炽盛，可见心烦急躁、夜寐梦多、口苦、尿赤等；若热陷厥阴，热极生风，可见身热烦躁、面赤目赤、牙关紧闭、四肢抽搐、角弓反张等；若热盛动血，攻窜血脉，可见身热烦躁、吐血、衄血、便血、溺血、舌紫绛、脉弦数等；热邪炽盛，闭阻心窍，则见昏谵、昏愦、昏狂、舌质绛、脉数等。同时，热邪容易扩散与传变，如风热侵袭，首犯肺卫，常可从卫入气，肺热壅盛，顺传阳明，胃肠炽热，甚则逆传心包，神昏抽搐。又如痄腮发于少阳，易传厥阴并发睾丸肿痛、少腹疼痛的变证；丹痧主要病位在肺胃，可以传变至心脉、肾脏、经络而发为心悸、水肿、痹证等。

（2）**热邪郁阻**　温邪侵袭人体，表现为热炽、热灼、热盛等病机变化的同时还阻碍人体气机的运行。人体正常的气机运动为升降出入，有序循环，畅达调顺。温邪入侵，直接影响和破坏人体正常气机的循环和运动，即所谓"郁"的产生，如《丹溪心法·六郁》指出："郁者，结聚而不得发越也。当升者不得升，当降者不得降，当变化者不得变化也。"由热致郁，阳气怫郁，郁阻更加重热邪的炽盛，气机怫郁则热邪不散，越热越郁，越郁越热，恶性循环。若为风热、暑热、燥热等病邪致病，气机被阻，产生郁热，多为无形热郁；若湿热病邪致病或素体兼夹有形邪气（如痰饮、水湿、积滞、燥屎、瘀血等），或由无形郁热影响，日久而使气液积聚而致痰饮、水湿滞留或胃肠传导、运化失常则燥屎、积滞内生，以及热郁气滞而瘀血内生等，其所致郁热、郁结为有形热结，即热与痰饮、水湿、积滞、燥屎、瘀血等相结，互相阻遏，热更难散。可见热邪郁阻所带来的病机变化有无形热郁和有形热结两种。其广泛存在于温热病的过程中，与系统病机及症状病机一起共同表现，即无形郁热多发生于卫、气、营分；热瘀病机主要出现在血分；营分为热郁至极，内有血瘀，乃血分阶段的热瘀前期。"瘀"，同淤，郁积，停滞之意；瘀血，为积血。无论卫、气、营、血或上、中、下三焦，均可伴生有形热结，某一病机变化阶段可能同时存在两种以上的有形病理产物与热邪郁结。如小儿风温等发热之时，常见无汗，多因卫阳郁闭所致；或身热而手足逆冷，常因热邪郁阻，阳气怫郁不通，郁阻胸中，不达四末而成。并且，因小儿脾肺常虚，脾为生痰之源，肺为贮痰之器，脾肺虚弱，运化无力，易生痰湿，或因饮食不节或喂养不当，容易产生积滞、燥屎等有形病理产物。这在多种小儿温病中可见，如时疫感冒的夹痰、夹滞，病毒性肺炎的热郁痰瘀病机，病毒性脑炎的热痰风病机，顿咳的火郁痰瘀病机，传染性单核细胞增多症的毒郁痰瘀病机等。同时，小儿温疫尤多，或温疫与温毒并发，也是热郁病机较为突出的表现，因疫疠病邪可以广泛导致热郁病机。如《温疫论·服寒剂反热》所释："阳气通行，温养百骸，阳气壅闭，郁而为热。且夫人身之火，无处不有，无时不在，但喜通达耳。不论脏腑经络，表里上下，血分气分，一有所阻，即便发热，是知百病发热，皆由于壅郁。"《温疫论·解后宜养阴忌投参术》又说："夫疫乃热病也，邪气内郁，阳气不得宣布，积阳为火，阴血每为热搏。"

2. 虚损性　温热类温病与湿热类温病在正邪斗争的过程中所造成的虚损不同。

（1）**温热类**　风热病邪、暑热病邪、燥热病邪等两阳为患，或疫疠兼夹风热、暑热、燥热者，主要发生阳盛伤阴的病机改变，兼或出现气虚病机改变。伤阴，轻者肺胃津伤，重者营血亏虚，最甚者肝肾阴伤。如风温、秋燥、风疹、奶麻、麻疹、丹痧、顿咳等后期，邪热相对较轻，正邪斗争的病位主要在肺胃。因此，虚损的主要表现为肺胃津伤，可见咳嗽少痰，口干欲饮，皮肤干，食欲不振，大便干，小便短少，舌欠润干燥等。如春温、暑温、麻疹逆证等病变过程中及后期，邪热较盛，正邪斗争的病位涉及心营，虚损的主要表现为营血受伤，可见身热夜甚，心悸，眼干涩，舌质绛，脉细数或结代等。如春温、暑温、病毒性肝炎、病毒性脑炎、艾滋病等后期，正邪斗争的病位涉及肝肾，虚损主要表现为真阴亏虚，虚火上炎，可见骨蒸潮热，五心烦热，两颧潮红，失眠多梦，盗汗耳鸣，舌质红，苔少，脉象细数等；甚者肝肾阴竭，水不涵木，肝脉失养，虚风内动，可见精神萎靡，大肉形脱，发枯齿落，手足蠕动，心中憺憺大动，舌体枯萎，脉虚散大等。

（2）湿热类　湿热病邪或暑热夹湿，或疫疠兼夹湿热、暑湿者，其热伤阴、湿伤气伤阳，常常形成气阴两虚的病机改变。轻者气虚湿盛（蕴热），重者湿热未净，脾胃未醒，最甚则气阴两虚及阴阳俱虚。如湿温、水痘、手足口病、软脚瘟、艾滋病等。疾病初期或病邪相对较轻者，正邪斗争的病位主要在脾胃，常见气虚湿盛（蕴热）的病机改变，可见身热不扬，口干而不欲饮，面色萎黄，倦怠乏力，食欲不振，腹胀易饱，大便时硬时溏，舌淡红，舌苔白腻或黄腻，脉濡等；疾病后期或湿热伤正较盛者，主要表现为湿热未净，脾胃未醒，可见身微热，食欲不振，倦怠乏力，大便溏烂，舌淡红，舌苔厚腻，脉虚弱等；病变过程中或后期，损伤较甚者，主要表现为气阴两虚，可见神疲乏力，食少，耳鸣，夜尿多，舌嫩红，苔少，脉细弱等，极重者气血阴阳俱虚，可见精神萎靡，形寒肢冷，大肉形脱，发枯齿落，手足蠕动，心中憺憺大动，舌体枯萎，脉虚散大或细微等。

（二）系统病机

卫气营血辨证为叶桂认识温邪侵袭人体，易与卫阳、气（脏腑生理功能）、营血（脏腑实质）等生理物质发生斗争，形成从卫到气、从气入营、由营入血的不同阶段病机演变过程，集中围绕着卫气营血的系统病变。三焦辨证为吴瑭认识温邪侵袭人体，易与上焦心肺、中焦脾胃、下焦肝肾的脏腑经络等生理物质发生斗争，形成始上焦而终下焦的不同阶段病机演变过程，集中围绕着三焦的系统病变。如卫分阶段的主要病机为温邪上受，首先犯肺，肺卫失宣，可见发热恶寒，咳嗽吐痰，无汗少汗，舌边尖红，舌苔薄白或薄黄，脉浮数等；气分阶段的主要病机为正盛邪实，正邪剧争，热盛津伤，可见壮热不寒，口渴心烦，汗出，便秘，舌质红，舌苔黄，脉数等；营分阶段的主要病机为热入于营，营阴受损，扰神窜络，可见身热夜甚，口干而不欲饮，心烦不宁，夜甚不寐，斑点隐隐，舌质绛，脉细数等；血分阶段的主要病机为热盛动血，热瘀互结，神明错乱，可见身热，神昏，吐血，咯血，便血，溺血，斑疹等。上焦阶段的主要病机为肺卫失宣，肺热壅盛，热陷心包，可见各证不同表现，常有发热，咳嗽，气喘，痰多，神昏，舌謇，肢厥等；中焦阶段的主要病机为阳明经热，阳明腑实，湿困脾胃，湿热夹积阻滞肠道等，可见各证不同表现，常有发热，口渴，便秘或便溏不爽，恶心呕吐，胸闷脘痞，舌质红，舌苔黄或厚腻，脉数等；下焦阶段的主要病机为真阴亏虚、虚火上炎、肝肾阴竭、虚风内动等，可见各证不同表现，常有低热，失眠，多梦，盗汗，耳鸣，手足蠕动，瘛疭，舌萎，脉虚散大等。

（三）症状病机

温病的每一病证、每一症状体征的出现均有各自的病机改变，诸多症状体征的病机改变将在小儿温病的诊法一节中叙述，在此简述温病分类病证的病机特点。

如从发病类型而分：①新感温病，初起以邪犯卫分，肺卫失宣的病机为主，突出发热与恶寒同时并见，常伴无汗或少汗，头身痛，或咳嗽、吐痰，口微渴，舌边尖红，舌苔薄黄或薄腻，脉浮数等，继而病邪入里，从卫传气，由气入营，深入血分等，病情由表入里，从浅入深，由实致虚，由轻变重等。②伏气温病，初起邪已入里，视邪正对抗的程度不同而病起于半表半里，或起于气或起于营或起于血等，并随正与邪的盛衰关系而病邪向深入或表浅传变，初起即见里热，或为气分证，或为营分证，或为血分证，或为气营（血）两燔证等。

如从疾病性质而分：①温热类温病，起病较急，传变较快，病程一般不太长，常常热邪炽盛，热郁热瘀，热扰心神，热极生风，热盛动血，热盛伤阴等，如见壮热或日晡潮热，汗出，口苦口干，心烦急躁，夜寐梦多，大便干结，小便短赤，舌质红，舌苔黄，脉数或弦数，甚至神昏谵语，舌謇，四肢抽搐，角弓反张，吐血、咯血、衄血、便血、斑疹或局部红肿热痛等。②湿热类温病，起病较缓或隐蔽，传变较慢，病程一般较长，常常初起热被湿掩，继而热蒸湿动，湿热胶结，碍气伤阳，如见身热不扬，汗出而热不解，头重如裹，身重肢倦，胸闷脘痞，恶心欲吐，口干而不欲饮，大便溏烂，舌淡红或红，舌苔白腻或黄腻、厚腻，脉象或濡，或濡数，或滑数，或伴见神志昏蒙、白㾦等。

如从临床特征而分：①温疫，如疾病发生有流行病史，全身症状较重，病情易转危重，病机变化具有多部位、多样性、差异性、动态性、复杂性等特点，易见寒热往来或高热憎寒，头晕头痛，鼻塞、喷嚏、咳嗽，咽红肿痛，无汗或汗出热不解，肌肉骨节酸痛，腹胀腹痛，或有呕吐、泄泻，或斑疹显露，神昏谵语，舌謇抽搐，舌质红或红绛、舌苔黄燥或黄腻或垢厚，脉洪数或濡数、弦数等。②温毒，热毒蕴结壅滞，攻窜流走，毒蓄不散，气滞血腐肉败，如见头面焮赤肿大或头面、口舌生疮，或咽喉、耳鼻、目睛、牙龈肿痛糜烂，或皮肤、关节、肌肉等部位红肿热痛等。

临床上，为了全面掌握疾病本质，应对证候病机学有充分的认识，全面分析把握疾病的基本病机、系统病机和症状病机。

第四节　小儿温病的辨证

小儿温病的辨证主要有卫气营血辨证和三焦辨证。温邪侵犯人体发病后，正邪斗争，主要影响人体的卫气营血和三焦所属脏腑经络的生理功能，在病变过程中逐步导致从功能紊乱、失调到实质损害的病机变化，表现出不同病因病机、病性病位及正邪关系、病情轻重变化的证候集群，用卫分、气分、营分、血分、上焦、中焦、下焦病证，加以认识概括，这便是卫气营血辨证和三焦辨证。病证概括主要包含了病因、病机、病位、病性、正邪关系等因素。因此，温病辨证的临床意义主要有：①分析认识温病的病因病机、病性病位。②辨别温病的不同证候类型。③识别温病的正邪斗争与病情传变情况。④作为确立温病治则治法的主要依据等。卫气营血辨证和三焦辨证为温病学的辨证纲领。

一、卫气营血辨证

卫气营血辨证是清代温病学家叶桂创立的，他根据《黄帝内经》及前人有关营卫气血理论的论述，结合自己的实践体会，对温病的发生发展规律及其证候类型作出系统判断，并提出相应的治疗原则和用药，形成了理论性的概括，用以指导温病的辨证论治。

卫气营血之名，首见于《黄帝内经》，主要指维持人体生命活动的精微物质和生理机能。如《灵枢·本脏》说："人之血气精神者，所以奉生而周于性命者也。"历代医家常常运用卫气营血概念分析疾病的病机改变，如张仲景在《伤寒杂病论》中，有不少关于卫、气、营、血的病机证治的论述。宋、金、元时代的医家更在此基础上依据临床实践进行阐发,如寒凉派代表刘完素以"阳气怫郁理论"认识火热病的病机。明清时期温疫流行,温病学发展、形成,清代叶桂提出"卫之后方言气,营之后方言血"的辨证方法,阐述了温病发展过程中卫气营血变化的浅深轻重渐变规律,概括不同阶段的证候演变,明确了卫气营血四大证候类型的辨证要点和治疗原则,从而形成了温病浅深层次病变的辨证论治体系。

(一)卫气营血的证候与病机变化

1. 卫分证 是指温邪初犯人体肌表,导致卫气功能失调而引起的证候类型。其主要证候为发热,微恶风寒,头痛,无汗或少汗,咳嗽,口渴,舌边尖红,舌苔薄白或薄黄,脉浮数等。其中以发热与恶寒并见,口微渴为卫分证的辨证要点。这是以风热病邪侵袭为例的表现,因温邪的种类较多,性质各异,故各种温邪所致的卫分证又略有差异,如湿热病邪侵袭,兼有胸闷脘痞,舌苔腻脉濡的特征;燥热病邪侵袭,兼有干咳痰少,咽干口燥,舌苔欠润或干等体征。临床上应注意区别。

卫气是人体阳气的一部分,由肺通过宣发作用输布于人的皮毛腠理,具有温养肌肤,调节皮毛汗孔和抵御外邪等作用。如《灵枢·本脏》说:"卫气者,所以温分肉,充皮肤,肥腠理,司开阖者也。"温病初起,邪从口鼻而入,多先犯肺系。肺主皮毛,卫阳首当其冲。卫气与邪气抗争,卫阳被郁,卫气的生理功能不能正常发挥,如卫气郁而不宣则发热;卫阳为邪所遏,肌肤失却温煦则恶寒;卫气被温邪阻郁,失于宣发,不能正常调节腠理开合则无汗或少汗;头为诸阳之会,温邪袭表,阳热上扰清窍,加之卫气郁阻,经气不利故见头痛;卫气郁阻,肺失宣肃则气逆为咳;温邪为阳邪,易伤阴津,可见口渴,但病变初起,伤津不重故表现为口微渴;舌边尖红,舌苔薄白或黄,脉浮数则是温邪轻浅在卫表的征象。卫分证的主要病机特点是:邪袭肺卫,肺卫失宣。

邪在卫分其病位最浅,病情最轻,持续时间也较短。其转归有三:一是经过及时、正确的治疗,邪气外达而解;二是因感邪过重,或失治误治,病邪传入气分,病势进一步发展;三是因心气、心阴素虚,或感邪太甚,或失治误治,病邪由肺卫逆传心包,造成危重病证。

2. 气分证 是指病邪入里,影响人体气的生理功能紊乱所产生的一类病变。凡病邪由表入里而未入营动血的所有病证,皆属气分范围。温邪侵袭气分,可以引起脏腑生理功能的紊乱和失调。因此,气分证的主要部位有肺、胃、脾、肠、胆、胸膈等,如热盛阳明证,可见壮热,不恶寒,但恶热,汗多,渴欲冷饮,舌质鲜红,舌苔黄燥,脉洪数等。以发热不恶寒,口渴,舌苔黄为辨证要点。气分阶段因病因有温热、湿热的差异,病位有各脏腑的不同,所以其证候表现各异,如为湿热阻遏,常兼见胸闷脘痞,恶心呕吐,舌质红,苔黄腻,脉滑数的特征;如为邪热壅肺,常兼见咳嗽气喘,痰多黄稠,舌质红,舌苔黄厚腻,脉象滑数等;如为热结肠腑,常兼见腹满胀痛,大便秘结,舌质红,苔黄焦躁,脉象沉实有力等。

气是人体赖以生存的物质之一,是脏腑百骸活动力量的基础,又是人身整体的防御机能。如《灵枢·决气》说:"上焦开发,宣五谷味,熏肤、充身、泽毛,若雾露之溉,是谓气。"主要指饮食入胃,脾主运化,化生水谷精微,转输于肺,肺主宣发、敷布的过程。若邪入阳明气分,阳明经多气多血,正邪剧烈抗争,必然引起发热加重,且邪在里而不在表,故表现为壮热,不恶寒而恶热。里热蒸腾而津液受伤,则汗出量多,大渴引饮,且多渴喜凉饮。气热炽盛,热盛津伤则舌苔必由白转黄,脉象洪数有力。气分证的病机特点主要是:正盛邪实,正邪剧争,热炽津伤。

气分病变较卫分深入，病情较重。转归有三：一是在正气未衰，抗邪有力的情况下，或经过及时而妥当的治疗，正胜邪退而病愈；二是在邪正剧争过程中，邪盛正却，或失治误治，使温邪进一步深陷营血；三是气分邪热过盛，使津气耗伤过甚，或患者素体元气不足，易致津气欲脱的危重证候出现。

3. 营分证　是指热邪深入，劫灼营阴，扰乱心神而产生的病变阶段。其主要证候是：身热夜甚，口干但不甚渴饮，心烦不寐，时有谵语，斑疹隐隐，舌质绛，舌苔少，脉细数等。其中以身热夜甚，心烦谵语，舌质绛为邪入营分的辨证要点。

水谷之精气，其清者为营，流注脉中，化以为血。营有营运营养物质、和调五脏、洒陈六腑、贯输全身、平衡阴阳、增强人体抗邪能力等功能，如《素问·痹论》说："荣者，水谷之精气也，和调于五脏，洒陈于六腑，乃能入于脉也，故循脉上下，贯五脏，络六腑也。"热邪在气分不得清泄，则津灼正亏，致深入营分；或因营阴素虚，邪由肺卫而内陷入营；或体内热邪郁伏，暗耗营阴而病发于营。热陷营分可直接灼伤阴液，则身热夜甚而脉细数。叶桂也说："心主血属营。"营气通于心，心主神明，热扰心神则神志异常，轻者心烦不寐，重者谵语、神昏。营为血之清者，与脉相贯，营热及血，热窜血络则斑疹隐隐。口不直接通于营，营热时反而口干不甚渴饮。舌质绛，为热郁不散，热深邪重的征象。因此，营分证的病机特点是：营分热盛，热损营阴，扰神窜络。

营分病变较气分为深，较血分为浅，有向外转出气分或向内深入血分的变化可能，若治疗得法，则热邪可外出气分而邪退病减；反之则深入血分而病转危重。传变情况如下：一是在营分的邪热得以转出气分，即原有的营分证症状如身热夜甚，夜甚无寐，时有谵语，斑疹隐隐、舌质红绛等消失，仅留下某些气分证症状，这是病情好转的现象。二是营分的邪热进一步深入血分，出现动血症状，如斑疹大量透发、窍道出血等，这是病情加重的表现。这两种不同的转归，主要取决于营热阴伤的程度及治疗是否得当。三是营热亢盛而严重影响到脏腑功能，特别是内陷手足厥阴，出现神昏、痉厥等症状。这些病变有可能引起正气外脱的危重后果。

4. 血分证　是指热邪深入，引起耗血动血的病变阶段。其临床特点是身灼热，躁扰不安，神昏谵狂，或吐血，咯血，衄血，便血，溺血，斑疹密布，舌质深绛等。其中以神昏谵狂、斑疹及出血见症为血分证的辨证要点。

《灵枢·邪客》说："营气者，泌其津液，注之于脉，化以为血，以荣四末，内注五脏六腑。"血为营气和津液化成，是人体主要的阴液之一，其运行脉中，周流全身，有输气布津，营养五脏六腑、肢体百骸的功能。营分热邪未能及时透出气分而久留不解，必进而深入血分；或卫、气分之邪未解，亦可径入血分。热邪入血，对所病脏腑、经络造成严重的损害，除了使原有营分病变加重外，邪热入血，血热炽盛，灼伤血络，迫血妄行，溢于脉外，故见多部位、多窍道的急性出血和斑疹密布。同时，由于血热炽盛，血为热搏而被耗，血受热煎熬而成瘀，阻滞脉络，症见斑疹色紫，舌深绛等。又心主血藏神，热邪入血，扰乱心神则身热，躁扰不安，甚则神昏谵语。因此，血分证的主要病机特点是：动血耗血，热瘀互结。

血分证是温病过程中最为深重的阶段，病入血分为病变的最深层，多见于温病的极期、后期，病多危重。转归有二：一是经过积极恰当的救治，正气恢复，邪势被遏而衰减，病情趋缓，可逐步趋向康复。二是邪热不减而正气先溃，病情急剧恶化，导致生命危殆。

（二）卫气营血证候的病位浅深和相互传变

人体卫气营血四者之间有着不可分割的密切关系。卫与气以脏腑生理功能活动为主，营与血是营养全身的物质，故卫、气属阳；营、血属阴。卫与气虽同是指功能活动，但其作用范围有表里之分，卫主表而气主里，故卫是气的浅层。营与血同源于水谷精微，但二者有区别，营为血中津液，故营为血之浅层。总的来说，病在卫分浅于气分，而病在血分则深于营分。具体而言，邪在卫分，病位最浅，属表证，持续时间较短，病情最轻；邪在气分，为病已入里，邪势转盛，病位深入一层，其病变多影响脏腑的功能活动，病情较邪在卫分为重，但此时正气尚盛，御邪力量较强，如治疗及时，每易祛邪外出，使疾病趋向好转或痊愈；邪热深入营分、血分，不仅营血耗伤，而且心神亦受影响，病情最为深重。

卫气营血这种浅深轻重四个层次的变化，一般可作为疾病发展过程的传变顺序。因为温邪多从卫分开始，而后向里传变，即由卫到气，进而内陷营血，这种发展变化为温病传变的一般规律。但由于感邪性质有差异，患者体质有强弱，治疗时效、精准有差别，所以上述传变规律也不是固定不变的。在临床上有不传和特殊传变两种情况，所谓不传，是指邪犯卫分，经治疗后邪从外解而病愈；所谓特殊传变是指病发于里，即开始就见气分或营血分病变，而后转出气分，逐渐趋向好转、痊愈。这种初起即见里证的病，往往反复性大，病情较重。此外，也有气分未罢而内陷营血者，有卫气同病、气营两燔、营血同病者，更有外透而复内陷者。这是温病病程发展特殊传变中的又一些不同形式。

要掌握温病的发展变化规律，关键是要把握卫气营血各阶段的证候特点（表1-1），这既有助于掌握其病变部位的浅深、病情的发展及病机的传变，又能够据此确定治则治法。

表1-1　卫气营血辨证表

证型	病机	证候	辨证要点
卫	邪袭肺卫 肺卫失宣	发热，微恶风寒，头痛，无汗或少汗，咳嗽，口微渴，舌尖边红，舌苔薄黄，脉浮数	发热，微恶寒，口微渴，舌边尖红
气	正邪剧争 热炽津伤	壮热，不恶寒，反恶热，汗多，渴喜凉饮，便秘，溺赤，舌质红，舌苔黄，脉洪数有力	壮热，不恶寒，口渴，舌质红，舌苔黄
营	热灼营阴 扰神窜络	身热夜甚，口干不甚渴饮，或斑疹隐隐，心烦不寐，或时有谵语，舌质红绛，脉细数	身热夜甚，心烦谵语，斑疹隐隐，舌质绛
血	动血耗血 热瘀互结	身灼热，昏狂谵妄，躁扰，吐血、咯血、衄血、便血、溺血，斑疹密布，舌深绛	神昏，斑疹，出血见症，舌深绛

二、三焦辨证

三焦辨证为吴瑭所倡论，他依据《黄帝内经》对三焦部位的论述，总结前人和自己对温病实践的体会，用三焦阐述温邪在病变过程中由上及下、由浅及深所引起各种病证的发展变化规律，并说明病邪所犯脏腑的病机变化及证候特点，作为指导温病临床辨证论治的依据。

《黄帝内经》《难经》有关三焦部位的区分是三焦辨证产生的理论基础。在《黄帝内经》中，三焦概念有两种不同的含义：其一，三焦为六腑之一，又称气化三焦。三焦是人体水液和阳气运行的通道。其二，三焦是人体上焦、中焦、下焦三个部位的总称，又称为部位三焦。张仲景在《金匮要略》中多处论述了上、中、下三焦的某些病证及治疗。金元时期，刘完素进一步把三焦作为温热病的分期，即把热性病之初期称为上焦病证，而把温热病后期称为下焦病证。到清初，喻嘉言强调温疫的三焦病机定位，在《尚论篇·详论温疫以破大惑》中说："然从鼻从口所入之邪，必先注中焦，以次分布上下"，且指出"此三焦定位之邪也"。其后，叶桂在创立卫气营血理论阐明温病病机的同时，也强调三焦辨治。吴瑭总结前人有关三焦的理论，结合自己对温病的实践体会，创立了三焦辨证理论，作为温病的辨证纲领。他在《温病条辨》中，分列上焦篇、中焦篇、下焦篇，系统论述了温邪侵袭三焦所属脏腑的病机及其相互传变规律与相应的辨证、治疗方药。

（一）三焦的证候与病机变化

1. 上焦证　主要包括手太阴肺与手厥阴心包的病变，多为疾病的初起阶段。常见的证候类型有以下几种。

（1）邪犯肺卫证　肺主气，司呼吸，肺主皮毛而统卫。温邪初袭，首犯上焦手太阴肺，肺卫失宣，主要表现发热，微恶风寒，咳嗽，头痛，口微渴，舌边尖红赤，舌苔薄白欠润，脉浮数等。以发热、微恶风寒、咳嗽为辨证要点。这与卫气营血辨证中的卫分证认识一致。

（2）肺热壅盛证　又称为邪热壅肺证，为温邪侵袭上焦肺经肺脏，邪已入里，肺热炽盛，邪热壅肺，肺气郁闭，失于清宣肃降，主要表现身热，汗出，咳喘气促，痰多黄稠，口渴欲饮，舌质红，舌苔黄，脉数等。以身热、咳喘、口渴、舌苔黄为辨证要点。

（3）湿热阻肺证　湿热性质的病邪（如湿热病邪、暑湿病邪等）亦可侵犯上焦肺脏，肺失宣肃，痰湿阻遏，即吴鞠通说："肺病湿则气不得化。"主要表现身热不扬，胸闷，咳嗽，舌质红，舌苔厚腻，脉濡数等。以身热不扬、胸闷、咳嗽痰多、舌苔厚腻为辨证要点。

（4）热闭心包证　心主神明，心包代心行令，心包位于上焦，温病初起，邪热甚者可直中心包，或由肺卫热邪逆传，引起心包机窍闭阻，神明错乱，如《温热论》中所说的："平素心虚有痰者，外热一陷，里络就闭。"常见身灼热，神昏谵语，或昏愦不语、昏狂，舌謇，肢厥，舌质绛等。以身热神昏、舌謇、舌质绛为辨证要点。

（5）湿蒙心包证　又称为湿热酿痰蒙蔽心包证。湿热病邪，可酿蒸痰浊，侵袭上焦，易见蒙蔽心包，机窍不利，证见身热，神志昏蒙，似清似昧或时清时昧，时有谵语，舌质绛，舌苔白腻或垢腻，脉濡滑数等。以神志时清时昧、舌苔垢腻为辨证要点。

上焦证手太阴肺的病变，尤其肺卫证多见于温病初起，病情轻浅，若正气充足，治疗及时，邪热多可从表而解，不再传变。若感邪较重，由表及里，肺气大伤，也可致化源欲绝的危候。而手厥阴心包病变本属险重，若不能得到及时正确的治疗，则可发生邪气内闭、正气外脱的危候。小儿脏腑柔弱，而温疫类病种尤多，温病初起较成人容易出现热陷心包证，且低龄儿临床表现不典型或不明显，临证时应重视心包证的诊察。

2. 中焦证　中焦证主要包括足太阴脾与足阳明胃的病变。温邪传入中焦一般属温病的中期或极期。常见的证候主要有以下几种。

（1）阳明热炽证　又称为阳明经热证或阳明热盛证或阳明气热证。指热入阳明，里热蒸迫而盛于内外的证候。足阳明胃为十二经之海，其抗邪时阳热极盛，邪热入胃，正气奋起抗邪，邪正剧争，里热蒸迫，外而肌肉，里而脏腑，无不受其熏灼。症见壮热，大汗出，心烦，面赤，口渴引饮，舌质红，舌苔黄燥，脉洪大而数等。以壮热、汗多、渴饮、脉洪大为辨证要点。

（2）阳明热结证　指肠道中邪热与糟粕相结，耗伤阴津，肠道传导失司的证候，又称热结肠腑证或阳明腑实证。症见日晡潮热，或有谵语，大便秘结，或热结旁流，腹部硬满疼痛，舌质红，舌苔黄黑而燥，脉沉实有力等。以潮热、便秘、舌苔黄黑而燥、脉沉实有力为辨证要点。

（3）湿热中阻证　指湿热病邪、暑湿病邪困阻于中焦脾胃的证候。因湿热之偏盛不同而有不同的表现，如湿重于热，热被湿掩，湿遏气机，升降失常，症见身热不扬，胸脘痞满，泛恶欲呕，舌苔白腻或白厚或白苔满布或白多黄少等；如湿热并重，中焦困阻，常见身热而汗出不退，心烦胸闷，恶心呕吐，大便溏烂黄臭，小便短赤，舌质红，舌苔黄腻，脉滑数等；如热重于湿，热盛津伤，热扰心神，兼湿遏中焦，气机不展，可见身热较甚，心烦口渴，或胸闷，或脘痞，或呕吐，或便溏，舌质红绛，舌苔黄，脉数等。湿热中阻证以身热、脘痞、呕恶、舌苔腻为辨证要点。

（4）湿热积滞，搏结肠腑证　指肠腑湿热与糟粕积滞相搏，肠道传导失司的证候。湿热、积滞均为有形实邪，阻滞肠道，气机不通，肠道传导失司，症见身热，烦躁，胸脘痞满，腹痛，大便溏垢如败酱，便下不爽，舌质红，舌苔黄腻或黄浊，脉滑数等。以身热、腹痛、大便溏垢、舌苔黄腻或黄浊为辨证要点。

温病中焦病证一般发生于疾病的中期和极期。病机特点是：病邪盛，正气未大伤，故邪正斗争剧烈，只要治疗得当，尚可祛邪外出而解。但若邪热过盛或腑实严重，每可导致津液或正气大伤，甚则引起真阴耗竭，或湿热秽浊阻塞机窍，均属危重病证，可能危及生命。另外，湿热久困中焦，若素体阳气不足者，邪热可以从湿而化，进一步损伤阳气而形成湿胜阳微或寒湿之证。

3. 下焦证　下焦证主要包括足少阴肾与足厥阴肝的病变，属温病的后期阶段。常见证候有以下几种：

（1）肾精耗损证　又称真阴耗伤证，指邪热深入下焦，耗伤肾精，阴虚阳亢的病证。症见低热，颧红，神惫萎顿，消瘦无力，口燥咽干，耳鸣耳聋，手足心热甚于手足背，舌质红，甚则舌质绛不鲜干枯而痿，舌苔少，脉细数等。以低热、手足心热甚于手足背、舌质红、舌苔少、脉细数为辨证要点。如肾阴耗伤过甚，导致阴竭阳脱，可危及生命。

（2）虚风内动证　又称为阴虚风动证或虚证动风。指邪热深入下焦，耗伤肝肾精血，虚损至极，肝肾阴竭，水不涵木，肝木失养，风从内生的病证，症见神倦肢厥，耳聋，五心烦热，心中憺憺大动，手指蠕动，甚或瘈疭，舌质绛不鲜干枯而痿，无苔，脉虚弱等。以手指蠕动或瘈疭、舌干绛而痿、脉虚为辨证要点。

温病下焦证一般发生于疾病的后期，属邪少虚多。病情虽已缓解，但因阴精大衰，所以病情仍然较重。若正气渐复，驱除余邪外出则可逐渐向愈。但若阴精耗尽，阳气失于依附，则可因阴竭阳脱而亡。小儿稚阴稚阳之体，不耐热邪煎熬，患温病时，需要时时顾护阴液，预防真阴受伤，病邪深入下焦。

（二）三焦的病程阶段和相互传变

三焦所属脏腑的病机变化和证候表现（表1-2），标志着温病发展过程的不同阶段，即上焦病变多为初期阶段，中焦病变多为极期阶段，下焦病变多为末期阶段。但这仅就感而即发的温病而言。由于病邪的性质不一，其发病初起，不一定皆始于手太阴肺经，如湿温初起，病变重心就在足太阴脾，而稍兼邪郁肌表；暑温发病即可见中焦阳明病证。另如暑风、暑厥，初起即见足厥阴肝、手厥阴心包证。所以关于三焦的病程阶段，应根据具体疾病而分别认识。

表1-2　三焦辨证表

证型		病机	证候	辨证要点
上焦	手太阴肺	卫气受郁肺气失宣	发热，微恶风寒，咳嗽，头痛，口微渴，舌边尖红赤，舌苔薄白欠润，脉浮数	发热，微恶风寒，咳嗽，舌边尖红
		邪热壅肺肺气郁闭	身热，汗出，咳喘气促，口渴，舌质红，舌苔黄，脉数	身热，咳喘，舌苔黄
		湿热阻肺肺失清肃	恶寒发热，身热不扬，胸闷，咳嗽痰多，咽痛，舌苔白腻，脉濡数	身热不扬，胸闷，咳嗽痰多，舌苔白腻
	手厥阴心包	邪热内陷机窍阻闭	身热，神昏，肢厥，舌謇，舌质绛	神昏，肢厥，舌质绛
		湿热酿痰蒙蔽心包	身热，神志昏蒙，似清似昧或时清时昧，或有谵语，舌质绛，舌苔厚腻	神志昏蒙，舌质绛，舌苔腻
中焦	足阳明胃	阳明热炽热灼津伤	壮热，大汗，心烦，面赤，口渴引饮，舌质红，舌苔黄燥，脉洪大而数	壮热，汗多，渴饮，舌苔黄燥，脉洪大
		阳明热结腑气不通	日晡潮热，神昏谵语，大便秘结或热结旁流，腹部硬满疼痛，舌质红，舌苔黄焦燥，脉沉实	潮热，便秘，舌苔黄焦燥，脉沉实
		湿热积滞搏结肠腑传导失司	身热，烦躁，胸闷痞满，腹痛，大便溏垢如败酱，便下不爽，舌质红，舌苔黄腻或黄浊，脉滑数	身热，腹痛，大便溏垢，舌苔黄腻或黄浊
	足太阴脾	湿热困阻升降失常	身热不扬，胸脘痞满，泛恶欲呕，舌苔白腻等；或高热持续，不为汗衰，烦躁，脘腹痛满，恶心欲吐，舌质绛，苔黄腻或黄浊	身热，胸闷脘痞，呕恶，苔垢腻
下焦	足少阴肾	邪热久羁耗损肾阴	神惫委顿，消瘦无力，口燥咽干，耳鸣耳聋，手足心热甚于手足背，舌质红少苔或舌质绛不鲜干枯而萎，脉细数	手足心热甚于手足背，舌质红少苔或舌绛不鲜干枯而萎，脉细数
	足厥阴肝	肝肾阴竭虚风内动	神倦肢厥，耳聋，五心烦热，手指蠕动或瘛疭，舌质绛不鲜干枯而萎，脉虚弱	手指蠕动或瘛疭，舌干绛而萎，脉虚弱

　　三焦所属脏腑的证候传变，一般多由上焦手太阴肺开始，向中焦阳明传变，致胃热亢盛或热结肠腑，亦可传入心包；中焦病不愈，则多传入下焦肝肾。正如吴瑭在《温病条辨·中焦篇》所说："温病由口鼻而入，鼻气通于肺，口气通于胃。肺病逆传则为心包，上焦病不治，则传中焦，胃与脾也，中焦病不治，即传下焦，肝与肾也。始上焦，终下焦。"这是一般的传变情况，但并不是固定不变的，在传变过程中，有上焦证未罢而又见中焦证的，亦有中焦证未除而又出现下焦证的。

三、卫气营血辨证与三焦辨证的区别和联系

　　卫气营血辨证、三焦辨证的病机变化和证候表现，既有区别，又有联系。如上焦手太阴肺卫的病变，相当于邪在卫分，热壅于肺则属气分范围；上焦热入心包的病变，虽可归属营分范围，但其病机变化及证候与热入营分不尽一致，前者主要是邪热炼痰内闭心窍，后者主要是热损营阴而心神被扰；中焦足阳明胃和足太阴脾的病变虽都属气分范围，但邪在气分者不都限于中焦病变，凡邪不在卫而未入营血的病证都属气分病变范围；下焦肝肾的病变和邪在血分，其证候表现亦有差异，前者是热伤肝肾真阴，其证属虚，后者病变不限于下焦，以热迫血溢为主，其证属实中有虚之候。

卫气营血辨证与三焦辨证都是用以分析温病病机变化、明确病变部位、把握病势轻重、认识病情传变、归纳证候类型，从而指导确立治疗方法的理论概括。因此，两者在很大程度上有共同之处，是经纬相依，相辅而行的。在临床运用时，必须把两者有机结合起来，才能更全面地指导温病的辨证论治。

第五节　小儿温病的诊法

小儿温病诊断方法主要有望、闻、问、切，由于小儿语言表达存在特殊性，所以四诊中望诊尤为重要。同时，临证时须要四诊合参，并对温病过程中常见的症状体征进行诊察。

一、望诊

（一）望神色

1. 望神　观察神志意识改变。温邪侵袭，扰及心神，或温邪直接侵犯心营（血），可导致不同程度的神志异常改变，这是病情较重的临床表现，易在风温、春温、暑温、温疫、疟腮、水痘、时疫感冒、软脚瘟、痢疾、手足口病、病毒性肝炎、病毒性脑炎、艾滋病、传染性单核细胞增多症等病中出现，望诊时要十分重视。

（1）烦躁不安　目光焦灼，哭闹不安，易被激惹，或拒食摔物，或言辞激烈，欲睡不稳，夜寐欠安和梦多，常伴有身热，面赤，口渴，便干，舌质红，舌苔黄，脉数等，为热扰心神的改变。

（2）时有谵语　阵发性神志不清，语言错乱，常伴有身热夜甚，舌质绛，舌苔少，脉细数等，为热入营分（心包），扰乱心神的改变。

（3）神昏谵语　持续性神志不清，意识丧失，胡言乱语，语无伦次，常伴有身灼热，舌謇，肢厥，或便秘，或抽搐，舌质红绛或紫绛，舌苔黄燥或灰黑，脉弦数，指纹紫滞达命关等，为热闭心包的改变。

（4）昏愦不语　意识完全丧失，目呆无神，缄默不语，或伴见全身厥冷，面色苍灰，舌淡无华，脉象沉伏等，为热极似寒，心神蒙蔽的改变。

（5）神志如狂　神志不清，目光迷乱，妄为如狂，打人毁物，常伴身灼热，便秘，或抽搐，舌紫绛，舌苔黄燥或灰黑，脉弦数，指纹紫滞达命关等，为热盛动血，热瘀互结，心包闭阻的改变。

（6）神志昏蒙　意识模糊，时清时昧或似明似昧，目光少神或双目喜闭，常伴身热不扬，神疲倦怠，恶心呕吐，纳呆便溏，舌苔垢腻等，为湿热酿痰，蒙蔽心包的改变。

2. 望色　温邪侵袭，正邪斗争，常有面色的改变。

（1）面红　面色红，或伴有目赤，身热，烦躁，口渴，舌质红，舌苔黄，脉数，指纹紫等，多为热邪炽盛所致。若仅见两颧潮红，午后尤甚，出现于病程后期，伴有低热持续难退者，多为真阴耗伤，虚火上炎的表现。

（2）面黄　面色黄，若面色淡黄，并见头痛恶寒，身重疼痛，胸闷不饥，不渴饮，舌苔白等，多为湿温初起，湿遏卫气的征象；若面色黄而垢晦，多为里热或湿热熏蒸之象；若面目及全身皮肤俱黄，鲜明如橘子色者，系湿热熏蒸，迫其胆汁外溢的征象，多见于湿温、病毒性肝炎等；若面色萎黄无华，多见于温病后期，气虚失运。

（3）面白　面色淡白，缺少红润，多为气虚征象，多见于温病后期。若在温病过程中，面色忽然变为苍白无华，或伴大汗淋漓，心慌烦乱，喘喝脉虚，多为津气欲脱，亡阴亡阳。

（4）面青　口唇青紫，甚至面色发青、指甲青紫，是血瘀证候，多见于温病热盛惊风抽搐之时，气血瘀阻，或者重症心阳虚衰，阳气失运、血脉不行而发生。

（二）望形态

观察形体、肢体的动态改变。温邪侵袭，邪陷心肝，或病及肝肾、心脾，可见形体、动态的异常变化，这是病情较重的临床表现，易出现在风温、春温、暑温、温疫、麻疹、水痘、时疫感冒、软脚瘟、痢疾、手足口病、病毒性肝炎、病毒性脑炎、艾滋病、传染性单核细胞增多症等病中，望诊时要十分重视。

1. 手足抽搐　如为病变极期，见易受惊惕，颈项强直，牙关紧急，两目上视，手足搐搦频繁有力，甚则角弓反张，多伴有壮热，烦躁或神昏，口渴便秘，舌质绛，舌苔黄燥，脉弦数等，为热极而风生，实风内动。

2. 手足蠕动　若为病变后期，表现手足蠕动，徐缓无力或口角颤动，伴形体消瘦，低热或无热，神惫颧红，舌质绛枯萎，脉沉虚细等，为肝肾阴竭，虚风内动。

3. 肢体瘫痪　病变中，若见哭闹不安，拒绝抚抱，转侧不利，肢体瘫痪，伴发热，肢体疼痛，舌质红，舌苔黄腻，脉滑数等，多为湿热阻滞，经络不通或弛缓；若在病变后期，肢体痿软无力、瘫痪，或口眼㖞斜，或吞咽不利，面色苍黄，舌质淡红或暗，舌苔薄、剥脱，脉细涩等，多为正虚邪恋，经脉失养；若较长时期肢体瘫痪，肌肉明显萎缩，局部皮肤欠温，关节弛缓不收，骨骼变形，舌质淡，舌苔少，脉细弱等，多为肝肾亏损，心脾虚弱，精气失养。

（三）察五官

1. 察舌　观察舌质、舌苔与舌的形态变化，以判断病邪性质、正邪交争情况、正气受伤程度等，可以作为辨证依据之一，需仔细诊察。

（1）察舌质　温邪侵入人体，正邪交争，舌质常有红、绛、紫的改变，常见：①红舌，若舌边尖红，多为温邪初起，侵袭肺卫；若舌尖赤芒刺，多为心火上炎；若舌体色赤鲜红，多为气分热炽；若舌质红，中有裂纹，或中有红点，多为热入营分，热毒乘心；若舌质光红柔嫩，多为营分邪热初退，津液未复；若舌淡红而干，其色不荣，多见于温病后期，气阴两虚；若舌质红，舌苔少，多为阴虚火旺。②绛舌，叶桂在《温热论》中说："其热传营，舌色必绛。绛，深红色也。"因此，绛舌与营分证关系最为密切。若舌纯绛鲜泽，多为热入心包；若舌质绛而干，甚则舌面皱缩，失于荣泽，多为营分邪热化火，火劫营阴；若舌质绛兼有黄白苔，多为邪热传营，卫气分之邪未尽；若舌质绛上罩黏腻或霉酱苔垢，多为邪热入营兼夹痰浊内阻或秽浊之邪；若舌质绛而光亮如镜，多为胃阴衰亡；若舌质绛不鲜，干枯而萎，多为邪热深入下焦，肝肾阴竭。③紫舌，紫舌一般由绛舌发展而来，为营血热毒极甚的征象。若舌质紫绛，满布芒刺，状如草莓，称草莓舌，多为血分热毒极盛，常见于丹痧；若舌质紫绛而干，多为营血热盛，燔灼营血；若舌质紫晦而干、枯萎，状如猪肝，多为肝肾阴竭之危候；若舌质紫而瘀暗，多为温病兼夹瘀伤蓄血。

（2）察舌苔　温邪侵入人体，正邪斗争，常有白苔、黄苔、灰黑苔、腻苔、积粉苔、白霉苔等改变。常见：①白苔，若舌苔薄白欠润，多为温邪侵袭肺卫；若舌苔薄白而干，多为邪袭肺卫，津液已伤；若舌苔白厚腻，多为湿浊偏盛；若舌苔白腻而舌质红绛，多为湿遏热伏，营分邪热为气分湿邪阻遏，如《温热论》中说："若白苔绛底者，湿遏热伏也。"若舌苔白滑腻垢厚如积粉,称积粉苔,多为湿热秽浊郁闭膜原;若满舌生白衣,甚至弥漫到唇颚,或如霉状,或生糜点,或如细碎饭粒者,称白霉苔,多为秽浊内郁,胃气衰败。②黄苔,若舌苔薄黄不燥,多为邪热初入气分,津液未伤;若舌苔薄黄而干,多为邪热传入气分,津液受伤;若舌苔黄白相兼,多为邪热初入气分,而卫分邪气未尽;若舌苔黄燥,多为阳明热盛;若舌苔黄腻,多为湿热内蕴;若舌苔黄厚干燥,多为中焦湿浊未化,津液已伤;若舌苔黄厚浊,多为湿热痰浊结于胸中或湿热与积滞搏结肠腑;若舌苔深黄,焦燥起刺或有裂纹,多为热结肠腑。③灰黑苔,若舌苔灰黑,焦燥起裂芒刺多,多为热结肠腑,阴津耗竭;若舌苔灰黑滑腻,多为湿浊、痰湿内阻;若舌苔黑干燥,舌体枯萎,多为邪入下焦,耗伤真阴,心火亢盛。

(3)察舌态 若舌体强硬、短缩、颤动,伴语言謇涩,舌质绛,舌苔厚等,多为温邪内陷心包,内风扰动,痰浊内阻的征象;若舌体肿胀,兼舌苔黄腻,多为湿热蕴毒;若舌体痿软或伸不过齿,多为肝肾阴精将竭的征象。

2. 验齿 齿为肾之余,龈为胃之络,热邪不燥胃津,必耗肾液。因此,验齿能判断邪热之轻重及津液耗伤程度。常见改变如下:

(1)齿燥 若齿面光燥,齿本不枯不萎,状如光石,此为胃热津伤;若齿面干燥,齿本枯萎而失光泽,状似枯骨,此为肾阴枯涸的征象,主预后不良;若齿面干燥无津,其色焦黑,为邪热深入下焦,耗损肝肾之阴,水不涵木,虚风内动的征象。

(2)齿衄 若齿缝流血兼齿龈肿痛,色鲜红而量较多,多为胃火冲激;若齿缝流血,齿龈不肿胀疼痛,血色淡红而量较少,多为肾火上炎。

3. 望口咽 咽喉为肺胃之门户,咽通胃腑,喉通肺脏,咽喉上通口鼻,温邪大多从口鼻而入。因此,在小儿温病的诊察中十分重视望口咽。

(1)口咽肿痛疱疹 若咽喉红,咽弓处见疱疹红赤或出血,为湿热疫毒侵袭,热毒上攻肺胃,多见于手足口病;若两颊黏膜有针头大小的白色小点,周围红晕,为麻疹黏膜斑,见于麻疹。

(2)咽喉红肿疼痛 若咽喉红赤,乳蛾肿大疼痛,常伴发热、咳嗽,舌边尖红,舌苔薄黄,脉浮数等,多为温邪初起,侵袭肺卫;若咽喉暗红,乳蛾肿大,日久不退,反复疼痛,伴舌质红绛等,多为热郁体内,反复感邪。

(3)咽喉肿痛溃烂 咽喉红肿疼痛,溃烂出血,为肺胃热毒上攻,多见于丹痧或温疫;若咽喉红赤疼痛,乳蛾肿大,甚则溃烂,伴口疮口臭等,为风热湿毒,上攻肺胃,蕴结咽喉,多见于传染性单核细胞增多症;若咽痛微红,咽喉部有灰白色伪膜附着不易拭去、强拭创面出血者,为白喉之症。

(4)咽喉淡红不肿 咽喉色淡红或淡紫,肿痛不明显者,多为温邪损伤气阴,虚火上炎。

4. 望耳目 耳目为清窍,温邪侵袭人体,火热炎上或湿热壅塞易致清窍不利,出现耳目病变。如目赤肿痛,或眵多,为风热、燥热病邪上攻;目赤畏光,泪水汪汪,须防麻疹;双目直视,目瞪不活,为肝风内动;双目黄染,为湿热内阻,肝胆不利;目眶凹陷,啼哭无泪,为温邪伤正,阴津大伤。若耳鸣肿痛,为肝胆火旺或燥干清窍。以耳垂为中心的漫肿疼痛,是痄腮的表现。

(四)辨皮疹

温病侵袭,正邪斗争,气血受伤,易在皮肤上出现斑疹、丹痧、痘疹、白㾦等改变,这对判断病变性质、邪正消长、病情顺逆、预后好坏等有启发作用,故应重视和仔细观察。

1. 辨斑疹 斑疹为邪热深入营血分,动血窜络所致,常见于风温、春温、暑温、麻疹、风疹、奶麻、传染性单核细胞增多症、艾滋病等，其中风温、麻疹、风疹、奶麻易见疹；春温、暑温、皮肤黏膜淋巴结综合征、艾滋病等易见斑或斑疹。

（1）斑疹的形态　斑，点大成片，平展于皮肤，有触目之形，而无碍手之质，或稠如锦纹，或稀如蚊迹，压之不退色，斑消不脱屑；疹，为琐碎小粒，形如粟米，突出于皮肤之上，视之有形，抚之碍手，压之退色，消退后可有脱屑。

（2）斑疹的形成及临床意义　斑疹的形成，大多认为斑为阳明热毒炽盛，内迫于血，血热妄行，溢于肌肉而成；疹为太阴风热炽盛，内窜于营，营热则血络破损，外溢肌肤而成。临证时，根据斑疹的色泽、形态、分布疏密及伴见脉证，辨别病情轻重、证候顺逆、预后好坏等。如斑疹色红病情较轻，色紫病情较重，色黑病情尤重，即雷丰在《时病论·温毒》中所说"盖温热之毒，抵于阳明，发于肌肉而成斑，其色红为胃热者轻也，紫为热甚者重也，黑为热极者危也……《心法》云：疹发营分，营主血，故色红。《棒喝》云：邪郁不解，热入血络而成疹。疹亦红轻紫重黑危也。"形态上，斑疹犹如泼洒于皮肤之面，为邪毒外泄之象，预后大多良好，属顺证；斑疹犹如从皮里钻出，如履透针，如矢贯的，为热毒深伏有根，锢结难出，主预后不良，属逆证。分布上，斑疹均匀而稀疏，为热毒较轻浅，预后一般较好；斑疹稠密而多，融合成片，为热毒深重，预后一般不佳。脉证上，若斑疹出后，身热退，神清脉静者，为邪热外达里和的征象，预后较好；若斑出热不解，或甫出即隐，且见神志昏愦，肢厥脉伏等则为正不胜邪，毒火内闭的险候，或伴见身凉足冷，汗出脉微等，则为正不抵邪，元气虚衰，阳气暴脱，预后较差。

2. 辨丹痧　丹，指色鲜红赤，表现为皮肤潮红；痧，指鲜红色细小如沙的疹点。临证如见全身皮肤潮红，并布满鲜红色皮疹，疹退皮肤脱屑，伴身热咽痛，口渴，草莓舌等，为风热毒邪，上攻肺胃，内燔营血的丹痧病证。

3. 辨疱疹　疱疹泛指含有液体的皮疹。古代以天花为常见重症，今已灭迹。现代临床多见于水痘和手足口病。水痘在皮肤上可见形状如痘，色泽明净如水泡的疱疹，临证如见皮肤分批出现皮疹，斑疹、丘疹、疱疹及结痂同时存在，以躯干部为多，伴身热咽痛，舌质红，舌苔黄，脉数等，为风湿热毒侵袭的水痘病证。若口腔、手足或臀部、臂膀皆见疱疹，躯干部无疹，是手足口病的表现。

4. 辨白㾦　白㾦，又称白疹，为皮肤表面的细小白色疱疹。其形如粟米，色类珍珠，突出于皮面，扪之碍手，内有白色透明或半透明的浆液，多于颈项、胸腹、头面、四肢可见，消退时有皮屑脱落，为湿热病邪留恋气分，郁蒸肌表所致，多见于湿温、暑湿等。若白㾦空壳无浆，如枯骨色，称枯㾦，常伴身热不退，神倦气怯，或神志昏糊，黏汗自出，脉微弱或细数等，为津气俱竭，正不胜邪，病邪内陷之险象。

（五）察指纹

指纹诊法主要适用于 3 岁以下小儿，在温病过程中常有指纹色泽、浮沉及部位的改变，可提示邪热的深浅、轻重及转归，有助于临床诊断。如纹色紫红，纹在风关，提示邪热郁滞，病邪初入，病情较轻；如纹色青紫，纹在风关、气关，多为瘀热内结，病情稍重，若纹在命关者，邪深病重；如指纹色紫，推之滞涩，复盈缓慢，多为实邪内停，如瘀热、痰湿、积滞等。

二、闻诊

（一）听声音

温病过程中，通过听闻啼哭声、呼吸声、咳嗽声等有利于病情诊断。如哭闹不安，哭声响亮尖锐，常伴发热，夜寐不安，舌质红，脉数等，多为温邪侵袭，热扰心神的征象；若哭声嘶哑与语声嘶哑、咳声嘶哑如犬吠，多为邪热伤肺，金破不鸣，常见于急喉风、白喉；若咳声清脆、响亮、频急，多为风热或燥热侵袭肺脏，肺失清肃的表现；若咳声重浊、沉闷，多为湿邪或痰湿阻肺，肺气上逆；若阵作痉咳，入夜尤甚，咳而呕吐，伴鸡鸣样回声，为痰火阻肺，见于顿咳。

（二）嗅气味

温病过程中小儿口中气味和大小便气味及呕吐物气味有较明显的改变，在闻诊中需要诊察。如见口气臭秽，多属肺胃积热，兼夹积滞；若口气腐臭，伴咯吐脓痰带血，多为肺热肉败。如大便酸腐，多为伤食积热。如小便臊臭，多为湿热下注。如吐物酸腐，常伴嗳气腹胀，舌苔黄厚或黄浊，多为湿热夹滞，肠道传导失司。

三、问诊

（一）问年龄

小儿温病的发病与年龄有一定的关系，且年龄越小越易患病，如婴幼儿时期好发奶麻、病毒性肺炎；6个月以后好发麻疹；学龄前期儿童易患风疹、水痘、手足口病、顿咳、疟疾、软脚瘟等；学龄期儿童好发疢腮、病毒性肝炎；学龄前期及学龄期儿童好发时疫感冒、丹痧、病毒性脑炎、传染性单核细胞增多症等。

（二）问病情

1. 问寒热 "寒"指患者自觉怕冷的感觉，有恶风、恶寒等。"热"指发热，包括体温升高或体温正常而自觉全身或局部（如手足心）发热。温病发热有虚实之分，随病程进展而表现出不同的发热类型，如初期常见发热与恶寒并见，称为发热恶寒，为温邪侵袭肺卫，卫受邪郁，肺气失宣的征象。邪热入里，可见热来寒往，寒热交替而作，如疟发之状，称为寒热往来，多为热郁半表半里，枢机不利。邪热从卫入气，可见热势壮盛，身热恶热，称为壮热，多为热盛阳明，里热蒸迫的表现，或申时（相当于午后3~5时）热势转盛，称为日晡潮热，多为热结肠腑，阳明腑实的征象。若见身热羁留而热象不显，即自觉发热不甚而持续难退，扪诊患者皮肤，初始不觉很热，但扪久则感灼手，称为身热不扬，多为湿遏卫气，湿重热轻，热为湿掩，湿蕴热蒸。若邪热从气入营，发热至夜增重，昼轻夜甚，称为身热夜甚，多为热灼营阴或瘀热相搏的征象。如后期见至夜发热，天明热解，而热退无汗，称为夜热早凉，多为余热伏于阴分。或见热势低微，午后为甚，多为温病后期邪少虚多的征象。

2. 问头身 病变初期，若头痛头晕，兼见发热恶寒，多为风热侵袭，上干清窍的表现；若壮热寒战，头痛如裂，身痛如杖，多为疫疠病邪侵袭，邪干清窍和经络；若头痛剧烈，呕吐频繁，伴见高热抽搐，为邪热入营，肝风内动的表现。

3. 问出汗 病变中，如肌肤干燥无汗出，称为无汗。其中，若伴发热恶寒，头身疼痛，咳嗽，脉浮等，多为温邪袭表，邪郁腠理，卫阳郁闭的征象；若伴见身热夜甚，烦躁，时有谵语，舌质绛，脉细数等，多为热入营分，营阴耗伤，作汗无源。如见发热增高则有汗出，汗出时而发热渐减，但继而复热，称为时有汗出，多为湿热流连气分，湿热相蒸的表现。如在病程中，见通身大量汗出，称为大汗。其中，若伴见壮热，恶热，渴饮，心烦，脉大等，为气分邪热炽盛，蒸迫津液大量外泄；若伴见身热骤降，唇干齿槁，舌质红无津，神志恍惚等，多是气津欲脱，甚则汗出如油，淋漓不止，肢冷面灰，脉沉细微等，则为元气虚败，阳气暴脱。

4. 问咳喘　温邪从口鼻侵袭人体，肺脏首当其冲，咳嗽为小儿温病的常见症状，如在风温、秋燥、温疫、麻疹、时疫感冒、病毒性肺炎等病中常见。温病初起多见咳嗽少痰，或偶有少量黏痰，或见少许黄稠痰，或干咳无痰，多见于风热或燥热病邪侵袭肺卫，肺失宣肃；若咳嗽伴有清稀痰涎唾出，多为外感湿邪或内伏痰湿；若咳嗽唾出黄绿色浊痰，气味腥臭，多为风热犯肺，壅盛不解，肺失清肃，血络腐败；若咳唾血痰，呈铁锈色，并伴有胸部刺痛等，多为暑热犯肺，血脉破损，血从上溢；若咯血量较多，血色鲜红，甚者口鼻喷血，为热迫血行，热瘀互结，易致气道淤塞，呼吸窒息，出现危重证候。若呼吸气促，甚则张口抬肩，胸中窒闷，呼吸困难，伴见高热，汗出，烦渴等，多为邪热壅肺，肺气郁闭；若见喘促息高，咳嗽，胸闷，便秘潮热，脉右寸实大等，多为痰热阻肺，腑有热结。若呼多吸少，喘喝欲脱，伴大汗淋漓，脉虚散大者，为肺之化源欲绝的征象。

5. 问口渴　温邪容易伤津或湿邪阻遏，津液不布出现口渴，常见温病初起，发热恶寒，伴口微渴，为邪在卫分，津伤不甚；若口渴喜冷饮，伴壮热，大汗，面赤，脉洪大等，为邪入气分，里热蒸迫，津伤较盛；若口干，反不甚渴饮，伴见身热夜甚，心烦，时有谵语，舌质绛，脉细数等，多为热入营分，营阴受伤的表现。若口渴不思饮，舌苔白厚者，多为湿郁不化，脾气不升，津液不布所致，甚则口渴喜热饮，饮不多，常伴见胸脘痞闷，咳唾痰涎，舌苔厚腻或垢浊等，多为湿浊较盛的征象。若口渴、口苦并见，伴身热心烦，胸闷脘痞，舌质红，舌苔黄腻，脉滑数等，多为湿热并重，蕴蒸体内。

6. 问呕吐　小儿脾胃虚弱，感受温邪，脾胃易伤，常见呕吐症状，如轻者恶心，欲吐不吐；重者，恶心即吐，呕吐物或为清稀痰涎，或为胃中宿食。常伴发热恶寒，头身疼痛等，多为温邪犯胃，胃失和降的征象。若湿热秽浊或疫疠病邪为患，邪伏膜原，内近胃关，呕吐更剧，发作频繁，或如喷射之状。若呕吐物馊腐、酸臭，兼见嗳气，脘腹胀满，甚或腹中疼痛，厌食等，多为温病兼夹食滞，宿食停积，胃失和降；若呕吐酸苦清水，兼见心烦，小溲短赤，舌质红，舌苔黄，脉弦数等，则为湿热内留，胆火乘胃，胃气上逆的征象。呕吐频频，呈喷射状，难以控制，兼见高热不退，头痛，项强，痉厥并作者，系热盛动风，肝经淫热生风，冲逆犯胃所致，多出现于春温、暑温或暑湿重病，如流行性脑脊髓膜炎、病毒性脑炎等，属急症，应高度重视并积极抢救。若温病后期，干呕不止，拒食或食不下，舌苔无，脉细数等，多为邪热已退，胃阴大伤，胃气衰败的表现。

7. 问二便　肺与大肠、心与小肠相表里，温邪侵袭人体容易引发大小便的改变，而二便又是热邪排泄的途径。因此，二便与正邪斗争有密切关系。常见小便淡黄色，表示热邪较轻，多见于温病初起；小便短赤，表示气分热邪炽盛，煎灼津液。若溺尿时，尿道滞涩，尿流不畅，甚则涓滴难出，灼热疼痛，尿色红赤短少者，多为心热下移小肠，注于膀胱，膀胱气化功能失司所致，甚则小便不通，点滴难出，多为火腑热结，津液枯涸，或湿阻小肠，泌别失司。若大便秘结，干如羊矢者，多为热邪伤津，腑气不通，甚则数日不圊，腹满胀痛，伴潮热，时有昏谵，舌质红，舌苔老黄焦燥起芒刺者，多为阳明腑实，燥屎内停。若大便溏烂，色黄，日行多次者，多为湿热侵袭，清浊混杂；若大便热臭，溏垢色黄，泄下频数，伴发热，口渴，肛门灼热等，多为肠腑积热或肺热移肠；若大便溏泄不爽，质如败酱，或如藕泥，伴身热腹痛，嗳腐吞酸等，多为湿热与积滞相搏，交阻肠道，传导失司所致；若下利赤白脓血黏液，伴发热，腹痛，里急后重等，为湿热夹滞，阻滞肠道的痢疾病证。温病后期，若大便艰涩难出，干如羊矢，腹痛不明显，或伴口干，舌质红少苔等，多为热邪伤津，肠道津枯，无水舟停。若大便色黑，滑利易出，多为肠腑蓄血的征象。

（三）问个人史

在询问个人史中要特别注意询问预防接种史和疾病史，如是否按免疫计划接种乙肝疫苗、脊髓灰质炎减毒活疫苗、百白破联合疫苗、A群流脑疫苗、麻疹疫苗、乙脑减毒活疫苗、麻腮风联合疫苗、甲肝减毒活疫苗、A＋C流脑疫苗，或接种计划免疫外疫苗，如7价肺炎球菌结合疫苗、23价肺炎球菌多糖疫苗、流行性感冒病毒疫苗、轮状病毒疫苗、水痘疫苗等。并询问家族中传染病患病情况，如病毒性肝炎、艾滋病等。还要询问个人疾病史及用药情况。在疫情流行期间，询问周围人群的疾病流行情况。

四、切诊

（一）脉诊

温病中因正邪交争，气血扰动，正气受伤等病机变化，导致脉象出现异常改变，常见浮脉、洪脉、数脉、滑脉、濡脉、缓脉、弦脉、沉脉等，如浮脉主表，常候温病初起，邪犯肺卫，其脉浮数；若脉浮大而芤者，多为阳明热盛而津气已虚；脉浮而促，多为在里郁热向外透达之象。洪脉主热证、实证，若洪大而数，为气热炽盛，正邪剧争之象；若洪大之脉仅见于寸部，则为热盛伤肺的征象。数脉主热证，数而躁急，不浮不沉，多为热郁于里；数而细者，为热入营血，营阴灼伤，或为温病后期，邪热深入下焦，耗伤真阴；若脉虚数，多为邪少虚多之虚热之象，甚则虚数散大，脉细如丝，多为气津虚少，津气欲脱。滑脉为热盛邪实，正气未衰之象，若脉弦滑，多为痰热结聚；若脉濡滑而数，多为湿热交蒸。濡脉一般为湿邪为病的征象，若脉濡数，多为湿热交蒸；若脉濡缓而小者，多为湿邪偏盛；若脉濡细弱，常为病久正虚，胃气未复的征象。缓脉多出现于湿温病，多为气机失于宣畅的征象。此外病久正气已虚，特别是胃气未复者，多见脉缓而无力。沉脉一般主里证，若脉沉实有力者，系热结肠腑及下焦蓄血的征象；若脉沉实而细，多为腑有热结，而津液已伤；若脉沉细而涩，多为真阴耗伤。

（二）按胸腹

脏腑内居胸腹，温邪导致脏腑功能失调及实质损伤，容易有胸腹症状出现，需要注意诊察。如胸部窒塞胀满，若兼见壮热，息高，咳喘气促，多为邪热壅肺，肺气郁闭；若兼咳唾痰涎，多为痰湿或痰热结滞胸膈。如胸闷痞塞，按之不痛，濡软，多为湿邪闭郁，胸阳不展，正如薛雪《湿热病篇》所说："湿蔽清阳则胸痞。"如胸部固定疼痛，或为刺痛，或有压痛，伴发热，咳嗽，咳则牵痛更甚，或有咳痰带血，多为邪热伤肺，肺气不利，瘀血滞络所致，多见于风温、暑温、温疫邪伤肺络。如胃脘疼痛或有痞满、胀满，按之痛甚，并见舌苔黄腻黄浊，多为湿热或痰热结滞胃脘，气机郁滞，正如叶桂《温热论》说："脘在腹上，其地位处于中，按之痛，或自痛，或痞胀，当用苦泄，以其入腹近也。必验之于舌，或黄或浊，可与小陷胸汤或泻心汤，随证治之。"如胃脘连及中下腹胀满不适，触叩有膨胀感，一般不疼痛，常兼见呕恶，便溏，苔腻等，多为湿困中焦，脾胃升降失司所致。如腹痛呈阵发性发作，发作时疼痛难忍，且拒扣拒按，扣按则疼痛加剧，多为湿热或邪热与肠腑宿滞相搏，阻滞肠道气机，肠腑传导失司所致。如腹部胀满疼痛，痛不可按，按之板硬，疼痛尤剧，多为热结肠腑。

第六节　小儿温病的治法

小儿温病的治疗，是在中医基本理论和温病学辨证论治理论指导下，明确病因病机，制定相应的治疗方法，选用相应的方药或治疗手段，以驱除病邪，解除病机，扶助正气，调整机体，从而促使患儿恢复健康。正确而及时的治疗不仅可以减少患儿的病痛，提高治愈率，促使早日康复，而且对于其中具有传染性的温病而言，还有助于阻止其传播蔓延，保护健康儿童。

一、温病治则及确立治法的依据

（一）温病治则

温病的治则，除了中医学对温热病治疗的一般原则，如"热者寒之""火郁发之""实者泻之""虚者补之"等外，主要是祛邪护阴原则及卫气营血和三焦治则。

1. 祛邪扶正　温病的病因是温邪，因此，祛除温邪是温病治疗的关键。吴又可《温疫论·注意逐邪勿拘结粪》说："大凡客邪贵乎早逐，乘人气血未乱，肌肉未消，津液未耗，病人不至危殆，投剂不至掣肘，愈后亦易平复，欲为万全之策者，不过知邪之所在，早拔去病根为要耳。"可见，温病治疗"祛邪为第一要务"，早祛其邪，可减少温邪对机体的损害，减少并发症的发生，阻止病变进一步发展。由于各种温邪的性质和种类不同，致病后表现出不同的证候，因而要审证求因，审因论治。温病的发生发展过程始终是邪正交争、盛衰消长的过程，正胜则邪却，正虚则邪陷。小儿机体为稚阴稚阳，更易被温邪所害，损伤正气，耗伤津液或气阴，甚至亡阴亡阳。因此，除了祛除温邪外，还应注意扶助正气，时刻顾护阴液，不但要时刻权衡感邪的轻重多少，还要注意正气的强弱盛衰，合理使用祛邪与扶正的方法。

2. 辨证论治　温病学主要辨证论治方法有卫气营血辨证和三焦辨证，因此，治疗原则有卫气营血治则和三焦治则。

（1）卫气营血治则　叶桂根据温病卫气营血辨证，提出"在卫汗之可也""到气才可清气""入营犹可透热转气""入血就恐耗血动血……直须凉血散血"的治疗原则。邪在卫分主要用辛凉清解法治疗，旨在祛除温邪，恢复卫阳的宣发功能。邪在气分主要用清气法治疗，因气热有轻重程度的不同，轻者以轻清宣散为主，热极者以辛寒、苦寒为主。又因气分证病位广泛，病邪性质有差异，因而尚需使用化湿、攻下、和解等法。邪在营分治以"透热转气"，即在清营泄热剂中配伍轻清宣透之品，使营分邪热透出气分而解。血分证治疗既要清热凉血，又要活血散瘀。

（2）三焦治则　吴瑭提出"治上焦如羽（非轻不举），治中焦如衡（非平不安），治下焦如权（非重不沉）"的治疗原则。治上焦病应"轻"，其含义除了用药应主以质轻上行透邪之品外，同时也包含了治疗上焦病证所用药物一般剂量较小、煎煮时间较短等含义。对中焦病证的治疗应注意"平"，不仅体现了对该病证的治疗应以祛除病邪为主，邪去而正自安，同时强调恢复中焦升降平衡。再者，由于中焦病证常见湿热病邪为患，对其治疗应权衡湿与热之侧重，治湿与治热不可偏执，也含有"平"之意。对下焦病证治疗主以"重"，是指所用方药性质滋腻或沉降重镇，多用味厚滋腻之血肉有情之品或介石类药物，且用药剂量也较大、煎煮时间较长。

（二）确立温病治法的依据

温病治法的确立，主要是依据病邪种类、性质和证候类型及病机。同时，也有根据某些特殊症状而制定某些特定的治法。

1. 审因论治　审因论治是根据引起温病发生的温邪的不同性质和种类而确定治法，如温邪有温热类邪气——风热病邪、暑热病邪、燥热病邪等；湿热类邪气——湿热病邪等，还有温热毒邪、伏寒化温、疠气等不同病因，这些不同性质和种类的病邪各具不同的致病特点，可致不同的证候表现，临证时，需根据其证候表现，并结合发病季节等因素，推断出温病的性质和病邪种类，以此针对不同的病因而确定各种治法，即"审因论治"。如温病卫分证，其病邪有风热、湿热、燥热等不同，就分别有疏风泄热、宣表化湿、疏表润燥等不同治法。同时，在温病中又会形成各种病理产物，如热毒、瘀血、痰饮、积滞等，针对这些病邪也要采取清热解毒、活血化瘀、化痰逐饮、消积化滞等相应的治法。

2. 辨证论治　辨证论治是指辨别证候及病机而确立治法，温病不同病变阶段和不同病变部位的证候及病机各不相同，针对这些具体证候及相应病机就有相应的治法，所以辨别温病的证候病机学是确定治法的重要依据。温病的过程，主要表现出热邪炽盛和热邪郁阻的基本病机及卫气营血和三焦所属脏腑的功能失调和实质损害的系统病机，由此而形成各种证候。因此，应对温病过程中形成的各种证候，运用基本病机辨识与卫气营血和三焦辨证纲领相结合，明确证候类型，区分病变部位，确定病邪性质，分析邪正虚实，并结合八纲辨证、脏腑辨证、气血津液辨证理论，全面分析病机，从而确立相应的具体治法。

3. 对症施治　对症施治是指针对特殊症状而确立治法。在温病的病变过程中会出现一些特殊症状或危急重症，如神昏、痉厥、斑疹、虚脱等，针对这些症状而分别确立相应的治法，如开窍、息风、化斑、透疹、固脱等；对于其他诸如发热、呕吐、泄泻等症状也可确定相应治法。

总体而言，确立温病的治法，重在审因论治，并在认识清楚疾病的基本病机的基础上，结合系统病机和症状病机的认识，综合确立相应治法。同时，还要注意患儿的体质因素，因人施治。如使用苦寒清热剂时，勿过用寒凉，以防阳气受伤；使用汗法、下法时，亦勿过用，以防损耗气阴。此外，还应兼顾兼证的治疗，对小儿容易夹痰、夹滞、夹瘀、夹郁等，在辨证论治基础上配合化痰、消积、活血、理气等法。对于重症患儿，应及时采取中西医结合方法救治。

二、温病的主要治法

温病的主要治法分为以下三类：一是祛邪为主的治法，包括泄卫透表、清解气热、和解表里、祛湿清热、清营凉血、通下逐邪等法；二是以扶正为主的治法，这是温病后期的主要治法，如滋阴生津法；三是用于急救的治法，包括开窍醒神、息风止痉、固正救脱等法。以内治法为主，配合运用外治法。

（一）内治法

1. 泄卫透表法　泄卫透表法是祛除在表的温邪，解除卫分表证的治法，适用于温病初起，邪在卫分，区分温邪性质不同而运用。

（1）疏风散热　用辛凉轻透之品，疏散肺卫风热病邪，适用于风热肺卫证，如风温、时疫感冒、麻疹、风疹、奶麻、痄腮、顿咳、丹痧、病毒性肺炎等初起，症见发热，微恶寒，口微渴，或咳嗽，无汗或少汗，舌边尖红，苔薄黄，脉浮数等。代表方如银翘散或桑菊饮。若为麻疹初期，选用宣毒发表汤加减；若为丹痧初起，选用解肌透痧汤加减；若为痄腮初起，以柴胡葛根汤加减；若为顿咳初咳期，以三拗汤加味。

（2）解表清暑　用辛温芳化合清凉之品，外解肌表之寒束，清化在里之暑湿，适用于夏日暑湿蕴阻于内，复受寒邪侵犯肌表之证，如暑温、时疫感冒等。症见发热恶寒、头痛无汗、心烦、口渴、脘痞、舌质红、苔腻等。代表方如新加香薷饮。

（3）宣表化湿　用芳香透泄、宣肺祛湿之品，疏化肌腠湿邪，适用于湿温初起，湿遏卫气证。症见身热不扬、微恶寒、头重如裹、身体困重、汗出胸痞、苔白腻、脉濡缓等。代表方如藿朴夏苓汤。

（4）疏卫润燥　用辛宣凉润之品，解除卫表燥热之邪，适用于燥袭肺卫证，如秋燥。症见发热、微恶风寒、头痛、口鼻咽喉干燥、咳嗽少痰、舌质红、苔薄白欠润、脉浮数等。代表方如桑杏汤。

根据病情的需要，泄卫透表法常与滋阴、益气、化痰、消导、清气、透疹、解毒、凉血等治法配合使用。同时，运用泄卫透表法应当注意，温病一般忌用辛温发汗，否则可助热化火，出现发斑、出血、谵妄等，如吴瑭《温病条辨·上焦篇》所说："温病忌汗，汗之不惟不解，反生他患。"然而，小儿外感时容易出现的外寒里热证，即"客寒包火"时不排除使用辛温发汗，但只需微辛轻解，迨至表邪一解，仍当清里为主。

2. 清解气热法　清解气热法是清泄气分热邪，解除气分热毒的治法，适用于温病中期邪在气分，区分气热的不同程度而运用。

（1）轻清宣气　用轻清之品透泄邪热，宣畅气机，适用于温邪初入气分，热郁胸膈，热势不甚或里热渐退而余热扰于胸膈，胸膈气机不畅之证，如风温、春温等。症见身热微渴、心中懊憹不舒、舌苔薄黄、脉数。代表方如栀子豉汤。

（2）辛寒清气　用辛寒之品透解邪热，大清气分，适用于阳明气分，邪热炽盛，表里俱热之证，如风温、春温、暑温、丹痧、时疫感冒、病毒性脑炎等。症见壮热烦渴、汗出、舌质红、苔黄燥、脉洪数等。代表方如白虎汤。麻疹见形期，邪入肺胃证，用清解透表汤加减，清泄气热的同时，注重散邪和解毒透疹。

（3）清热泻火　用苦寒之品直清里热，泻火解毒，适用于邪热内蕴，郁而化火之证，如春温、暑温、温疫、传染性单核细胞增多症等。症见身热口渴、烦躁不安、口苦咽干、小便黄赤、舌质红苔黄、脉数等。代表方如黄芩汤或黄连解毒汤。

气分证的临床表现复杂，所以清气法在具体运用时，还应注意与其他治法配合。如小儿感受温邪之后，传变迅速，容易出现卫气同病，如皮肤黏膜淋巴结综合征、病毒性脑炎等，则需在轻清宣气中加入透表之品，或用银翘散合白虎汤加减治疗。小儿稚阴稚阳之体，气分热邪炽盛时，容易耗伤气阴，则需在辛寒清气中稍加甘温、甘寒益气生津养液之品；小儿感邪较甚者，易见火郁成毒，聚成肿结，则需在清热泻火中加入解毒消肿散结之品。若热在气分，邪热壅肺，当配合宣肺降气之品；若热郁肝胆当配疏利肝胆之品。同时，热邪未入气分者不宜早用，以免寒凉冰伏邪气。素体脾胃虚弱，阳气不足者，应中病即止，不可过用，防止寒凉过度而伐伤阳气，且苦寒药有化燥伤津之弊，热盛阴伤或素体阴虚者慎用。

3. 和解表里法　和解表里法是以和解、疏泄、宣通气机达到外解里和目的的治法，适用于半表半里证。

（1）清泄少阳　用辛苦芳化之品清泄少阳热邪，兼以化痰和胃，适用于热郁少阳，兼有痰湿犯胃之证，如春温、伏暑、温疫、痄腮、疟疾、传染性单核细胞增多症、病毒性肝炎等。症见寒热往来、口苦喜呕、胁脘闷痛、烦渴溲赤、舌质红、苔黄腻、脉弦数等。代表方如小柴胡汤、蒿芩清胆汤。若为痄腮，可用柴胡葛根汤加减。

（2）分消走泄　用辛开苦泄之品宣展气机，清化三焦气分痰热或湿热，适用于邪留三焦，气化失司，导致痰热、湿浊阻滞之证，如湿温、病毒性肝炎、艾滋病等。症见寒热起伏，汗出不解，胸痞腹胀，溲短，苔腻等。代表方如三仁汤、温胆汤。

（3）开达膜原　用辛通苦燥之品疏利透达湿浊之邪，适用于湿热秽浊之邪郁闭膜原之证，如温疫。症见寒甚热微，脘痞腹胀，身痛肢重，舌质红绛或紫绛，苔白厚浊腻如积粉等。代表方如达原饮或雷氏宣透膜原法。

清泄少阳法虽有透邪泄热作用，但其清热力量较弱，故适用于邪热夹痰湿郁阻于少阳，对气分里热炽盛者不宜用。分消走泄和开达膜原法以疏化湿浊为主，热象较著及热盛津伤者不宜单用，可配合清热法、养阴法等。湿浊偏盛者，也可加用祛湿的治法。

4. 祛湿清热法　祛湿清热法是驱除三焦湿热的治法，适用于湿热侵袭三焦的病证，区分湿热所在部位和湿与热的轻重不同而运用。

（1）宣气化湿　用芳化宣通之品疏通表里气机，透化湿邪，适用于湿温病初起，湿中蕴热，湿遏卫气之证，如湿温。症见身热不扬，午后热甚，或微恶寒，汗出不解，胸闷脘痞，小便短少，舌苔白腻，脉濡缓等。代表方如三仁汤。

（2）燥湿清热　用辛开苦降之品疏通中焦气机，祛除湿热邪气，适用于湿热困阻中焦之证，如湿温、病毒性肝炎、手足口病、痢疾等。症见身热而汗出不解，口渴不多饮，脘痞腹胀，泛恶欲吐，舌苔黄腻，脉濡数等。代表方如王氏连朴饮。若为手足口病，邪犯肺脾，湿热蕴毒较甚，治以甘露消毒丹。

（3）淡渗利湿　用淡渗之品清热渗湿，使湿从小便而出，适用于湿热阻于下焦，膀胱气化失司之证，如湿温、病毒性肝炎、软脚瘟等。症见小便短少，甚则不通，热蒸头胀，渴不多饮，舌苔白腻等。代表方如茯苓皮汤。若为软脚瘟，邪注经络证，治以四妙丸加味，偏重清利下焦湿热。

祛湿法还可根据病情需要与他法配合使用，热邪较盛，配合清热法；湿热郁蒸三焦，面目一身俱黄，可配合利湿退黄之剂；湿热与积滞相结，还配合消导化滞法；湿热中阻胃气上逆，则配合和胃降逆法等。

5. 通下逐邪法　通下逐邪法是攻导里实、祛除肠腑有形实邪、通畅胃肠气机的治法，适用于邪结肠腑的病证。

（1）通腑泄热　用苦寒攻下之品泻下阳明实热燥结，适用于阳明腑实证，如风温、春温、暑温、秋燥、病毒性肺炎、病毒性肝炎、病毒性脑炎等。症见潮热便秘，或热结旁流，时有谵语，腹部胀满或硬痛拒按，舌质红，苔黄燥或焦黑起刺，脉沉实等。代表方如调胃承气汤、大承气汤。

（2）导滞通便　用苦辛合苦寒之品通导肠腑湿热积滞，适用于湿热积滞搏结肠腑之证，如湿温、伏暑、时疫感冒、病毒性肝炎等。症见身热，脘腹痞满，恶心呕逆，便溏不爽，色黄如酱，舌质红，舌苔黄垢浊腻等。代表方如枳实导滞汤。

（3）增液通便　用甘寒滋润合苦寒通下之品滋养阴液兼以通下，适用于阳明热结而阴液亏虚之证，如风温、春温、暑温、秋燥等。症见身热不退，大便秘结，口干唇裂，舌苔焦燥，脉沉细等。代表方如增液承气汤。

（4）通瘀破结　以泻下逐瘀及活血破结之品以破散逐除下焦瘀血蓄结，适用于温病热瘀互结，蓄于下焦之证，如风温、温疫、病毒性脑炎等。症见身热，少腹硬满急痛，大便秘结或色黑，小便自利，或神志如狂，舌紫绛，脉沉实等。代表方如桃仁承气汤。

小儿温病中容易出现腑实病证，必要时须用此法，或以灌肠法代替。临床可随症化裁，如腑实而兼肺气不降者，攻下当配合清宣肺热；腑实而兼热蕴小肠者，攻下当配合清泄小肠之火热；腑实而兼邪闭心包者，攻下当配合清心开窍；腑实而阳明邪热亢盛者，攻下当配合清解气热。但本法祛邪力猛，若使用不当，容易伤正，故要注意里热未成实结或无郁热积滞者不可妄用；平素体虚者，或在温病过程中阴液、正气耗伤较甚者，虽有热结，也不宜一味单用攻下之法，应配合扶正药同用。

6. 清营凉血法　清营凉血法是清解营热，凉散血热，滋阴透邪，活血散瘀的治疗方法，适用于营血分证，区分邪热炽盛的程度不同而运用。

（1）清营泄热　用咸寒合甘寒、苦辛轻清凉透之品，清营养阴，透邪外达，以祛除营分邪热，适用于热入营分，郁热伤阴之证，如风温、麻疹、风疹、奶麻、丹痧等。症见身热夜甚，心烦，时有谵语，斑点隐隐，舌质红绛，脉细数等。代表方如清营汤。

（2）凉血散血　用咸寒合甘寒、苦寒凉血滋阴，活血散瘀之品，清解血热，散瘀宁络，以清散血分瘀热，适用于温病热盛血分，迫血妄行，热瘀互结之证，如春温、暑温、丹痧、水痘、手足口病、病毒性肝炎、病毒性脑炎等。症见灼热躁扰，甚则昏狂谵妄，斑疹密布，各种出血，舌质紫绛或有瘀斑等。代表方如犀角地黄汤。

（3）气营（血）两清　用清营法或凉血法与清解气热法配合，双解气营或气血之邪热，适用于气营（血）两燔证，如春温、暑温、温疫、水痘、风疹、丹痧等。若偏于气营同病，则出血倾向不重，症见壮热口渴，烦扰不寐，舌质绛苔黄，代表方如加减玉女煎、化斑汤；若为气血两燔，热毒深重之证，则见壮热躁扰，甚或神昏谵妄，两目昏瞀，口秽喷人，周身骨节痛如被杖，斑疹密布，各种出血，舌质紫绛，苔黄燥或焦黑等。代表方如清瘟败毒饮。若为丹痧，可用凉营清气汤加减；若为风疹，可用透疹凉解汤加减；若为水痘，可用清胃解毒汤加减。

热入营血，易致伤阴、闭窍、动风之变，常需分别配合养阴、开窍、息风等法。

7. 开窍醒神法　开窍醒神法是开通窍闭、苏醒神志的治法，适用于温病邪入心包或痰浊上蒙心窍所致的神志异常证候，区分温热类与湿热类不同而运用。

（1）清心开窍　用辛香透络、清心化痰之品清泄心包痰热，促使神志苏醒，适用于温病痰热内闭心包的证候，如风温、春温、暑温、时疫感冒、麻疹、手足口病、痢疾、病毒性肺炎、病毒性脑炎等。症见神昏谵语或昏愦不语，或昏狂，身体灼热，舌謇，肢厥，舌质红绛或纯绛鲜泽，脉细数等。代表方如安宫牛黄丸、紫雪、至宝丹。

（2）豁痰开窍　用芳香辟秽、化痰清热之品宣通窍闭，适用于湿热郁蒸，酿生痰浊，蒙蔽心窍的证候，如湿温、水痘、手足口病、病毒性肝炎、病毒性脑炎等。症见神志昏蒙，时清时昧，时有谵语，舌质绛，舌苔黄腻或白腻，脉濡滑或数。代表方如菖蒲郁金汤。

本法常配合清营、凉血、息风、化瘀、益气固脱等治法同用。本法属应急治法，一旦神志恢复正常即不可再用，可根据病情而进行辨证施治。此外，在临床应用时，应注意祛除引起神志异常的原因，如气分热盛者应配合清气或攻下实结之法。必要时可中西医结合救治。

8. 息风止痉法　息风止痉法是平肝息风、解除挛急的治法，适用于温病热盛动风或阴虚生风的证候，区分实证与虚证不同而运用。

（1）凉肝息风　用甘苦合酸寒之品凉肝解痉，透热养阴，适用于温病邪热内炽，肝风内动之证，如风温、春温、暑温、温疫、麻疹、水痘、手足口病、痢疾、病毒性肺炎、病毒性肝炎、病毒性脑炎、传染性单核细胞增多症等。症见灼热躁扰，口噤神昏，四肢抽搐，甚则角弓反张，舌质红绛，苔黄燥或黄腻，脉弦滑数。代表方如羚角钩藤汤。

（2）滋阴息风　用咸寒合酸甘之品育阴潜阳，滋水涵木。适用于温病后期热入下焦，日久真阴亏损，肝肾阴竭，肝木失涵，虚风内动之证，风温、春温、暑温、温疫、麻疹、水痘、手足口病、痢疾、病毒性肺炎、病毒性肝炎、病毒性脑炎、传染性单核细胞增多症等。症见低热，手足蠕动，甚或瘛疭，肢厥神疲，舌干绛而痿，脉虚细等。代表方如三甲复脉汤、大定风珠。

婴幼儿在卫、气分阶段因高热而引起痉厥者，往往只需投用清热透邪之剂，或用物理降温方法，热退而抽搐自止，不可轻用息风之法治疗。息风法是为动风所设，其目的是迅速有效地制止痉厥，故而未出现痉厥或痉厥已经消失便不必使用。

9. 滋阴益气法 滋阴益气法是滋阴养液，益气护中的治法，适用于温病过程中，尤其是后期，气阴耗伤的病证。

（1）滋养肺胃 用甘寒清润之品滋养肺胃津液，又称甘寒生津法，适用于温病气分邪热渐退，而肺胃阴伤之证，如风温、秋燥、时疫感冒、病毒性肺炎、丹痧、顿咳等。症见低热或无热，干咳少痰或无痰，口干咽燥，或干呕不欲食，大便干，舌光红少苔或干。代表方如沙参麦冬汤、益胃汤。若为丹痧，可用清咽养营汤加减。

（2）增液润肠 用甘咸寒生津养液之品润肠通便，又称"增水行舟"法，适用于温病气分热邪渐解，津枯肠燥而便秘之证，如风温、秋燥等。症见大便数日不下、质干，口干咽燥，舌质红而干。代表方如增液汤。

（3）滋补真阴 用甘酸咸寒之品填补真阴，壮水制火，又称"滋补肝肾"法，适用于温病后期，邪热久羁，真阴耗损，邪少虚多之证，如春温、暑温、软脚瘟、艾滋病等。症见低热不退，手足心热甚于手足背，颧红，口干咽燥，神疲欲寐，或心中憺憺大动，舌质绛少苔或干绛枯萎，齿燥，脉虚细或结代等。代表方如加减复脉汤。若为艾滋病精血亏虚者，可用补肾地黄丸加减。

（4）益气养阴 用甘温益气合甘寒生津之品补益气阴，适用于温病过程中气阴损伤病证，如风温、暑温、湿温、秋燥、病毒性肺炎、病毒性肝炎、病毒性脑炎、皮肤黏膜淋巴结综合征、传染性单核细胞增多症等。症见低热，精神萎靡，疲乏气弱，咽部稍红，食少，口干唇红，大便或干或溏，小便短赤，舌质红绛或淡红，苔少或剥苔，脉细弱等。代表方如沙参麦冬汤合参苓白术散。

小儿温病自始至终伤津耗液，或气阴两伤，常与他法同用，如滋阴解表、滋阴攻下、滋阴清热、滋阴息风、益气敛阴等，或在病变过程中出现虚实夹杂证时配合祛邪法运用。如暑伤气阴证，治宜清暑益气养阴，代表方如白虎加人参汤或王氏清暑益气汤；燥热伤肺证，治宜清肺润燥益气，代表方如清燥救肺汤。使用时应注意温病伤阴兼有湿邪未化者，不可纯用滋阴法，须滋阴而不碍湿，化湿而不伤阴。

10. 固脱救逆法 固脱救逆法是救治气阴外脱或亡阳厥脱证的治法，适用于温病中正气素虚而邪气太盛，或汗出太过，阴液骤损，阴伤及阳，导致气阴外脱或亡阳厥脱之危急证候。区分亡阴或亡阳而运用。

（1）益气敛阴 用甘温、甘寒、酸温补气敛阴之品益气生津，敛阴固脱，适用于温病气阴两伤，正气欲脱的证候，如风温、暑温、病毒性肺炎、病毒性肝炎、病毒性脑炎等。症见身热骤降，体倦神疲，汗多气短，舌光少苔，脉散大无力等。代表方如生脉散。

（2）回阳固脱 用甘温、辛热益气温阳之品固脱救逆，适用于温病过程中阳气暴脱证，如风温、春温、暑温、手足口病、病毒性肺炎、病毒性肝炎、病毒性脑炎等。症见四肢逆冷，大汗淋漓，神疲倦卧，面色苍白，舌淡苔润，脉微细欲绝等。代表方如参附汤或参附龙牡救逆汤。

本法可视病情的需要与他法配合使用，若气阴或阳气欲脱，而神志昏愦，手厥阴心包症状仍显著者，此为内闭外脱，则固脱法须与开窍法并用。

本法为急救之法，运用固脱法应注意用药快速、及时、准确。生脉散、参附汤现已制成注射剂，供静脉滴注，临床可选用，但新生儿、婴幼儿禁用。给药次数、间隔时间及用药剂量等都必须适当掌握，并随时注意病情的变化，做相应调整。另外，一旦阳回脱止，就要注意有无火热复炽、阴气欲竭的现象，并根据具体情况辨证施治。必要时需及时中西医结合救治。

（二）外治法

外治法是在中医整体观和辨证论治原则的指导下，通过皮肤、诸窍、腧穴等给药方式治疗温病某些病证的治疗方法，具有退热消肿、止痛解毒、醒神开窍等作用，对儿童尤其是婴幼儿疗效明显。

1. 洗浴法　本法是用中药煎剂进行全身沐浴或局部浸洗，以发挥散热、透疹、托毒外出等作用。主治卫分证无汗或热势壮盛或疹出不畅等证。如小儿麻疹，疹色淡红，隐而不透时，可用鲜芫荽煎汤外洗；感受风热病邪而致高热、无汗，可用荆芥、薄荷各等分煎水擦浴等。此外，对高热而无恶寒者，还可采用 25～35℃ 的 30% 乙醇擦浴，或用 32～34℃ 温水擦浴，都有明显的散热降温效果。

2. 灌肠法　本法是根据辨证论治所确定的方剂，煎成一定浓度的汤液作保留灌肠或直肠滴注以发挥疗效。主治病证范围较为广泛。具体用法为：灌肠所用药物煎汤过滤去渣，温度保持在 38℃ 左右，患者取卧位，将药液灌入肛管，灌肠次数依病情而定。如痢疾用白头翁汤煎液灌肠；风温病肺胃热盛者用白虎汤加千金苇茎汤灌肠等。

3. 敷药法　本法是用药物制成膏药、搽剂、熨剂等，在病变局部或穴位作外敷。主治各种温病在局部出现热毒壅滞症状者，也可治疗其他一些病证。如将具有解表、清热、通达阳气的药物研细（如大黄、栀子、生石膏、葱白等），用米醋或蛋清调成糊状，外敷涌泉穴或手足心处，包扎固定，4～6 小时取下，具有迅速降温的作用，适用于壮热、烦渴，甚至神志昏迷等症。温毒所发生的局部肿痛，可用水仙膏外敷，敷后如皮肤出现小黄疮如黍米者，改用三黄二香散外敷。又如温病热盛鼻衄，可用吴茱萸、大蒜捣敷于涌泉穴，以引热下行而止衄；疟疾用二甘散（甘遂、甘草各等份）外敷神阙穴，或用毛茛捣烂外敷内关等穴；痄腮用鲜马齿苋、鲜蒲公英、青黛散、紫金锭等，任选一种调敷于腮部。

4. 搐鼻法　将辛窜芳香气味的药物研细，抹入鼻孔少许，通过鼻腔黏膜的吸收，或使患者喷嚏，达到开窍醒神的目的。适用于温病热入心包或中暑神昏。如用通关散吹鼻取嚏，治疗高热头痛或神昏、呼吸不畅、鼻塞等症。又如用蟾酥、冰片、雄黄各 2g、牛黄 1g 研细，取少许放入鼻孔以取嚏，可治疗中暑昏迷、猝倒、牙关紧闭等症。

5. 吹喉法　将具有清热解毒、祛腐生新作用的药物研细，吹于喉部少许，治疗烂喉痧咽喉红肿糜烂，具有解毒消肿、利咽清热的作用。代表方如锡类散。

温病的外治法还有很多，如雾化吸入、熏蒸、吹耳、灸疗、针刺、推拿、冰敷、拭齿、放血等，这些外治法多数与内服药合并运用，可以起到相得益彰的作用。使用外治法也要注意辨证论治，不可机械搬用。一些外治药物对皮肤、黏膜有一定的刺激性，必须掌握一定的药量、治疗时间和使用方法，了解禁忌证。如吹鼻和吹喉的药量不宜过多，以免进入气管。

三、兼夹证治法

在温病发展过程中，一些兼夹的病理因素如痰饮、食滞、气郁、瘀血等，对温病的病机演变、病情发展和预后都有重要影响，如风温、春温、暑温、湿温、丹痧、时疫感冒、顿咳、痢疾、传染性单核细胞增多症、皮肤黏膜淋巴结综合征、艾滋病、病毒性肺炎、病毒性肝炎、病毒性脑炎等。因此，应该注意兼夹证的治疗，或以证候论治，或在某些证候的治疗中加减变化用药。

1. 兼痰湿 小儿脾肺常虚，感受温邪后，侵袭肺脾，肺的宣发、肃降、通调水道和脾的运化水湿功能失常，易致痰湿内生，若症见胸脘痞闷，拒按，泛恶欲呕，渴喜热饮而不欲多饮，咯吐痰涎，舌苔黏腻等。治宜健脾燥湿化痰。可在主治方中加二陈汤或三子养亲汤或温胆汤等。若热邪炼液为痰，痰热壅肺者，症见发热，烦渴，咳喘，痰多黄稠，舌质红，苔黄厚腻，脉滑数等，治宜清肺化痰，可在主治方中加前胡、浙贝母、瓜蒌皮、天竺黄、胆南星等；如痰热结胸者，症见发热，胸下按之痛，舌质红，苔黄滑腻，脉滑数等，治宜清热开胸，化痰散结，可在主治方中加用小陷胸汤；如痰热闭窍者，症见神昏，舌謇，肢厥，喉中有痰声，舌质红绛，苔黄腻，脉弦滑数等，治宜清心化痰，开窍醒神，可在清心开窍剂中加用胆南星、天竺黄、竹沥、石菖蒲、郁金及猴枣散等；如痰热阻于肝经者，症见灼热，肢体抽搐，甚至角弓反张，喉间痰鸣，舌质红绛，苔黄滑，脉弦滑数等，治宜凉肝息风，化痰止痉，可在清热息风剂中加用牛黄、天竺黄、竹沥等。

2. 兼食滞 小儿脾胃柔弱，温邪侵袭，易致运化功能失常，产生积滞内停，阻碍热邪布散。如食滞胃脘，症见胸脘痞闷，嗳腐吞酸，恶闻食臭，舌苔厚垢腻，脉滑实等。治宜消食和胃，常在主治方中加用消积化滞之品，如六神曲、山楂、麦芽、莱菔子、陈皮、鸡内金等，也可加保和丸。如食滞肠腑，症见腹胀而痛，肠鸣矢气，其气臭秽，大便秘或溏，舌质红，苔厚而浊腻，脉沉涩或滑数等。治宜导滞通腑，常在主治方中加用消食导滞、通导肠腑之品，如枳实、槟榔、莱菔子、大黄、厚朴等，也可用枳实导滞汤。

3. 兼气郁 温病兼夹气郁，多因情志失调而引起气机郁结，肝脾不和，症见胸胁满闷或胀痛，时有嗳气或叹息，泛恶，不思饮食，脉沉伏或细弦等。治宜在主治方中加用理气解郁、疏肝理脾之品，如香附、郁金、青皮、枳壳、木香、苏梗、佛手、绿萼梅等，也可用四逆散。

4. 兼瘀血 温病兼夹瘀血，多因感受温邪之后，热迫血妄行，热瘀互结，症见身体灼热，胸胁或脘腹刺痛或拒按，唇、指发绀，舌质有瘀点瘀斑或紫暗等。常在清营凉血方中加入活血散瘀之品或选用凉血活血之品，如桃仁、红花、赤芍、牡丹皮、丹参、紫草、当归尾、山楂、紫草、马鞭草、虎杖、板蓝根、侧柏叶、败酱草、茜草、大黄等。

四、温病瘥后调理

温病瘥后调理是指温病邪气已退，但机体尚未恢复正常状态，或者余热未清，气津尚未恢复，此时应采取一些积极有效的调理措施，促使病体早日康复。

1. 正虚未复 在温病过程中，由于热邪炽盛，耗伤人体气津，加上患病后人体脏腑功能的失调，尤其是脾胃受纳和运化的能力减弱，致使气血津液的生成减少，故经常出现体虚未复的表现。如症见精神委顿，不饥不食，睡眠不酣，口渴咽燥，舌干少津等，为气阴两虚。治宜补益气阴。代表方如薛氏参麦汤（《湿热病篇》方：西洋参、麦冬、木瓜、石斛、鲜莲子、生谷芽、生甘草）或三才汤。如症见面色少华，气弱倦怠，声音低怯，语不接续，舌质淡红，脉弱无力等，为气血亏虚。治宜补益气血。代表方如八珍汤加减或集灵膏。

2. 余邪未尽 在温病过程中邪热消退后，正气虚衰，体内尚存未尽之余邪，此时需根据正气之强弱及余邪的种类而分别采取相应治法。如温病后期余热未净、气阴两伤，症见低热不退，虚羸少气，口干唇燥，呕恶纳呆，舌光红少苔，脉细数等。宜用辛凉、甘寒之品治疗。代表方如竹叶石膏汤。如温病后期湿热余邪未净，脾胃未醒，症见身热已退，脘闷不畅，知饥不食，舌淡红，苔薄白微腻，脉濡等。宜用芳香清凉之品以化湿清热，恢复胃气。代表方如薛氏五叶芦根汤。如温病后期余湿阻气，脾气虚弱，症见胃脘微痞，饮食不馨，四肢倦怠，大便溏薄，舌苔薄白而腻，脉虚弱，甚至可见肢体浮肿等，宜用理气化湿健脾之品治疗。代表方如参苓白术散加藿香、佩兰、荷叶、砂仁等。

3. 复证治法　温病复证是指在温病瘥后，因正气未复、调摄不当而邪热复起，又称"复病""复症""病复"。如《重订广温热论·温热复症疗法》中说："温热复症，有复至再三者，皆由病人不讲卫生，病家不知看护所致。"引起小儿温病复证的原因常有休养不足的劳复证，或饮食调理不当的食复证，以及调护不周，再感外邪引起的感复证。劳复证，如见发热，畏寒怕冷，四肢倦怠，少气懒言，舌淡少苔而润，脉虚等，为气虚劳复，治以益气健脾，甘温除热，代表方如补中益气汤；如见发热，五心烦热，颧红盗汗，口干舌燥，或心悸失眠，舌质红少苔，脉细数等，为阴虚劳复，治以养阴清热，代表方如知柏地黄汤；如见发热，心烦懊憹，胸闷脘痞，或胸胁不舒，口苦咽干，食少纳呆，舌苔薄黄，脉微数等，为余热劳复，治以清透余热，解郁除烦，代表方如枳实栀子汤。兼呕恶者，加半夏、竹茹；兼舌质红口渴者，加天花粉、石斛、竹叶；兼食滞者，加山楂、麦芽、六神曲等。食复证，常在温病瘥后，脾胃虚弱，余热未尽，暴饮暴食或过食油腻之品而复伤脾胃，导致饮食停滞，余邪复作发热，伴头痛，嗳腐吞酸，烦闷呕恶，不欲饮食，甚至烦渴谵语，大便闭结，腹部胀满，舌苔厚腻，脉沉实或滑实等。治以消食化滞，和胃理气。代表方如香砂枳术丸，病情较重者可用大柴胡汤等。感复证，指温病瘥后，余热未尽，复感新邪，导致病发。症见发热恶风，头痛，口渴，咽痛，咳嗽，舌尖红，苔薄白欠润，脉浮数等。治以辛凉清解。代表方银翘散或桑菊饮。

第七节　小儿温病的预防与调护

预防是在疾病发生之前，采取一定的方法和措施以防止疾病的发生。调护指对患者饮食起居等进行调养护理以促进身体恢复健康的过程。因小儿温病具有传染性、流行性和起病急、传变快、病情重等特点，严重威胁儿童的生命健康，并且，小儿自我调摄的意识和能力较弱。因此，做好小儿温病的预防与调护具有必要性和现实意义。

一、历代医家对小儿温病防护的认识与成就

中医学对小儿温病防护的重视由来已久，《黄帝内经》已提出"不治已病治未病"（《素问·四气调神大论》）、防患于未然的疾病防治思想，并认识到疫病可以发生于小儿，这对后世产生了积极的影响。晋代葛洪在《肘后备急方》记载"疗猘犬咬人方：仍杀所咬犬，取脑敷之，后不复发。"这与现代用狂犬疫苗防治狂犬病的原理一致，是人工免疫法的尝试。隋代巢元方著《诸病源候论·小儿杂病诸候》说："小儿始生，肌肤未成，不可暖衣，暖衣则令筋骨缓弱。宜时见风日，若都不见风日，则令肌肤脆软，便易伤损……天和暖无风之时，令母将抱日中嬉戏，数见风日，则血凝气刚，肌肉硬密，堪耐风寒，不致疾病。"提出薄衣着，见风日，以锻炼身体，预防疾病的防病思想，并提倡乳食适度、常护风池的预防与调护方法。北宋钱乙《小儿药证直诀》制升麻葛根汤、消毒散用于有疱疹先兆者，起到未病先防的作用。并在《小儿药证直诀·阎氏小儿方论》说："疮疹忌外人及秽触之物，虽不可受风冷，然亦不可拥遏。常令衣物得中，并虚凉

处坐卧。"指明疮疹患者的调护宜忌。明代医家万全《保命歌括·瘟疫》说："凡瘟疫之家，自生臭秽之气……当取光明雄黄，不拘多少，细研，以笔浓点鼻孔内两傍陷中，则疫气不能入，虽与病人同床，亦不相染也……或用香油抹其鼻窍，或把扇在手，常向前扇之，使秽气散去也……或常取苍术口中嚼之，自然恶毒之气，不相染着也。"提出了用药物以预防温疫。

我国是世界上最早采用预防接种方法预防传染病的国家。如人痘接种术的发明，即在 16 世纪中叶我国已能将天花患者的痘痂或痘浆继代接种后的"熟苗"移植于正常小儿的鼻孔或皮肤，从而发生症状较轻的天花感染，获得长期免疫。此法在 17 世纪后期传到俄国，以后又转传土耳其、英国、美国、突尼斯等地，还经过日本传到朝鲜和东南亚。18 世纪中叶已传遍欧亚各国，直到 1796 年英国人琴纳试种牛痘成功后才逐步被取代。我国的人痘接种术为预防天花作出了重大贡献，是人工自动免疫法的先驱。

二、小儿温病的预防与调护方法

中医历代积累了丰富的防病和对待患者的调养护理方法，如养生健体、隔离患者、饮水消毒、药物熏蒸、涂鼻、涂囟、服药预防和接种预防等，这对指导小儿温病的预防与调护起到积极的作用。

（一）养生强体

《素问·评热病论》说："邪之所凑，其气必虚。"说明人体正气强弱是温病发生的根本因素。小儿为稚阴稚阳之体，机体尚未成熟，脏腑气血柔弱，正气相对不足，易被外邪攻击。因此，防病首务为顺应小儿生理特点，细心养育，按需喂养，按时作息，心情舒畅，不受惊吓，衣着舒适、厚薄合宜，饮食营养丰富，不饮生水，不食腐败变质食物，不暴饮暴食，不偏食挑食，经常参加户外活动和各种体育锻炼，增强体质，并养成良好的个人卫生习惯，饭前便后洗手，不用手直接进食，保持个人清洁卫生，疫情流行期间不到疫区和人流密集的地方等。

（二）免疫接种

按照国家计划免疫工作条例规定的计划免疫程序，为 1 岁以内的婴儿完成预防接种的基础免疫，并按时完成疫苗接种的全过程。在疫情流行期间或流行区域，选择合适的计划免疫外疫苗接种，以加强预防传染病。

（三）施药预防

在温疫流行期间、流行区域，预施药物以防温病的发生和传播，如用食醋按每立方米空间 2～10mL 加清水 1 倍，在居室内煮沸熏蒸 1 小时，或将食醋用冷开水稀释后滴鼻，可预防风温、暑温、时疫感冒等；用苍术、艾叶烟熏剂在室内燃烧烟熏，可预防痄腮、水痘、丹痧、时疫感冒等；食用大蒜，或用马齿苋加大蒜煎服，可预防痢疾等；用金银花、连翘、野菊花、桑叶、贯众等煎服预防时疫感冒等；用大青叶、板蓝根、牛筋草煎服预防暑温、病毒性脑炎等；用黄芩、忍冬藤、牛蒡子煎服预防丹痧；用紫草、贯众、甘草煎服预防麻疹；用茵陈、板蓝根煎服预防病毒性肝炎等。还有涂敷和佩戴药物预防法，如以雄黄粉涂儿囟，以香油调雄黄、苍术末涂鼻内，或用芳香辟秽药缝制香囊佩戴等，都具有一定的避瘟防疫作用。

（四）隔离防范

《汉书·平帝纪》记载："民疾疫者，舍空邸第，为置医药。"这是我国对疫病患者实行隔离治疗的最早记录。对具有传染性的温病患儿，必须早期发现、早期隔离、早期诊断治疗，及时向防疫部门汇报，并采取相应观察、检疫、隔离措施。对患儿的衣物、玩具、卧具等进行暴晒、煮沸、浸泡药水等消毒。对部分患儿的隔离时间需延至病后及其接触者也需要隔离，如麻疹有并发症者宜隔离至出疹后 10 天，有麻疹接触史者宜隔离观察 14 天；水痘患儿应隔离至全部皮疹结痂为止，有水痘接触史者宜观察留检 3 周。

（五）起居适宜

温病患儿的居处应保持空气流通和适宜的温度与湿度，因温邪致病遇热则更热，遇湿则更湿，若空气不流通则助热助湿不利于病。并且，疫情期间注意佩戴口罩，不去流行区域，不到人群聚集的场所。同时，按时作息，适当活动，保障睡眠充足，穿衣盖被不过厚，有利于散热退邪，也不要当风受寒或着衣盖被不足，以防复感外邪。

（六）饮食调养

小儿脾常不足，温邪侵犯又易伤害脾胃，运化失常。脾胃为后天之本，气血津液化生之源。因此，在温病的过程中，饮食调养十分重要。病中不欲饮食时不必强食；病后食欲恢复时不可过食。疾病中饮食以清淡、有营养、量较平时稍减为宜；病后需缓慢增加食量及补益食物，不宜过多过猛。同时，平素不过食辛辣、甜腻、肥厚食品，不饮食过量，以防胃肠内有积热，更易外感温邪。

（七）情志调理

温病为急性外感热病，病症痛楚较明显，患儿情绪容易受到影响。同时，若情志过激更易加重病情，增加痛苦。因此，应使患儿心情平静，保持与家长及医生的良好关系，对于患儿情志应在理解、同情的基础上，适当给予安慰、帮助。如对于低龄儿，主要给予语言安慰和切体安抚；对于大龄儿，以语言安慰为主，进行交流、沟通，适当解释病情，增强战胜病邪信心，不对病情言过其实，以免带来不必要的恐慌和焦虑。

（八）辨证施护

要发挥中医药辨证施护的特色，按照温病患儿不同的体质特点与疾病证候采取相应的护理措施。例如：气虚质患儿慎防复感外邪，阳虚质患儿特别注意保暖防寒，阴虚质患儿多进食清凉滋润果蔬，痰湿质患儿忌进食甜腻炙烤食品，阳热质患儿忌进食辛辣燥烈食物。对待风热证患儿要保证病房温度适宜、空气清新，对待湿热证患儿要做好病房湿度合适、饮食卫生，对待暑热证患儿要做好防暑降温，对待邪陷心肝证患儿要及时观察其早期表现以提前应对处理等。

（九）重症特护

温病具有起病急，病情重的特点，在病变过程中容易出现热极动风、动血、闭窍等重症或危重症，对此应特别重视与预防，并给予特殊护理。对于重症患儿的居室应保持清洁、安静，以防患儿受到不良刺激而加重病情，密切观察患儿的生命体征及神志、面色、咳喘、排痰、形体动态、二便排泄等情况，及时发现病情的改变和转化，必要时及时采取中西医结合抢救措施。

第二章

小儿温病证治

第一节　风　温

　　风温是风热病邪引起的，以初起发热恶寒，咽痛咳嗽，继而壮热大汗，烦渴气喘，甚或神昏谵妄为主要特征的急性外感热病。本病四季均可发生，但以冬春两季多见，发于冬季的称为冬温。各年龄的儿童均可发病，婴幼儿的发病率尤高。

　　"风温"之名，首见于汉代张仲景《伤寒论·辨太阳病脉证并治上》，其曰："太阳病，发热而渴，不恶寒者，为温病，若发汗已，身灼热者，名风温。"指热病误汗后的坏证。清代陈平伯著《陈平伯外感温病篇》，专论风温，主要有12条，全面阐述风温的病因病机、辨证论治。清代叶桂在《临证指南医案·幼科要略》中论述风温的病因病机、传变规律及辨证论治。其他医家如吴瑭、章虚谷、吴坤安、王士雄等均对风温的因、证、脉、治作了阐述和补充，进一步丰富了风温的辨治内容。

　　西医学的流行性感冒、上呼吸道感染、急性支气管炎、肺炎等符合风温特点者可参考本病辨证治疗。

【病因病机】

　　风温的病因为风热病邪。如《临证指南医案·幼科要略·风温》所述："风温者，春月受风，其气已温。"风温初起，风热病邪侵袭肺卫，肺卫失宣。若肺卫之邪不解，由表入里，从卫入气，可致肺热壅盛，因手太阴之脉循胃口，风热病邪易顺传于胃，称作"顺传"，可致阳明经热、阳明腑实，或肺热腑实、肺热移肠等。小儿脏腑娇嫩，发病容易，传变迅速，故小儿风温常表现为卫气同病，即卫分邪气未解，又传气分。

　　若因风热太甚，或平素心气、心阴不足，或失治、误治等，风热病邪可从卫分直犯心营，导致营热阴伤，或热闭心包，与顺传阳明相对而言，称作"逆传"。正如叶桂在《温热论》说："温邪上受，首先犯肺，逆传心包。"《临证指南医案·幼科要略·风温》述："经谓春气病在头，治在上焦。肺位最高，邪必先伤，此手太阴气分先病。失治则入手厥阴心包络，血分亦伤。盖足经顺传，如太阳传阳明，人皆知之。肺病失治，逆传心包络，幼科多不知者。"

　　顺传者，后期多呈余邪未净，肺胃阴伤或气阴两虚；若发生逆传，则现闭窍动风的重症，或者内闭外脱。

　　1. 邪袭肺卫　小儿脏腑娇嫩，形气未充，寒温不能自调，若调摄不当，正气亏虚，肺卫不固，风热病邪乘虚而入。风热病邪属阳邪，其性升散、疏泄，多从口鼻而入，肺位最高，首当其冲。肺主气属卫，外合皮毛，风热袭肺，肺卫失宣，故初起即见发热，微恶风寒，口微渴，咳嗽，舌边尖红，舌苔薄白，脉浮数等风热肺卫证。

2. 邪热壅肺　《温热论》说："温邪则热变最速。"若为婴幼儿，体质稚弱，肺常不足，或调护不当，或失治、误治，肺卫之邪不外解者，风热病邪可迅速由表入里，从卫入气，壅阻肺脏，肺气郁闭，失于宣肃，且热邪炼液为痰，痰热闭肺，可见身热，汗出，烦渴，咳喘，或咳痰黄稠，或痰中带血，或痰呈铁锈色，胸闷胸痛，舌质红，舌苔黄，脉数等。

3. 肺热移肠　小儿脏腑清灵，一脏有热，容易波及他脏。肺与大肠相表里，当肺热炽盛，容易移热于肠，从而形成肺肠同病。若肺热壅盛，热伤肠道津液，肠腑热结，腑气不通，可见潮热，痰涎壅盛，喘促不宁，大便秘结，舌质红，舌苔黄腻或黄燥，脉右寸实大等；若肺热壅盛，热迫肠道津液下泻，传导失司，可见身热，咳嗽，口渴，下利色黄热臭，肛门灼热，腹痛而不硬满，舌质红，舌苔黄滑，脉数等。

4. 热入阳明　肺热壅盛，易于传入阳明，若热炽阳明，热伤津液，则出现壮热，烦渴，大汗出，舌质鲜红等。如热邪与阳明肠腑糟粕相结，热邪伤津，燥屎内停，则见烦躁不宁或时有谵语，大便秘结或纯利恶臭稀水，腹部胀硬疼痛，舌质红，舌苔黄燥甚或焦黑起裂，脉沉实有力。

5. 逆传心包　叶桂《温热论》说："或平素心虚有痰，外热一陷，里络就闭。"风热病邪，两阳为患，热变迅速，如遇较甚之风热病邪，或平素心气、心阴不足，或素体兼夹宿邪（如痰饮、瘀血等有形邪气），或失治、误治等，则卫分热邪可逆传营分，直犯心营，营阴受伤，心神被扰，血络损伤，出现身热夜甚，神昏谵语，斑疹隐隐等症，甚或内闭外脱，见身热，昏愦，倦卧，气短，大汗淋漓，面色苍白，四肢厥冷等症。

6. 津气耗伤　本病病位主要在肺胃，风热病邪两阳为患，易伤肺胃津液，且小儿为稚阴稚阳之体，损伤更为明显，故在病变过程中易见津液受伤或气阴损伤的改变。同时，后期常见余邪未净，肺胃津伤，甚者气阴两伤，常见咳嗽痰少，神疲乏力，形体消瘦，口干，食欲不振，大便干，舌苔少等。

【临床诊断】

1. 诊断要点

（1）一年四季均可见，冬春多见。

（2）起病急，初起即见发热，微恶风寒，口微渴，咳嗽，舌边尖红，舌苔薄白，脉浮数等肺卫表热证，不少病例可传染并引起流行。

（3）病程中以肺经病变为主，可见壮热，烦躁，汗多，口渴多饮，咳喘剧烈，痰多黄稠，大便秘结或下利等。后期可见咳嗽痰少，神疲乏力，形体消瘦，口干，食欲不振，大便干等。部分病例可迅速出现神昏谵语，舌蹇肢厥，或四肢抽搐等。

（4）可配合血液常规检查、病毒检测及胸部 X 线摄片等。

2. 鉴别诊断　与伤寒鉴别：伤寒初起风寒邪气直犯足太阳膀胱经，初起以恶寒发热，头身痛，无汗，身形拘急，口不渴，舌淡红，舌苔薄白，脉浮紧为主，常常按太阳病、少阳病、阳明病及三阴经病证传变而表现相应证候。而风温首犯手太阴肺经，初起以恶寒发热，无汗或少汗，或咳嗽咽痛，口微渴，舌边尖红，舌苔薄白或薄黄，脉浮数为主，继而肺热壅盛，或传入阳明，或逆传心包。

【辨证论治】

1. 辨证要点　本病主要辨别卫气营血证及顺证、逆证。

（1）辨卫气营血证　本病以手太阴肺为病变中心，或由肺传及相关脏腑，大多按照卫气营血传变，少数病例可由肺卫逆传心包。如初起见发热恶寒，或咳嗽、吐痰，口微渴，舌边尖红，舌苔薄黄，脉浮数等，为风热肺卫证；如见发热，咳嗽，气喘，口渴，汗出，舌质红，舌苔黄，脉数等，则病位在肺，为肺热壅盛的气分证；如见身热，口渴，汗出，脉洪数，则病位在胃，为阳明热盛的气分证；如见身热，腹痛，便秘，脉沉实有力，则病位在肠，为阳明腑实的气分证；如见身热持续，烦躁不宁，夜寐欠安，肌肤斑疹等，则为热入心营的营分证；若见神昏谵语，四肢抽搐，角弓反张等，则为风热化火，邪陷厥阴的营血分证；若见昏愦不语，大汗淋漓，面色苍白，四肢厥冷，脉微细欲绝，则为邪热闭于心包，阳气暴脱于外的内闭外脱证。后期，常见干咳少痰，口干唇干，食欲不振，大便干，舌质红，舌苔少，脉细数等，为余邪未净，肺胃阴伤。

（2）辨顺证、逆证　风温传变有顺传、逆传之分。邪热由肺卫传入肺、胃、肠腑为顺传，热势虽盛，但邪尚在气分，预后较好；若出现神昏谵语，舌蹇，肢厥，或见斑疹，抽搐等症，多为邪热传入心包的逆传，病情较重；如出现正气外脱或化源欲绝，则病情更为危重，预后较差。年龄愈小，病情愈重，越易出现逆证，预后越差。

2. 治疗原则　本病属温热类新感疾病，病位主要在肺，故以清泄肺热为治疗原则。初起风热上受，首犯肺系，故宜疏风泄热，辛凉清解，冀达邪外出；若卫分已解，邪留气分，须分热在肺、胃、肠之病位分别而治。如肺热壅盛，须清热宣肺；热盛阳明，须辛寒清气；热结肠腑，则苦寒攻下；肺热移肠，则苦寒清热止利。甚者，从气入营，肺热发疹者，须凉营透疹；热闭心包者，则清心开窍；内闭外脱者，须开闭固脱。后期余邪未净，肺胃津伤者，当清解余邪，滋养气阴。

3. 证治分类

（1）邪袭肺卫

证候　发热，微恶风寒，无汗或少汗，头痛，咳嗽，咽痛，口微渴，舌边尖红，舌苔薄白，脉浮数，指纹浮紫。

辨证　本证起病较急，以发热与恶寒（或恶风）同时并见及鼻塞流涕、喷嚏、咽痒咽痛、或咳嗽为特征，其中以发热恶寒，鼻塞流涕，咽痒咽痛为主者，病位偏于肺窍；以咳嗽，咳痰为主者，病位偏于肺脏。

治法　辛凉解表，宣肺泄热。

方药　银翘散或桑菊饮加减。病位偏于肺窍者用银翘散，常用金银花、连翘、淡竹叶清热宣透；牛蒡子、桔梗、甘草宣肺止咳利咽；荆芥穗、淡豆豉、薄荷（后下）解表透邪；芦根清热生津。病位偏于肺脏者用桑菊饮，常用桑叶、菊花、连翘、薄荷（后下）辛凉轻透以泄风热；桔梗、甘草、杏仁宣开肺气以止咳嗽；芦根生津止渴。

口渴较甚者，加天花粉、玉竹生津清热；咽喉肿痛者，加射干、马勃、玄参利咽消肿。邪热化火，热势较高者，加黄芩、虎杖清热泻火；咳嗽剧烈者，加蜜麻黄、前胡、桑白皮泻肺止咳；痰多浓稠者，加浙贝母、海浮石、鱼腥草、瓜蒌皮清化痰热；大便干结者，加胖大海、瓜蒌子宣肺通便。

（2）肺热炽盛

①肺热壅盛

证候　身热，汗出，烦渴，咳喘，咳痰黄稠，或痰中带血，或痰呈铁锈色，胸闷胸痛，舌质红，舌苔黄，脉数，指纹紫滞。

辨证　本证以咳嗽，气喘，胸闷为肺热气壅的特征；以胸痛，咳吐腥臭黄痰或铁锈色痰，舌质红，舌苔黄，脉滑数为肺热化火，痰热壅盛的特征。

治法　清热宣肺，止咳平喘。

方药　麻黄杏仁甘草石膏汤加味。常用蜜麻黄辛温宣肺平喘；石膏（先煎）辛寒清泄肺热；杏仁宣肺降气，止咳平喘；甘草生津止渴，调和诸药；桑叶、桑白皮宣肃肺气，化痰平喘；前胡、浙贝母清宣肺热，清化热痰。

壮热烦渴者，加金银花、连翘、虎杖、黄芩、金荞麦清热解毒透邪；痰多黄稠者，加黛蛤散（包煎）、胆南星、天竺黄清热涤痰；痰多咳甚气急者，加葶苈子、紫苏子、地龙降气涤痰平喘；痰中带血者，加仙鹤草、白茅根、栀子、马鞭草等凉血止血；咯吐腥臭脓痰者，可用千金苇茎汤合桔梗汤化痰逐瘀排脓。

②肺热腑实

证候　潮热便秘，痰涎壅盛，喘促不宁，舌质红，舌苔黄腻或黄燥，脉右寸实大，指纹紫滞至气关。

辨证　本证为肺肠同病，以身热，咳喘，脉右寸实大为肺热的特征；以便秘，舌质红，舌苔黄燥为腑实热结的特征。

治法　宣肺化痰，泄热攻下。

方药　宣白承气汤加减。常用石膏（先煎）清泄肺胃之热；杏仁、瓜蒌皮宣降肺气，化痰定喘；大黄（后下）攻下腑实。腑实得下，则肺热易清；肺气清肃，则腑气易通。

喘促不宁者，加蜜麻黄、桑白皮、葶苈子宣肃肺气，泻肺平喘；痰涎壅盛者，加竹沥、浙贝母、天竺黄清热涤痰；腹胀硬痛者，加枳壳、厚朴理气除满；大便干结，唇焦舌燥者，加玄明粉冲服。

③肺热移肠

证候　身热，咳喘，口渴，下利色黄热臭，肛门灼热，腹痛而不硬满，舌质红，舌苔黄，脉数，指纹紫。

辨证　本证为肺热下移大肠。以身热，咳喘为肺热的特征；以下利色黄热臭，腹痛为肠热下利的特征。热移肠腑，大肠传导失司，转输不利，邪滞肠道，并非腑实固结不通，故腹痛但不硬满。

治法　清肺泄热，清肠止利。

方药　葛根黄芩黄连汤加味。常用葛根解肌清热，生津止渴；黄芩、黄连苦寒清热燥湿，清肠止利；桔梗开宣肺气，利咽止咳；甘草和中，调和诸药。

若肺热较甚者，加金银花、鱼腥草、桔梗清肺宣气；咳嗽较甚者，加桑叶、桑白皮、枇杷叶宣肃肺气，止咳平喘；腹痛较甚者，加木香、白芍和营止痛；下利较甚者，加白头翁、马齿苋清热止利；呕吐恶心者，加藿香、姜竹茹、紫苏梗化湿止呕。

④肺热发疹

证候　身热，咳喘，胸闷，肌肤发疹，疹点红润，舌质红绛，舌苔薄黄，脉细数，指纹紫滞。

辨证　此为卫热传营所致。以身热，咳嗽为肺卫失宣的特征；以烦躁不宁，肌肤红疹，舌质红绛为邪热窜营的特征。

治法　宣肺泄热，凉营透疹。

方药　银翘散去豆豉加细生地丹皮大青叶倍元参方加减。常用金银花、连翘、薄荷（后下）、牛蒡子疏风泄热，宣透外邪；地黄、牡丹皮、大青叶、玄参清热解毒，凉营透疹。

身热夜甚，夜寐欠安者，加水牛角（先煎）、淡竹叶、珍珠母（先煎）清心凉营；皮疹透发不畅者，加蝉蜕、浮萍散邪透疹；疹色紫红、量多者，加赤芍、丹参、紫草凉血解毒。

（3）痰热结胸

证候　身热面赤，渴欲饮水，饮不解渴，得水则呕，胸脘痞满，按之疼痛，便秘，舌质红，舌苔黄滑，脉滑数有力，指纹紫滞、在气关。

辨证　本证为痰热有形阻结胸膈的病证。以身热，胸脘痞满，按之疼痛，舌质红，舌苔黄滑，脉滑数为特征。

治法　清热化痰，宽胸开结。

方药　小陷胸汤加枳实汤加味。常用黄连苦寒清热燥湿；瓜蒌皮化痰宽胸；半夏化痰散结；枳实降气开结。

若呕恶较甚者，加姜汁、竹茹和胃降逆；胸脘胀痛而涉及两胁者，加柴胡、黄芩疏泄肝气；胸痛者，加郁金、丝瓜络、地龙理气通络止痛；痰多黄稠者，加天竺黄、鱼腥草、黄芩、浙贝母清化热痰。

（4）邪入阳明

①热炽阳明

证候　壮热，恶热，汗大出，面目红赤，渴喜冷饮，舌质红，舌苔黄燥，脉浮洪或滑数，指纹紫红。

辨证　本证为阳明无形邪热炽盛所致。以壮热，汗多，渴饮，脉大，即阳明经证的"四大症"为特征。

治法　清泄阳明，护阴生津。

方药　白虎汤加味。常用石膏（先煎）清泄肺胃之热，达热出表；知母清泄肺胃实热，滋阴生津；甘草泻火解毒；粳米顾护胃气。

若热毒盛者，加金银花、连翘、板蓝根、大青叶清热解毒；里热化火者，加黄连、黄芩清热泻火；津伤甚者，加石斛、天花粉、芦根生津止渴；热盛而津气耗损，兼有背微恶寒，脉洪大而芤者，加人参益气生津；肺热壅盛而咳喘者，加杏仁、瓜蒌皮、黄芩、鱼腥草清肺化痰。

②热结肠腑

证候　日晡潮热，时有谵语，大便秘结，或纯利恶臭稀水，肛门灼热，腹部胀满硬痛，舌质红，舌苔老黄而燥，甚则灰黑而燥裂，脉沉实有力，指纹紫滞。

辨证　本证为肺经邪热不解，传入胃肠，与肠中积滞糟粕相结而成。以潮热，便秘，舌苔老黄而燥，脉沉实有力为特征。

治法　通腑泻实，攻下泄热。

方药　调胃承气汤加味。常用大黄（后下）苦寒，攻下泻热；玄明粉（冲服）咸寒，泄热润燥；虎杖泄热通便；甘草缓和调中。

身热烦躁者，加淡竹叶、栀子、知母、黄连清气泄热；腹胀硬痛者，加厚朴、枳实行气破坚；便干，舌燥者，加玄参、地黄、麦冬清热生津。

③胃热阴伤

证候　身热自汗，面赤，口舌干燥而渴，虚烦不眠，气短神疲，身重难以转侧，时时泛恶，纳谷不馨，舌质红而干，舌苔黄而燥，脉细数，指纹淡紫。

辨证　本证为胃热炽盛与气津受损并存，以身热，汗出，面赤与口舌干燥而渴为胃热的特征；以气短神疲，纳谷不馨，舌质红而干为气津受伤的特征。

治法　清泄胃热，生津益气。

方药　竹叶石膏汤加减。常用淡竹叶、石膏（先煎）清泄阳明胃热；麦冬滋养胃阴；粳米和胃生津；半夏降逆和胃；人参益气生津。

若气阴耗伤较重者，可用西洋参替代人参补益气阴，加地黄、玄参益阴生津；痰热内阻者，加竹沥清热化痰；恶心呕吐者，加竹茹、橘皮和胃止呕。

（5）热入心包

①热陷心包

证候　身体灼热，哭闹尖叫，夜寐难卧，神昏谵语，或昏愦不语，四肢厥冷，舌蹇，舌纯绛鲜泽，脉细数，指纹紫滞、达命关。

辨证　本证来势凶险，病情较重，属危重之证，往往热闭愈重，肢厥愈甚，即"热深厥亦深"。以身热，神昏谵语，舌蹇，肢厥，舌纯绛鲜泽为特征。

治法　清心开窍，凉营泄热。

方药　清宫汤送服安宫牛黄丸或紫雪、至宝丹等。常用犀角清心凉营，现常以水牛角（先煎）代之，并配以大青叶、地黄增强凉血解毒之力；玄参、莲子、麦冬清心滋液；淡竹叶、连翘清心泄热。

安宫牛黄丸、紫雪、至宝丹均有清热解毒、透络开窍、苏醒神志之功，属凉开之剂，是治疗温病神昏之要药，俗称"三宝"。安宫牛黄丸药性最凉，长于清热兼能解毒，主要用于高热昏迷；紫雪药性偏凉，长于止痉息风，泄热通便，多用于高热痉厥；至宝丹则长于芳香辟秽，多用于窍闭谵语。

②热入心包，兼阳明腑实

证候　身热，神昏，舌蹇，肢厥，便秘，腹部按之硬痛，舌质绛，舌苔黄燥，脉数沉实，指纹紫滞。

辨证　本证以身热神昏，舌蹇肢厥，舌质绛为热陷心包的特征；以腹部按之硬痛，大便秘结为阳明腑实的特征。

治法　清心开窍，通腑泄热。

方药　牛黄承气汤。常用安宫牛黄丸清心开窍，大黄（后下）通腑泄热。

若燥结津伤甚者，可加入玄明粉（冲服）、玄参等以软坚润燥；如心包症严重而燥结不甚者，可先予清心开窍而后再行攻下。

（6）正气外脱

证候　身体灼热，神志昏愦，汗多，倦卧，气息短促，舌光红少苔，脉散大或细数无力，指纹紫滞；或身热骤降，面色苍白，四肢厥冷，冷汗淋漓，气息浅促，虚烦躁扰，舌质淡，脉微细欲绝，指纹淡紫。

辨证　风温发生正气外脱可见于热陷心包之后，由邪热内闭于心包，继而正气外脱，即"内闭外脱"，亦可见于疾病的早期或极期，病情危重。表现为内闭兼气阴两虚或阳气暴脱之证。以身体灼热，神志昏愦为内闭的特征。偏气阴两虚者，以汗多气促，舌光少苔，脉散大或细数无力为特征；偏阳气暴脱者，以身热骤降，面色苍白，四肢厥冷，冷汗淋漓，呼吸浅促，舌质淡，脉微细欲绝为特征。

治法　清心开窍，固脱救逆。

方药　气阴两虚用生脉散，阳气暴脱用参附汤，高热神昏合用安宫牛黄丸。生脉散方中常用人参补益气阴；麦冬、五味子酸甘化阴。参附汤方中常用人参大补元气，制附子（先煎）温壮真阳。

若汗出淋漓者，可加龙骨（先煎）、牡蛎（先煎）止汗固脱。亦可根据病情选用生脉注射液或参附注射液，静脉给药，但新生儿、婴幼儿禁用。

（7）余邪未净，津气耗伤

证候　身无热或低热，咳嗽痰少，神疲乏力，形体消瘦，口干，食欲不振，大便干，小便短少，舌质淡红或红，舌苔薄少津，脉细数。

辨证　本证常见于风温后期，以低热，咳嗽痰少为余邪的特征；痰少，口干，纳少，口渴，便干，舌质干红，舌苔少，脉细数为肺胃津伤的特征；神疲乏力，形体消瘦为气阴受伤的特征。

治法　清解余邪，生津益气。

方药　沙参麦冬汤加减。常用沙参、麦冬、玉竹、天花粉甘寒生津，润养肺胃；扁豆、甘草扶助胃气；桑叶、菊花轻清宣透以散余邪。

低热者，加知母、地骨皮清解余热；干咳少痰者，加天冬、百合、川贝母养阴润肺；纳呆者，加炒谷芽、炒麦芽、六神曲健胃消食；便干者，加地黄、瓜蒌子、火麻仁润肠通便。

【其他疗法】

1. 中成药

（1）清宣止咳颗粒　每袋10g。每服1～3岁5g；4～6岁7.5g；7～14岁10g。1日3次，温开水冲服。用于邪袭肺卫证。

（2）小儿豉翘清热颗粒　每袋2g。每服6个月～1岁1～2g；1～3岁2～3g；4～6岁3～4g；7～9岁4～5g；10岁以上6g。1日3次。用于肺热腑实证。

（3）小儿肺热咳喘口服液　每支10mL。每服1～3岁10mL，1日3次；4～7岁10mL，1日4次；8～12岁20mL。1日3次。用于肺热壅盛证。

（4）麻杏甘石合剂　每支10mL。每服5～10mL。1日3次。用于肺热壅盛证。

（5）热毒宁注射液　每支10mL。静脉滴注：3～5岁最高剂量不超过10mL，加入5%葡萄糖注射液或0.9%氯化钠注射液50～100 mL稀释后使用，滴速为每分钟30～40滴。6～10岁10mL，以5%葡萄糖注射液或0.9%氯化钠注射液100～200 mL稀释，滴速为每分钟30～60滴。1日1次。或遵医嘱。2岁以下儿童禁用。用于邪袭肺卫证。

（6）安宫牛黄丸　每丸3g。每服＜3岁1/4丸；4～6岁1/2丸。1日1次，温开水化开送服。用于热陷心包证、内闭外脱证。

2. 推拿疗法　清肺经200次，退六腑150次，清天河水200次，运外八卦100次，推天柱骨100次。大便秘结加揉脐（泻）、推下七节骨各100次。用于邪袭肺卫证、肺热炽盛证、邪入阳明证。

3. 针灸疗法

（1）针刺大椎、曲池、鱼际、外关、少商。用于邪袭肺卫，证见高热者。

（2）针刺丰隆、肺俞、膻中、列缺、少商、尺泽、大椎、外关。用于肺热炽盛证。

（3）取少商、商阳、中冲，常规消毒，用三棱针，刺破皮肤，挤出2～3滴血液，1日2次。用于邪袭肺卫证、肺热炽盛证见高热者。

【预防调护】

1. 预防

（1）适度运动，增强体质，提高防御风热病邪的能力。

（2）注意个人卫生，保持居室清洁及空气流通；合理增减衣物，勿过寒过热。

（3）疾病流行期间，勿带小儿去公共场所和流行区域，减少感染机会。

（4）风温流行时，可在居室以食醋或银翘散煎煮熏蒸，预防感邪。

2. 调护

（1）患儿在患病期间应注意休息，不可当风卧床，保持室内空气流通。

（2）均衡膳食，饮食应清淡、易消化为宜，初期可以流食或半流食为主，忌生冷油腻辛辣之品。

（3）发热较甚，体温较高者，不宜覆盖过厚衣被，同时采取物理降温措施。

（4）对于重症患儿要密切观察病情变化，及早发现变证，早期处理。

【临证备要】

1. 清宣肺热是本病基本治则　本病以手太阴肺为病变重心，初起风热病邪侵袭肺卫即见风热肺卫证；继之邪热内伏于肺，蕴结不解而见邪热壅肺；后期多表现为肺胃阴伤。若邪热炽盛，病情进一步发展，肺经病变严重者，可致化源速绝。肺热是贯穿其中的关键病机。因此，清宣肺热是本病的基本治则，临证时须针对邪热在卫、在气的不同而灵活运用，如邪尚在卫，治当辛凉清解，透邪达表，遵循吴鞠通"治上焦如羽，非轻不举"的原则，不可重用寒凉；邪传气分，肺热亢盛，以致邪热壅肺，肺气闭阻者，治当辛寒清散，清热宣肺，开闭透邪。后期余邪未净，肺胃阴伤，须清余邪，并甘寒滋养肺胃之阴。

2. 注意肺热对相关脏腑的影响　本病虽以手太阴肺为病变重心，但肺热炽盛容易波及其他脏腑。如肺热易顺传阳明胃经而致热炽阳明；肺与大肠相表里，肺热移肠，既可热结肠腑而见潮热，便秘，腹痛等；又可热迫大肠而见下利色黄热臭；肺热还可波及营分，扰及血络而见肌肤红疹。临证时须仔细辨察。

3. 重视顺传、逆传的诊断治疗　本病初起邪袭肺卫，若肺卫之邪不解，由表入里，可顺传于胃，亦可逆传心包。若邪热由肺卫顺传入肺、胃、肠腑，热势虽盛，但邪尚在气分，预后较好。临证时须针对邪热所在部位，分别予以清热宣肺、辛寒清气、苦寒攻下等法治疗。若邪热逆传心包，或致正气外脱，病情危重者，当急予清心开窍，固脱救逆。

第二节　春　温

春温是温热病邪或疫疠病邪引起的，以发热，口渴，心烦，甚至头痛项强，神昏，痉厥，皮肤瘀斑等为主要特征的急性外感热病。临床常显示发病急、变化快、病情重、病程较长的特点。本病好发于春季或冬春之交、春夏之际。

关于本病的认识，肇始于《黄帝内经》。《素问·生气通天论》说："冬伤于寒，春必温病。"《素问·金匮真言论》说："藏于精者，春不病温。"认为本病的发生与患者精气失藏及冬季伤寒内伏有关。叶桂《临证指南医案·伏气》说："春温一症，由冬令收藏未固。昔人以冬寒内伏，藏于少阴，入春发于少阳，以春木内应肝胆也。寒邪深伏，已经化热。"但是，也有一些医家提出可有不同的病因，如宋代郭雍《仲景伤寒补亡论·温病六条》说："冬伤于寒，至春发者，谓之温病；冬不伤寒，而春自感风寒温气而病者，亦谓之温；及春有非节之气，中人为疫者，亦谓之温。"便指出了春温为病的三类病因。清代陆子贤《六因条辨》列"春温条辨"专篇，对本病证治条分缕析，有重要的临床指导价值。

发生于春季的重型流感、流行性脑脊髓膜炎及其他化脓性脑膜炎、病毒性脑炎、败血症等与本病相似者可参考本病辨证治疗。

【病因病机】

本病病因为温热病邪或疫疠病邪。伏寒化温或疫疠之气，容易化火化毒，邪热极盛，邪伏体内，或疫疠致病，传变迅速，深入气营血分，容易热极生风、热极动血、热极闭窍而致动风、动血、闭窍之变。同时，邪热伤正，易于伤阴耗液，甚则正不抵邪，正气虚脱，亡阴亡阳。

1. 温邪侵袭　小儿体质稚阴稚阳，冬日感寒，邪伏体内，郁而化热，或遇疠气流行，若防护不当，疫疠病邪从口鼻而入，伤人最速，往往初起卫分阶段为时短暂，迅速发生气分里热证候。初起即可见卫气同病，如发热，恶寒，头痛，项背强几几，口渴，呕恶，烦闹不安等。

2. 气营两燔　若温热病邪或疫疠病邪深入或直犯，气热炽盛、燔灼营分，则见壮热烦躁、呕吐频作、头痛如劈、颈项强直，或神昏谵语、四肢抽搐、斑疹显露等。

3. 热迫营血　邪热进一步深入，则热毒陷入营血，闭阻神明，迫血妄行，出现肌肤灼热，神志昏迷，躁扰谵妄，皮肤大片瘀斑，鼻衄吐血等。

4. 邪陷厥阴　邪毒深重，内陷厥阴，内闭心肝，心神失主、肝风妄动，风、火、痰相煽，肝脉拘急，则见高热烦躁，剧烈头痛，谵妄神昏，频繁抽搐，肢体强硬挛急，牙关紧闭，角弓反张等症。

5. 虚风内动　温热病邪或疫疠病邪，邪甚伤正明显，后期导致肝肾阴竭，水不涵木，经脉失养，虚风内动，可见低热，神志萎靡，手足蠕动，或瘛疭，两目上吊或斜视，筋惕肉瞤，齿黑唇裂，舌光绛无苔，脉虚细无力等。

6. 阳气暴脱　少数患儿阳气亏虚、正不敌邪，病程中可见阳气暴脱危象，如全身冷汗，面色苍白，四肢厥冷，神志昏糊，唇甲青紫，脉微欲绝等。

7. 气阴两伤　经治疗邪气渐退，气阴受伤者，则见低热延绵，或夜热早凉，神倦气弱，肢体拘挛，口干，食少等症。

【临床诊断】

1. 诊断要点

（1）发病于春季，或春季与冬、夏相邻时节。可有疫病接触史。

（2）起病较急，迅起高热，常伴头痛，恶心呕吐，心烦，口渴，前囟饱满，皮疹或瘀点瘀斑，重者神志昏迷，颈项强直，四肢抽搐。或在病程中病情出现危重变化，可见身热骤降，全身冷汗，面色苍白，四肢厥冷，神志昏糊，唇甲青紫，脉微欲绝等。或后期出现低热，神志萎靡，手足蠕动，或瘛疭，两目上吊或斜视，筋惕肉瞤，齿黑唇裂，舌光绛，舌苔无，脉虚细无力等。

2. 鉴别诊断　与风温鉴别：风温好发于冬春季节，初起发热恶寒，无汗或少汗，咳嗽吐痰，口微渴，舌边尖红，舌苔薄黄，脉浮数；中期易见肺热壅盛或阳明热炽等病变，偶有热陷心肝，闭窍动风的变证。春温以春季为主，也可见于冬春、春夏季节，但多起病即见发热，呕吐，头痛项强，皮肤瘀斑，昏迷惊厥等证候，不以肺热壅盛和阳明热炽为主要表现。

【辨证论治】

1. 辨证要点　本病主要辨别卫气营血证及病位。

（1）辨卫气营血　本病由温热病邪或疫疠病邪所致，致病力强，卫气营血传变迅速。初起卫分短暂，迅速入气，可见高热恶寒，头痛项强，肢体酸痛，烦躁不安，口渴，恶心呕吐，舌质红，少津，舌苔黄白相间，脉浮数或洪数，为邪犯卫气证。进而邪热入里，正邪剧争，见壮热不退，头痛如劈，颈项强直，频繁呕吐，口渴唇干，神志不清，或神昏谵语，四肢抽搐，前囟凸起，斑疹色紫显露等，为气营两燔证。极重者邪继深入，见身热灼手，昏迷，谵语，妄动，抽搐，角弓反张，皮肤大片瘀斑色紫，或有鼻衄吐血，唇燥口干，舌紫绛，为热陷营血证。若邪热极盛，正不敌邪，可见高热突然下降，或体温不升、全身冷汗，或全身松弛，面色苍白青灰，四肢厥冷，神志昏糊或昏迷不省，口鼻气凉，呼吸微弱不匀，全身大片瘀斑迅速融合扩大，皮肤湿黏发花，唇甲青紫，舌质绛或暗红，舌苔灰滑，脉微欲绝，为阳气暴脱的变证。

（2）辨病位　由于感邪有轻重，正虚有微甚，分析其临床表现，有发于气分和发于营分、血分之别。发于气分少阳者，可见寒热往来，或但热不寒，口苦溲赤；发于气分阳明者，则壮热口渴，兼腑实则便秘唇燥；发于营分者，可见舌质绛心烦，身热夜甚，或神昏谵语；发于血分者，则发斑，吐衄。由于春温时邪最易伤阴，热伏阴伤，易见热盛动风。后期多致肝肾阴虚。

2. 治疗原则　本病以清热解毒为基本治疗原则。病在卫气，宜辛凉透邪，解热清气；病在营血，宜清营凉血，泻火解毒；气营同病、气血两燔者，宜清气凉营，凉血化斑；若热闭心包，急以清心开窍；热极动风，则宜凉肝息风；若正不胜邪，气津受损，津气欲脱，则急以益气敛阴；甚者阳气暴脱，则回阳救逆。若正能抵邪，邪去正虚，气阴不足，则当清解余热，补益气阴。

3. 证治分类

（1）卫气同病

证候　发热恶寒，无汗或有汗，嗜睡，或烦躁不安，头痛项强，肢体酸痛，口微渴，恶心呕吐，或有咳嗽咽痛，舌边尖红、少津，舌苔黄白相间，脉浮数或洪数，指纹浮红。

辨证　本证为疾病初期，以发热恶寒，头痛项强，口微渴，咽痛为邪犯卫分的特征；以恶心呕吐，或有咳嗽为邪犯气分的特征。

治法　疏卫达邪，清气解毒。

方药　银翘散合白虎汤加减。常用金银花、连翘、薄荷（后下）、僵蚕疏风泄热，疏解卫分热邪；黄芩、野菊花、蒲公英、石膏（先煎）清泄气热，泻火解毒；荆芥、葛根、淡竹叶、芦根、甘草透邪散热，清热生津。

病位偏卫，咽痛咳嗽明显者，去石膏，加牛蒡子、桔梗、板蓝根透热利咽；头痛项强者，重用葛根、僵蚕，加菊花、钩藤（后下）清肝泻火；呕吐较频者，加竹茹、赭石（先煎），或用玉枢丹辟秽止呕；热甚欲痉者，加钩藤（后下）、蝉蜕，加用羚珠散（另调服）凉肝息风；斑疹显露者，加青黛（包煎）、牡丹皮、栀子泻火凉血。

（2）气营两燔

证候　壮热烦躁，头痛如劈，颈项强直，频繁呕吐或呈喷射状，口渴唇干，神志不清，或神昏谵语，四肢抽搐，前囟凸起，斑疹色紫、显露，大便干燥或秘结，小便短赤，舌质红绛，舌苔黄燥，脉弦数，指纹紫。

辨证　本证为病变中期，以壮热烦躁，头痛如劈，频繁呕吐，口渴唇干，大便干燥或秘结，小便短赤，舌质红苔黄燥，脉弦数为气热壅盛的特征；以颈项强直，神志不清，或神昏谵语，四肢抽搐，斑疹色紫、显露，舌质绛，指纹紫为营热内盛的特征。

治法　泄热解毒，清气凉营。

方药　清瘟败毒饮加减。常用石膏（先煎）、知母、连翘、金银花、黄连、黄芩、栀子、败酱草清泄气热，泻火解毒；水牛角（先煎）、玄参凉营泄热；赤芍、牡丹皮凉血活瘀；地黄、甘草、芦根养阴护津。

呕吐频繁者，加鲜竹沥、玉枢丹辟秽止呕；头痛剧烈者，加龙胆、石决明、牛膝清肝泻火；颈项强直，四肢抽搐者，加钩藤（后下）、羚羊角粉（水调服）、石决明，配合紫雪凉肝息风；喉间痰鸣者，加竹沥、天竺黄、胆南星清化热痰；神昏谵语者，加石菖蒲、郁金开窍醒神，并重用黄芩、黄连清心泻火；斑疹红紫成片者，加大黄（后下）、紫草、青黛（包煎）凉血化斑。

（3）热陷营血

证候　发热不退，肌肤灼热，神志昏迷，躁扰谵语，皮肤大片瘀斑，色紫而瘀滞，或鼻衄吐血，唇燥口干，舌质绛，舌苔少或光剥如镜、少津，或舌体干绛、短缩，齿龈干结如瓣，脉数而弦细，指纹紫暗而隐。

辨证　本证以发热不退，肌肤灼热，唇燥口干，舌质绛，苔少或光剥如镜、少津，脉细数为营分有热，营阴受损的特征；以神志昏迷，躁扰谵语，鼻衄吐血，皮肤大片瘀斑，色紫而瘀滞，齿龈干结如瓣，指纹紫暗而隐，为热邪迫血妄行，热瘀互结的特征。

治法　清营泄热，凉血解毒。

方药　化斑汤合清热地黄汤加减。常用水牛角（先煎）、玄参、牡丹皮咸寒凉营，凉血止痉；石膏（先煎）、知母清气泄热；地黄滋阴养液；紫草、侧柏叶、仙鹤草、槐角、白茅根凉血止血。

频频抽搐，角弓反张者，加钩藤（后下）、羚羊角粉（水调服）、青黛（包煎）凉肝息风，龙胆、栀子、连翘、黄连清泻肝胆实火，白芍、地黄缓急止痉，甚则加蜈蚣、全蝎各等分，研末，每次用0.5～1g，另调服；神昏谵语者，加用安宫牛黄丸或紫雪清心开窍；邪退唯皮肤大片瘀斑者，用犀角地黄汤加凉血活血化瘀之品。

（4）内闭心肝

证候　起病急暴，高热烦躁，剧烈头痛，谵妄神昏，频繁抽搐、持续难止，肢体强硬挛急，牙关紧闭，面赤气粗，喉间痰鸣，呕吐呈喷射状，两目上视、斜视、直视，手足厥冷，舌质红绛，舌苔黄厚，脉弦滑数，指纹粗紫或沉隐。

辨证　本证起病急暴，疫毒直中厥阴，以高热烦躁，剧烈头痛，谵妄神昏为热闭心包的特征；以肢体强硬挛急，频繁抽搐，牙关紧闭，两目上视、斜视、直视，面赤气粗，喉间痰鸣，呕吐呈喷射状，舌质红绛，舌苔黄厚，脉弦滑数，为热极生风的特征。

治法　清热解毒，开窍息风。

方药　清营汤合羚角钩藤汤，配服安宫牛黄丸或紫雪。常用水牛角（先煎）、羚羊角粉（水调服）、石决明（先煎）、钩藤（后下）、僵蚕镇肝息风；地黄、牡丹皮、丹参咸寒清营凉血；黄连、连翘、栀子清心泻火；石菖蒲、竹沥（冲）、郁金开窍化痰。

呕吐剧烈者，加鲜竹沥，也可先服玉枢丹辟秽止呕；昏迷惊厥者，加服安宫牛黄丸或紫雪，也可静滴醒脑静注射液、清开灵注射液清心开窍；腹胀便秘者，加大黄（后下）、枳实、玄明粉（冲服）荡涤实热。

（5）虚风内动

证候　低热，神志萎靡，形体消瘦，心悸，手足蠕动，或瘛疭，两目上吊或斜视，筋惕肉瞤，齿黑唇裂，舌质干萎或光绛，舌苔无，脉虚细无力。

辨证　此为肝肾阴竭的危重症，以低热，手足蠕动，或瘛疭，两目上吊或斜视，筋惕肉瞤，舌质干萎或光绛，舌苔无为特征。

治法　填补真阴，养肝息风。

方药　三甲复脉汤或大定风珠加减。常用地黄、阿胶（烊化）、白芍、麦冬滋养肝肾；炙甘草、火麻仁扶正润燥；牡蛎（先煎）、龟甲（先煎）、鳖甲（先煎）潜阳息风；鸡子黄滋养心肾，增强滋阴息风之力；五味子补阴敛阳以防厥脱。

喘息欲脱者，加人参固本培元；大汗淋漓者，加人参、浮小麦、龙骨（先煎）益气敛阴固脱。

（6）阳气暴脱

证候　高热突然下降，或体温不升，全身冷汗，或全身松弛，面色苍白青灰，四肢厥冷，神志昏糊或昏迷不省，口鼻气凉，呼吸微弱不匀，全身大片瘀斑，迅速融合扩大，皮肤湿黏发花，唇甲青紫，舌质绛或暗红，舌苔灰滑，脉微欲绝，指纹淡紫而滞或隐伏难见。

辨证　此为急危重症，以高热突然下降，或体温不升，全身冷汗，神志昏糊或昏迷不省，呼吸微弱不匀，为气津受伤、津气欲脱的特征；以四肢厥冷，昏迷不省，全身大片瘀斑，迅速融合扩大，皮肤湿黏发花，唇甲青紫，舌暗苔灰，脉微欲绝，指纹淡瘀而细或隐伏难见，为阳气暴脱、血脉郁阻的特征。

治法　益气固脱，回阳救逆。

方药　生脉散或参附龙牡救逆汤。

津气欲脱者，治宜大剂生脉散益气敛阴，或用独参汤益气固脱，可急用生脉注射液静脉注射（新生儿、婴幼儿禁用）；阳气暴脱者，用参附龙牡救逆汤少量频频灌服，或予鼻饲、灌肠给药，参附注射液静脉滴注（新生儿、婴幼儿禁用），并针刺人中、中冲、涌泉等穴。

（7）气阴两虚

证候　热势已退，或有低热，或夜热早凉，神倦气弱，肌肉酸痛，甚则肢体筋脉拘挛，心烦易怒，口干，易汗出，纳食少思，大便干，小便短赤，舌质红绛少津，或光剥无苔，脉细数，指纹细。

辨证　此证见于后期，正胜邪退，气阴受损。以神倦气弱，肌肉酸痛，易汗出，纳食少思为气虚失养的特征；以低热，或夜热早凉，心烦易怒，口干，大便干，小便短赤，舌质红绛少津，或光剥无苔，脉细数为阴虚内热的特征。

治法　养阴益气，佐以清热。

方药　生脉散合大补阴丸加减。常用太子参、五味子、甘草益气补虚；麦冬、地黄、鳖甲（先煎）滋阴养液；知母、黄柏、秦艽、石斛清热生津。

气虚甚者，太子参易为红参大补元气；气阴虚甚，用西洋参补益气阴；低热不退或夜热早凉者，去太子参，加南沙参、青蒿、白薇清解虚热；干咳盗汗者，加地骨皮、桑白皮、牡蛎（先煎）润肺敛汗；神疲心悸者，加黄芪、茯苓、龙骨（先煎）、牡蛎（先煎）、浮小麦益气宁心；食少纳差者，加焦山楂、乌梅、木瓜醒胃消食；肌肉酸痛者，加木瓜、丝瓜络、忍冬藤、桑枝、地龙舒筋活络；大便干者，加火麻仁、郁李仁、瓜蒌子润肠通便。

【其他疗法】

1. 中成药

（1）安宫牛黄丸　每丸 3g。每服 <3 岁 1/4 丸；4～6 岁 1/2 丸。1 日 1 次。温开水化开送服。用于气营两燔证、热陷营血证、内闭心肝证。

（2）紫雪　每瓶 1.5g。每服 1 岁 0.3g，<5 岁每增 1 岁递增 0.3g；>5 岁 1.5～3g。1 日 1 次。用于内闭心肝证。

（3）醒脑静注射液　每支 10mL。0.5mL/（kg·d），最大剂量不超过 20mL，加入 5%～10% 葡萄糖注射液或 0.9% 氯化钠注射液 50～250mL 稀释后静脉滴注。用于热陷营血证、内闭心肝证。

（4）清开灵注射液　每支 10mL。肌内注射，每次 2mL，1 日 1～2 次；1mL/（kg·d），最大剂量不超过 20mL，以 5%～10% 葡萄糖注射液每 10mL 稀释 1mL 清开灵的比例，静脉滴注，滴注速度以每分钟 20～40 滴为宜，1 日 1 次。新生儿，婴幼儿禁用。用于气营两燔证、热陷营血证、内闭心肝证。

（5）生脉注射液　每支 25mL。1mL／（kg·d），加入 5% 葡萄糖注射液 100～250mL 稀释，静脉滴注，1 日 1～2 次。用于阳气暴脱证津气欲脱者。新生儿、婴幼儿禁用。

（6）参附注射液　每支 10mL。0.5～1mL／（kg·d），最大量不超过 30mL，加入 5% 或 10% 葡萄糖注射液 100～250mL 稀释，静脉滴注，1 日 1～2 次。用于阳气暴脱证。新生儿、婴幼儿禁用。

2. 针灸疗法　高热者，取大椎、曲池、合谷等穴；呕吐者，取内关、气海、足三里等穴；躁动抽搐者，取内关、大椎、神门等穴；昏迷者，取人中、涌泉、十宣、太冲穴。针刺，1 日 1 次。呼吸衰竭者，取人中、会阴针刺；膻中、关元穴艾灸。

【预防调护】

1. 预防

（1）增强小儿体质，尤其在冬春季节注意调养，防感外邪。

（2）搞好环境卫生和个人卫生。保持居室空气流通。居室空气消毒可用太乙流金散烧烟，或用食醋熏蒸。

（3）疫病流行期间避免到公共场所。接种流行性脑脊髓膜炎提纯疫苗。

（4）早期发现和诊治患者，及时隔离，并做好消毒。

2. 调护

（1）隔离病房，病室安静，保持空气清新，治疗集中进行。保证患儿休息，减少刺激。

（2）密切注意观察患儿神志、面色、脉搏、呼吸、血压、瞳孔及尿量的改变，及时发现病情变化，必要时进行心、肺功能及颅压监测。

（3）宜进食易消化的流质或半流质饮食。对昏迷或呕吐频繁影响进食的患儿采用鼻饲。

（4）昏迷患儿应侧卧，并及时吸痰，保持眼、口腔卫生，勤翻身，预防褥疮发生。

（5）皮肤有瘀斑或疱疹者，应加强皮肤护理，保持皮肤清洁，防止继发感染和皮肤坏死，并密切观察瘀斑是否增多及有无其他出血倾向。

【临证备要】

1. 传变快、易伤阴为本病主要特点　小儿体属稚阴稚阳，稚阳则邪易干；稚阴则液易伤。春令若调护不周感受温热病邪，或防护不当冒受疫疠病邪，则引起春温发病。邪热与正气相争，炽热内盛，尤其是阳热体质患儿则迅速出现里热证候，或卫气同病，或卫营同病，或热陷营血，且热灼阴伤，甚则亡阴亡阳。临证时应特别重视。

2. 善用凉血散血法　春温出血，以肌衄为主，小者为瘀点，大者呈紫斑，可成片密布，若不能及时化斑，则有组织坏死之虞。斑疹系热盛迫血妄行，兼夹瘀滞，热瘀互结。治宜凉血散血，活瘀消斑。用化斑汤加减，常用水牛角（先煎）、玄参、板蓝根、地黄、赤芍、当归、麦冬、淡竹叶、牡丹皮、黄连、甘草等，斑疹量多、瘀紫者，加重凉血活瘀，如紫草、丹参、虎杖等。

3. 重症须及时救治　疫症病情变化快、证候重、险候多，如见气营两燔证、热陷营血证、内闭心肝证及阳气暴脱证，必须及时配合西医治疗，采取急救措施，使用能透过血脑屏障的抗菌药物、降低颅内压、解热、镇痉、抗休克等治疗。

第三节　暑　温

暑温是暑热病邪引起的，初起以壮热、烦渴、脉洪大等，甚则以高热、抽搐、昏迷为主症的急性外感热病。其发病急骤，变化迅速，易出现内闭外脱等危象。本病好发于夏季。各年龄的儿童均可发病。

有关暑温的记载，最早可追溯到《黄帝内经》，如《素问·热论》"凡病伤寒而成温者，先夏至日者为病温，后夏至日者为病暑"，提到暑病常发于夏至之后。同时《黄帝内经》还记载了暑病的临床表现，如《素问·生气通天论》说："因于暑，汗，烦则喘喝，静则多言，体若燔炭，汗出而散。"汉代张仲景将感受暑邪所发之病称为"中暍"，并论述其因证脉治，提出用白虎加人参汤治疗。清代吴瑭的《温病条辨》首次提出暑温病名，阐述了暑温的辨证论治，并将暑温分为"小儿暑温"和"大人暑温"两类，如"小儿暑温，身热，卒然痉厥，名曰暑痫，清营汤主之，亦可少与紫雪丹"。

西医学发病于夏季的流行性乙型脑炎、登革热和登革出血热、钩端螺旋体病、流行性感冒及热射病等与本病相似者可以参考本病辨证治疗。

【病因病机】

暑温的病因为暑热病邪。小儿素禀不足，正气虚弱，暑热病邪则乘虚侵袭人体而发病。夏季火当令，暑为火之气，炎热酷烈，雨湿蒸腾，暑热易夹湿邪为患，则形成暑温兼湿。

暑热病邪，燔炎酷烈，伤人极速，易径入阳明，即所谓"夏暑发自阳明"，且暑热病邪易于伤津耗气，而小儿体属稚阴稚阳，又具有易虚易实、易寒易热的病理特点。正如《温病条辨·解儿难》说："盖小儿肤薄神怯，经络脏腑嫩小，不奈三气发泄，邪之来也，势如奔马，其传变也，急如掣电。""三气"即指夏季的暑、湿、热三气。暑热病邪在暑气当令之时径犯阳明，燔灼心营，深入血分，甚者内陷厥阴，而致昏迷惊风，或者暑温兼湿困阻中焦、弥漫三焦，产生种种病变。后期易致正虚邪恋，遗留后患，出现失语、失明、失聪、痴呆、惊惕，或肢体瘫痪、强直僵硬等。

1. 暑入阳明 夏暑之季，火热当令，暑热病邪乘机犯人，往往径入阳明。阳明经多气多血，与邪剧争，出现高热寒战，头痛，烦躁，口渴引饮，大汗出，舌质鲜红，舌苔黄燥，脉洪数等。

2. 暑伤津气 暑热病邪病性为火为热，壮火食气，正邪剧争，同时，迅速热灼伤津耗气。故在阳明经热的表现上再见神疲乏力，气短而促，唇干口燥，舌质红，舌苔黄而干，脉虚弱等。

3. 津气欲脱 小儿稚阴稚阳，难耐暑热病邪伤津耗气，大汗出，更易损伤气阴。重者津气微少，固摄无力，可致津气外脱，表现身热骤降，大汗淋漓，喘喝欲脱，脉虚散大等。此为亡阴之证，进而阳随阴泄而亡，阴阳离决，危象毕现。

4. 暑入心营 暑热病邪径入阳明，正邪剧争，若正能抵邪，持续抗争，则邪热蒸腾，迫入营血。出现身热持续，头痛剧烈，烦躁不安，时有谵语，甚则神昏谵妄，斑疹，吐，衄，便血等。

5. 暑热动风 肝脏体阴而用阳，肝主筋。暑热病邪，伤阴耗气，热极炼液为痰，热盛生风或邪陷厥阴，热、痰、风相煽，心神蒙蔽，肝脉挛急，肝风妄动，故见身热不退，烦躁不安甚至昏迷不醒，颈项强直，四肢抽搐，角弓反张等。

6. 暑湿困遏 暑多夹湿，暑湿相结则难分难解，湿性腻滞而难化，暑热难清而延绵。常见身热不解，头痛身重，肢节酸痛，心烦，口渴，脘痞，恶心呕吐，舌质红，舌苔黄腻，脉浮数或濡数。

7. 正虚邪恋 暑热极盛，损伤正气，耗气伤阴，脏腑虚损，并正邪交争，气血运行障碍，化生有形病理产物，如痰湿、瘀血等，易致正虚邪恋，遗留后患。若邪阻清窍，则见失语，失明，失聪，痴呆，惊惕等；若邪滞经络，则见肢体弛缓瘫痪或强直僵硬等。

【临床诊断】

1. 诊断要点

（1）病发于夏季暑热当令之时。

（2）起病急骤，初起以阳明气分热盛为主，如高热，烦渴，大汗出，舌质红，舌苔黄，脉洪大等，较少见卫分过程。或因暑热兼夹湿邪、寒邪，而兼见恶风寒，头身痛，身形拘急，胸闷脘痞，恶心呕吐等。

（3）病变中传变迅速，变化较多，容易出现化火、动风、生痰等，可见持续高热，嗜睡，昏迷，抽搐频作，极重者出现内闭外脱证，甚至亡阴亡阳。

（4）后期多表现为气阴亏虚、正虚邪恋的证候。或病后可见痴呆，失语，惊惕，瘫痪等后遗症。

2. 鉴别诊断　与春温鉴别：春温好发于春季或冬春之交、春夏之际；暑温则发于"后夏至日"。春温多见风、热相合或疫疠之气引起，以发热、口渴、心烦、溲赤，甚至头痛项强、神昏、痉厥、皮肤瘀斑等为主要表现；暑温则常为暑、湿相兼，以高热，烦渴，恶心呕吐，昏迷，抽搐为主要表现，后期易耗气伤阴，产生后遗症。

【辨证论治】

1. 辨证要点　本病主要辨卫气营血证及痉厥先兆和病邪兼夹、正伤程度。

（1）**辨卫气营血**　暑温初起，暑入阳明气分，可见高热，多汗，烦渴等，同时，极易暑伤津气，即伴见神疲乏力，大汗淋漓，舌嫩红，舌苔少，脉弱等，甚者暑热直入心营，或从气入营，可见身热烦躁，夜寐不宁，时有谵语，或猝然昏扑，斑疹隐隐等。暑热并易生痰生风，引肝风内动，出现头痛头胀，颈项强直，手足抽搐，甚则角弓反张等。

（2）**辨痉厥先兆**　本病起病急，传变快，容易出现抽搐，神昏等症，临证时应知其先兆，注意提防。凡出现头痛剧烈，颈项强直或颈项屈曲有抵抗感，手足微微抽动，筋惕肉瞤者，为动风先兆；若见嗜睡甚则沉睡，或烦躁不安，或神志恍惚者，为神昏先兆。

（3）**辨病邪兼夹**　暑热病邪为热极之火，同时，夏暑季节，暑热病邪极易兼夹湿邪、寒邪。如身热，心烦，口渴，舌质红，舌苔黄，脉数等为暑热内盛的表现，兼见胸闷脘痞，恶心呕吐，大便溏烂，舌苔厚腻等，为湿邪阻遏的特征。若再兼感寒邪，则在上述表现的基础上，兼见恶风畏寒，头身疼痛，身形拘急，脉浮紧等。

（4）**辨正伤程度**　暑热病邪致病力强，且易伤害正气，轻则耗气伤阴，重则津气欲脱，甚至阳气暴脱。轻者，可见神疲乏力，口渴引饮，舌干少津，脉虚；重者，可见神志萎靡，消渴或渴不饮水，舌质绛，舌苔少，汗出不止，喘促，脉散；危重者，可见身热骤降，大汗淋漓，喘喝欲脱，手足逆冷，脉微欲绝。

2. 治疗原则　本病的治疗原则是清暑泄热，顾护津气。初起暑入阳明气分，治宜辛寒清气，涤暑泄热；暑伤津气，治宜清热涤暑，益气生津；津气欲脱者，治宜益气敛津，扶正固脱。正如张凤逵所说"暑病首用辛凉，继用甘寒，终用酸泄酸敛"。若暑热猝中心营之暑厥，治宜清心开窍醒神，并在药物治疗的同时配合针刺，以加强泄热醒神的功效。若暑热内陷肝经，引动肝风，治宜清热涤暑，息风定痉。暑温后期多正虚邪恋，在益气养阴的同时要注意祛除余邪。如有后遗症者，应辨明余邪留滞的部位、是否兼夹其他病邪为病。若痰热余邪留滞包络，机窍失灵，治宜清热化痰，清心开窍；若痰瘀阻滞经络，筋脉不利，治宜清热化痰，活血祛瘀，祛风通络；若气阴两虚，瘀血阻滞，筋脉失养，治宜滋阴养血，活血通络等。同时根据病情，配合针灸、推拿等治疗。

3. 证治分类

(1) 暑入阳明

证候　壮热，汗多，心烦，头痛且晕，面赤气粗，口渴，齿燥，大便干，小便短赤，舌质红，舌苔黄燥，脉洪数。

辨证　本证为暑温初起，以壮热，心烦，头痛头晕，面赤气粗，汗出，口渴，舌质红，舌苔黄，脉洪数为气分炽热的特征。

治法　辛寒清气，涤暑泄热。

方药　白虎汤加味。常用石膏（先煎）、知母清泄气热，清热生津；金银花、野菊花透热散邪；甘草、粳米、芦根清热益气生津。

壮热，心烦，尿赤者，加淡竹叶、荷叶、栀子、白茅根清暑利湿；壮热，汗多者，可加连翘、贯众解毒清热；自觉背微恶寒，脉洪大而芤者，可加太子参健脾益气；身灼热，无汗者，加青蒿、香薷、大豆黄卷涤暑化湿；脘痞呕恶者，加竹茹、紫苏梗、藿香、佩兰、旋覆花化湿止呕；腹胀痛，大便秘结者，加大黄（后下）、枳实、厚朴通腑泄热。

(2) 暑伤津气

证候　身热息粗，心烦，口渴，自汗难止，肢倦神疲，小便短赤，舌嫩红，舌苔少而干或黄燥而干，脉虚无力。

辨证　本证为暑热极盛，损耗气阴，虚实夹杂，以身热息粗，心烦，口渴为暑热炽盛的特征；以自汗难止，肢倦神疲，舌嫩红，脉虚无力为津气受伤的特征。

治法　清热涤暑，益气生津。

方药　王氏清暑益气汤加减。常用黄连、淡竹叶、荷梗、知母、西瓜翠衣清泄暑热；西洋参、粳米、甘草益气补中；石斛、麦冬生津养液。

发热甚，面红赤，渴喜冷饮者，酌加石膏（先煎）、金银花、天花粉清热生津；倦怠乏力者，加沙参、茯苓、薏苡仁益气养阴；便秘，舌燥者，加瓜蒌子、麦冬、地黄养阴生津；津气耗伤严重者，减黄连、知母。

(3) 津气欲脱

证候　身热已退，汗出不止，喘喝欲脱，脉虚散大。

辨证　本证为正不抵邪，津气欲脱的危重症，以身热已退，汗出不止，喘喝欲脱，脉虚散大为特征。

治法　益气敛津，扶正固脱。

方药　生脉散加味。常用人参甘温益气；麦冬、玄参甘寒、咸寒生津养液；五味子酸温敛津。

身有热者，加金银花、连翘清热透邪；热甚者，加石膏（先煎）、知母清泄气热；汗出不止者，加煅牡蛎（先煎）、浮小麦收涩敛汗；喘喝甚者，加黄芪、补骨脂纳气补虚。若现面色苍白，四肢厥冷，脉微欲绝者，则加制附子（先煎）、干姜，或用独参汤，或参附龙牡救逆汤治疗，也可用生脉注射液静脉滴注，但新生儿、婴幼儿禁用。

(4) 暑入心营

证候　身热烦躁，夜寐不宁，时有谵语，甚或昏迷不语，或猝然昏倒，身热肢厥，或肌肤斑疹，舌质红绛，脉细数或弦数。

辨证　本证又称暑厥。以身热烦躁，夜寐不宁，时有谵语，甚或昏迷不语，或猝然昏倒，或斑疹，舌质红绛为特征。

治法　凉营泄热，清心开窍。

方药　清营汤加减。常用水牛角（先煎）、玄参凉营泄热；淡竹叶、金银花、连翘、莲子心、石膏（先煎）、栀子清泄内热、透邪外达；地黄、麦冬清热养阴。

谵语神昏不醒者，加用安宫牛黄丸，或醒脑静注射液静脉滴注；昏迷不语，喉中痰鸣者，加石菖蒲、郁金、天竺黄化痰开窍；斑疹显露，或吐血、衄血、便血者，加赤芍、丹参、牡丹皮、仙鹤草凉血止血，或改用犀角地黄汤加味治疗；手足躁动，甚至抽搐者，加钩藤（后下）、僵蚕、地龙凉肝息风。

（5）暑热动风

证候　高热不退，头痛头胀，烦闷躁扰，甚则神昏，颈项强直，手足抽搐，甚则角弓反张，舌质红，舌苔黄，脉象弦数，或舌质红绛，脉细弦数。

辨证　本证为实热动风，以高热不退，头痛头胀，手足抽搐，甚则角弓反张为特征。

治法　凉肝息风，增液舒筋。

方药　羚角钩藤汤加减。常用羚羊角粉（水调服）、钩藤（后下）凉肝息风止痉；桑叶、菊花轻清宣透，助羚羊角息风透热；地黄、白芍养阴柔肝、缓解挛急，配以甘草又有酸甘化阴之效；茯神宁心安神镇惊；竹茹、川贝母化痰通络。

神志昏迷，加安宫牛黄丸清心开窍；口渴、唇焦者，加天花粉、芦根清热生津；若兼见斑疹、衄血、咯血者，加水牛角（先煎）、大青叶、赤芍凉血散血。

（6）暑温兼湿兼寒

证候　身热，恶风寒，头身疼痛，身形拘急，心烦，汗出，口渴欲饮，胸闷脘痞，恶心呕吐，大便溏烂，小便短赤，舌质红，舌苔黄腻，脉滑数。

辨证　本证以身热，心烦，汗出，口渴，舌质红，舌苔黄，脉数为暑热炽盛的特征；以胸闷脘痞，恶心呕吐，大便溏烂，小便短赤，舌苔腻为兼夹湿邪的特征；以恶风寒，头身疼痛，身形拘急为兼夹风寒的特征。

治法　清暑化湿，透表散邪。

方药　新加香薷饮或黄连香薷饮加减。常用香薷、薄荷（后下）、淡豆豉清暑化湿；厚朴、陈皮燥湿消痰，行气化湿；金银花、连翘、黄连清热解毒，泄热散邪；白扁豆健脾化湿，和中消暑。

心烦口渴者，加淡竹叶、芦根泻火除烦，清热生津；胸闷者，加薤白、枳壳宽胸理气；恶心呕吐者，加紫苏梗、竹茹化湿降逆；恶寒甚者，加紫苏叶、防风解表散寒。

（7）正虚邪恋

证候　低热或无热，心悸烦躁，神情呆钝，默默不语，甚则痴呆，或失语，失明，失聪，或手足拘挛，肢体强直、麻木、瘫痪，舌质暗，舌苔白腻，脉濡滑。

辨证　此证为病后脏腑虚损，痰瘀阻滞，可见低热或无热，心悸烦躁，舌暗，舌苔白腻，脉濡滑。若清窍不利者，以神情呆钝，默默不语，甚则痴呆，或失语、失明、失聪为特征；经络不利者，以手足拘挛，肢体强直，麻木，瘫痪为特征。

治法　清透余邪，化痰活瘀。

方药　三甲散加味。常用柴胡、鳖甲（先煎）、青蒿、牡丹皮透散阴分邪热；桃仁、地鳖虫破瘀活血；僵蚕、地龙搜络散热；白附子、白芥子、丝瓜络化痰通络。

低热者，加白薇、地骨皮、胡黄连清解余热；痰蒙心窍，失语、失聪、神志呆钝者，用石菖蒲、浙贝母、郁金、远志豁痰开窍；喉间痰鸣，舌苔厚腻者，加陈皮、胆南星、白附子、莱菔子、紫苏子化痰搜风；肢体拘挛、强直，或抽动、震颤者，加全蝎、蜈蚣、乌梢蛇息风止痉；肝肾亏虚，虚风内动者，用白芍、地黄、麦冬、龟甲（先煎）、牡蛎（先煎）、鳖甲（先煎）等养肝息风。

【其他疗法】

1. 中成药

（1）西洋参口服液　每支 10mL。每服 5mL。1 日 1～2 次。用于暑伤津气证。

（2）清开灵注射液　1mL／（kg·d），最大剂量不超过 20mL，以 5%～10% 葡萄糖注射液 10mL 稀释 1mL 清开灵的比例，静脉滴注，滴注速度以每分钟 20～40 滴为宜，1 日 1 次。新生儿，婴幼儿禁用。用于暑入心营证、暑热动风证。

（3）紫雪　每瓶 1.5g。每服 1 岁 0.3g、<5 岁每增 1 岁递增 0.3g；>5 岁 1.5～3g，1 日 1 次。用于暑热动风证。

（4）醒脑静注射液　每支 10mL。0.5mL／（kg·d），最大剂量不超过 20mL，加入 5%～10% 葡萄糖注射液或 0.9% 氯化钠注射液 50～250mL 稀释后静脉滴注，1 日 1 次。用于暑入心营证、暑热动风证。

2. 针灸疗法

（1）针刺天突、廉泉、内庭、合谷。1 日 1 次。用于吞咽困难。

（2）针刺廉泉、哑门、照海、通里、合谷、涌泉。1 日 1 次。用于语言障碍。

（3）取曲池、肩髃、外关、大椎，针刺，1 日 1 次，用于上肢瘫痪；取阳陵泉、血海、风市、足三里、绝骨，针刺，1 日 1 次，用于下肢瘫痪。

【预防调护】

1. 预防

（1）搞好环境和个人卫生。防蚊防虫。保持居室空气流通。居室空气消毒可用太乙流金散烧烟，或用食醋熏蒸。

（2）按时接种疫苗。

（3）增强小儿体质，尤其在夏季注意调养，勿过食生冷食品及贪凉受风。

2. 调护

（1）盛夏季节发现高热、抽搐、昏迷患者需密切观察，及时采取诊断、治疗措施，力求早期诊断，早期治疗，避免产生严重后遗症或生命危险。

（2）病室应保持通风凉爽，严密观察病儿体温、脉搏、呼吸、神志、血压等情况，高热病儿应及时予以退热降温，昏迷、抽搐病儿及时予以吸氧、吸痰、止惊处理。

（3）昏迷病儿要经常翻身，变换体位，清洁皮肤，防止褥疮。注意补充营养。

【临证备要】

1. 辨别痉厥先兆　本病因起病急，传变快，常易突发神昏、抽搐，临床若出现嗜睡，或烦躁不安，神志恍惚者，可能是神昏先兆；若见头痛剧烈，颈项强直，手足徐徐蠕动，筋惕肉瞤等，则应防止发生肝风内动。

2. 加强重症辨治　夏暑季节如遇疫气流行，病多重症。因邪毒盛，传变快，常见卫气同病、气营两燔、营血同病的证候，甚至直入气、营、血分。卫气同病者常用银翘散合白虎汤加减治疗；气营两燔者常用白虎汤合清营汤加减治疗；营血同病者常用清营汤合犀角地黄汤加减治疗；气营血同病者常用清瘟败毒饮加减治疗，其中邪毒内陷厥阴者又常用清瘟败毒饮合羚角钩藤汤加减，并加安宫牛黄丸、紫雪。对于危重症患者，可采用中西医结合治疗。

3. 兼顾中暑、夏季热及疰夏的辨治　在夏季，小儿还易发生中暑、夏季热及疰夏等病证。如中暑，为夏令时节长时间暴晒或嬉戏，突然头昏身热、口渴多汗、烦闷泛恶、手足微凉，甚则猝然晕倒、全身抽搐为主要临床特征的一种外感暑病，古代又称"暍"，现代又称"捂热综合征"。治宜参考上述暑伤津气证，用白虎加人参汤或王氏清暑益气汤加减。如见神昏者，治以安宫牛黄丸；如见全身抽搐者，治以羚角钩藤汤合紫雪。夏季热，也叫暑热症，发病于夏季，以长期发热，口渴多饮，多尿，少汗或汗闭为特征的一种疾病。治宜参考上述暑伤津气证，用王氏清暑益气汤加减。若为身热不扬，面色苍黄，口渴欲饮，倦怠乏力，食欲不振，肢端逆冷，大便不调，小便清长，舌淡红，舌苔薄腻，脉濡数者，可用七味白术散加减治疗。疰夏，是以精神倦怠，四肢乏力，体热食少，大便不调为主要临床特征的一种季节性疾病，又名注夏。若见身热不扬，倦怠乏力，脘腹不适，呕恶食少，大便不调，小便短赤，舌质红，舌苔黄腻，脉濡数，用藿朴夏苓汤或三仁汤治疗；若见精神倦怠，嗜睡懒言，面色萎黄，食欲不振，大便溏烂，舌质淡，舌苔白腻，脉虚弱，可用参苓白术散加减治疗；若见神倦乏力，食少消瘦，头晕目眩，心烦汗出，大便溏烂或便干，舌质红，舌苔少，脉细数，宜用生脉散加味治疗。

第四节　湿　温

湿温是湿热病邪引起的，以初起见身热不扬，胸闷脘痞，恶心呕吐，倦怠食少，腹胀便溏，舌苔腻等为主要特征的一类急性外感热病。因脾恶湿，小儿脾肺常虚，故本病在儿科常见，各年龄的儿童均可发病，一年四季均有发生，尤以夏秋两季多见。本病具有发病缓、传变慢、病程相对较长的特点。

湿温病名首见于《难经·五十八难》："伤寒有五，有中风，有伤寒，有湿温，有热病，有温病。"其归于广义伤寒的范畴。《伤寒杂病论》中虽无湿温的专门论述，但其泻心汤法为治疗湿温病湿热并重证的辛开苦降法打下基础。宋代朱肱《类证活人书·卷第十八》提出白虎加苍术汤治疗"湿温多汗"，为治疗湿温病热重于湿者，沿用至今。金元时期刘完素在《素问病机气宜保命集·病机论》中指出："治湿之法，不利小便，非其法也。"并以六一散开清热利湿法之先河。清代叶桂《温热论》提到"且吾吴湿邪害人最广"，并精辟地概述了湿热类疾病的病机为"在阳旺之躯，胃湿恒多，在阴盛之体，脾湿亦不少，然其化热则一"，并提出湿热病治疗当"渗湿于热下，不与热相抟"。清代薛雪著《湿热病篇》46条，是全面论述外感湿热病发生发展规律和辨证治疗的专著，主要论述湿温病过程中邪在上焦、中焦、下焦及后期化热伤阴、余邪留滞的各种证治，提出湿热病的病机中心为中焦脾胃，治疗以三焦分治为主，并出具各种湿重于热、湿热并重、热重于湿证候的辨证论治方案，对后世辨治湿热病产生重要影响。清代吴瑭著《温病条辨》，明确区分温热类、湿热类温病，创立三焦辨证方法，常用于湿热类温病的辨证论治，其在上、中、下三焦病中均单列湿温病的辨证论治，在中焦篇中较多论述湿温及湿热性质杂病的辨证论治方案，并创制三仁汤、三石汤、五加减正气散等治疗湿温的名方，有效地指导了临床运用。

西医学的流行性感冒、伤寒、副伤寒、沙门菌属感染、钩端螺旋体病、手足口病、病毒性咽峡炎、流行性乙型脑炎、病毒性乙型肝炎、某些肠道病毒感染等病与本病相似者，可参考本病辨证治疗。

【病因病机】

本病的外因为湿热病邪，内因为脾胃虚弱。病变以中焦脾胃为中心。湿与热合，初起热被湿掩，湿重于热，阻遏卫气。因感邪的特性、患儿体质及治疗等因素影响，病变过程中，常常形成湿重于热，湿热并重，或热重于湿的不同病机改变。湿与热邪，一阴一阳，性质相左，相互阻遏，阳气怫郁，湿渐化热，病变过程中常易形成湿热并重，困阻中焦；并因湿热具有弥散、流连之性，可见湿热弥漫三焦，或蒙蔽心包，湿热蕴毒，或留蓄下焦等改变。后期大多邪热渐退而正气受伤，常见湿热未净，脾胃未醒。若素体阳虚，或治疗上过用寒凉等，病变过程中也可以导致湿邪伤阳，邪从寒化，湿盛则阳微，转为脾肾阳虚证。

1. 湿遏卫气　初起湿热侵袭卫气，热被湿掩，湿重于热，常见身热不扬，微恶风；湿为阴邪，最遏阳气，故胸阳不展而胸闷，清阳不升而头晕，乏力；湿困脾胃，脾气失展，运化无力，升降失常，故见食欲不振，恶心欲吐，大便溏烂，小便短少等。

2. 湿热中阻　湿为阴邪，热为阳邪，湿与热合，一阴一阳，胶着难开。小儿脾常不足，湿邪最易困脾，若脾胃虚弱之体，更易因运化失司，湿从内生，且易被外湿侵袭，内外合邪，困遏脾胃。病变以中焦脾胃为中心。

3. 湿热弥漫　病变中湿热阻气，湿渐化热，出现湿热困阻中焦的改变，热邪伤津，湿邪阻气，两者相合，故见身热，汗出而热不退，口渴不甚欲饮，恶心呕吐，大便溏烂臭秽，小便短赤，舌质红，苔黄腻等。湿热病邪具有弥散之性，甚者湿热上犯，蒙蔽心包，出现神志昏蒙，时有谵语等；也可湿热蓄积下焦，气化不利，则小便不利或尿频、尿急、尿痛，或尿少难解，或下肢浮肿，小腹胀痛，腰痛等。甚或湿热弥漫上、中、下三焦，三焦湿热困阻之症并见。

4. 湿热蕴毒　湿热中阻，缠绵难愈，日久蕴结难散，渐而化毒，则现咽喉肿痛，口舌生疮，皮肤疮疡痒痛，或黄疸显露等症。

5. 伤阴伤阳　湿热阻遏，日久难开，郁极化火化燥，渐至热重于湿，阴液受伤，出现高热、烦躁、呕吐，或黄疸，甚或神昏谵语、四肢抽搐，或便血不止、气随血脱等。若逢阳虚体质，或感邪湿多热少，或过用寒凉治疗，且湿为阴邪，湿胜阳微，病变过程中也可见到湿热从寒而化，阳气衰微的演变，可见身冷汗泄，形寒身疲，心悸头晕，面浮肢肿等。后期常见余邪未净，脾困未解，如低热不退，倦怠乏力，脘腹闷胀，食欲不振，大便溏薄等。

【临床诊断】

1. 诊断要点

（1）好发于夏秋季节，四季均可发生。

（2）初起身热不扬，微恶风，乏力，食欲不振，恶心欲吐，口干不欲饮，或咽痛、溃烂有脓。病程中可见呕吐，腹胀痛，黄疸，口舌、皮肤生疮、流脓，尿频、尿急、尿痛，甚或神昏谵语、四肢抽搐等症。

（3）传变较慢，病情缠绵，病程以湿热留恋气分阶段时间较长。

（4）病程中可见白痦的特殊体征。后期除可因湿热化燥而伤阴，也可见"湿盛而阳微"的证候表现。

2. 鉴别诊断

（1）**与伤寒鉴别**　伤寒初起风寒邪气直犯足太阳膀胱经，以发热恶寒，头身痛，无汗出，身形拘急，口不渴，舌淡红，舌苔薄白，脉浮紧为主，常常按太阳病、少阳病、阳明病及三阴经病证传变而表现相应的病变。湿温初起身热不扬，微恶风寒，胸闷脘痞，恶心呕吐，大便稀溏，小便短少，舌质淡或淡红，舌苔白腻脉濡缓，与伤寒初起不同，且湿温病变主要在中焦脾胃，或湿热弥漫三焦，传变与伤寒也完全不同。

（2）**与暑温兼湿相鉴别**　暑温兼湿与湿温均可见于夏季和夏末秋初，但暑温夹湿为以暑为主，兼夹湿邪，热重于湿，起病急骤，病初以高热，烦渴，大汗，舌质红，舌苔黄，脉洪数等暑热偏盛的证候为主，兼见胸闷，或脘痞，或苔腻，或便溏等。湿温系感受湿热病邪所致，湿邪与热邪合为一体，湿热胶着，初起热被湿掩，湿重于热，常见起病缓慢，病初多见身热不扬，微恶风寒，胸闷脘痞，恶心呕吐，大便稀溏，小便短少等。当湿温过程中若出现热重于湿的病机变化时则与暑温兼湿者一致。

【辨证论治】

1. 辨证要点　本病主要辨湿热轻重程度、三焦病位及病情转化。

（1）辨湿热轻重程度　此为本病辨证论治的关键。本病有湿重于热、湿热并重、热重于湿三种病机转化，主要从发热、出汗、口渴、二便、舌脉，并结合患儿体质及病程来分辨。脾虚者多湿重；胃热者多热重。湿重于热者，常见身热不扬，胸闷脘痞，恶心呕吐，大便溏烂，小便短少，舌淡红，舌苔白腻，脉濡缓；热重于湿者，常见身热，心烦，汗多，口苦，小便短赤，舌质红，舌苔黄腻，脉滑数；湿热并重者，常见身热，汗出而热不退，心烦胸闷，腹胀呕恶，口干而不欲饮，大便溏烂臭秽，小便短赤，舌质红，舌苔黄腻或黄厚腻，脉滑数。

（2）辨三焦病位　湿热邪气致病易于弥散，病位广泛，虽以脾胃为病变中心，常可侵袭上焦、中焦、下焦及所属脏腑经络。湿热偏上焦肺卫者，多见恶寒发热，头重，胸闷，咽肿，耳聋等；湿热蒙蔽心包者，轻则神志淡漠，重则神志昏蒙等。若湿热阻于中焦脾胃者，多见胃脘痞满，恶心呕吐，知饥不食，大便溏薄，舌苔白腻或黄腻；湿热熏蒸肝胆者，可见身目皮肤发黄，胁肋胀满等。若湿热阻于下焦膀胱者，则见小便不利，尿频尿急尿痛甚或尿闭；湿热阻滞肠腑则见大便不爽，腹满，下利黏垢等。

（3）辨病情转化　湿热病邪，热可伤阴、湿可伤阳，随所感病邪、体质及治疗等不同，病情的转化有别。若感邪为热盛湿轻的，或体质偏阳热者，病情易从热化，湿热郁阻，化燥伤阴，甚者燥热灼伤肠络，大便下血，气随血脱，由实转虚；若感邪湿盛热轻，或逢阳虚体质者，病情易从寒化，湿胜阳微，脾肾阳虚，见身冷神疲，汗泄不止，四肢厥冷，面色苍白，全身浮肿，脉微弱等症。

2. 治疗原则　本病的治疗原则为祛湿清热。治湿，在上焦者宜芳化，在中焦者宜苦燥，在下焦者宜淡渗。湿重于热者，化湿为主，少佐清热；湿热并重者，化湿与清热并重，辛开苦降；热重于湿者，清热为主，少佐化湿。初期湿遏卫气者，治以芳化为主，少佐清热；中期湿热并重，困阻中焦者，治以苦寒清热燥湿，清热与化湿并举；下焦湿热者，治以淡渗利湿，清利下焦；湿热弥漫三焦者，辛温芳化与苦寒清热燥湿及甘淡寒清热利湿并用，通利三焦湿热；后期余邪未净，脾胃未醒者，治以清解余邪，健脾醒胃。若化燥伤阴，热伤肠络，下血较多，气随血脱者，治以益气摄血；湿盛阳微，脾肾阳虚者，治以温阳益气，补益脾肾。

同时，湿温初起禁用辛温发汗、苦寒攻下和滋养阴液法，即禁汗、禁下、禁润。因湿温初起，湿遏卫气而见身热不扬，微恶风寒，头身沉重者，易被误作伤寒而予辛温发汗，然而，湿为阴邪，黏滞难化，猛烈发汗，不但湿不能祛，反易助热动湿，湿随辛温发表药蒸腾上逆，蒙蔽清窍，而致神昏耳聋；初起湿遏中焦，清阳不升，浊阴不降，气机升降失常而见有脘痞腹胀者，易被误作腑实而予苦寒攻下，用之则苦寒损伤脾阳，导致脾气下陷，泄利不止；初起热被湿掩，午后阳气减弱，湿掩更甚，身热不扬而午后为甚者，易误认为阴虚而予滋润腻补，用之则滋腻助湿，反使湿热胶着难解。正如吴鞠通所说："汗之则神昏耳聋，甚则目瞑不欲言，下之则洞泄，润之则病深不解。"若证情有变，则不可固守执言。如湿热郁于肌表而无汗时，可予辛凉微汗之剂，或湿热病邪夹寒邪束表，可用辛温发汗之剂；如湿热化火，内结阳明及湿热夹滞有可下之证时，则不可不下；如湿热化燥损伤阴液者，则又不可不用滋润，故临证当据其变化，随证处治。

3. 证治分类

（1）湿遏卫气

证候　身热不扬，微恶风，乏力，食欲不振，恶心欲吐，口干不欲饮，或咽痛、溃烂有脓，口角流涎，大便溏烂，小便短少，舌淡红，舌苔薄腻或滑腻，脉濡数。

辨证　本证为湿温初起，热被湿掩，以身热不扬，微恶风寒，食欲不振，恶心欲吐，口角流涎，大便溏烂，小便短少，舌淡红，舌苔薄腻或滑腻，脉濡为特征。因湿为阴邪，本证湿重于热，其身热不扬，微恶风寒，且口渴、舌质红等不明显，易诊为伤寒或虚寒，但伤寒者，恶寒重，头身痛，骨节酸痛或身形拘急较明显；虚寒者，神疲乏力，畏寒肢冷，舌淡脉弱等明显，均与本证表现不同。

治法　芳香辛散，宣气化湿。

方药　藿朴夏苓汤或三仁汤加减。藿朴夏苓汤加减常用药：淡豆豉宣肺解表，杏仁宣开肺气，气化则湿亦化，即为宣上；藿香、厚朴、半夏、豆蔻，芳香化浊，燥湿理气，调畅气机，即为畅中；薏苡仁、猪苓、赤苓、泽泻淡渗利湿，邪从小便而去，即为渗下。

三仁汤加减常用药：杏仁清宣肺气亦为宣上；豆蔻、厚朴、半夏芳香化浊，燥湿理气，即为畅中；薏苡仁、滑石（包煎）、通草淡渗利湿，即渗下；竹叶轻清宣透郁热。

以上两方，均有宣上、畅中、渗下作用，能宣化表里之湿而用于邪遏卫气证。其中藿朴夏苓汤因有豆豉、藿香疏表透卫，故用于湿邪偏于卫表而化热尚不明显者为宜；三仁汤因有竹叶、滑石（包煎）能泄湿中之热，故用于湿渐化热者为宜。

身热甚者，加金银花、栀子、金荞麦清散热邪；呕吐者，加紫苏梗、竹茹、旋覆花化湿止呕；咽痛或溃烂者，加桔梗、连翘、射干清热利咽。

（2）湿热困阻中焦

证候　身热，汗出而热不退，心烦，胸闷脘痞，食少，口渴不甚欲饮，恶心呕吐，大便溏烂、色黄、臭秽，小便短赤，舌质红，舌苔黄腻，脉滑数。

辨证　本证为湿热并重，阻滞中焦，以胸闷脘痞，食少，不甚渴饮，恶心呕吐，大便溏烂，舌苔腻，脉滑为湿的特征；以身热，心烦，汗出，口渴，舌质红，舌苔黄，脉数为热的特征；以身热而汗出热不退，大便溏烂色黄臭秽为湿热郁蒸的特征。

治法　辛开苦降，燥湿清热。

方药　王氏连朴饮加减。常用石菖蒲、淡豆豉芳香化湿；半夏、厚朴苦温燥湿；黄连、栀子苦寒泻火、清热燥湿；芦根宣气化湿、清热生津。

高热者，加黄芩、石膏（先煎）、知母清气泄热；呕吐甚者，加姜汁、竹茹、旋覆花、赭石（先煎）散湿降逆止呕；腹胀明显者，加大腹皮、枳实行气除胀；大便溏烂臭秽者，加槟榔、莱菔子、焦山楂燥湿理气、消积导滞。

（3）湿热蕴毒

证候　发热，咽痛咽肿，痰多，胸闷脘痞，食少，口渴欲饮，口苦，口舌生疮，或皮肤疮疡、痒痛，或见黄疸，大便秘结，小便短赤，舌质红绛，舌苔黄厚或黄燥，脉弦数，指纹紫滞。

辨证　本证为湿热交蒸，热势较盛，蕴酿成毒，弥漫上下，充斥气分所致。本证除发热倦怠，脘腹胀满，舌苔黄腻等湿热内蕴常见表现外，还有咽喉肿痛或身目发黄等蕴毒外发之象。

治法　清热化湿，解毒活瘀。

方药　甘露消毒丹加减。常用茵陈、石菖蒲、藿香、豆蔻芳香化湿；薄荷（后下）、连翘、黄芩清热透邪；滑石（包煎）、木通清热利湿；川贝母、射干化痰利咽，解毒散结。

发热甚者，加贯众、蚤休透热解毒；咽喉肿痛严重者，加玄参、马勃、蒲公英解毒消肿；口舌生疮者，加野菊花、淡竹叶、栀子清热泻火；皮肤疮疡者，加徐长卿、蒺藜、紫花地丁、白鲜皮清热燥湿、解毒消疮；大便干结者，加杏仁、瓜蒌子、虎杖宣肺通畅；身目发黄者，加栀子、黄柏、大黄（后下）清热利湿退黄。

（4）湿热酿痰，蒙蔽心包

证候　身热不退，午后尤甚，烦躁不宁，口角流涎，或喉间痰鸣，汗出，神志昏蒙，时清时昧，或时有谵语，甚或抽搐，舌质绛，舌苔垢腻，脉滑数，指纹紫滞。

辨证　此证为湿热酿痰，蒙蔽心包的改变，以神志昏蒙，时清时昧或时有谵语等为心包蒙蔽的特征；以身热不退午后尤甚，烦躁不宁，口角流涎，或喉间痰鸣，舌质绛，舌苔垢腻为湿热特征。

治法　清热化湿，豁痰开窍。

方药　菖蒲郁金汤加减，或加用至宝丹。常用石菖蒲、郁金、竹沥、紫金锭化湿豁痰；栀子、连翘、牡丹皮、竹叶清利湿热；木通、灯心草清心利湿。

午后热甚者，加淡豆豉、僵蚕、芦根清解郁热；痰多色黄者，加黄芩、鱼腥草、浙贝母清化热痰；谵语舌质绛者，加玄参、水牛角（先煎）、麦冬清心凉营；痰热盛，神志昏迷者用至宝丹清心辟秽、化痰开窍。

（5）湿热下蓄

证候　发热恶寒，烦躁不安，口渴不欲饮或少饮，腹胀不欲食，小腹胀痛，腰痛，小便不利或尿频、尿急、尿痛，或尿少不下，或下肢浮肿，舌质红，舌苔黄腻，脉滑数。

辨证　此证为湿热蓄积下焦所致，以小腹胀痛，腰痛，小便不利或尿频、尿急、尿痛，或尿少不下，或下肢浮肿，舌质红，舌苔黄腻，脉滑数为特征。

治法　清热利湿。

方药　八正散加减。常用车前子（包煎）、瞿麦、萹蓄、木通、滑石（包煎）清利下焦湿热；栀子清泻三焦火热；（后下）清热利湿；甘草益气和中。

腹胀不食者，加大腹皮、槟榔、陈皮、莱菔子行气消食；小腹胀痛者，加小茴香、木香、延胡索行气止痛；尿少不下者，加茜草、马鞭草、白茅根活血利尿；下肢浮肿者，可加草薢、猪苓、大腹皮、泽泻利湿消肿。

（6）热重于湿

证候　身热汗出，面赤气粗，烦躁不宁，夜寐欠安，口渴欲饮，脘痞腹痛，大便秘结，舌质红，舌苔黄腻，脉滑数。

辨证　本证为湿热化燥所致，以身热汗出，面赤气粗，烦躁不宁，夜寐欠安，口渴欲饮，大便秘结，舌质红，舌苔黄，脉数为热的特征，可兼见少数脘痞，舌苔腻，脉滑等湿证特征。

治法　清泄气热，佐以化湿。

方药　白虎加苍术汤加减。常用石膏（先煎）、知母、竹叶清泄气热；粳米、甘草、芦根和胃生津；苍术运脾燥湿。

热郁化火者，加淡豆豉、黄芩、栀子轻宣郁热；脘痞腹痛者，加枳实、大腹皮、陈皮行气消痞；大便秘结者，加莱菔子、枳实、大黄（后下）通腑泄热；湿盛呕恶者，加藿香、紫苏梗、旋覆花、姜汁化湿止呕。

（7）余邪未净，脾胃未醒

证候　低热不退，或无热，倦怠乏力，脘腹闷胀，食欲不振，大便溏薄，小便短少，舌淡红，舌苔腻，脉濡软等。

辨证　此证为湿温后期，余邪未净，脾胃未醒所致，以低热不退，脘腹闷胀，大便溏薄，小便短少，苔腻为湿热余邪的特征；以食欲不振，倦怠乏力，脉濡软为脾胃未醒的特征。

治法　清化余邪，健脾醒胃。

方药　薛氏五叶芦根汤合健脾丸加减。常用藿香叶、佩兰叶、鲜荷叶芳香化湿，健脾舒胃；薄荷叶（后下）、枇杷叶清透余邪；党参或人参、白术健脾益气；芦根、麦芽、山楂生津消食醒胃。

【其他疗法】

1. 中成药

（1）藿香正气口服液　每支 10mL。≤3 岁 5mL，>3 岁 10mL。1 日 2 次。用于湿遏卫气证。

（2）至宝丹　每丸 3g。每服 1～1.5g。1 日 1 次。用于湿热酿痰，蒙蔽心包证。

（3）健脾丸　每瓶 200 粒。每服 3～5 粒。1 日 2～3 次。用于余邪未净，脾胃未醒证。

2. 针刺疗法　呕吐者：取中脘、足三里、内关，或加胃俞、公孙，针刺，用泻法。1 日 1～2 次。腹胀痛者：取足三里、上脘、中脘、下脘，或加胆俞、三焦俞，针刺，强刺激，1 日 1～2 次。

【预防调护】

1. 预防

（1）合理喂养，加强锻炼，增强体质。

（2）不挑食、不偏食，不进食生冷和香燥、油腻食品，养成良好的饮食习惯和排便习惯。

（3）在本病流行期间，注意预防外感，加强食品卫生，避免在沟河玩水或游泳。

2. 调护

（1）搞好环境卫生，保持居室或病室的空气流通及适宜的温度、湿度。

（2）患儿应注意休息，不做剧烈运动和较强的体力劳动。

【临证备要】

1. 重视辨析湿热轻重及邪正虚实　湿热病邪致病容易形成湿重于热或热重于湿及湿热并重的病机改变，应根据发热、汗出、口渴、二便、舌脉等症状体征辨清湿热轻重程度，并确立相应的论治方法。同时，湿温大多以邪实为主，病变过程中也有虚实夹杂，后期可出现邪退正虚。伤正，既有湿热化燥，损伤阴液，又有湿邪阻碍，损伤阳气，临证当细察详辨，对伤阳之变尤当警惕。

2. 治疗应重视消积导滞　小儿罹患湿温，以湿热困阻中焦脾胃为病变中心，极易兼夹积滞，积滞有形，阻碍中焦气机的运化转输，湿热与积滞互相阻郁，病邪愈深，病愈难治。因此，在治疗湿温时也常常配合使用消积导滞法，如用枳实、厚朴、山楂、六神曲、莱菔子、鸡矢藤、槟榔、麦芽等，积滞日久化热者，更可合用枳实导滞汤加减治疗。

第五节　秋　燥

秋燥是燥热病邪引起的，以初起见发热恶寒，干咳少痰，咽干，口渴，便干，皮肤干等为主要特征的一类急性外感热病。本病发生在秋季，尤以初秋多见。各年龄的儿童均可发病。大多数病情轻，传变少，易治愈，极少数传入下焦肝肾。

《素问·阴阳应象大论》曰："燥胜则干。"最早记载了燥邪的致病特点。金元时期刘完素在《素问玄机原病式》中补充了"诸涩枯涸，干劲皴揭，皆属于燥"。清初喻嘉言在《医门法律》中著有论述燥邪为患的专篇"秋燥论"，专立秋燥病名，并创制清燥救肺汤为治疗秋燥主方。对燥邪的寒热属性，各医家的看法不同，如喻嘉言认为燥属火热，沈目南认为燥属次寒，俞根初、王士雄、费晋卿又认为秋燥有温、凉两类，吴瑭则以胜复气化之理来论述燥气，认为胜气属凉，复气属热。可见，燥有温燥、凉燥之分。因温病为感受温邪所致，所以秋燥是指燥热病邪所引起的温燥，而凉燥不属秋燥范畴。

关于小儿秋燥，古代医籍亦有记载。清代叶桂《临证指南医案·幼科要略》说："秋深初凉，稚年发热咳嗽，证似春月风温症，但温乃渐热之称，凉即渐冷之意……温自上受，燥自上伤，理亦相等，均是肺气受病。"并指出治疗"当以辛凉甘润之方，气燥自平而愈，慎勿用苦燥，劫烁胃汁"。还提出"秋燥一证，气分先受，治肺为急"。清代陈复正《幼幼集成·百晬嗽论附案》指出"秋天肺燥，咳嗽无痰"。沈金鳌《幼科释谜·咳嗽哮喘》记载"大抵咳嗽，由伤肺枢……或燥乘肺，毛发如烧"。这些均说明秋燥为小儿常见时令病证，且易于劫烁肺胃阴津。

西医学中发于秋季的呼吸系统疾病，如上呼吸道感染、急性支气管炎及某些肺部感染等符合本病临床特征者可参考本病辨证治疗。

【病因病机】

秋燥的病因是燥热病邪。秋燥初起邪在肺卫，以津液干燥的肺卫见症为主。若肺卫燥热之邪不解，由卫及气，入里化火，津液耗伤更甚，除伤及肺脏之外，还可波及胃、肠等脏腑。如燥热伤肺则宣肃失常，甚则肺热伤络，下移大肠，导致肺燥肠热，络伤咯血；肺受燥热，肺津不能下布，大肠失润，则成肺燥肠闭；燥热结滞肠腑而耗伤阴液，可致腑实阴伤。气分证不解，燥热化火，可深入营血，或致气血两燔。若感邪较重，失治、误治或素体较弱，亦可传入下焦肝肾而见肝肾阴伤，虚风内动。

1. 燥热犯卫　秋承夏后，气温尚高，加之久晴无雨，致气候干燥而温热，易形成燥热病邪。小儿脏腑娇嫩，形气未充，肺常不足，卫外不固，寒温不能自调，若调摄不当，正气亏虚，燥热病邪极易乘虚而入。燥金之气内应于肺，燥热病邪从口鼻而入，首先犯肺，肺卫失宣，宣肃失司，燥热伤津，肺窍失润。故见发热，微恶风寒，干咳少痰，咽喉、口鼻、皮肤、大便干燥等。

2. 燥热伤肺　如为低龄婴幼，体质稚弱，或患儿调护不当，或失治、误治等，正气受损，抗邪无力，加之小儿为"纯阳之体"，疾病传变迅速。若肺卫之邪不解，可迅速由表入里，热壅于肺，燥热化火，灼伤阴液，肺气失于清肃，气机失畅。故见身热，干咳少痰或痰黏难咯，气逆而喘，胸满胁痛，咽喉、口鼻、皮肤、大便干燥等。

3. 肺肠同病　小儿脏腑清灵，一脏有热，容易波及他脏。肺与大肠相表里，肺中燥热容易下移大肠，从而形成肺肠同病。若燥热伤肺，肃降无权，肺不布津；肠热炽盛，耗伤阴液，腑气不通，且肺气不降与腑气不通相互影响，互为因果，故咳嗽不爽而多痰与胸腹胀满，大便秘结并见。若燥热在肺，肺失清肃，肺中燥热下趋大肠，传导失司，故见干咳，痰黏带血，胸胁牵痛，腹部灼热，大便泄泻等。

4. 气营（血）两燔　若患儿感邪较甚，或婴幼儿素体虚弱，或调护不当及失治、误治等，气分燥热不解，可深入营血，形成气营（血）两燔证，见身热，口渴，烦躁不安，甚或吐血、咯血、衄血，斑点隐隐或紫赤显露，舌质绛，舌苔黄燥，脉数等。

5. 燥伤阴液　"燥胜则干"，燥伤津液是燥邪致病的主要特点。燥热相搏，更伤津液，故秋燥初起即见明显的津液干燥之象。小儿脏腑娇嫩，而肺脏尤娇，加之小儿阴常不足，津气阴液更易受损。秋燥以肺为病变中心，涉及胃肠，故秋燥后期，多见肺胃津伤，见干咳或痰少，口、鼻、咽、唇干燥乏津，舌质干红，舌苔少，脉细数等。

小儿为"稚阴稚阳"之体，若小儿感邪极重，或失治、误治或素体精血亏虚，燥热之邪还可耗伤下焦肝肾之阴，临床可见昼凉夜热，口干，干咳，甚则痉厥，舌干绛，脉沉细等。

【临床诊断】

1. 诊断要点

（1）好发于秋季，尤其是初秋时节。

（2）初起表现发热微恶风寒，头痛，无汗或少汗，鼻塞少涕，咽干唇燥，咳嗽，少痰。中期可见身热，烦躁不宁，干咳无痰，喘促不宁，咽干唇燥，口渴欲饮，大便干燥等。少数可见身热，烦躁，甚或神昏谵语，斑疹，吐血，衄血等。后期常见身热不甚，干咳不已，食欲不振，口干口渴，大便干等。

（3）本病全过程可见鼻干唇燥，口渴，便干，皮肤干燥等津液干少的表现。病情较轻，传变较少，后期多见肺胃阴伤之证，较少传入下焦。

（4）可配合血液常规检查、病毒检测及胸部摄片等。

2. 鉴别诊断　与风温鉴别：秋燥初起可见发热恶寒、咳嗽、口微渴、舌边尖红，苔薄黄，脉浮数等肺卫见症，与风温相类。但风温由风热病邪所致，多发于冬春两季，初起以风热肺卫证为主，津液干燥见症不如秋燥显著，且病情发展较快，可发生逆传心包之变。而燥热病邪所致的秋燥，多发于秋季，除有风热肺卫证之外，还有口、鼻、咽、唇、皮肤、大便等干燥的表现，传变较少，容易治愈。

【辨证论治】

1. 辨证要点　本病主要辨别燥性的温凉和燥热的病位及燥热阴伤的程度。

（1）辨燥性温凉　燥邪具有温凉不同属性，所致之病亦有温燥、凉燥之分，在初起阶段区别极为重要。临床辨证，可从发病时气候的温热寒凉、发热恶寒的孰轻孰重、口渴与否、痰质的稀稠、舌质的变化等方面进行辨别。一般来说，若发于初秋燥热偏盛之时，症见发热，微恶寒，头痛，少汗，咳嗽少痰，或痰黏色黄，咽鼻燥热，口渴，舌边尖红，舌苔薄白欠润者为温燥；若发于深秋气候转冷之时，症见发热，恶寒，恶寒持续时间较长，头痛，少汗，咳嗽少痰，或痰黏色白，鼻鸣而塞，舌边尖淡红，舌苔薄白欠润者为凉燥。

（2）辨燥热病位　秋燥虽以肺为病变重心，但也可波及胃、肠等脏腑。病变若以肺为主，可表现为燥热炽盛，肺津受损，或可因燥热损伤血络而咳血。若肺经燥热下移大肠，可见大便泄泻；如肺不布津于肠而见大便秘结。若燥热循经上干头目清窍，可致清窍干燥。临床须辨别燥热之部位而分别论治。

（3）辨阴伤程度　秋燥初起即有津液干燥的表现，且随邪热深入而津伤呈加重之势，同时，燥热病邪可以涉及不同脏腑部位，故阴伤有程度的差异和部位的不同。一般初起以口、鼻、咽、唇、皮肤、舌苔津液干燥为主，津伤较轻；若燥热伤肺，肺津受伤，可见干咳或痰少而黏难咯，津液耗损较甚；后期出现口渴而不欲多饮，舌质红，舌苔少为胃阴受伤，津液耗伤程度较重，甚则可见潮热颧红，五心烦热，虚烦不得眠，舌质红，舌苔少等肝肾阴伤证。正如俞根初在《通俗伤寒论·六淫病用药法》中所说："故秋燥一症，先伤肺津，次伤胃液，终伤肝血肾阴。"

2. 治疗原则　根据《素问·至真要大论》"燥者濡之"的原则，本病的治疗原则为清热润燥。治疗用药宜柔润、忌苦燥。初起邪在肺卫，宜辛凉甘润，透邪外出。中期邪聚上焦，燥干清窍者，宜清宣上焦气热，润燥利窍。若燥热化火伤及肺阴者，宜清肺润燥养阴；若肺燥肠热，络伤咳血者，宜润肺清热止血；若肺燥肠闭津亏而致便秘者，宜肃肺润肠通便。后期燥热已退，肺胃阴伤未复者，宜甘寒生津，滋养肺胃之阴。

针对秋燥初、中、末不同阶段的病变特点，前人提出"上燥治气，中燥增液，下燥治血"的治疗方法。"上燥治气"是针对秋燥初起，燥热郁阻肺气，燥伤肺津的病变，治宜辛以宣肺透邪，润以治燥保肺。"中燥增液"是针对肺之燥热化火，移热胃肠，导致胃肠津液耗损的病变，治宜清养并施，甘凉濡润，即在清泄里热的同时，注重养阴增液。"下燥治血"是针对病之后期，少数病例因燥热化火传入下焦，耗伤肝肾阴液的病变，治宜甘咸柔润，以补肾填精。

3. 证治分类

（1）燥袭肺卫

证候 发热，微恶风寒，少汗，干咳或痰少而黏，咳甚则声音嘶哑，咽干痛，鼻干，口微渴，大便干，皮肤干，舌边尖红，舌苔薄白欠润，右脉数大。

辨证 本证为初期，以发热，微恶风寒，干咳咽痒，痰少而黏，声音嘶哑，咽干，鼻燥为特征，因燥热伤阴，津液受伤明显，常伴见大便干，皮肤干等。

治法 辛凉甘润，轻透肺卫。

方药 桑杏汤加减。常用桑叶、淡豆豉辛凉透散，清宣泄热；杏仁、浙贝母宣肺止咳化痰；栀子清热宣透；沙参、梨皮甘寒生津、养阴润燥。

若发热较重者，加金银花、连翘等疏风泄热；发热恶寒较甚者，加薄荷（后下）、牛蒡子以增加辛凉透解之力；若感燥邪不甚，津伤较轻者，可用桑菊饮轻透肺卫之邪。若咽部红肿干痛明显者，加桔梗、甘草、牛蒡子、板蓝根等清热利咽；声音嘶哑者，加胖大海、青果、木蝴蝶清热化痰利咽；咳痰黄稠者，加瓜蒌皮、天竺黄等清热化痰；咳甚胸痛者，加瓜蒌、橘络、丝瓜络等宽胸理气；痰中带血，鼻燥衄血者，加白茅根、藕节、侧柏叶、丝瓜络等通络凉血止血；大便燥结者，加紫菀、瓜蒌子通降大肠。

（2）燥干清窍

证候 发热，目赤肿痛，咽干咽痛，耳肿痛，龈肿，口渴欲饮，大便干，小便短少，舌质红干，舌苔薄黄，脉数，指纹紫滞。

辨证 本证以发热，目赤肿痛，咽干咽痛，耳肿痛，龈肿为特征，因燥热病邪从卫入气，上干头目，清窍被燥热灼伤所致。

治法 清宣气热，润燥利窍。

方药 翘荷汤加减。常用薄荷（后下）、蝉蜕、桑叶辛凉宣透，以清头目而利诸窍；连翘、栀子、绿豆皮轻清宣气，以清上焦气分燥热；桔梗、甘草解毒利咽。

热甚者，加金银花、知母、贯众清气泄热；目赤、耳鸣重者，加菊花、夏枯草、苦丁茶等清利头目；咽干肿痛者，加牛蒡子、僵蚕、黄芩、玄参清利咽喉；牙龈肿痛者，加白芷、知母、牛膝、牡丹皮清热泻火、消肿止痛。

（3）燥热伤肺

证候 身热，烦躁不宁，干咳无痰，喘促不宁，胸满胁痛，咽干唇燥，鼻燥目涩，纳食减少，口渴欲饮，皮肤干燥，大便干结，小便短赤，舌质红，舌苔黄燥，脉数，指纹紫滞。

辨证 本证虚实夹杂，以身热，干咳，喘促，胸满胁痛，舌质红，舌苔黄燥为肺热特征；以咽干唇燥，鼻燥目涩，口渴食少，皮肤干燥，大便干结等为燥伤肺之气阴的特征。

治法 清肺泄热，养阴益气。

　　方药　清燥救肺汤加减。常用桑叶轻宣肺燥，透邪外出；石膏（先煎）清泄肺热；麦冬养阴润肺；人参益气生津，合甘草以培土生金；胡麻仁、阿胶（烊化）助麦冬养阴润肺；杏仁、枇杷叶苦降肺气。

　　若兼发热恶寒者，可去阿胶，加薄荷（后下）、连翘、牛蒡子等增强透表之力；若热邪伤阴明显者，以北沙参或西洋参易人参，加知母、麦冬、桔梗甘寒润燥，增强清润之力；痰多者，加浙贝母、竹沥、瓜蒌皮以化痰；咳痰带血者，加侧柏叶、旱莲草等以凉血止血；胸痛明显者，可加丝瓜络、橘络、郁金和络止痛。慎用苦寒降火，以免重伤肺津。

　　（4）肺燥肠热

　　证候　初起喉痒干咳，继则因咳甚而痰黏带血，胸胁牵痛，腹部灼热，大便泄泻，舌质红，舌苔薄黄而干，脉数，指纹青紫。

　　辨证　本证为肺热下移大肠，表现为既有燥热在肺，又有肠热下利的肺肠同病。以干咳，痰黏带血，胸胁牵痛为肺热的特征，以腹部灼热，大便泄泻为肠热的特征。

　　治法　清热止血，润肺清肠。

　　方药　阿胶黄芩汤加减。常用阿胶（烊化）、杏仁、桑白皮、甘蔗梢、糯米等养血生津，肃肺止咳；黄芩、芍药、甘草酸苦泄热坚阴以治利；白芍、甘草酸甘化阴，缓急止痛，且配黄芩苦寒以清肺与大肠之热而坚阴。车前草清肺祛痰，凉血利尿。

　　若咳血较多者，加白茅根、侧柏叶、栀子凉血止血；泻利较甚者，加葛根、黄连等清肠止泻；咳甚痰多者，加枇杷叶、冬瓜仁、竹沥、浙贝母化痰止咳；胸胁痛甚者，加郁金、丝瓜络和络止痛。

　　若潮热，口干唇燥，腹部胀满，大便秘结，或有神昏谵语，舌质红，舌苔黑干燥，脉沉细者，可用调胃承气汤加味或增液承气汤加减治疗。若咳嗽不爽而多痰，胸腹胀满，大便秘结，舌质红而干，舌苔少，脉细者，可用五仁橘皮汤加减治疗。方中松子仁、郁李仁、桃仁、柏子仁润燥滑肠；杏仁润肺化痰又开宣肺气，润肠通便；橘皮化痰行气除胀，且助运行，使诸仁润而不滞。

　　（5）气营（血）两燔

　　证候　身热，口渴，烦躁不安，甚或吐血、咯血、衄血，斑点隐隐或紫赤，舌质绛，舌苔黄燥，脉数，指纹深紫。

　　辨证　本证为气分燥热未解，深入营血，而成气营（血）两燔。表现为既有气分热盛津伤，又有营（血）分热盛，以身热，口渴，舌苔黄燥为气热的特征；以烦躁不安，甚或吐血、咯血、衄血，斑点隐隐或紫赤显露为营（血）热的特征。

　　治法　气营（血）两清。

　　方药　玉女煎去牛膝熟地加细生地元参方。常用石膏（先煎）、知母大清气热；玄参、地黄、麦冬合用取增液汤之方意，以凉营复阴。

　　若吐血、咯血、衄血，斑疹显露者，加牡丹皮、赤芍、紫草凉血化瘀，或以化斑汤为主方治疗。如神昏、谵语、吐血、衄血者，应以清瘟败毒饮加减治疗。

　　（6）肺胃阴伤

　　证候　身热已退，或身有微热，干咳或痰少，口、鼻、咽、唇干燥乏津，口渴，大便干，舌质干红，舌苔少，脉细数，指纹淡紫。

　　辨证　本证多见于秋燥后期，以身热，干咳为余邪的特征；以痰少，口、鼻、咽、唇干燥，大便干等为肺胃阴伤的特征。

治法 甘寒滋润，清养肺胃。

方药 沙参麦冬汤或五汁饮加减。常用沙参、麦冬、玉竹、天花粉甘寒生津，润养肺胃；白扁豆、甘草扶助胃气；桑叶轻清宣透以散余邪。若伤津甚者，合以五汁饮（梨汁、荸荠汁、鲜苇根汁、麦冬汁、藕汁或蔗浆），方中五物甘寒，皆用鲜汁，滋阴作用较强。

若兼肠燥便秘者，加鲜地黄、鲜何首乌、鲜石斛、火麻仁等润肠通便；身热较甚，干咳较多者，加金银花、连翘、杏仁、枇杷叶、川贝母等清解余热，润肺止咳。

【其他疗法】

1. 中成药

（1）秋燥感冒颗粒 每袋10g。每服3.5～7g。1日3次。用于燥袭肺卫证、燥干清窍证。

（2）川贝清肺糖浆 每瓶100mL。每服＜3岁10mL，1日2次；3～6岁10mL，1日3次；＞6岁20mL，1日2次。用于燥热伤肺证。

（3）养阴清肺口服液 每支10mL。每服＜3岁2.5mL，1日2次；3～5岁3.5mL，1日3次；5～10岁5mL，1日3次；＞10岁10mL。1日3次。用于肺胃阴伤证。

2. 饮食疗法

（1）可食用雪梨银耳羹、莲藕排骨汤、甘蔗山药粥、百合莲子羹等，用于燥热伤肺证、肺胃阴伤证。

（2）可食用梨汁、荸荠汁、藕汁、麦冬汁、白萝卜汁等，用于肺胃阴伤证。

（3）用雪梨一个，去心，加川贝细粉3g，隔水蒸熟食用。用于燥袭肺卫证、燥热伤肺证。

3. 推拿疗法 清大肠300次，退六腑300次，掐四横纹300次，运水入土300次，推下七节骨300次，摩腹3分钟。用于肺燥肠热者。

【预防调护】

1. 预防

（1）注意个人卫生，保持居室清洁及空气流通。

（2）起居有节，锻炼身体，提高抗邪能力，并注意合理加减衣物。

（3）忌食辛热油炸饮食，多食水果蔬菜，保持大便通畅。

2. 调护

（1）患儿居室应经常通风换气，温度和湿度要适宜。

（2）患儿在发热期间应注意卧床休息，多饮温开水或多次少量饮淡盐水，以助津液滋生。

（3）饮食宜清淡而富有营养，忌食燥辣、辛热、油炸食物，可多食雪梨、甘蔗等甘寒生津水果。

（4）洗浴后注意保湿护肤。

【临证备要】

1. 清燥润肺是本病基本治则 本病以燥热损伤阴液为主要病机变化。"热者寒之""燥者濡之"，故在本病的治疗过程中总以清热润燥为第一要义。临证时须针对燥热之部位、阴伤之程度、燥热阴伤之比例灵活运用。

2. 兼顾凉燥诊治 凉燥指感受秋令凉燥病邪引起的急性外感热病。主要发生在深秋时节。各种年龄的儿童均可发病。深秋季节，燥气夹凉，侵袭肺卫，顺传阳明，肃杀津气。小儿之体，稚阴稚阳，易感凉燥，且津气更易受伤。初起表现：发热恶寒，无汗，鼻塞少涕，咳嗽，痰白量不多，咽干唇燥，口不渴饮，大便干，皮肤干，小便短少，舌质淡红，舌苔薄白少津，脉浮。治以辛开温润，化痰止咳。用杏苏散加减。常用苏叶、前胡辛散透表；杏仁宣肺润燥；半夏、橘皮、甘草、苦桔梗、枳壳、茯苓宣肺利气，化痰止咳；生姜、大枣调和营卫。若病邪深入，凉燥化热，则演变规律和辨治与温燥相同。本病传变较少，预后良好，宜注意保暖和多饮水，积极做好预防和调护。

第六节　伏　暑

伏暑是指暑热或暑湿病邪侵袭，伏藏体内，在秋冬时令之邪诱发下，以初起见高热，心烦，口渴，脘痞，舌苔腻等暑湿郁蒸气分证，或高热，烦躁，口干不甚渴饮，舌质红绛等暑热内炽营分证为主要特征的一种急性外感热病。由于本病发病季节有秋冬迟早之不同，所以又有"晚发""伏暑秋发""冬月伏暑"等名称。

《素问·生气通天论》曰："夏伤于暑，秋必痎疟。"这是暑邪内伏而秋发为病的最早记载。宋代《太平惠民和剂局方·治伤寒（附中暑）》"丈夫、妇人伏暑，发热作渴，呕吐恶心，年深暑毒不瘥者"提出"伏暑"，此为病因。明代王肯堂《证治准绳·杂病·诸伤门》"暑气久而不解，遂成伏暑"，首立伏暑病名。清代许多医家对伏暑的因、证、脉、治有了更加深入的研究，如吴瑭《温病条辨·上焦篇·伏暑》所说："长夏受暑，过夏而发者，名曰伏暑。"周扬俊《温热暑疫全书》、吴坤安《伤寒指掌》、陆子贤《六因条辨》等书，均设专章讨论伏暑的发生发展及诊治规律，从而使本病在理论和诊治上渐臻完善。

【病因病机】

伏暑的外因是暑热或暑湿病邪，其邪伏藏于体内，至深秋或冬月，为时令之邪所诱发。伏暑的内因是正气亏虚，主要是气虚。《温病条辨·上焦篇·伏暑》指出："长夏盛暑，气壮者不受也……其不即病而内舍于骨髓，外舍于分肉之间者，气虚者也。"小儿脏腑娇嫩，形气未充，御邪能力较弱，且夏月汗多易伤气津，内舍空虚，暑湿病邪乘虚而入，伏藏体内，郁而化热，至秋后初冬，为时令之邪所袭，引动伏邪而发病。

若为暑湿病邪，多郁伏于气分，受风寒邪气引诱而发；若为暑热病邪，多郁伏于营分，受风热病邪引诱而发。因此，初起常见卫气同病或卫营同病。一般而言，病发于气分，病情较轻；病发于营分，病情较重。卫气同病者，卫分解除后，气分暑湿之邪多郁蒸少阳，进而转入中焦困阻脾胃，或与积滞搏结肠腑。卫营同病，卫分解除后，营分暑热之邪易化燥化火深入营血，或心营热盛，下移小肠。后期多因伏邪伤肾，肾气亏虚，失于固摄。

1. 卫气同病　小儿气虚之体，易感外邪，为暑湿侵袭，并伏藏于内，受秋冬时令之邪引动而发病。暑多夹湿，暑邪内郁气分伤津耗液，湿邪黏滞阻碍气机，易受风寒引动，故见发热恶寒，头痛，周身酸痛，少汗，心烦口渴，小便短赤，脘痞，舌苔白腻，脉濡数等。

2. 卫营同病　小儿脏腑娇嫩，形气未充，易感外邪，为暑热侵袭，并内舍于营，燔灼营阴，易受风热引动而发病，常见发热，微恶风寒，头痛，少汗，口干不渴，心烦，舌质红，舌苔少，脉浮细而数等。

3. 暑湿郁阻气分　卫气同病者，经治卫分邪气透散，而暑湿之邪郁阻少阳，枢机不利，水气不化，痰湿内蕴，可见寒热似疟，身热午后较重，入暮尤剧，口渴心烦，脘痞，舌苔黄白而腻，脉弦数等。小儿脾常不足，饮食不知自节，若喂养不当，或过食偏嗜等，皆可损伤脾胃，积滞内生，以致暑湿病邪兼夹积滞，蕴结肠腑，气机升降失常，肠道传导失司，则见身留稽热，胸腹灼热，呕恶，脘痞腹胀，便溏不爽，色黄如酱，舌苔黄垢腻，脉濡数等。

4. 暑热内陷营血　若暑热内舍心营或暑湿郁而化燥，深入营血，扰乱心神，可见发热，心烦不寐，时有谵语，舌质绛，脉细数等，或心营热盛下移小肠，瘀热互结，心包闭阻，则见身热夜甚，神昏谵语，吐血，衄血，发斑，小便短赤热痛，舌质红绛而干，脉细数等。

5. 肾虚不固 暑热内舍心营或暑湿郁而化燥，深入营血，甚则损耗精血真阴，病变后期，肾气亏虚，失于固摄，可见小便频数量多，甚至遗尿，舌质淡，脉沉弱等。

【临床诊断】

1. 诊断要点

（1）发病季节在深秋或冬季，多由新感诱发。

（2）起病急骤，初起即见高热，心烦口渴，脘痞，舌苔腻等暑湿郁蒸气分证；或见高热，心烦，舌质绛，舌苔少，甚至皮肤、黏膜出血发斑等暑热内炽营分证，均兼见短暂的卫表证。

（3）严重者可出现尿少，出血，发斑，神昏，厥脱等危重证候；邪退后可见多尿，遗尿等。

2. 鉴别诊断 与秋燥、风温相鉴别：秋燥、风温与伏暑都可发生于秋、冬季，但病因各不相同。初起均可有卫表证，但秋燥和风温的早期有明显的肺卫表证，病变重心在肺卫而无里热证候；伏暑发病即见明显的里热证，表现为卫气同病或卫营同病。

【辨证论治】

1. 辨证要点 本病主要辨别伏邪性质、病发部位。

（1）辨伏邪性质 本病为暑湿内伏或暑热内伏。暑湿内伏者，多发于气分，且易在气分流连，多见胸脘痞闷，大便溏烂，舌苔黄腻等征象；暑热内伏者，多发于营分，而见身热，心烦，斑疹，舌质绛，舌苔少等征象。

（2）辨病发部位 伏邪初起有发于气分和发于营分的区别。病发气分者，初起暑湿在气而兼卫表证，气分阶段的脏腑病位可在少阳、脾胃、肠腑等；病发营分者，初起暑热在营而兼卫表证，病程中病位可涉及心包、小肠、肾等。

2. 治疗原则 本病的基本治疗原则是清暑化湿或清暑泄热。初起表里同病，治宜疏表清里。卫气同病者，宜解表清暑化湿；卫营同病者，宜解表清营泄热。表证解除后，邪在气分阶段，若暑湿郁阻少阳，治宜清泄少阳，分消湿热；若暑湿积滞，搏结肠腑，治宜清热化湿，导滞通下；若暑热内伏心营，治宜凉营泄热；若心营热移小肠，治宜凉营清心，清泄火腑；若邪热入血，热瘀互结，则凉血化瘀。后期肾气亏虚，失于固摄，治宜温阳化气，益肾缩尿。

3. 证治分类

（1）卫气同病

证候 发热恶寒，头痛，周身酸痛，少汗，心烦口渴，小便短赤，脘痞，舌质红，舌苔白腻，脉濡数，指纹浮紫。

辨证 本证为伏暑初起，以心烦口渴，小便短赤，舌质红，脉数为暑热的特征；以脘痞，舌苔白腻为湿邪的特征；以发热恶寒，头痛，周身酸痛，无汗或少汗为风寒束表的特征。

治法 清暑化湿，疏表透邪。

方药 银翘散去牛蒡子元参加杏仁滑石方。常用银翘散疏透表邪，轻清泄热；加杏仁开宣肺气，气化则湿亦化；滑石（包煎）清利暑湿。去牛蒡子、玄参意在提示用药不宜寒凉滋腻过重，以免阻碍湿邪的祛除。

恶寒较重者，加荆芥、防风以增强解表散寒；胸闷明显者，加郁金、淡豆豉宣郁理气；呕吐痰多者，加半夏、茯苓健脾燥湿化痰；小便短赤者，加薏苡仁、通草清利湿热；暑热较盛者，加栀子、淡竹叶、通草清暑泄热。表寒外束，暑湿内蕴且暑热较甚者，治以黄连香薷饮，用香薷、厚朴、白扁豆解表散寒，涤暑化湿；黄连清热除烦。

（2）卫营同病

证候　发热，微恶风寒，头痛，少汗，口干不欲渴饮，心烦，时有谵语，舌质绛，舌苔少，脉浮细而数，指纹浮淡紫。

辨证　本证为伏暑初起，以心烦，时有谵语，口干不欲渴饮，舌质绛，舌苔少，脉细数为营热的特征；以发热微恶风寒，头痛，少汗，脉浮为风热犯卫的特征。

治法　辛凉解表，清营泄热。

方药　银翘散加生地丹皮赤芍麦冬方。常用银翘散辛凉解表，以疏解卫分之邪；因里热在营分，故加牡丹皮、赤芍凉营泄热；地黄、麦冬清营养阴。

阴液不足，汗源匮乏而致汗不出者，可加玉竹、玄参生津增液以助汗源；暑热燔灼营分，营阴受损重者，可配合清营汤，以加强清热凉营之功。

（3）暑湿郁阻少阳

证候　寒热似疟，身热午后较重，入暮尤剧，天明得汗诸症稍减，但胸腹灼热不除，口渴心烦，脘痞，舌质红，舌苔黄白而腻，脉弦数，指纹沉紫。

辨证　本证为暑湿之邪郁阻少阳所致。邪阻，以寒热往来为少阳枢机不利的特征；以口渴心烦，胸腹灼热不除，舌质红，舌苔黄，脉数为暑热内郁的特征；脘痞，舌苔腻为湿邪内阻的特征。

治法　清泄少阳，分消湿热。

方药　蒿芩清胆汤加减。常用青蒿、黄芩清泄少阳，疏利枢机；半夏、陈皮、枳壳、竹茹理气化湿，和胃降逆；茯苓、碧玉散清利湿热，导胆热下行。

湿邪较重者，可加大豆黄卷、豆蔻、薏苡仁、通草等，以加强化湿、利湿之力。

（4）暑湿积滞，搏结肠道

证候　身热稽留，胸腹灼热，呕恶，脘痞腹胀，便溏不爽，色黄如酱，舌质红，舌苔黄垢腻，脉濡数，指纹紫滞。

辨证　本证为暑湿郁蒸气分，与肠中积滞相互胶结所致。以身热稽留，胸腹灼热，呕恶为暑湿内蕴的特征；以大便溏而不爽，色黄如酱，舌苔黄垢腻为积滞的特征。

治法　清热化湿，导滞通下。

方药　枳实导滞汤加减。常用大黄（后下）、厚朴、枳实、槟榔推荡积滞，理气化湿；山楂、六神曲消导化滞和中；黄连、连翘、紫草清热解毒；通草利湿清热；甘草调和诸药。

腹胀满较重者，加陈皮、木香等理气除满；呕逆较甚者，加半夏、生姜等降逆止呕。

（5）暑热内陷心营

证候　身热烦躁，目合耳聋，神志不清，时有谵语，或四肢抽搐，舌质绛，舌苔黄燥，脉滑数或细数，指纹紫滞至气关。

辨证　本证为暑热内陷心营所致。以身热烦躁，神志不清，时有谵语，舌质绛为营热扰心的特征。或见四肢抽搐，也为心营有热，心肝热盛的表现。

治法　凉营泄热，开闭通窍。

方药　清营汤合六一散，送服至宝丹。清营汤有清泄心营暑热之功。六一散为清利暑湿的名方，其滑石（包煎）味淡性寒质滑，淡能渗湿，寒可祛热，滑则利窍，使暑湿之邪从小便而出。至宝丹属凉开之剂，宣通开窍，化痰辟秽。临床应用时，可视病情先予至宝丹，苏醒神志。

湿邪较重者，可加石菖蒲芳香化湿、半夏健脾燥湿；抽搐明显者，可加羚羊角粉（水调服）、钩藤（后下）或止痉散，凉肝息风止痉。

（6）心营热盛，下移小肠

证候　身热夜甚，心烦不寐，口干不欲饮，小便短赤热痛，舌质绛，脉细数，指纹紫淡。

辨证　本证为心营邪热，下移小肠所致。以身热夜甚，心烦不寐，口干不欲饮，舌质绛，脉细数为心营热盛的特征；以小便短赤热痛为热灼小肠的特征。

治法　清心凉营，清泄火腑。

方药　导赤清心汤加减。常用地黄、牡丹皮、麦冬清热凉营养阴；茯神、莲子、朱砂染灯心草清心热、宁心神；通草、淡竹叶、益元散清导小肠之热。

心营热盛者，可加水牛角（先煎）、玄参、赤芍、黄连等药增强清心凉营，滋阴泻火；神昏谵语，舌蹇肢厥者，可加安宫牛黄丸，或紫雪清心开窍。

（7）肾气亏损，固摄失职

证候　小便频数量多，甚至遗尿，口渴引饮，肢软，头发稀疏，舌质淡，舌苔薄白，脉沉弱，指纹沉淡。

辨证　此为病变后期，邪气已退，肾虚不固所致。以小便频数量多，甚至遗尿及肢软、毛发稀疏为特征。

治法　温阳化气，益肾缩尿。

方药　右归丸合缩泉丸。常用熟地黄、山药、山茱萸、枸杞子滋补肾阴；肉桂、制附子（先煎）温养肾阳；鹿角胶（烊化）、菟丝子、杜仲、当归强肾益精；益智仁温补脾肾，固精气，涩小便；乌药助膀胱气化而止小便频数；山药健脾补肾。

肢软者，可加党参、白术、黄芪益气补虚；头发稀疏者，加肉苁蓉、何首乌补肾生发。

【其他疗法】

中成药

（1）小柴胡颗粒　每袋5g。每服2.5～5g。1日2～3次。用于暑湿郁阻少阳证。

（2）保和丸　每8丸相当于原生药3g。每服3～6岁1.5g、>6岁3g。1日3次。用于暑湿积滞，搏结肠道证。

【预防调护】

1. 预防

（1）适度运动，增强体质，提高防御病邪的能力，避免劳累。

（2）注意防寒保暖、个人卫生，保持居室清洁及空气流通。

（3）加强自我保护意识，灭鼠、防鼠。

（4）疫病流行时，可服用中药预防，勿去公共场所和流行区域，减少感染机会。

2. 调护

（1）注意休息，保持室内空气流通及适宜的温度。

（2）均衡膳食，饮食应清淡、易消化为宜，忌生冷油腻辛辣之品。

（3）发热较甚，体温较高者，注意通透，勿盖过厚衣被，同时可采取物理降温措施。

（4）密切监测患儿生命体征、尿量的变化，及时发现变证，及早处理。

【临证备要】

1. 清泄伏邪是本病重要治则　本病因夏日感受暑湿或暑热病邪，邪伏体内，至秋冬季节感时令之邪引诱而发。因此，清泄伏邪为本病的重要治则。同时，注意清暑化湿或清暑泄热。如兼有卫表证者，治疗宜表里双解；病在气分者，须辨暑与湿的孰多孰少，采取相应的治则；邪在营血分者，治以清心凉营，凉血化瘀，并注意顾护阴液。后期肾气大伤，固摄无力者，宜益肾缩尿。

2. 注意脏腑气血阴阳的病变　由于暑湿或暑热病邪郁伏日久，正气暗耗，故多发病急、病势猛，易伤气血，耗竭阴阳。尤其是热瘀互结，损伤脉络，迫血妄行，导致脏腑失养，病情进一步发展，可出现阳气外脱，甚则阴阳离决之危象。临证时须辨别脏腑气血阴阳的变化情况，根据不同病因，可采用凉血化瘀、益气养阴、益肾缩尿、回阳救逆等治法。必要时，应中西医结合积极救治。

第七节　温　疫

温疫是疫疠病邪引起的，以起病急骤，传变迅速，病情凶险，具有强烈传染性并能引起广泛流行为主要特征的一类急性外感热病。本病一年四季都可发生，或某年没有发生，或一年发生多次，或在不同地域发生及流行。一般而言，通过呼吸道传染的温疫多发于冬春季，通过肠道传染的温疫多发生于夏秋季。

古代医家对温疫早有认识，并有不少相关专著专论。通常认为，吴又可《温疫论》所论为湿热疫，湿热疠气始遏膜原，流连气分为多。杨栗山《伤寒温疫条辨》、刘松峰《松峰说疫》所论为温热疫，疠气怫郁于里，里热外发，充斥表里。余师愚《疫疹一得》所论为暑热疫，初起即见热邪燔炽阳明，火热性质显著，易闭窍动血，或气血两燔等。在对温疫的认识中，对小儿时疫的特殊性亦有所论述，如吴又可在《温疫论》的"小儿时疫"中指出："凡小儿感冒风寒疟痢等证，人所易知，一染时疫，人所难窥，所以耽误者良多。""今凡遇疫毒流行，大人可染，小儿岂独不可染耶？"对于小儿时疫的治疗用药与大人仿佛，"凡五六岁以上者，药当减半，二三岁往来者，四分之一可也。"并用小儿太极丸主治。

西医学的流行性感冒、流行性脑脊髓膜炎、人感染高致病性禽流感、人感染猪链球菌病、流行性出血热、登革热与登革出血热、流行性乙型脑炎、重症急性呼吸综合征、新型冠状病毒感染等引起较大范围流行、具有温疫特点的疾病，可参考本病辨证治疗。

【病因病机】

温疫的病因是疫疠病邪。在不同的气候和环境条件下产生的疫疠病邪各异，或是疠气与四时病因相合为患。如在冬春季节，温风过暖的条件下，其邪属性偏风热；在夏季暑热偏盛的条件下，则其邪属性偏暑热；在夏秋雨湿偏盛的条件下，则其邪属性偏湿热秽浊。属风热疫邪者引起的温疫与风温相似，但易兼夹秽浊之性，临床特点是以肺热和肺气壅闭为主要表现；具湿热秽浊之性的疫疠病邪，易致湿热疫，临床特点是疫疠侵袭人体后多遏伏于膜原，初起常见湿阻膜原的证候；暑热性质的疫疠毒邪，易致暑热疫，性质暴戾猖獗，临床特点是初起病变重心大多在阳明胃，但病势常可充斥表里上下内外，易发斑疹，病情复杂，传变迅速。温热疠气引起的则是温热疫，温热疫邪怫郁于里，初起即见里热炽盛之证，邪热充斥三焦，可见多脏腑同病，亦可内扰心神，迫血动血，后期温热疫邪伤及气阴，出现气阴两虚。同时，本病的发病，与人体正气的强弱、邪气的盛衰有着十分密切的关系。

由于疫邪性质暴戾，侵入人体后往往迅速充斥表里、内外，弥漫上、中、下三焦，造成多脏腑的广泛损害，肺、心、肝、肾、脾、胃、肠等皆可受累。若患儿出现明显神志异常、发生痉厥、肌肤斑疹或有多部位出血，甚至正气外脱，则大多病势凶险危重。由于感邪方式、病邪性质及毒蕴部位的差异，所以温疫发病后的病机和临床表现十分复杂，更是病情多变的直接原因。

1. 疠犯肺卫　如为风热疫邪致病，邪自口鼻而入，先犯肺系，肺卫失宣，疫邪伤津，可见发热，微恶风寒，无汗或少汗，头身痛，咳嗽，口渴，舌边尖红，舌苔薄黄，脉浮数等。

2. 卫气同病 疫邪致病力强，传变迅速，且小儿病情易变，疫邪侵袭，迅速由表入里，形成卫气同病，卫阳被郁，可见发热恶寒，无汗或少汗；疫邪攻窜头身，气机郁阻，可见头痛项强，肢体酸痛；疫邪入于气分，热扰心神，可见烦躁不安；伤津耗液，可见口渴唇焦；邪郁胃肠，可见恶心呕吐，腹胀便结等。

3. 邪遏膜原 如为湿热疫邪致病，首犯膜原，外通肌肉，内近胃腑，湿热疫邪浮越于太阳经，则初起憎寒壮热，头身疼痛；疫邪亢盛，湿热郁蒸，则昼夜发热或日晡潮热；湿热阻滞中焦，气机升降失常，则胸闷呕恶；湿热疫毒蕴结不散，则舌苔白厚浊腻或垢腻如积粉。

4. 疫毒闭肺 疫毒壅盛于肺，肺失宣肃，肺气郁闭，气郁血瘀，热瘀互结，故咳嗽喘急，或痰中带血。甚者，肺之化源欲绝，而正气欲脱。

5. 疠结阳明 疫疠毒邪化燥化火，传于阳明，包括邪热炽盛阳明和阳明腑实热结二证。邪热炽盛于阳明，故壮热大汗，口渴引饮，烦躁不宁。疠结腑实则腹满拒按，大便秘结，舌质红，苔黄燥或焦黑起刺，脉洪数或沉实等。

6. 清浊相干 如为湿热疫邪致病，疫阻中焦，脾胃受伤，气机逆乱，清浊相干，故见暴吐暴泻，腹中绞痛甚则出现转筋；湿热下迫大肠，则泻出黏液和泡沫或黄水样便，热臭酸腐；邪热内留，津液损伤，故见心烦口渴，小便短赤灼热等。

7. 邪郁三焦 疫疠病邪，首犯膜原，此为经胃交关之所，足阳明胃为十二经脉之海，因此，疫邪侵袭，流走十二经脉，怫郁于里，郁阻于三焦不散，故见壮热不恶寒，疫邪上干清窍，则头痛目眩，烦躁不宁，口干口苦，烦渴欲饮，鼻干咽燥；火热内壅，中焦不畅，则见胸膈胀闷，心腹疼痛；疫疠郁阻于下焦，则大便干结，小便短赤等。

8. 气血两燔 疫疠病邪，致病力强，传变迅速，易深入营血，扰乱神志，流窜经络，迫血妄行，引动肝风，故可见头痛如劈，两目昏瞀，腰如被杖，骨节烦疼，甚者狂躁谵妄，惊厥抽搐，吐衄发斑等。

9. 正气欲脱 若疫毒极盛，严重伤害正气，正不胜邪，反而阳气外脱，则见身热骤降，斑疹暗晦或突然隐退，面色苍白，气短息微，神志萎靡，大汗不止，四肢湿冷，舌淡脉微等。

10. 余邪留滞 疫病日久不解，气郁血瘀而疠气不得外泄，深入厥阴，络脉凝滞，可见身热不退，胁下刺痛，或肢体疼痛；疠伤气血，神失所养，则见默默不语，神志不清等。

【临床诊断】

1. 诊断要点

（1）起病急骤，初起或先见发热恶寒、咳嗽等肺卫表证；或见憎寒壮热，继则但热不寒，舌质红绛，舌苔白如积粉等邪伏膜原之证；或见身大热，头痛如劈，身痛如杖，吐泻腹痛，或吐衄发斑，舌质绛，舌苔焦燥，脉浮大而数等热毒盛于内外之证。

（2）传变迅速，症状复杂，病情凶险，可见多脏腑受害，出现头痛烦躁，咳嗽喘促，胸腹胀满，腹中绞痛，恶心呕吐，大便干结或泄利不止等，并可在短时间内出现神昏，抽搐，喘喝，厥脱，尿闭等危重证候。

（3）有强烈的传染性，易发生流行，在短时期内即有较多的人患病。应注意有无与相关温疫患者接触史。

由于温疫涉及西医学的多种急性传染病，所以不仅要重视中医诊断和辨证，还必须及时结合现代诊断方法，如血常规、尿常规、咽拭子或血清病原学等检查，作出传染病的诊断，并应迅速上报疫情，以便有关部门采取相应的防控措施。

2. 鉴别诊断 与四时温病鉴别：四时温病，主要指风温、春温、暑温、湿温、秋燥、伏暑等，其发病常随着一年四季变化而出现，每年均可有。同时，传染性弱，一般不引起广泛流行。温疫发病急骤，不是每年均有，而是一年没有或一年中多次发生，传染性强且引起广泛流行。

【辨证论治】

1. 辨证要点 本病主要辨别病邪属性、病机病位及病势预后。

（1）辨病邪属性 温疫由疫疠病邪引起，因其为杂气，属性不定而多样。如初起见肺卫表证，且很快出现肺热炽盛和肺气郁闭者，多为风热疫邪侵袭；若发病见身热不扬，或憎寒发热，肢倦沉重，胸闷脘痞，舌苔腻浊或白如积粉，则多为湿热秽浊之邪侵袭；若发病见高热烦渴，唇燥舌干，肌肤斑疹，尿少便结者，则多为温热疫邪或暑热疫邪所感。温疫为病，往往易兼夹秽浊之气，因而在辨证时对有胸闷腹胀，呕恶，泄泻，舌苔垢腻等表现者，应注意是否有秽浊之邪的存在。

（2）辨病机病位 温疫起病急骤，传变迅速，可传十二脏腑经络，并易出现重症或危重症。因此，应辨清疫疠病邪在卫气营血的浅深层次，明确其病变部位在何脏、何腑，掌握病情变化，及时诊治。

（3）辨病势预后 温疫起病后发展变化十分复杂，病情可在转瞬间突变。因此，正确推测病势的发展方向，以判断预后的良恶，并及时制定相应的治疗方案，十分重要。常常可以通过热势、神志、斑疹的色泽与分布等方面进行判断。若热势骤降，呼吸急促甚至喘憋，神志由烦躁转为昏谵昏愦，甚至发生厥脱、动风，肌肤斑疹色深稠密，甚至融合成片者，均属病势危重，预后不良。若热势逐渐降低，或身热夜甚转为白昼热盛，呼吸平稳，神志无明显异常，虽外发斑疹，但色泽明润不深，则大多提示病势转机向好，预后较好。

2. 治疗原则 本病总的治疗原则为祛除疫邪。如《温疫论·注意逐邪勿拘结粪》云："大凡客邪贵乎早逐，乘人气血未乱，肌肉未消，津液未耗，病人不至危殆，投剂不至掣肘，愈后亦易平复。欲为万全之策者，不过知邪之所在，早拔去病根为要耳。"对于疫邪的治疗，往往用药较猛，并投以重剂，意在逐邪务早、务尽。如属卫气同病者治以解表清里；邪遏膜原者治以辟秽化浊、开达膜原；阳明热盛者治以清泄热毒；热盛迫血外发斑疹者治以凉血化斑；热陷手足厥阴者治以开窍息风；后期余邪未净、阴伤络阻者治以清透余邪、养阴通络。并可根据疫邪性质的不同采用不同的祛邪法，如风热疫邪侵袭，治宜疏风泄热；如兼夹湿浊，则配合化湿泄浊；如湿热疫邪侵袭，治宜化湿辟秽为主；若湿热疫毒化火化燥，则治同温热、暑热；如为暑热疫邪或温热疫邪所感，治宜清热解毒，清气凉营，凉血散血，生津救阴。

3. 证治分类

（1）初起证治

①疠犯肺卫

证候 发热，微恶风寒，无汗或少汗，头身痛，咽红肿痛，咳嗽，口渴，舌边尖红，舌苔薄黄，脉浮数。

辨证 本证见于温疫初起，多为风热疫邪侵袭肺卫所致。以发热，微恶风寒，头身痛，咽红肿痛，咳嗽，舌边尖红为特征。

治法 辛凉清解，宣肺透热。

方药 银翘散加减。常用金银花、连翘、淡竹叶辛凉清解，疏风泄热；薄荷（后下）、荆芥穗、淡豆豉透散祛邪；牛蒡子、桔梗、甘草宣肺利咽；芦根清热生津。

咳嗽较甚者，可与桑菊饮合用，或加杏仁、桑叶、桑白皮、前胡、浙贝母、枇杷叶宣肃肺气、化痰止咳；如恶寒，身痛甚，无汗者，多属表郁较甚，可加羌活、紫苏叶、防风辛温散寒；咽喉肿痛者，可加马勃、玄参、僵蚕解毒消肿；若胸脘胀满，舌苔白腻，大便溏烂者，可加藿香、苍术、青蒿、郁金行气化湿。

②卫气同病

证候　发热恶寒，无汗或少汗，头痛项强，肢体酸痛，口渴唇焦，恶心呕吐，腹胀便结，或精神不振、嗜睡，或烦躁不安，舌边尖红，舌苔微黄或黄燥，脉浮数或洪数。

辨证　疫邪由里外达，或由表入里，卫遏营郁。以发热恶寒，无汗或少汗，头痛项强，肢体酸痛为邪犯卫分的特征；以口渴唇焦，恶心呕吐，腹胀便结，或精神不振、嗜睡，或烦躁不安为邪入气分的特征。

治法　透表清里。

方药　增损双解散加减。常用荆芥穗、防风、薄荷（后下）、蝉蜕、僵蚕疏风泄热，透邪外达；黄连、黄芩、连翘、栀子、姜黄、桔梗清热解毒；白芍、当归养血和营柔肝；石膏（先煎）清泄胃热；滑石（包煎）清利下焦；调胃承气汤攻下泄热。共使疫毒邪热从内外分解，前后分消。

头痛较甚者，加菊花、钩藤（后下）、葛根平肝潜阳；呕吐甚者，加竹茹、紫苏梗降逆和胃；阴伤明显者，加沙参、麦冬养阴生津；热毒较甚或发疮疡者，加金银花、大青叶、野菊花、紫花地丁清热解毒；斑疹较多者，可加板蓝根、大青叶、牡丹皮凉血解毒。

③邪遏膜原

证候　初起憎寒壮热，继之但热不寒，昼夜发热，日晡益甚，头痛烦躁，胸脘胀满，恶心呕吐，舌质紫绛，舌苔白厚浊腻或垢腻如积粉，脉濡数。

辨证　本证多见于感受湿热疫邪初起，以憎寒壮热，头痛，烦躁，舌质紫绛为热疫侵犯的特征；以胸脘胀满，恶心呕吐，舌苔白厚浊腻或垢腻如积粉为湿疫秽浊内郁的特征。

治法　疏利透达，辟秽化浊。

方药　达原饮加减。常用厚朴、槟榔、草果直达膜原，破戾气所结，除盘踞膜原之湿浊，配以知母滋阴清热、白芍敛阴和血、黄芩清热燥湿、甘草和中。全方共奏疏利透达膜原湿浊之功。

如胁痛、耳聋、寒热往来、口苦者，加柴胡清泄少阳郁热；目痛、鼻干、少眠者，加葛根解阳明经之热；腰背项痛者，加羌活散浮越于太阳经之疫气。以上为达原饮之三阳加法。若热甚者，可加青蒿、柴胡、金银花清散热邪；若呕恶甚者，加制半夏或姜竹茹和胃降逆；若大便秘结者，加大黄（后下）、玄明粉（冲服）通腑泄热。

（2）气分证治

①疫毒闭肺

证候　发热，不恶寒，咳嗽，或干咳，痰中带血丝，呼吸急促，鼻翼扇动，甚则喘喝欲脱，口唇发绀，舌质红绛或紫，舌苔黄，脉滑数。

辨证　本证为疫毒壅盛于肺，以咳嗽，或干咳，呼吸急促，鼻翼扇动为肺气郁闭的特征；以痰中带血、口唇发绀、舌质红绛或紫为气郁血瘀的特征。

治法　清热解毒，泻肺平喘。

方药　麻黄杏仁甘草石膏汤加味。常用蜜麻黄宣肺平喘；石膏（先煎）泄肺降气，清热生津；杏仁、前胡止咳平喘；葶苈子、紫苏子、桑白皮肃肺涤痰平喘；黄芩、虎杖清泄肺热，解毒活血；桔梗、甘草、芦根清热利咽生津。

肺热盛者，可加黄芩、鱼腥草清肺化痰；泄泻者，酌加葛根、黄芩、藿香化湿止泻；大便干结者，加枳实、厚朴，必要时加大黄（后下）、玄明粉（冲服）通腑泄热；胸闷腹胀，肢酸倦怠，身目发黄者，可合甘露消毒丹清热解毒，利胆退黄。

②疠结阳明

证候　壮热大汗，口渴引饮，烦躁不宁，或腹满拒按，便秘，舌质红，舌苔黄燥甚或焦黑起刺，脉洪数或沉实。

辨证　本证为各种疫疠毒邪化燥化火，传于阳明所致。以壮热大汗，口渴引饮，烦躁不宁为阳明热盛的特征；以腹满拒按，便秘，舌质红，舌苔黄燥或焦黑起刺，脉沉实为热结腑实的特征。

治法　辛寒清气泄热，或苦寒攻下邪毒。

方药　白虎汤、大承气汤或调胃承气汤。常用石膏（先煎）、知母清热生津，清解气分无形邪热；大黄（后下）、玄明粉（冲服）荡涤肠腑实热；枳实、厚朴下气消痞除满，四药合用有急下存阴之效。

虽然在《温疫论》中用大承气汤作为治疗温疫热结肠腑证的主方，但在实际运用时，仍多用调胃承气汤加减。若热盛津伤明显者，可加玄参、麦冬、石斛等养阴生津；若阳明热毒亢盛，烦躁，口苦较重者，可加黄连、栀子、大青叶清热泻火解毒。

③清浊相干

证候　身热较重，暴吐暴泻，吐泻交作，甚则呕吐如喷，吐出物酸腐热臭，混有食物或黏液，泻出物呈黄水样，甚则如米泔水样，热臭难闻，头身疼痛，心烦，口渴，腹中绞痛阵作，甚则转筋，小便短赤灼热，舌质红，舌苔黄腻，脉濡数。

辨证　本证为疫阻中焦，清浊相干，气机逆乱，以大热，暴吐暴泻，呕吐如喷，腹中绞痛，心烦口渴，小便短赤灼热等为特征。

治法　清热化湿，辟秽化浊。

方药　燃照汤加减。常用佩兰、黄芩、栀子、滑石（包煎）、淡豆豉清暑泄热，宣利湿浊；半夏、厚朴、豆蔻理气和中，化湿辟秽。

身热甚者，可配合白虎汤、竹叶石膏汤、甘露消毒丹等清泄暑热；若呕吐、舌质红，可加连苏饮清胃止呕；若夹食滞，可加焦六神曲、焦山楂消食导滞；若手足厥冷，腹痛，自汗，口渴，唇面指甲青紫，呕吐酸秽，泻下恶臭，小便黄赤，六脉俱伏，为热伏于内，热深厥深之真热假寒证，可重用石膏（先煎）、淡竹叶、天花粉以清热泄浊，生津养阴。吐泻剧烈者，可配合针刺承山（双）、曲泽（双）等，用三棱针急刺放出紫色血少许，或取足三里（双）、委中（双）、曲池（双），用毫针行泻法。

④邪郁三焦

证候　壮热恶热，头痛目眩，烦躁不宁，身痛，鼻干咽燥，心腹疼痛，胸脘胀满，口干口苦，烦渴引饮，大便干结，小便短赤，舌质红绛，舌苔黄厚，脉滑数。

辨证　本证多因温热疫邪怫郁于里，以壮热恶热，头痛目眩，鼻干咽燥，烦躁不宁为邪郁上焦的特征；以心腹疼痛，胸脘胀满，口干口苦，烦渴引饮为邪郁中焦的特征；以大便干结，小便短赤为邪郁下焦的特征。

治法　升清降浊，透泄里热。

方药　升降散加味。常用药僵蚕、蝉蜕升阳中之清阳；姜黄、大黄（后下）降阴中之浊阴，一升一降，寒温并用，宣降相因，内外通和，使疠气流毒顿消。杨栗山推升降散为治温疫之总方。

若病偏于上焦者，可配合连翘、金银花、栀子、薄荷（后下）清宣郁热；病偏于阳明经气者，可配合石膏（先煎）、知母、黄芩等清泄阳明；若兼便秘者，可配合玄明粉（冲服）、枳实通腑泄热。

（3）气血两燔

证候　身大热，头痛如劈，两目昏瞀，或狂躁谵妄，口干咽痛，腰如被杖，骨节烦疼，或惊厥抽搐，或吐衄发斑，舌质绛，舌苔焦或生芒刺，脉浮大而数或沉数，或六脉沉细而数。

辨证　疫毒攻窜，深入营血，以身大热，头痛如劈，两目昏瞀，口干咽痛，腰如被杖，骨节烦疼为气热炽盛的特征；以狂躁谵妄，惊厥抽搐，或吐衄发斑，舌质绛为营血热盛的特征。其脉浮大系疫毒游溢；沉数者为疫毒郁闭较深；若六脉沉细而数，则属疫毒夹秽浊郁伏深重。

治法　泻火解毒，凉血护阴。

方药　清瘟败毒饮加减。方中白虎汤大清阳明气热，清热保津；凉膈散散热泻火；犀角地黄汤清营凉血解毒；黄连解毒汤清热泻火解毒，共奏大清气血疫毒之功。

若斑出不畅，兼腹满胀痛，大便秘结，脉数有力者，加大黄（后下）、玄明粉（冲服）通腑泄热；若胃热极盛而见斑色青紫者，加红花、归尾、紫草活血散瘀；惊风抽搐者，加羚羊角粉（水调服）、钩藤（后下）息风止痉；神昏谵语者，选加"三宝"清心开窍。

（4）正气欲脱

证候　身热骤降，面色苍白，气短息微，大汗不止，四肢湿冷，心烦不安或神昏谵语，斑疹暗晦或突然隐退，或吐血、便血、衄血，舌质淡，脉微欲绝。

辨证　本证多因疫毒亢极，或因出血过多，气血逆乱，正气暴脱所致。以身热骤降，斑疹暗晦或突然隐退为正不胜邪，邪毒内陷的特征；以面色苍白，气短息微，大汗不止，四肢湿冷，舌质淡，脉微欲绝为阳气虚脱的特征。

治法　益气固脱，回阳救逆。

方药　生脉散或四逆汤加味。气阴欲脱者，以生脉散之人参、麦冬、五味子益气生津，敛阴固脱；阳气暴脱者，以四逆汤之制附子（先煎）、干姜、炙甘草回阳救逆。

临证时可配合选用参麦注射液、生脉注射液、参附注射液等静脉缓慢注射或静脉滴注（新生儿、婴幼儿禁用）。如大汗淋漓不止者，可加龙骨（先煎）、牡蛎（先煎）、山茱萸敛汗固脱；若脉急疾，躁扰不卧，热闭心包，内闭外脱者，可送服安宫牛黄丸清心开窍。

（5）余邪留滞

证候　低热，口不渴，默默不语，神志不清，或胁下刺痛，或肢体时疼，舌质红或瘀暗，舌苔少或白腻，脉数。

辨证　常见于疫病日久不解者，以低热、脉数为余邪的特征；以胁下刺痛或肢疼时作为火毒并郁，毒陷夹瘀，阻滞络脉的特征；以默默不语，神志不清为疬伤气血，神失所养的特征。

治法　清透余邪，活血通络。

方药　三甲散加减。常用柴胡配鳖甲（先煎）透散阴分留邪，桃仁配地鳖虫破瘀活血通络，僵蚕配穿山甲粉（水调服）入络搜邪。

若夹痰热，咳喘痰多者，可加天竺黄、石菖蒲、胆南星清热化痰；如神志异常明显者，可根据邪热偏重或痰浊偏重，分别加用安宫牛黄丸、至宝丹或苏合香丸开窍醒神。

【其他疗法】

中成药

（1）小儿豉翘清热颗粒　每袋2g。每服6个月~1岁1~2g；1~3岁2~3g；4~6岁3~

4g；7～9 岁 4～5g；>10 岁 6g。1 日 3 次。用于疠犯肺卫证。

（2）金莲清热泡腾片　每片 4g。加热水适量，泡腾溶解后口服。每服 <1 岁 1 片，1 日 3 次，高烧时 1 日 4 次；1～15 岁，1～2 片，1 日 4 次，高烧时每 4 小时 1 次。用于疠犯肺卫证、卫气同病证。

（3）连花清瘟颗粒　每袋 6g。每服 2～3 岁 2g；3～5 岁 3g；>5 岁 6g。1 日 3 次。用于疠犯肺卫证、卫气同病证。

【预防调护】

1. 预防

（1）疫病流行期间，尽量减少到人群密集场所，尽量不要到流行地区，减少感染机会。

（2）接种相关疫苗。

（3）养成良好的卫生习惯，比如勤洗手，疫病流行期间外出戴口罩等。

（4）加强锻炼，注意营养，增强体质。

2. 调护

（1）保持环境清洁和通风。

（2）饮食应清淡、易消化。

（3）对于重症患儿要密切观察病情变化，既病防变。

【临证备要】

1. 祛邪勿过峻猛　温疫的基本治则是迅速祛除病邪，用药时需考虑小儿脏腑成而未全，全而未壮的特点，故祛邪药不宜太过峻猛，以防损伤正气。同时，小儿脏气清灵，易趋康复，因而用药宜轻灵，不宜苦寒太过，以免损伤脾胃。

2. 密切观察病情变化　小儿具有"易虚易实、易寒易热"的病理特点，疫病发生后，更易传变，发生重症或危重症，故临床上须充分意识到温疫病情易于转化传变的特点，若邪热壅盛，正气不支，容易产生正虚邪陷，心阳虚衰，甚至亡阴、亡阳的脱证。因此，要注意密切观察病情变化，及时早诊断、早治疗，必要时采取中西医结合救治。

第八节　麻　疹

麻疹是疠气（麻疹疫邪）引起的，以发热，咳嗽，鼻塞流涕，泪水汪汪，口腔两颊近白齿处可见麻疹黏膜斑，周身皮肤按序泛发麻粒样大小的红色斑丘疹，疹退时皮肤有糠麸样脱屑和色素沉着斑为特征的急性外感热病。麻疹曾是危害儿童健康最为严重的传染病之一，因而古代被列为儿科四大要证之首。其具有传播迅速、波及面广、反复流行、发病率高等特点，属温疫范畴。本病一年四季均可发病，冬春季节多发。近年我国麻疹流行出现新的特点，小年龄儿童发病率较高，其中 <1 岁儿童发病率最高。

有关麻疹的早期记载见于宋代钱乙《小儿药证直诀·脉证治法·疮疹候》，其曰："面燥腮赤，目胞亦赤，呵欠顿闷，乍凉乍热，咳嗽嚏喷，手足梢冷，夜卧惊悸多睡，并疮疹证，此天行之病也。"各地称谓不同，如川广俗称麻子，北方俗称疹子，浙江俗称瘄子，江苏俗称痧子。中医药诊治麻疹历史悠久，经验丰富。明代王肯堂《证治准绳·幼科·麻疹》将本病分为初热期、见形期、收没期，被沿用至今。

20 世纪 80 年代以来，随着麻疹减毒活疫苗预防接种的推广，本病发病率显著下降，但散发病例和局部流行仍不时发生，婴儿麻疹比例增多，大龄儿童病情较重。近年来临床上常见到非典型麻疹患儿，多见于曾接种过麻疹疫苗，或潜伏期内接受过丙种球蛋白注射者，或<8个月婴儿体内尚留存母亲抗体者。表现为低热，轻度上呼吸道卡他症状，麻疹黏膜斑不明显，皮肤红色斑丘疹稀疏、色淡，疹退后无色素沉着或脱屑，病程较短，病情较轻，无并发症。

西医学的麻疹病名与本病相同。

【病因病机】

本病病因是疠气（麻疹疫邪）。内因为小儿脏腑娇嫩，脾肺常虚，或因禀赋不足，或后天调护失宜，或因病后体虚，卫外不固，易受疠气侵袭。

病变过程有顺证、逆证的不同。顺证指人体正气相对强盛，正邪交争，正气可以抗邪外出，疾病向愈；逆证指正不敌邪，邪毒深重，疾病转为重症，并容易发生并发症。顺证首见初热期，邪从口鼻而入，侵袭肺卫，肺卫失宣；渐入见形期，疠气入里化热，从肺传胃传脾，内窜营分，毒泄肌肤；末尾进入收没期，邪退正虚，气阴耗损。若麻毒炽盛，或失治、误治，或发疹期间复感外邪，则易发生逆证，常见邪毒壅肺，炼液成痰，痰热互结，肺气郁闭；或痰火互结，上攻咽喉；或邪陷心肝，闭窍动风。

本病的病变脏腑主要在肺脾，涉及心营及肝。如明代张介宾《景岳全书·痘疹诠·麻疹》中言麻疹是"表邪不解而内犯太阴阳明""疹者……惟二经受证，脾与肺也，内应于手足太阴，外合于皮毛肌肉"。清初冯兆张《冯氏锦囊秘录·麻疹·金镜赋》指出："毒盛于脾，热流于心，脏腑之伤，肺则尤甚。"清代谢玉琼《麻科活人全书·麻疹骨髓赋》系统归纳为"先起于阳，后归于阴，毒兴于脾，热流于心，脏腑之伤，肺则尤甚"。发病机制为时行疫气上受，首先犯肺，肺失宣发，邪热盛行，内窜于营，血络受损，毒泄肌肤，发而为疹。

1. 疠气侵袭　冬春之季，春风过暖或应寒反暖，风阳盛行，风夹热生，麻疹疫邪流行。小儿肺脾常虚，卫外不固，易被疠气侵袭。肺为华盖，居于上焦，其合皮毛，开窍于鼻。如小儿调摄不当，正气亏虚，极易被麻疹疫邪侵袭，邪从口鼻而入，或遇麻疹患者，相互染易，以致疫病流行。

2. 卫热窜营　麻疹疫邪，致病力强，传变迅速。从卫而入，首犯肺系，正邪斗争，肺卫失宣，故见发热恶寒、鼻塞流涕、咳嗽咽痛等。因疠气为害，邪热炽盛，易内窜入营，血络损伤，热毒外泄肌肤，故初热期3天后进入见形期，见耳后、发际、颈项、头面、胸腹、四肢顺序出现红色斑丘疹。如热轻邪少，则疹色淡红、量少、稀疏；若热甚邪重，则疹色紫红、量多、稠密。如正气尚可，抗邪外出，疹出3~4日后进入收没期，皮疹按出疹顺序开始消退，皮肤有糠麸样脱屑和色素沉着，热减脉静，为正胜邪退的表现，历3~4日邪毒通过疹出而外达，疾病向愈。但因气阴受伤，可见口干少饮、咳嗽减轻，或有咽干声嘶、大便干少、舌质红少津，此为顺证。

目前临床有部分患儿，因感邪轻浅、正气内存，表现为轻症，虽有卫、营证候，但发热不高、出疹量少色浅，少有逆证，也不必经三期演变，可较快地正胜邪却而康复。

3. 邪毒闭肺　如为低龄婴幼，体质稚弱，或当小儿患麻疹之后复感新邪，或调护不当，或失治、误治等，则正气受损，抗邪无力，邪毒炽盛，从卫入气，侵犯肺脏，或复感外邪内攻肺经肺脏，正邪交争，肺热壅盛，肺气郁闭，热炼痰生，痰热闭肺，出现壮热持续，烦躁不安，精神萎靡，咳嗽气喘，憋闷，鼻翼扇动，呼吸困难，喉间痰鸣等。肺主气，肺朝百脉。肺热壅盛，气机郁闭，则血脉瘀滞，热瘀互结，见口唇发绀，面色青灰，皮疹融合、稠密、紫暗或见瘀斑，或乍出乍没。此为逆证之一。

4. 邪毒攻喉　咽喉为肺之窍。麻疹疫邪，首犯肺系，若婴幼体弱抗邪无力，或复感外邪，或调护不当及失治、误治，邪毒上攻咽喉，痰火互结，气道壅塞，故现高热不退，咽喉肿痛或溃烂，吞咽不利，饮水呛咳，声音嘶哑，声如犬吠，喉间痰鸣，咳嗽气促，喘憋，呼吸困难等。此为逆证之二。

5. 毒陷心肝　叶天士《温热论》说："肺主气属卫，心主血属营。"麻疹疫邪，邪重毒炽，侵犯肺卫，内窜于营，已然逼近心血。肝藏血，主筋，为风木之脏。若感邪较甚，或遇婴幼体弱或复感外邪，或调护不当及失治、误治等，疠气热极生风，热邪炼液为痰，风、痰、火相煽，邪毒深入营血，引动肝风，动血耗血，神明闭阻，肝脉拘急，表现为高热不退，烦躁不安，神昏谵妄，四肢抽搐，喉间痰鸣，以及皮疹融合、稠密、紫暗或瘀斑，舌紫绛等。此为逆证之三。

【临床诊断】

1. 诊断要点

（1）发病前 1～2 周有麻疹患者接触史。

（2）初热期：发热，2～3 天后在口腔两颊近臼齿处可见麻疹黏膜斑，为约 1.0mm 的白色小点，周围红晕，可累及整个颊黏膜。伴恶风，鼻塞流涕，咳嗽，双目畏光、红赤，泪水汪汪。见形期：发热 3～4 天后于耳后、发际、颈项、头面、胸腹、四肢顺序出现红色斑丘疹，稠密、紫红，伴壮热，烦躁，咳嗽加重，目赤眵多，纳差，甚至谵妄、抽搐。收没期：出疹后 3～4 天，皮疹按出疹顺序开始消退，皮肤有糠麸样脱屑和色素沉着，发热渐退。

轻症不典型病例可以发热不显著，早期出现皮疹并分布稀疏，全身症状轻，少见逆证，病程显著缩短。

（3）病情严重者，常见皮疹稠密融合、紫暗、乍出乍没，或紫癜瘀斑；伴壮热，烦躁，嗜睡，谵妄，神昏，惊厥，抽搐；或咳嗽频作，喘促，呼吸困难，鼻衄、咯血、吐血、尿血；或体温骤降，四肢逆冷，呼吸气微，脉微欲绝。

（4）咽拭子、尿液标本中麻疹病毒核酸阳性或分离到麻疹病毒。6 周内未接种过麻疹减毒活疫苗而血清麻疹 IgM 抗体阳性，可以确诊。

2. 鉴别诊断　需要与一些出疹性疾病鉴别，如奶麻、风疹、丹痧等。

【辨证论治】

1. 辨证要点　辨顺证逆证：顺证，出疹有序，收没如期，疹色红，邪犯肺卫为先，继而热炽肺胃，后期疹消热退，气阴受伤，无并发症，预后良好。逆证，疹出无序，乍出乍没，或时隐时现，疹色深紫、稠密，或紫暗、瘀斑，合并邪毒闭肺、邪毒攻喉、毒陷心肝等，属急危重症。《景岳全书·痘疹诠·麻疹》辨疹之吉凶曰："或热或退，五六日而后出者轻，透发三日而渐没者轻，淡红滋润、头面匀净而多者轻；头面不出者重，红紫暗燥者重，咽喉肿痛不食者重，冒风早没者重，移热大肠变痢者重；黑暗干枯，一出即没者不治，鼻扇口张，目无神者不治。"

2. 治疗原则　治疗麻疹，素有"麻不厌透""麻喜清凉"之论。麻为阳毒，以透为顺，以清为要。因此，麻疹以透疹清热为基本治疗法则。顺证有宣透、清解、养阴之序：初热期麻疹时邪郁表，治须宣肺透疹；见形期，热炽肺胃，治当清热解毒，透疹达邪；收没期肺胃阴伤，以虚为主，治当甘寒以养肺胃。

麻疹逆证的治疗以透疹、解毒、扶正为基本原则。如热毒壅盛，疠气内陷所致皮疹暴出，疹稠色暗者治以清解，佐以透疹；如素体正虚，抗邪无力所致皮疹逾期未出，或疹稀色淡者，治以益气升提，佐以透疹；如调护失当，寒邪所袭，致皮疹隐没者，治以散寒解表，佐以透疹；如饮食不节，损伤脾胃，泄泻疹没者，治以健脾和胃，佐以透疹。

出现变证者，当急予解毒安正。如邪毒闭肺，治以清热解毒，化痰平喘，佐以辛凉透疹；邪毒攻喉，治以清热解毒，清喉利咽，佐以解毒透疹；毒陷心肝，治以平肝息风，开窍醒神，佐以解毒透疹；毒迫肠腑，治以清肠利湿，佐以解毒透疹；麻毒入眼，治以清肝明目，佐以清凉透疹。对麻疹变证的重症患儿，还应中西医药配合治疗，以防危变。

麻疹的治疗，需注意以下几个方面：①加强护理，如顺证的治疗，正确的护理较之药物治疗更为重要。②透疹不可过用辛散升提之品，以防耗伤阴液。③清解不可过用寒凉之品，以免凉遏疹陷。④养阴不可过用滋补厚腻之品，以免滞邪碍脾。⑤对于非典型麻疹表现为轻症的患儿，多数可按疹前期的邪犯肺卫证治疗，清凉透表达邪，不可过用苦寒。

3. 证治分类

（1）常证

①邪犯肺卫（初热期）

证候　发热，2～3天后在口腔两颊近臼齿处可见麻疹黏膜斑，为约1.0mm的白色凸点，周围红晕，1～2天可累及整个颊黏膜；伴恶风，头身痛，鼻塞流涕，咳嗽，双目畏光、红赤，泪水汪汪，咽红肿痛，精神不振，纳食减少，舌边尖红，舌苔薄黄，脉浮数，指纹淡紫。

辨证　本证为麻疹初期，也称疹前期。起病较急，发热与恶风并见，伴咽痛、咳嗽，双目畏光、红赤，泪水汪汪，口腔两颊近臼齿处可见麻疹黏膜斑为特点，全身皮疹尚未透出。

治法　辛凉透表，清宣肺卫。

方药　宣毒发表汤加减。常用升麻、薄荷（后下）、牛蒡子辛凉清解，疏风泄热；荆芥、防风疏风散邪，解表透疹；连翘、葛根解肌透疹，清热生津；前胡、桔梗、甘草宣肺利咽，止咳化痰。

发热恶寒，鼻塞清涕者，加紫苏叶、白芷解表散寒；热甚烦躁者，加金银花、金荞麦、淡竹叶散热除烦；咽痛红肿者，加马勃、玄参、射干利咽消肿。

②邪入肺胃（见形期）

证候　发热，3～4天后于耳后、发际、颈项、头面、胸腹、四肢顺序出现红色斑丘疹，稠密，色紫红；伴壮热，烦躁，咽红肿痛，咳嗽加重，目赤眵多，纳差，口渴欲饮，大便秘结，小便短赤，舌质红绛，舌苔黄腻，脉洪数，指纹紫。

辨证　本证为麻疹极期，也称出疹期。以发热3～4天后，从多部位出现皮疹至疹点透齐，于耳后、发际、颈项、头面、胸腹、四肢顺序出现红色斑丘疹，稠密，色紫红，最后手心、足底、鼻准部见疹为疹点透齐的特征。发热起伏，常与微汗并见，皮疹又随潮热、汗出而阵阵外透。若皮疹按期透发、顺序而出、疹点透齐、疹出后热退烦减者为顺；若无序而出，或出而不透，或疹出而热不退、烦不减，或出而骤没，或出现各种重症者为逆，均易于发生变证，须密切观察，注意防范。

治法　清泄肺胃，解毒透疹。

方药　清解透表汤加减。常用金银花、连翘、桑叶、菊花、蝉蜕辛凉清解，散邪透疹；升麻、葛根、牛蒡子清凉生津，解肌透疹；紫草、牡丹皮清营凉血，解毒透疹。

壮热烦躁者，加石膏（先煎）、知母、栀子清气泄热；咳嗽剧烈者，加桑白皮、前胡、杏仁泻肺止咳；痰多、色黄者，加黛蛤散（包煎）、浙贝母、鱼腥草、黄芩清肺化痰；目赤眵多者，加栀子、菊花、蒺藜清肝明目；皮疹稠密、色紫、量多者，加丹参、赤芍、大青叶凉营解毒透疹；壮热不退，烦躁抽搐者，加钩藤（后下）、羚羊角粉（水调服）凉肝息风。畏寒肢凉，皮疹难显者，加桂枝、紫苏叶、川芎解散风寒；疹稀色淡难出者，加黄芪、党参、茯苓益气托疹；泄泻稀薄者，加苍术、黄芩、车前子（包煎）清肠燥湿。

③阴津耗伤（收没期）

证候　出疹后3～4天，顺证者皮疹按出疹顺序开始消退，皮肤有糠麸样脱屑和色素沉着，发热减退，神宁疲倦，纳食增加，口干少饮，咳嗽减轻，或声音嘶哑，大便干少，舌质红少津，舌苔薄，脉细数，指纹淡紫。

辨证　本证为麻疹后期。从皮疹透齐至疹点收没的时间为 3～4 天，以皮疹先出者先没，依次减退，皮肤糠麸样脱屑和色素沉着，伴热退神宁，疲倦，饮食渐增，口干少饮，咳嗽减轻，或声音嘶哑，大便干少，舌质红少津，舌苔薄，脉细数为特征。

治法　清透余邪，养阴益气。

方药　沙参麦冬汤加减。常用沙参、麦冬、玉竹、天花粉滋养肺胃，生津养液；桑叶、菊花清透余热；白扁豆、甘草养胃扶正。

咳嗽不止者，加桑白皮、杏仁、桔梗、款冬花化痰理气止咳；低热不尽者，加胡黄连、银柴胡、白薇清解余热；潮热盗汗者，加煅牡蛎（先煎）、麻黄根、地骨皮清虚热，止盗汗；大便干者，加瓜蒌子、冬瓜仁、火麻仁清热通便；食欲欠佳者，加炒麦芽、炒谷芽、焦山楂、鸡内金养胃助运。

（2）变证

①邪毒闭肺

证候　壮热持续，烦躁，精神萎靡，咳嗽气喘，憋闷，鼻翼扇动，呼吸困难，喉间痰鸣，口唇发绀，面色青灰，不思进食，皮疹融合、稠密、紫暗或见瘀斑，乍出乍没，大便秘结，小便短赤，舌质红绛，舌苔黄腻，脉滑数，指纹紫滞。

辨证　此为麻疹最常见的变证，即麻疹合并肺炎喘嗽。以麻疹暴出，皮疹融合、稠密、紫暗或见瘀斑，伴身热升高，壮热不退，咳嗽气促，喉间痰鸣，甚则鼻翼扇动，呼吸困难，口唇发绀，面色青灰为特征，容易引起心阳暴脱之证。

治法　清热解毒，宣肺开闭。

方药　麻黄杏仁甘草石膏汤加味。常用蜜麻黄宣肺平喘；石膏（先煎）泄肺降气，清热生津；杏仁、前胡止咳平喘；葶苈子、紫苏子、桑白皮肃肺涤痰平喘；黄芩、虎杖清泄肺热，解毒活血；桔梗、甘草、芦根清热利咽生津。

昼夜咳甚者，加百部、地龙、地骨皮止咳解痉；痰多难咯者，加浙贝母、天竺黄、瓜蒌皮清化痰热；皮疹稠密、色紫者，加紫草、丹参、桃仁凉血活血；大便干结，舌质绛苔黄芒刺多者，加黄连、知母、大黄（后下）泻火解毒。

②邪毒攻喉

证候　高热不退，咽喉肿痛或溃烂，吞咽不利，饮水呛咳，声音嘶哑，咳声重浊，声如犬吠，喉间痰鸣，咳嗽气促，喘憋，呼吸困难，胸高胁陷，面唇发绀，烦躁不安，皮疹融合、稠密、紫暗或见瘀斑，舌质红，舌苔黄腻，脉滑数，指纹紫。

辨证　以麻疹病程中出现咽喉肿痛或溃烂，吞咽不利，饮水呛咳，声音嘶哑，声如犬吠，喉间痰鸣为特征，喘憋，呼吸困难，胸高胁陷，面唇发绀者为合并急喉风，属麻疹急危重症，须防喉头梗阻而窒息。

治法　清热解毒，利咽消肿。

方药　清咽下痰汤加减。常用玄参、射干、桔梗、甘草、牛蒡子、紫苏子、葶苈子清宣肺气，利咽下痰；金银花、板蓝根、蒲公英清热解毒；薄荷（后下）、荆芥散邪透疹；瓜蒌皮、浙贝母化痰散结；桑白皮、前胡肃肺降气。

身热烦躁，皮疹稠密者，加紫草、牡丹皮、赤芍清热凉营透疹；痰多稠黏者，加鲜竹沥清化痰热；大便干结者，加大黄（后下）、玄明粉（冲服）通腑泄热。若出现呼吸困难，面唇发绀者，须及时采用中西医结合救治，必要时行气管切开。

③毒陷心肝

证候 高热不退，烦躁不安，神昏谵妄，四肢抽搐，喉间痰鸣，皮疹融合、稠密、紫暗或见瘀斑，大便秘结，小便短赤。舌紫绛，舌苔黄燥起刺，脉弦数，指纹紫、达命关。

辨证 为麻疹合并脑炎的急危重症，邪毒内陷心肝。以麻疹中出现神昏谵妄，四肢抽搐，皮疹融合、稠密、紫暗，或见瘀斑，舌紫绛，舌苔黄燥起刺，脉弦数为特征。

治法 清心开窍，平肝息风。

方药 羚角钩藤汤加减。常用羚羊角粉（水调服）、钩藤（后下）、菊花凉肝息风；茯神、远志宁心安神，化痰定志；竹茹、浙贝母清热化痰通络；龙胆、栀子、黄芩清肝泄热；地黄、白芍、甘草养肝柔肝，缓急止痉。必要时加用安宫牛黄丸。

痰涎壅盛者，加石菖蒲、胆南星、郁金涤痰开窍；抽搐不已者，加僵蚕、白附子、地龙息风止痉；腹胀便秘者，加大腹皮、大黄（后下）泄热除胀。如心阳暴脱，皮疹骤没，面色青灰，汗出肤冷者，急用参附龙牡救逆汤。

【其他疗法】

1. 中成药

（1）双黄连口服液 每支10mL。每服＜3岁5mL，1日2次；3～6岁10mL，1日3次；＞6岁20mL，1日2次。用于邪犯肺卫证、邪入肺胃证。

（2）小儿肺热咳喘口服液 每支10mL。每服1～3岁10mL，1日3次；4～7岁10mL，1日4次；8～12岁20mL，1日3次。用于邪入肺胃证、邪毒闭肺证。

（3）小儿羚羊散 每瓶1.5g。每服1岁0.3g；2岁0.375g；3岁0.5g。1日3次。用于邪毒闭肺证、毒陷心肝证。

（4）安宫牛黄丸 每丸3g。每服＜3岁1/4丸；4～6岁1/2丸。1日1次。温开水化开送服。用于毒陷心肝证。

2. 熏洗疗法 用麻黄、芫荽、浮萍，加水和黄酒适量，煮沸。先熏蒸患儿，待水温适宜用毛巾蘸取药液，敷擦头面胸背、四肢。用于初热期、见形期，皮疹透发不畅者。

【预防调护】

1. 预防

（1）按计划接种麻疹减毒活疫苗。在流行期间有麻疹接触史者，可及时注射丙种球蛋白以预防麻疹发病。

（2）麻疹流行期间，勿带小儿去公共场所和流行区域，减少感染机会。

（3）尽早发现麻疹患儿，隔离至出疹后5天，合并肺炎者，延长隔离至出疹后10天。一般对接触者宜隔离观察14天，已做过免疫接种者观察4周。

2. 调护

（1）保持空气流通，温度、湿度适宜，避免直接吹风受寒和过强阳光刺激。

（2）饮食应清淡、易消化，见形期忌油腻辛辣之品，收没期根据食欲逐步增加食物的数量和品种。

（3）保持眼睛、鼻腔、口腔、皮肤的清洁卫生。

（4）对于重症患儿要密切观察病情变化，及早发现变证，早期处理。

【临证备要】

1. 重视非典型麻疹诊断治疗 由于麻疹减毒活疫苗的普及接种，目前麻疹多为散发或局域流行，且小婴儿及大龄儿童发病比例增多，临床非典型麻疹患者增多，如早期的麻疹黏膜斑不明显，初热期、见形期、收没期病程较短，全身症状相对较轻，易漏诊。临证宜重视其流行病学史、接触史、预防接种史，必要时做病毒病原学检查诊断。这类患儿一般病情较轻，不常发生变证，可以辛凉透疹解毒法治疗，多能较快康复。

2. 透疹达邪是本病基本治则　本病发热、出疹是正邪相争、正气祛邪外出的征象，因而是顺证的表现，如果不能按时、有序出疹，则是正不压邪的表现，便有转为逆证的可能。所以，不能随意使用退热药，临床妄用退热遏邪而产生逆证者不在少见。在初热期、见形期总以透疹达邪为要义，葛根、荆芥、防风、升麻、蝉蜕、牛蒡子等疏风透疹药煎煮内服，芫荽、浮萍、西河柳煎汤熏洗皆属常用。

3. 解毒安正为逆证治疗原则　除上述顺证的论治之外，麻疹逆证如为热毒壅盛，麻毒内陷所致皮疹暴出，疹稠色暗者治宜清热解毒，佐以透疹；如为素体正虚，抗邪无力所致皮疹逾期未出，或疹稀色淡者，治宜益气升提，佐以透疹；如为调护失当，寒邪所袭，致皮疹隐没者，治宜散寒解表，佐以透疹；如为调护不当，饮食不节，损伤脾胃，泄泻疹没者，治宜健脾和胃，佐以透疹。如毒迫肠腑，泄泻急迫者，治宜清肠利湿，佐以解毒透疹；麻毒入目，目赤肿痛，治宜清肝明目，佐以清凉透疹。

第九节　奶　麻

奶麻是风热病邪引起的，以急性高热，3～4天后体温骤降，同时全身出现玫瑰红色小丘疹，疹退后无痕迹为特征的急性外感热病。因皮疹形似麻疹，好发于哺乳期婴幼儿，故名为"奶麻"。其形似麻疹却有别，又称"假麻"。因皮疹发生于高热之后，又称为"烧疹"。一年四季均可发生，以春秋季节发病者居多。好发年龄为6～18个月，6个月以内婴儿亦可发病。

患儿多能顺利出疹，病证较轻，一般预后良好。极少出现并发症，如惊厥、中耳炎、下呼吸道感染、心肌炎、心功能不全、脑炎等。

明代万全《万氏家传痘疹心法·疹毒症治歌括》中就有"奶麻子"的记载，并提出本病与麻疹不同。清代《医宗金鉴》《麻科活人全书》等对奶麻的病因、临床证候、治疗方药、疾病预后等均有详细的叙述。

西医学的幼儿急疹可参照本病辨证治疗。

【病因病机】

奶麻的病因为风热病邪。主要病位在肺脾。如《麻痘定论·分别各麻各样调治论》中指出："奶麻、瘾疹之类，皆风热客于脾肺二经所致。"风热病邪由口鼻而入，侵袭肺卫，肺卫失宣，为时短暂，继而邪热蕴结于肺胃，肺胃炽热蒸腾，故高热，烦躁，偶有囟填。正邪交争，高热之后，正气祛邪外达，邪热从营络向肌肤透解，故疹出邪退，热邪伤津。极少患儿病深转重，出现邪陷心肝或心阳暴脱的变证。

1. 风热上犯　春秋之际，风热盛行，邪从口鼻而入，侵袭肺卫，肺卫失宣，郁于肌表，与气血相搏，故初起可见发热恶寒，无汗或少汗，咳嗽，口微渴等，但为时短暂。

2. 肺胃蕴热　小儿感受风热病邪，邪气来袭、正气奋起抗争，正邪斗争激烈，故骤见高热。继而邪郁化热，邪热蕴郁肺胃，肺胃气分热盛，则高热不退，烦躁口渴，或伴见咳嗽，呕吐，纳呆等症。

3. 疹出津伤　肺为手太阴经，营为血中津液，主血络。肺卫之邪，盛则内窜，易内迫于营，致血络损伤，而正气祛邪外达，营分邪毒外泄，肌肤发呈红疹，故本病疹出热退而趋康复。如《温热论》云："斑疹皆是邪气外露之象，发出宜神情清爽，为外解里和之意。"其邪热盛者，灼伤津液，故部分患儿疹出后气阴耗损，但调养后多能迅速康复。

【临床诊断】

1. 诊断要点

（1）多发生于2岁以下，尤其是1岁左右的婴幼儿。

（2）起病急骤，常突然高热，持续3～4天后热退，但精神状态良好，伴随症状少，全身症状轻微。枕部及耳后淋巴结轻度肿大。热退出现玫瑰红色皮疹，皮疹以躯干、腰部、臀部为主，面部及肘、膝关节等处较少。皮疹出现1～3天后即消退。疹退后无脱屑及色素沉着斑。

（3）血常规：白细胞总数明显减少，淋巴细胞增高，最高可达90%以上。

2. 鉴别诊断　与麻疹鉴别：麻疹以发热，咳嗽，鼻塞流涕，泪水汪汪，口腔两颊近白齿处可见麻疹黏膜斑，高热时周身皮肤按序泛发麻粒样大小的红色斑丘疹，疹退时皮肤有糠麸样脱屑和色素沉着斑为特征。奶麻发热3～4天后热退出疹，一般全身症状轻微，疹退后无脱屑及色素沉着斑。

【辨证论治】

1. 辨证要点　本病以卫气营血辨证为纲，初起见发热恶寒，无汗或少汗，口微渴，或咳嗽等，为风热侵袭肺卫，继而见高热骤起，咽红目赤，烦躁口渴，或伴见咳嗽，腹泻，纳差等，为邪热入里，热炽气分，当发热骤降或稍后，出现从颈部及躯干开始，并迅速波及全身的不规则红色斑点或斑丘疹，则为邪热内窜营分，正气托毒外出，达于肌肤血络的改变。本病绝大多数为轻证，起病突然高热并持续3～4天，临床表现除发热外，其他症状表现轻微，神情安静，热退之际皮疹透发毒泄而安。少数可见重症，四肢抽搐，神昏谵语，则为邪热过盛，内扰动风，邪陷厥阴之变。

2. 治疗原则　本病治疗，以透表清热，疏卫凉营为主。发病初期，治以疏风清热，宣透邪毒；热退疹出后，治以清热生津，以助康复。

3. 证治分类

（1）邪郁肌表

证候　高热骤发，持续3～4天，精神正常或稍有烦躁，饮食减少，咽红，或见囟填，或见口干，腹泻，纳差，舌质偏红，舌苔薄黄，指纹浮紫。

辨证　本证以突然出现高热（体温可达39.5～40℃，甚至更高），持续3～4天，精神正常，其他症状少且轻微为特征。

治法　疏风清热。

方药　银翘散加减。常用金银花、连翘疏风清热，透表解毒；薄荷（后下）、牛蒡子、桑叶、菊花辛凉清解，透热散邪；桔梗、淡竹叶、板蓝根、甘草清热解毒，宣肺利咽。

壮热不退，烦躁不安者，加淡豆豉、栀子、蝉蜕、解肌散热；囟填或见抽搐者，加羚羊角粉（水调服）、钩藤（后下）、僵蚕凉肝息风；食欲不振，大便溏薄者，加藿香、扁豆、薏苡仁健脾除湿；咽部红肿疼痛，加马勃、射干利咽消肿。

（2）毒泄津伤

证候　身热骤退，肌肤出现玫瑰红色小丘疹，皮疹始见于颈项、躯干部，很快延及全身，经1～2天皮疹消退，肤无痒感，或有口干，纳差，舌质偏红，舌苔薄少津，指纹淡紫。

辨证　以高热之后，热退即见肌肤玫瑰红色小丘疹，皮疹始见于颈项、躯干部，很快延及全身，经 1～2 天皮疹消退为特征，如皮疹稠密、色紫者为邪热较重。

治法　清热生津。

方药　银翘散合养阴清肺汤加减。常用金银花、连翘、牛蒡子、淡竹叶、板蓝根清解余热；地黄、玄参、牡丹皮、麦冬凉营护阴；桔梗、甘草解毒利咽。

口干者，加沙参、玉竹、石斛生津养液；食欲不振者，加鸡内金、炒麦芽、乌梅健胃消食；大便干硬者，加火麻仁、蜂蜜润肠通便。

【其他疗法】

1. 中成药

（1）小儿热速清口服液　每支 10mL。每服 <1 岁 2.5～5mL；1～3 岁 5～10mL；3～7 岁 10～15mL；7～12 岁 15～20mL。1 日 3～4 次。用于邪郁肌表证。

（2）清开灵颗粒　每袋 3g。每服 <1 岁 1.5g；1～3 岁 3g。1 日 2～3 次。用于邪郁肌表证。

2. 推拿疗法　高热，可配合清天河水（100～200 次）、退六腑（100～200 次）、清肺经（100～200 次）。用于邪郁肌表证。

【预防调护】

1. 预防　在婴幼儿集体场所，如幼托机构发现可疑患儿，应隔离观察 7～10 天。隔离患儿至出疹后 5 天。

2. 调护

（1）病室空气流通。

（2）患病期间需休息。饮食宜清淡，富营养，易消化，多饮水。避风寒，防感冒。

（3）发热可使用物理降温，温水搽浴。持续高热需使用退热药物。

【临证备要】

1. 早诊断，防惊风　奶麻常见于 2 岁以内幼儿，6 月至 1 岁婴儿高发。临床特点为持续高热，本病有一定的先兆，如精神食欲尚可，与突发高热不对称；咽颊部有小溃疡或斑丘疹；部分患儿前囟饱满。同时，因本病以高热为主症，小儿肝常有余，肝风易被热扰而动，可能发生风热惊风。因此，此病需防热盛动风的变化，及时防患于未然。

2. 辨轻重，散郁热　本病病位主要在肺卫，涉及气营，极少内陷厥阴，病情总体不重。轻者，身热不太高，热程不长，伴随症状较轻，可以中成药治疗或注重调护而愈。重者，身热较甚（体温 39～40℃），持续 3 天以上，烦躁，可有囟填或抽搐等，治宜辛凉宣透，必要时佐以镇肝息风。同时，高热不退，热窜营络而出疹及囟填颈项臀核肿大等表现，显示本病有风热化毒的特征，可合用"火郁发之"以散郁热、化疹毒，在辨证论治方中配以柴胡、黄芩、蝉蜕、僵蚕、板蓝根、芦根等。偶见重症并发症者，当随症施治。

第十节　风　疹

风疹是疠气（风疹疫邪）引起的，以轻度发热，咳嗽，全身皮肤出现细沙样玫瑰色斑丘疹，耳后及枕部臀核肿大为特征的一种急性出疹性外感热病。本病一年四季均可发生，但冬春季节好发，可造成流行，在发生流行时各年龄期儿童均可发病，传染性强。一般症状较轻，预后良好。

"风疹"病名，首见于西汉马王堆古墓出土的《养生方》："汗出不可露卧及浴，使人身振寒热，风疹也。"后代文献中其他与风疹相关的记载还有《金匮要略·中风历节病脉证并治》："邪气中经，则身痒而瘾疹。"《诸病源候论·小儿杂病诸候·风瘙瘾疹候》："小儿因汗解脱衣裳，风入腠理，与血气相搏，结聚起，相连成隐胗，风气止在腠理，浮浅，其势微，故不肿不痛，但成瘾疹瘙痒耳。"这些论述与风疹的病因病机及症状基本相符。

本病一般多侵犯肺卫，病程较短，少见并发症，故称之为"皮肤小疾"。但孕妇在妊娠早期感染风疹病毒，可影响胚胎的正常发育，引起流产、胎萎不长，或娩出先天性风疹综合征的婴儿，表现为先天性心脏病、白内障、脑发育障碍等。因此，需特别重视预防孕期感染。

西医学的风疹可参考本病辨证治疗。

【病因病机】

风疹的病因为感受疠气（风疹疫邪）。主要病变在肺卫，可涉及心营。风疹时邪，性属风热，并具疠气特点，具有传染性和流行性，邪自口鼻而入，首先犯肺，正邪相争，肺卫失宣，进而邪热内盛，侵入气营，燔灼肺胃，血络损伤，溢于肌肤，则泛发红疹。若邪热炼液为痰，搏结于足少阳胆经，则耳后、枕部等处瘰核肿大。

1. 邪犯肺卫　风疹时邪，首犯肺系，肺卫失宣，故可见发热，恶风，咳嗽，流涕等。太阴热邪，内窜于营，营主血络，营热则血络损伤，外泄于肌肤，发为红疹，色泽淡红，分布均匀。若邪毒内窜，阻滞少阳经络，则耳后、枕部瘰核肿胀。

2. 邪入气营　少数疫邪较甚者，壅盛于肺胃，内犯气营，气营两燔，可见壮热，烦渴，便秘，尿赤，皮疹鲜红或深红，疹点分布较密。偶因邪毒炽盛，出现内陷心肝的严重变证。

【临床诊断】

1. 诊断要点

（1）本病流行期间，患儿有风疹患者接触史。

（2）冬春两季发病较多。多见于学龄前期及学龄期儿童，6月以下婴儿少见。发热1天左右，皮肤出现淡红色斑丘疹，初见于头面部，迅速向下蔓延，1天内布满躯干和四肢，但手掌足底大多无皮疹。出疹2～3天后，发热渐退，皮疹逐渐隐没，皮疹消退后，可有皮屑，但无色素沉着。一般全身症状较轻，但常伴耳后及枕部瘰核肿大、左胁下痞块轻度肿大。

（3）血常规检查白细胞总数减少，分类淋巴细胞相对增多。直接免疫荧光法检测，在鼻咽部分泌物中可查见风疹病毒抗原。患儿双份血清抗体效价增加4倍以上时可确诊。亦可检测特异性IgM抗体，出疹5～14天阳性率可达100%。新生儿血清特异性IgM抗体阳性可诊断为先天性风疹。

2. 鉴别诊断

（1）与麻疹鉴别　风疹与麻疹均有发热，咳嗽，鼻塞流涕等症状，但风疹症状较轻。麻疹泪水汪汪，口腔两颊黏膜近白齿处可见麻疹黏膜斑。风疹一般发热1天出疹，1～2天后皮疹消退，而麻疹一般发热3～4天出疹，周身皮肤按序泛发麻粒样大小的红色斑丘疹，出疹后热势更甚。风疹皮疹退后可有皮屑，无色素沉着，而麻疹皮疹退时皮肤有糠麸样脱屑和色素沉着斑。

（2）与奶麻鉴别　奶麻多发生于2岁以下的婴幼儿，突然高热，持续3～4天后热退，但全身症状轻微。身热始退，或热退稍后即出现玫瑰红色皮疹，皮疹以躯干、腰部、臀部为主，面部及肘、膝关节等处较少。皮疹出现1～2天后即消退，疹退后无脱屑及色素沉着斑。风疹发热1天左右，皮肤出现淡红色斑丘疹，初见于头面部，迅速向下蔓延，1天内布满躯干和四肢，但手掌足底大多无皮疹。出疹2～3天后，发热渐退，皮疹逐渐隐没，皮疹消退后，可有皮屑，但无色素沉着。

【辨证论治】

1. 辨证要点　本病以卫气营血辨证为纲，主要分辨证候的轻重。低热，疹色淡红、稀疏，其他症状轻者为邪气较轻，属邪犯肺卫证，病情较轻，预后良好。壮热口渴，烦躁不宁，疹色红紫或紫暗、稠密，其他症状较重者为邪犯气营，病情较重。

2. 治疗原则　本病以疏风泄热透疹为基本原则。轻者邪犯肺卫，治以疏风散邪，泄热透疹；重者邪入气营，治以清气凉营，解毒透疹。偶见邪毒炽盛，内陷心肝者，治以清热解毒，开窍息风。

3. 证治分类

（1）邪犯肺卫

证候　发热，恶风，鼻塞流涕，轻微咳嗽，皮疹先起于头面、躯干，随即遍及四肢，分布均匀，疹点细小，疹色淡红，一般2~3日逐渐消退，肌肤轻度瘙痒，耳后及枕部臀核肿大触痛，舌边尖红，舌苔薄白或薄黄，脉浮数。

辨证　本证以低热，疹色淡红，耳后及枕部臀核肿大触痛为特征，全身症状不重。风疹患儿绝大多数属于此证。

治法　疏风散邪，泄热透疹。

方药　银翘散加减。常用金银花、连翘、淡竹叶清热解表；牛蒡子疏风清热；桔梗、甘草宣肺止咳；荆芥、薄荷（后下）、淡豆豉疏风解表透邪。

耳后、枕部臀核肿胀疼痛者，加夏枯草、玄参以清热解毒散结；咽喉红肿疼痛者，加僵蚕、马勃、板蓝根清热解毒利咽；皮肤瘙痒者，加蝉蜕、地肤子祛风止痒。

（2）邪入气营

证候　壮热口渴，烦躁哭闹，疹色鲜红或紫暗，疹点稠密，甚至可见皮疹融合成片或成片皮肤猩红，大便秘结，小便短赤，舌质红绛，舌苔黄糙，脉象洪数。

辨证　本证以壮热烦躁，疹点密集，色鲜红或紫暗为特点。虽此证临床较少，但病情明显重于邪犯肺卫证。

治法　清气凉营，解毒透疹。

方药　透疹凉解汤加减。常用桑叶、薄荷（后下）、牛蒡子、蝉蜕疏风泄热，透疹达邪；连翘、黄芩、紫花地丁清热解毒，透热转气；赤芍、紫草凉营活血。

口渴引饮者，加天花粉、鲜芦根清热生津；大便干结者，加大黄（后下）、玄明粉（冲服）泻火通腑；皮疹稠密，疹点紫暗者，加地黄、牡丹皮、丹参清热凉血。

【其他疗法】

中成药

（1）板蓝根颗粒　每包10g。每服＜3岁3g；3~6岁6g；＞6岁10g。1日3次。温开水冲服。用于邪犯肺卫证。

（2）清开灵颗粒　每包3g。每服＜3岁1g；3~6岁1.5g；＞6岁3g。1日3次。温开水冲服。用于邪入气营证。

（3）蒲地蓝消炎口服液　每支10mL。每服＜1岁1/3支；1~3岁1/2支；3~5岁2/3支；＞5岁1支。每日3次。用于邪入气营证。

【预防调护】

1. 预防

（1）风疹流行期间，避免去公共场所。若与风疹患者密切接触，可口服板蓝根颗粒预防发病。

（2）孕妇尤其妊娠早期（妊娠3个月内），避免与风疹患者接触。

（3）儿童及婚前女子接种风疹疫苗，具有预防作用。

2. 调护

（1）患儿在出疹期间不宜外出，防止复感外邪。

（2）注意合理休息，饮食清淡，多饮温水，少食辛辣刺激之品。

（3）注意休息与保暖，衣服宜柔软宽松。

（4）皮肤瘙痒者，应防止抓挠引起皮肤感染。

【临证备要】

1. 慎防先天性风疹综合征　本病患儿一般邪轻病浅，能较快痊愈。但孕妇需预防本病，如《诸病源候论·妇人妊娠病诸候》所说："……故云时气也，妊娠遇之，重者伤胎也。"妊娠早期孕妇若感染风疹病毒，可以引发流产、死胎，或所生的新生儿患先天性心脏畸形、白内障、耳聋、发育障碍等，即先天性风疹综合征。在孕前3个月注射风疹疫苗，可以预防本病发生，并减少孕期注射疫苗对胎儿的影响。

2. 疏风泄热是本病基本治则　清代《麻科活人全书·正麻奶麻风瘾不同第十五》中指出："风瘾者，亦有似于麻疹，乃发在幼孩甫生一月、半周、一岁之间，时值天气炎热，感风热而作，此不由于胎毒，乃皮肤小疾，感风热客于脾肺二家所致，不在正麻之列。"对风疹的病因、病位及与麻疹的不同有所论述。明确本病的病因为风热病邪；病位为肺脾；与麻疹病因及病情不同，属"皮肤小疾"。可见本病常为轻症，由风热病邪致病，以卫气营血辨证为主，治以疏风泄热，散热达邪为纲。

3. 可配合使用解毒凉血消风　本病多见风热犯肺，肺卫失宣，少数风热化火，深入营血，燔灼气营，治宜清气凉营，解毒透疹。病变过程中，如疹点紫红或紫暗者，可加用凉血解毒药，如板蓝根、牡丹皮、紫草等；瘙痒甚者，可加僵蚕、乌梢蛇、蛇床子等搜风止痒。

第十一节　痄　腮

痄腮是疫疠毒邪引起的，以发热，耳下腮部肿胀疼痛为主要特征的急性外感热病。四季均可发生，冬春两季多见。多发于3岁以上儿童，小于2岁婴幼儿少见。本病传染性较强。预后一般良好，自然感染者可获得持久的免疫力。少数患儿因素体虚弱或邪毒炽盛，可见邪陷心肝、毒窜睾腹之变证。

痄腮病名最早见于金元时期窦汉卿的《疮疡经验全书·痄腮》，其述："此毒受在牙根、耳聤，通于肝肾，气血不流，壅滞颊腮，此是风毒症。"明代朱橚等在《普济方》等书中称本病为"搭腮肿"。清代高秉钧《疡科心得集·辨鸬鹚瘟耳根痈异证同治论》称其为鸬鹚瘟，并说："夫鸬鹚瘟者，因一时风温偶袭少阳，络脉失和。生于耳下，或发于左，或发于右，或左右齐发。初起形如鸡卵，色白濡肿，状若有脓，按不引指，但酸不痛，微寒微热；重者或憎寒壮热，口干舌腻。初时则宜疏解，热甚即用清泄，或挟肝阳上逆，即用息风和阳。此证永不成脓，过一候自能消散。"对本病有较全面的记述。

西医学的流行性腮腺炎可参考本病辨证治疗。

【病因病机】

本病病因为疫疠毒邪，邪毒直中足少阳胆经与足厥阴肝经，热毒壅滞，枢机不利，发为痄腮。甚者，热毒深入营血，扰神伤阴，或毒陷厥阴，引动肝风。后期邪去正安，或因邪毒极盛，或年幼体虚者，可见毒窜睾腹。

1. 邪犯少阳　足少阳胆经起于目外眦，上抵头角，下耳后，绕耳而行，终止于两足第四趾端。少阳属半表半里，疠气易犯半表半里。疫疠毒邪直犯足少阳胆经，上攻腮颊，郁而不散，经脉壅滞，气血运行受阻，聚于耳下，故以耳垂为中心漫肿，边缘不清，腮部漫肿而酸胀作痛。邪热初起，兼见发热，恶寒，咽痛，头痛等症。

2. 疫毒壅盛　疫疠毒邪蕴结少阳，阳气怫郁，邪热化火化毒，毒热内迫气营，扰乱心神，灼伤津液，出现高热不退，烦躁不安，口渴欲饮，纳少，呕吐，腮部胀甚疼痛，坚硬拒按，张口咀嚼不便，舌质红，舌苔黄，脉数等。

3. 邪陷心肝　若邪毒壅盛，温热毒邪攻窜流走，便循少阳、厥阴之表里传变，热极生风，肝风内动，可见高热，头痛，呕吐，项强，抽搐，昏迷，腮部漫肿灼热胀痛拒按等。

4. 毒窜睾腹　邪盛毒重或年幼体虚者，邪毒循经络表里传变，壅滞于厥阴肝经少腹、阴器，经气不舒，可见一侧或双侧睾丸肿胀疼痛，或脘腹疼痛，少腹疼痛，痛时拒按等。

【临床诊断】

1. 诊断要点

（1）发病前2～3周有流行性腮腺炎患者接触史。

（2）初期可有发热，头痛，咽痛。腮部以耳垂为中心弥漫性肿大，向前、后、下方发展，边缘不清，表面皮肤不红，触之有弹性感并伴触痛，1～3天内肿胀达高峰。常一侧先肿大，对侧亦可出现肿大。腮腺导管开口（位于上颌第二臼齿对面颊黏膜上）可出现肿胀。腮部肿大一般持续5天左右，以后逐渐消退。部分患儿可出现高热，头痛，呕吐，甚至抽搐，昏迷。男孩可并发睾丸炎，女孩偶见卵巢炎。

（3）白细胞总数正常或偏低，淋巴细胞相对增高。多数患儿发病早期血清和尿淀粉酶有轻至中度增高。患儿唾液、脑脊液、尿或血中可分离出腮腺炎病毒。用 ELISA 法检测患者血清中腮腺炎病毒特异性 IgM 抗体，可以协助快速诊断。

2. 鉴别诊断　与发颐（化脓性腮腺炎）鉴别：发颐无传染性，腮部红肿灼热明显，疼痛剧烈拒按，成脓时局部有波动感。肿胀多为一侧，双侧发病少见，腮腺管口红肿，挤压腮腺可见脓液溢出。痄腮有传染性，以耳垂为中心弥漫性肿大，边缘不清，表面皮肤不红，触之疼痛，1～3天内肿胀达高峰。常一侧先肿大，对侧亦可出现肿大。腮腺导管开口挤压腮腺无脓液溢出。

此外，还应辨别其他病毒感染所致的腮腺炎，如流感病毒、副流感病毒、巨细胞病毒、艾滋病毒等。

【辨证论治】

1. 辨证要点　本病主要辨别病位、轻重及逆证。

（1）辨识病位　足少阳胆经起于目外眦，上行头角，下耳后，沿颈旁行。本病病位主要在足少阳胆经。少阳受邪，邪郁经脉，邪毒循经郁于腮颊，与气血相搏，则腮部肿胀酸痛，咀嚼不便。

（2）辨别轻重　本病常证中有轻、重之分。轻者，发热不高，微恶风寒，腮部肿胀不甚，饮食咀嚼不舒；重者邪毒壅盛于少阳经脉，则见壮热不退，头痛呕吐，腮部漫肿显著，咀嚼疼痛，烦躁口渴等症。

（3）辨别逆变　重症者常可产生逆变证候。如温毒郁结少阳不解，则易传变陷于厥阴，产生变证。若热毒炽盛，症见高热，项强，抽搐，昏迷，腮部漫肿，局部灼热，是为毒陷心肝。足厥阴之经脉循少腹绕阴器，温毒蕴结厥阴肝经，症见睾丸肿痛，少腹疼痛，是为毒窜睾腹。

2. 治疗原则　本病以清热解毒，软坚散结为治疗原则。初起轻证，邪犯少阳，治以疏风清热，通经散结为主；若热毒壅结者，属痄腮重证，治以清热解毒，软坚散结。腮部漫肿，硬结不散者，治宜软坚消结，清热化痰。若发生变证，如内陷心肝或引睾窜腹，则宜清肝解毒，结合平肝息风或疏肝通络，活血止痛。内服药物的同时，配合外治疗法，有助于腮部肿胀的消退。临床应密切关注患儿病情变化，及早发现并处理变证。

3. 证治分类

（1）常证

①邪犯少阳

证候　轻微发热恶寒，一侧或两侧耳下腮部漫肿疼痛，触之痛甚，咀嚼不便，或有头痛，咽红疼痛，纳少，舌质红，舌苔薄白或薄黄，脉浮数，或指纹淡紫。

辨证　本证见于痄腮初起，或感邪较轻者，以轻微发热，耳下腮部肿痛，咀嚼不便，全身症状不明显为特征。

治法　和解少阳，散结消肿。

方药　柴胡葛根汤加减。常用柴胡、黄芩清宣少阳郁热；牛蒡子、葛根、桔梗疏风散热利咽；金银花、连翘、板蓝根、夏枯草清热解毒，消肿散结；赤芍、僵蚕散热通络，活血消肿。

壮热烦躁者，加石膏（先煎）、知母大清气热；头痛者，加白芷、青蒿泄热止痛；咽喉肿痛者，加马勃、玄参、芦根清热利咽；恶心呕吐者，加竹茹、陈皮和中止呕；咳嗽有痰者，加前胡、浙贝母清热化痰。

②疫毒蕴结

证候　高热，一侧或两侧耳下腮部漫肿胀痛，坚硬拒按，张口咀嚼困难，或有烦躁不安，面赤唇红，口渴欲饮，头痛，咽红肿痛，颌下肿块胀痛，纳少呕吐，大便秘结，小便短赤，舌质红，舌苔黄，脉滑数，或指纹深紫。

辨证　本证以高热，烦躁，口渴，头痛，耳下腮部漫肿疼痛、坚硬拒按，张口咀嚼困难为特征。本证为重证，易发生变证，须及早辨识。

治法　清热解毒，软坚散结。

方药　普济消毒饮加减。常用柴胡、黄芩清利少阳；薄荷（后下）、牛蒡子疏风泄热；黄连、板蓝根、蒲公英、夏枯草清热解毒，散结消肿；马勃、桔梗、玄参解毒利咽；升麻、僵蚕发散郁火。

热炽者，加石膏（先煎）、知母、栀子清热泻火；腮部肿胀，坚硬拒按者，加牡蛎（先煎）、赤芍、牡丹皮软坚散结，活血消肿；呕吐者，加竹茹、旋覆花降逆止呕；大便秘结者，加大黄（后下）、玄明粉（冲服）通腑泄热；口渴唇燥者，重用玄参，加天花粉清热养阴生津。

（2）变证

①邪陷心肝

证候　高热不退，耳下腮部漫肿疼痛，坚硬拒按，头痛项强，烦躁，呕吐剧烈，或神昏嗜睡，反复抽搐，舌质红绛、舌苔黄，脉弦数，指纹深紫，或达命关。

辨证　本证以腮部漫肿疼痛加重，高热头痛，呕吐，项强，嗜睡，甚或神昏抽搐为特征。

治法　清热解毒，息风开窍。

方药　清瘟败毒饮加减。常用水牛角（先煎）、玄参、牡丹皮、赤芍清心凉营，解毒活血；栀子、黄连、连翘、板蓝根清热泻火；石膏（先煎）、淡竹叶清气泄热；钩藤（后下）、全蝎、僵蚕镇静凉肝，息风止痉；地黄、芦根清热生津。

头痛剧烈者,加用龙胆、石决明(先煎)凉肝泻火;恶心呕吐者,加竹茹、赭石(先煎)清热降逆。抽搐频作者,加服紫雪清热平肝、息风止痉;神志昏迷者,加服至宝丹清热解毒、开窍化浊。

②毒窜睾腹

证候　腮部肿胀或腮肿消退后,一侧或双侧睾丸肿胀疼痛,或脘腹、少腹疼痛,痛时拒按,或伴发热,溲赤便结,舌质红,舌苔黄,脉弦,或指纹深紫。

辨证　本证以腮部肿胀或消退后,出现睾丸肿胀疼痛,或少腹、脘腹疼痛为特征。

治法　清肝泻火,活血止痛。

方药　龙胆泻肝汤加减。常用龙胆、栀子、柴胡、川楝子、黄芩清肝泻火,行气解郁;黄连、蒲公英清热解毒;荔枝核、延胡索、桃仁、赤芍疏肝行气,活血止痛。

睾丸肿痛明显者,加青皮、莪术、皂角刺破气活血;腹痛呕吐者,加郁金、竹茹、法半夏解郁降逆;少腹痛者,加香附、乌药、红花行气活血;腹胀便秘者,加大黄(后下)、枳壳降气通下。

【其他疗法】

1. 中成药

(1)腮腺炎片　每片重0.3g。每服3～6片。1日3次。用于邪犯少阳证。

(2)安宫牛黄丸　每丸3g。每服<3岁1/4丸;4～6岁1/2丸。1日1次。温开水化开送服。用于邪陷心肝证。

(3)龙胆泻肝丸　浓缩丸每8丸相当于原生药3g。每服<3岁2丸;3～6岁4丸;>6岁6丸。1日2次。用于毒窜睾腹证。

2. 药物外治

(1)鲜蒲公英、鲜马齿苋、鲜芙蓉花叶,任选一种,捣烂涂敷患处,1日1次,连续3～5日。用于痄腮各证。

(2)青黛散,以醋调糊,涂敷患处,1日3～4次。用于痄腮各证。

(3)新鲜仙人掌,除刺,剖开,以切面(亦可捣泥)外敷患处,1日2次,连续3～5日。用于痄腮各证。

(4)鲜芙蓉叶、鲜败酱草各适量,捣烂。青黛10g,大黄10g,皂刺10g,荔枝核10g,研细末。将以上药物混合、调匀,敷睾丸肿痛部位,并用布袋托起睾丸,药干则用清水湿润继用,1日1次。用于睾丸肿痛者。

3. 针灸疗法

(1)耳穴取双侧腮腺、皮质下、肾上腺、面颊。用王不留行籽按压在穴位上,胶布固定,按压每个穴位,以耳郭发热为度。1日按4～5次,3～4日为1疗程。用于疠毒蕴结证。

(2)体针取翳风、颊车、合谷、外关、关冲穴,用泻法,强刺激,或点刺放血。用于疠毒蕴结证、邪陷心肝证。

(3)体针取翳风、颊车、合谷、外关、太冲、血海、三阴交,用泻法,强刺激,1日1次。用于毒窜睾腹证。

【预防调护】

1. 预防

(1)按计划接种麻腮风(麻疹、流行性腮腺炎、风疹)三联疫苗。

(2)流行期间少去公共场所,有接触史的患儿应隔离观察,有接触史的集体机构应检疫

3 周。

（3）患儿确诊后应及时隔离治疗，直至腮肿完全消退后 3 天。

2. 调护

（1）患儿应卧床休息直至热退。

（2）患儿的衣被、用具等物品均应煮沸消毒；居室用食醋加水熏蒸，进行空气消毒。

（3）宜进食清淡食品和易消化食物。

（4）睾丸肿大疼痛者，要卧床休息、减少活动、避免摩擦，局部可给予冷湿敷，并用纱布做成吊带，将肿胀的阴囊托起。

（5）密切观察高热、头痛、嗜睡、呕吐者的病情，及时发现并发症，并给予必要的治疗。

【临证备要】

1. 清热解毒、软坚散结为本病基本治则　　本病病因为疫疠毒邪，主要侵袭足少阳胆经，可波及足厥阴肝经，病变以热毒蕴结为特征。故治疗以清热解毒、软坚散结为基本治则。同时可遵《素问·六元正纪大论》"火郁发之"，在清热解毒，消除疠气的基础上，注重发散怫郁，消散壅滞。如在上述主治各方中配伍使用柴胡、川楝子、僵蚕、陈皮、葛根、升麻、桔梗等具有行气解郁，轻清宣阳功用的药物，使寒而不凝，清散并举。另有《伤寒瘟疫条辨》中治疗瘟疫的名方——升降散（蝉蜕、僵蚕、姜黄、大黄），具有寒温并用、升降相宜、清热散热并举的功效，也可在本病中配合使用。

2. 积极预防及治疗变证　　对于本病常证患者，若治疗及时、准确，多不发生变证。但本病因疫疠毒邪致病，具攻窜流走特点，容易发生变证，如邪毒攻窜肝经肝脉，则可见腮部漫肿疼痛，颈项强直，四肢抽搐；邪毒攻窜心窍，则神志昏迷。治宜清热解毒，息风开窍。若病程迁延，邪毒下窜，男孩出现睾丸肿胀疼痛，女孩出现少腹疼痛，此为毒窜睾腹之变证，治宜清肝泻火，活血止痛。发生变证时，临床可根据患儿的病情，配合相应的西医治疗。

第十二节　水　痘

水痘是疠气（水痘疫邪）引起的，以发热，皮肤及黏膜分批出现斑丘疹、疱疹、结痂并同时存在为主要特征的急性外感热病。水痘具有传播迅速、波及面广、发病率高和皮肤疱疹的特点，属温疫、温毒范畴。本病一年四季均可发病，冬春季节常见，易在儿童集体机构中流行，好发于 5～9 岁儿童。发病前 2～3 周多有水痘患者接触史。儿童期发病绝大多数症状较轻，但对新生儿和免疫功能缺陷者有时可能是致命性的，需要特别注意。

水痘的早期记载见于南宋《小儿卫生总微论方·疮疹论》："发于脏也，其疮皮薄，如水疱，破即易干者，谓之水痘，此为表证。"清代医家继承和发展前人之说，详细论述了水痘的病症特点。如张璐《张氏医通·水痘》云"水痘者，色淡浆稀，故曰水痘。"因疱疹浆液清亮如水，疹形椭圆似痘，故称"水痘"，还有"水疱""水喜""水花"等别名。张介宾《景岳全书·谟集·痘疹诠》载："凡出水痘，先十数点，一日后，其顶尖上有水疱；二日三日，又出渐多；四日浑身作痒，疮头皆破，微加壮热即收矣。但有此疾，须忌发物，七八日乃瘥。"阐明了水痘的病症特点、病程及预后。

20 世纪 80 年代以来，随着水痘减毒活疫苗接种的推广，本病发病率显著下降，但仍有散发病例和局部流行。任何年龄均可发病，学龄前期儿童患病比例较高。接种水痘疫苗后又确诊水痘的患儿，临床称为突破性水痘，其临床症状及皮疹较轻，一般不发热或仅见低热，散在红斑、丘疹，水疱，病程短且并发症少。

西医学的水痘病名与本病相同。

【病因病机】

水痘的病因是感受水痘疫邪，其邪具有风热湿性。病变主要在肺脾。小儿脏腑娇嫩，形气未充，肺脾常虚，易受外邪侵袭。盖肺主皮毛，居于上焦，风热湿邪从口鼻而入，直侵肺卫。脾主肌肉、恶湿，或脾气不健，水湿内蕴，外湿侵袭，内外湿合，郁阻肺脾，蕴蒸肌肤，则发为水痘。若禀赋不足，素体虚弱，或感邪较重，邪盛正衰，正邪交争剧烈，湿热邪毒炽于气营，则可见气营两燔证。甚者因邪炽正衰，正不胜邪，邪毒内犯，波及肺、心、肝等，可出现邪毒闭肺、邪陷心肝等变证。

1. 邪犯肺卫　冬春时节，风热湿邪，从口鼻而入，侵袭肺卫，邪正相争，肺卫失宣则发热、流涕、咳嗽；病邪深入，郁阻于脾，脾失健运，水湿内停，风热与内外湿邪相搏，蕴蒸于肌腠，外发于肌表，则发为水痘。

2. 邪炽气营　水痘疫邪，邪毒炽盛，热邪入里，内犯气营，则见壮热烦渴，面红目赤，痘疹密集，疹色紫暗，疱浆混浊等。

3. 邪毒闭肺　若邪毒炽盛或失治误治，致肺气郁闭，出现咳嗽气喘，鼻翼扇动，呼吸困难，喉间痰鸣，痘疹密布，疹色紫暗，疱浆混浊，根脚较硬，此为变证之一。

4. 邪陷心肝　若感邪较重，或体弱多病儿，邪毒内攻，内陷心肝，则见皮疹疱液稠浊，疹色紫暗，伴高热不退，烦躁不安，神昏谵妄，喉间痰鸣，四肢抽搐等。此为变证之二。

【临床诊断】

1. 诊断要点

（1）多在冬春季节发病，起病前2～3周有水痘或带状疱疹患者接触史。

（2）疹前期：时间较短，一般小于24小时，可有发热，流涕，轻咳等肺卫表证。出疹期：发热当天或第2天透发皮疹，首见于躯干和头部，以后延及面部和四肢，呈向心性分布，躯干部较密集，常伴瘙痒感，分批出现。口腔、咽喉、眼结膜、外阴亦可见疱疹，且疱疹易破，形成溃疡。皮疹初期为红色斑疹、丘疹，24小时后变为疱疹，2～3天结痂，高峰期斑疹、丘疹、疱疹、结痂同时存在，形态椭圆，大小不一，周围红晕，可有发热，伴全身不适，头痛，咽痛，纳差等症状。愈后不留瘢痕，无色素沉着。病情严重者，皮疹稠密，疱疹较大，疹色赤紫，根盘红晕明显，疱浆混浊，发热，呕吐，烦躁；或见嗜睡，神昏，谵语，惊厥；或见咳嗽频作，喘促。

轻症不典型病例可以不发热，皮疹分布稀疏，全身症状轻，病程较短。

（3）白细胞总数正常或偏低，分类淋巴细胞计数可增高。

（4）使用免疫荧光法检测病毒抗原，敏感性较高，有助于诊断。补体结合抗体高滴度或双份血清抗体滴度4倍以上升高可明确诊断。用聚合酶链反应（PCR）检测患儿呼吸道上皮细胞和外周血白细胞中的特异性病毒DNA，是敏感、快速的早期诊断方法。

2. 鉴别诊断

（1）与丘疹性荨麻疹鉴别　丘疹性荨麻疹好发于婴幼儿，常有过敏史，多见于四肢，初为红色丘疹，继而顶部略似疱疹，较硬，不易破损，数日后渐干或轻度结痂，瘙痒重，易反复出现。水痘好发于学龄期儿童，皮疹首见于躯干和头部，以后延及面部和四肢，呈向心性分布，躯干部较密集，口腔、咽喉、眼结膜、外阴亦可见疱疹，且疱疹易破，形成溃疡，高峰期斑疹、丘疹、疱疹、结痂同时存在。

（2）与脓疱病鉴别　脓疱病好发于夏季，多见于头面及四肢暴露部位，初为疱疹，很快成为脓疱，最后结痂。疱液可培养出细菌（多为葡萄球菌或链球菌）。水痘皮疹首见于躯干和头部，以后延及面部和四肢，呈向心性分布，可斑疹、丘疹、疱疹、结痂同时存在。

【辨证论治】

1. 辨证要点 本病辨证，重在辨别病在卫分、气分、营分，病情分常证与变证。常证根据全身及局部症状，凡痘疹小而稀疏，色红润，疱浆清亮，或伴有微热，流涕，咳嗽等为病在卫分；若水痘邪毒较重，痘疹大而密集，色赤紫，疱浆混浊，伴有高热，烦躁等为病在气分、营分。变证则易见邪毒闭肺或邪陷心肝。若见发热，咳嗽频作，喉间痰鸣，气急喘促，口唇紫绀者，为邪毒闭肺；如见为壮热，头痛，呕吐，谵语，狂躁，昏迷，口噤，项强，抽搐者，为邪陷心肝。

2. 治疗原则 本病以疏风清热，化湿解毒为基本治则。轻证属邪伤肺卫者，治宜疏风清热解毒为主，佐以利湿；重证为毒炽气营者，治宜清气凉营，解毒化湿。若内陷心肝，发热烦躁，甚则神昏谵语，抽搐惊厥则治宜清心开窍，凉肝息风；若邪毒闭肺，咳嗽频作，喘促气急，当宣肺开闭，清热解毒。水痘变证的重症患儿，应中西医配合治疗，以防危变。

3. 证治分类

（1）常证

①邪犯肺卫

证候 多为低热，少数无热，鼻塞流涕，咳嗽，喷嚏，痘疹稀疏，疹色红润，疱浆清亮，根脚红晕不著，舌边尖红，舌苔白微腻，脉浮数，或指纹浮紫。

辨证 本证为水痘初期，以发热，鼻塞流涕，喷嚏，咳嗽，痘疹稀疏，疹色红润，疱浆清亮为特征。

治法 疏风清热，解毒利湿。

方药 银翘散加减。常用薄荷（后下）、牛蒡子辛凉清解，疏风泄热；连翘、荆芥解表透疹；金银花、淡竹叶散热除烦；桔梗宣肺排痰；滑石（包煎）、车前子（包煎）清热渗湿。

痘疹痒甚者，加蝉蜕、僵蚕、地肤子祛风止痒；咽喉肿痛者，加板蓝根、山豆根、蒲公英清热利咽；咳嗽加桑叶、前胡清肺止咳。

②邪炽气营

证候 壮热不解，烦躁不安，面红唇赤，口渴欲饮，痘疹稠密，颜色紫暗，疱浆混浊，根脚红晕显著，甚至可见出血性皮疹、紫癜，大便干结，小便短赤，舌质红绛，舌苔黄厚，脉洪数有力，指纹紫滞。

辨证 本证以壮热，烦躁，面红唇赤，口渴，大便干结，小便黄赤为气热的特征；以痘疹颜色紫暗，疱浆混浊，根脚红晕显著为营热的特征。

治法 清热凉营，解毒利湿。

方药 清胃解毒汤加减。常用水牛角片（先煎）、玄参咸寒清心，凉营泄热；金银花、连翘辛凉清解，散邪透疹；板蓝根、黄芩清热解毒；赤芍、牡丹皮清营凉血，解毒透疹；地黄、麦冬清热养阴。

壮热不退，烦躁不安，口渴引饮，气分热甚者，加石膏（先煎）、知母大清气热；大便干硬者，加大黄（后下）、玄明粉（冲服）通腑泄热；疹色深红，或见紫暗者，加紫草、栀子凉血解毒；神昏抽搐者，加安宫牛黄丸或紫雪清热开窍。

若发热不退，疱疹破溃，疱液混浊或见流出脓液，皮肤焮红肿痛，甚则溃烂，坏疽者，是毒染痘疹重症，治当清热解毒，消肿止痛，用仙方活命饮加减，常用金银花、当归、赤芍、野菊花、蒲公英、乳香、没药、白芷、天花粉、皂角刺、甘草等凉血活血，清热解毒。

（2）变证

①邪毒闭肺

证候　高热不退，咳嗽频作，喉间痰鸣，气急喘促，鼻扇，胸高胁满，张口抬肩，口唇紫绀，痘疹密布，疹色紫暗，疱浆混浊，根脚较硬，舌质红或红绛，舌苔黄或黄腻，脉滑数或洪数，指纹紫滞。

辨证　以痘疹密布，疹色紫暗或见瘀斑为热毒壅盛的特征；以壮热不退，咳嗽气促，喉间痰鸣，甚则鼻翼扇动，呼吸困难，口唇及面色青灰为毒热闭肺的特征。

治法　清热解毒，开肺定喘。

方药　麻黄杏仁甘草石膏汤合黄连解毒汤加减。常用蜜麻黄宣肺平喘；石膏（先煎）泄肺降气，清热生津；杏仁止咳平喘；黄芩、黄连、栀子清泻三焦火毒；葶苈子、紫苏子肃肺化痰；紫草、牡丹皮凉血化瘀；芦根、甘草清热生津。

热甚者，加虎杖、连翘、知母清热凉血；咳重痰多者，加前胡、天竺黄、浙贝母、瓜蒌皮清化痰热；腹胀便秘加大黄（后下）、玄明粉（冲服）、枳实通腑泻下；喘促而面唇青紫者，加丹参、赤芍活血化瘀。

②邪陷心肝

证候　壮热持续，头痛，呕吐，甚或喷射性呕吐，烦躁不安或狂躁，神志不清，谵语，嗜睡，或昏愦不语，口噤，项强，四肢抽搐，角弓反张，痘疹密布，疹色紫暗，疱浆混浊，根脚较硬，舌质红绛，舌苔黄燥或黄厚，脉弦数，指纹紫达命关。

辨证　此为水痘急危重症，邪毒内陷心肝。以迅速出现神昏谵妄，四肢抽搐，皮疹稠密、紫暗或见瘀斑，舌质红绛，苔黄燥，脉弦数为特征。

治法　镇惊息风，清热解毒。

方药　羚角钩藤汤合清瘟败毒饮加减。常用羚羊角粉（水调服）、钩藤（后下）、菊花凉肝息风；地黄、白芍、甘草酸甘化阴，滋阴增液，柔肝舒筋；川贝母、竹茹化痰通络；石膏（先煎）、知母清热生津；淡竹叶、栀子清心利尿，导热下行；水牛角（先煎）、赤芍、牡丹皮凉血解毒，养阴化瘀，以清血分之热。

壮热不退者，加柴胡、寒水石（先煎）清热泻火；腹胀便秘者，加枳实、大黄（后下）泄热通腑；吐血发斑者，加玄参、地黄、牡丹皮清热凉血；高热烦躁神昏者，加服安宫牛黄丸清热开窍；神昏惊厥者加服紫雪；神昏谵语痰盛者加服至宝丹豁痰开窍。

【其他疗法】

1. 中成药

（1）小儿豉翘清热颗粒　每袋2g。每服6月~1岁1~2g；1~3岁2~3g；4~6岁3~4g；7~9岁4~5g；10岁以上6g。每日3次。用于邪犯肺卫证。

（2）黄栀花口服液　每支10mL。每服2.5~3岁5mL；4~6岁10mL；7~10岁15mL；>11岁20mL。每日2次。用于邪犯肺卫证、邪炽气营证。

（3）痰热清注射液　每支10mL。按体重0.3~0.5mL/kg，最高剂量不超过20mL，加入5%葡萄糖注射液或0.9%氯化钠注射液100~200mL，静脉滴注，控制滴数在每分钟30~60滴，1日1次。或遵医嘱。24个月以下婴幼儿禁用。用于邪伤肺卫证、邪炽气营证、邪毒闭肺证。

2. 外治疗法

（1）苦参30g，芒硝30g，浮萍30g，煎水外洗，1日2次。用于皮疹稠密、瘙痒明显者。

（2）青黛散麻油调和后外敷，1日1～2次。用于疱疹破溃化脓者。

（3）锡类散、冰硼散、珠黄散，任选一种吹口。用于口腔疱疹破溃成溃疡者。

【预防调护】

1. 预防

（1）控制传染源，隔离患儿至全部疱疹结痂为止。

（2）切断传播途径，接种水痘减毒活疫苗。本病流行期间，少去公共场所。对已被水痘病儿污染的被服、用具及居室，应采用通风、暴晒、煮沸、紫外线灯照射等措施，进行消毒。

（3）特殊人群的防护：使用大剂量肾上腺皮质激素、免疫抑制剂的患儿，及免疫功能受损、恶性肿瘤的患儿，易感孕妇在妊娠早期，均应尽量避免与水痘患者接触。已接触者在72小时内应给予水痘—带状疱疹免疫球蛋白被动免疫。

2. 调护

（1）保持室内空气流通、新鲜；保持皮肤清洁，修剪指甲，防止搔抓；内衣要柔软勤换，以防擦破皮肤。

（2）患儿应充分休息，补充足够水分，饮食清淡、易消化且富有营养。

（3）水痘伴发热患儿禁止使用水杨酸制剂。避免使用糖皮质激素，已用者减至维持量。预防继发感染。

（4）密切观察重症水痘患儿病情变化，及早发现变证。

【临证备要】

1. 重视突破性水痘诊断治疗　由于水痘减毒活疫苗的普及接种，目前水痘多为散发或局域流行，临床突破性水痘患者增多，首诊时皮疹较难发现，无上呼吸道感染症状，常因主诉咽部干痒而误诊为咽炎，1～2天后出现皮疹而诊断为水痘。漏诊的患儿均为首诊时只在脸颊或颈部或手背出现1～2个类似蚊子叮咬的小斑点，虽无自觉症状，但具有传染性。故临证宜重视其流行病学史、接触史、预防接种史，必要时做病毒病原学检查以明确诊断。这类患儿一般病情较轻，发生变证者较少，可以辛凉透疹解毒法治疗，多能较快康复。

2. 清热解毒利湿是本病基本治则　本病具有温疫与温毒的特点，病因为疠气，治疗应以祛邪为第一要义，在卫分以疏利透达为主；入气分以清泄气热，利湿解毒为主；入营分犹可透热转气；入血分不忘透邪之机，祛瘀化浊。又因本病兼具温毒特点，因此，治疗中注重"火郁发之"，解郁散邪，发越疠毒。

第十三节　软脚瘟

软脚瘟是风湿热疫引起的，以急性发病，初期出现发热（双峰热），肢体疼痛，伴咳嗽，咽痛及呕吐，泄泻等症状，继而肌肉松弛，肢体软弱无力，形成弛缓性瘫痪，后期出现肌肉萎缩、骨骼畸形为主要临床特征的急性外感热病。本病5岁以下、4个月龄以上儿童最易感。新生儿亦可患病，且病死率较高。一年四季均可发生，夏秋季节多发。

早在《黄帝内经》中即有类似本病的记载。如《灵枢·邪气脏腑病形》所述"脾脉……微缓为风痿，四肢不用，心慧然若无病"，即描述了肢体软弱活动不利，而神志清楚的病症。《素问·痿论》中指出"五脏使人痿"，认为"肺热叶焦"是痿证的发病因素，提出"治痿独取阳明"的治疗原则。隋代巢元方《诸病源候论·小儿杂病诸候·中风不随候》述："夫风邪中于肢节，经于筋脉，若风挟寒气者，即拘急挛痛；若挟于热，即缓纵不随。"指出小儿感受风邪夹热伤于肢节筋脉，可引起肢节缓纵不随的病证，与本病相似。《温热暑疫全书·软脚瘟》所述："软脚瘟者，便清泄白，足肿难移者是也，即湿温，宜苍术白虎汤，不可轻下。小儿亦易传染，人见惊搐发痉，误作惊治，与大人多仿佛也。故凡盛夏湿温之证，即藏疫疠在内。一人受之，则为湿温；一方传遍，即为疫疠。所以疫疠之发，每每盛于春夏者，以其湿、热、暑三气交蒸故也。"对本病的病因及论治有一定的启发。

西医学的脊髓灰质炎与本病相似，由感染脊髓灰质炎病毒引起，因疾病过程中肢体软弱无力瘫痪，故又称小儿麻痹症。

从 20 世纪 50 年代中期和 20 世纪 60 年代初期分别开始使用脊髓灰质炎灭活疫苗和减毒活疫苗接种后，全球消灭脊髓灰质炎的行动取得了令人瞩目的成绩，发病率已明显降低，许多国家已消灭本病。我国多年来大力实施强化免疫，已连续数年无本土病毒株引起的病例报告，基本达到了消灭的目标。除脊髓灰质炎外，其他肠道病毒感染后发生肢体功能障碍者，亦可以参照本病辨证治疗。

【病因病机】

本病外因为疫疠病邪夹杂风湿热邪，内因为肺脾虚弱。夏秋季节，高温多湿，疫疠流行，疫疠病邪夹杂风湿热邪从口鼻而入，侵袭肺脾，肺卫受袭，宣发失司，阳气郁遏，表现初起发热，咳嗽流涕，咽红疼痛等。湿邪黏滞，湿与热合，互相阻遏，流连不散，停滞中焦，升降失常，则呕吐腹泻。风湿热疫流窜经络，阻滞不通，则肢体痹痛、软弱、瘫痪。日久湿伤阳、热伤阴，且病久入络，常易形成气虚夹瘀，如身热已退，肢体痿软无力、瘫痪，或口眼㖞斜，或吞咽不利，面色苍黄，舌色暗紫，脉细涩等。甚者肝肾亏虚，精血亏损，筋脉失养，则形成长时期肢体瘫痪，肌肉明显萎缩，关节弛缓，骨骼变形等。

1. 风湿热疫侵袭　小儿肺脏娇嫩，脾常不足，风湿热毒疫邪从口鼻而入，郁于肺卫，肺气失宣，脾阳困遏，升降失司，出现发热，头痛，汗出，咽痛，咳嗽，流涕，纳少，呕吐，泄泻，倦怠嗜睡或烦躁等。

2. 邪毒流注经络　风湿热毒疫邪具有走窜、弥漫、流连、阻滞的致病特点，流窜于经络，气血阻滞不通，则出现颈、背、肢体肌肉疼痛，转侧不利，瘫痪等。

3. 气虚血脉瘀滞　疾病日久，湿伤阳气，热伤阴液，气血受伤，病久入络，经脉受损，血行不畅，瘀阻经脉，则出现身热消退后肢体痿软无力、瘫痪，或口眼㖞斜，或吞咽不利，面色苍黄，舌色暗紫，脉细涩等。

4. 肝肾亏虚筋痿　肝藏血，主筋；肾藏精，主骨；肺主气而朝百脉；胃主宗筋，约筋骨而利关节。疫邪伤及肺胃，耗伤肺津，高源化绝，胃津受劫，宗筋失养，以致后期肢体瘫痪不能恢复，肌肉明显萎缩，关节弛缓，骨骼变形。

【临床诊断】

1. 诊断要点

（1）多发于夏秋季节，特别是未接种脊髓灰质炎减毒活疫苗患儿，部分有本病接触史。

（2）初起发热、咳嗽、咽痛、呕吐或大便稀溏。2～4 天后热退，3～5 天发热复起（双峰热），颈、背、四肢疼痛，触痛明显，不欲抚抱。热退而出现行走不正，肢体痿软，或弛缓性瘫痪。病程超过半年肢体功能未能恢复者，瘫痪的肢体出现肌肉萎缩，甚则骨骼畸形。不典型病例，可无明显双峰热，在发热，呕吐，泄泻，皮疹等症后，出现肢体麻痹，软弱，瘫痪症状。

（3）外周血白细胞正常或可升高。血清及（或）脑脊液中特异性 IgM 抗体的检出，血清或脑脊液中特异性 IgG 抗体或中和抗体滴度在恢复期显著（4 倍或更高）升高时均可确定诊断。

2. 鉴别诊断

（1）与暑湿感冒鉴别 两者均有身热不扬，咳嗽，流涕等症状。但暑湿感冒除上述症状外，无双峰热、四肢疼痛及喜卧拒抱的特点，一般 1 周左右病愈，无肢体瘫痪等后遗症。

（2）与暑温鉴别 小儿暑温以突然壮热不退，头痛项强，神昏抽搐，甚至内闭外脱为主证，其后期多出现强直性瘫痪，即硬瘫。软脚瘟肢体的瘫痪特点是：热退后肢体呈弛缓性瘫痪，又称为软瘫，瘫痪多见于下肢，个别患儿累及颈、腰、背及上肢。

【辨证论治】

1. 辨证要点 本病主要辨别常证及病情的轻重。

（1）辨识常证 本病在发病初期类似感冒，风热夹湿、肺脾同病，症见发热，头痛，烦躁，咽干，咳嗽及呕吐，泄泻等，一般持续 2～4 天症状逐渐消退，体温正常，此为疫邪初犯，郁于肺胃，属前驱期。经过 3～5 天，发热复起，且伴见烦躁汗出，肢体肌肉疼痛，倦怠无力，始见下肢单侧站立无力，故称为瘫痪前期，为邪毒流注经络。发热及其他伴随症状消退，肢体无力而不用，以致麻痹瘫痪，称为瘫痪期，证候由实转虚，以气虚血脉不行而瘀滞为主。病情迁延半年之后，肢体功能若未能恢复，则瘫痪肢体肌肉萎缩，甚则骨骼畸形，称为后遗症期，肝肾亏损，筋骨失养而难愈。

（2）辨别轻重 本病发病轻重不一，尤其是普及疫苗预防接种后，脊髓灰质炎发病率明显下降，其他肠道病毒所致的软脚瘟以轻症较多见（EV71 引起重症为多）。发热不高，持续时间较短，无双峰热，其他症状较轻，肢体痿软无力，活动不便，但经治疗肢体功能基本恢复，此属轻证。少数患儿由于感邪过盛，或因未预防接种，或未经恰当治疗，高热持续不退，出现肢体瘫痪，甚至毒陷厥阴，肺气郁闭，症见神昏，抽搐，呼吸困难，吞咽麻痹等危重证候。肢体关节不利，肌肉萎缩，骨骼畸形，日久不能恢复者，亦属疾病重证。

2. 治疗原则 本病在前驱期、瘫痪前期多属实证，治以清热解毒，化湿通络。瘫痪期、后遗症期，多属虚证、虚实夹杂证，治宜补气活血，温通经脉，补益肝肾，舒筋活络，并可配合针灸、推拿、中药外治等综合治疗。

3. 证治分类

（1）邪郁肺胃

证候 初起发热，头痛汗出，全身不适，咳嗽流涕，咽红疼痛，纳少呕吐，腹痛泄泻，伴精神倦怠，烦躁或嗜睡，舌质偏红，舌苔薄白或薄黄，脉浮数有力，指纹浮紫。

辨证 本证为疫邪初犯，郁于肺胃的前驱期。以发热恶寒，头晕疼痛，咳嗽咽红，伴恶心呕吐，或腹痛腹泻为特征。

治法 疏风泄热，清热燥湿。

方药 葛根黄芩黄连汤合银翘散加减。常用葛根、金银花、连翘、薄荷（后下）、僵蚕疏风散热；黄芩、黄连、石膏（先煎）燥湿泄热；淡竹叶、甘草清热和中。

腹痛腹泻者，加藿香、薏苡仁、苍术化湿和中；烦躁不安者，加灯心草、钩藤（后下）清心安神；嗜睡苔腻者，加胆南星、石菖蒲、茯苓化湿祛痰；大便秘结者，加瓜蒌子、决明子清泄腑实；热甚者，加板蓝根、贯众清热解毒；肢体疼痛者，加忍冬藤、桑枝舒筋活络。若发热无汗，皮肤蒸热，腹痛吐泻，苔腻脉浮，属湿邪困遏，治以芳香化湿，用新加香薷饮加味。

（2）邪注经络

证候 再度发热，肢体肌肉疼痛，转侧不利，哭闹不安，拒绝抚抱，继而瘫痪，瘫痪部位的皮肤温度较低，舌质红赤，舌苔黄腻，脉数有力，指纹紫滞。

辨证　本证为前驱发热已退，肺胃症状消失 3～5 天后再度发热，属瘫痪前期及瘫痪期。以双峰热，肢体肌肉疼痛，转侧不利，拒绝抚抱，瘫痪，舌质红，苔黄腻，脉数有力为特征。

治法　清热利湿，疏通经络。

方药　四妙丸加减。常用葛根、苍术、黄柏、薏苡仁、甘草清热利湿；丝瓜络、地龙、忍冬藤、木瓜舒筋活络。

壮热不退，瘫痪加重者，须积极控制瘫痪进展，多选用金银花、连翘、栀子、桑枝、桃仁、鸡血藤等清热解毒，舒筋活血。上肢瘫痪者加桑枝，下肢瘫痪者加牛膝，舒经通络；咽肌麻痹者，加六神丸清热利咽；腹肌麻痹者，加蚕沙祛湿活血；局部皮肤欠温者，加桂枝温阳通络；瘫痪肢体，麻木疼痛者加红花、桃仁活血通络。

如痰涎壅盛，须防痰液黏稠而阻塞气道，加黄芩、杏仁、桔梗、浙贝母、天竺黄、胆南星、海浮石、瓜蒌清热解毒，化痰利肺。病情危重，痰鸣喘憋，颜面发绀者，可用猴枣散，以竹沥冲服涤痰利气。邪陷心肝，症见烦躁不宁，神昏谵语，四肢抽搐者，治以清心开窍，平肝息风，选用羚角钩藤汤加减。高热不退者，合用安宫牛黄丸清心开窍；抽搐频繁者，合用紫雪凉肝息风。如出现阳衰肢厥，大汗淋漓，须合用参附汤益气回阳救逆；阴液衰枯，脉微欲绝者，合用生脉饮益气养阴复脉。

（3）气虚血瘀

证候　身热已退，肢体痿软无力、瘫痪，或口眼㖞斜，或吞咽不利，面色苍黄，舌质淡红或暗，舌苔薄、剥脱，脉细涩，指纹淡紫滞。

辨证　本证属邪毒已退，正气虚弱的瘫痪后期及恢复期。以下肢或其他部位肌肉麻痹，肢体活动功能障碍或瘫痪为特征。

治法　益气活血，祛瘀通络。

方药　补阳还五汤加减。常用黄芪、当归补气养血；红花、桃仁、川芎、赤芍行气活血；地龙、僵蚕、全蝎搜风通络。

湿热未尽者，合三妙丸清利湿热；上肢瘫痪者，加桑枝、羌活祛风通络；下肢瘫痪者，加木瓜、牛膝、桑寄生舒筋活络；乏力纳差者，加党参、苍术、鸡内金益气助运开胃；阴液已伤者，加沙参、麦冬、知母等养阴生津。阳虚筋弱，症见肢体瘫痪，软弱无力，嗜睡多汗，食欲不振，脉细无力者，加制附子（先煎）、川椒、杜仲、鸡血藤、伸筋草、千年健温补肾阳，活血通络。

（4）肝肾亏损

证候　较长时期肢体瘫痪，肌肉明显萎缩，局部皮肤欠温，关节弛缓不收，骨骼变形，舌质淡，脉涩，指纹淡。

辨证　此证病程较长，肝不养筋，肾不养骨，肢体活动功能恢复缓慢，属后遗症期。以瘫痪日久，肌肉萎缩，关节弛缓，骨骼畸形为特征。

治法　补肾柔肝，温经通络。

方药　壮骨丸加减。常用知母、黄柏滋阴清热；熟地黄、白芍、当归滋肝养血；牛膝、龟甲（先煎）、杜仲、枸杞子补肾壮骨；全蝎搜风通络。

气虚面色㿠白者，加党参、黄芪补中益气；肢凉脉弱者，加桂枝、细辛温经散寒。肾阳亏损，症见肢体瘫痪，肌肉萎缩，面色苍白，纳呆食少，肢凉肤冷，大便溏薄，舌淡脉细，指纹色淡者，可用淫羊藿、补骨脂、杜仲、菟丝子、肉苁蓉温肾回阳；黄芪、当归益气补血。

【其他疗法】

1. 中成药

（1）四妙丸　每 15 粒重 1g。每服 2～3g。1 日 2～3 次。用于邪郁肺胃证、邪注经络证。

（2）小儿回春丸　每5粒重3g。每服0.4～0.8g。1日3次。用于急性期邪注经络证，高热不退者。

（3）金刚丸　每瓶60g。每服3～6g。1日2次。用于肝肾亏损证。

2. 中药外治

（1）桑枝15g，川芎、当归、桑寄生、土牛膝各10g。水煎去渣，加黄酒1盅，洗擦瘫痪部位，1日2～3次。用于瘫痪期及恢复期。

（2）生川乌、生草乌、牛膝、乳香、没药各20g，马钱子、麻黄各15g，樟脑10g，四季葱120g。上药煎成1500mL左右，倒入小盆中，让患儿仰卧，用布遮盖，先熏患儿腰部，每次20分钟，再洗患肢，至皮肤红晕充血为止。1日1次。用于瘫痪期。

3. 推拿疗法

（1）上肢瘫　患儿取坐位，揉法，手法轻柔，大椎至肩井，肩髃至曲池；拿法，上肢内外侧；擦法，脊柱颈椎至第5胸椎，每次5～10分钟。

（2）下肢瘫　平卧位，揉法，自腰部向下至患侧下肢前后侧；拿法，自患肢内侧向外侧至跟腱，每次5～10分钟。

4. 针灸疗法

（1）分仰卧组与俯卧组，每周一、三、五针刺，隔日换组，垂直刺，中度捻转，提插手法，得气为度，留针15～25分钟，5分钟捻针1次。①仰卧组取穴：上肢瘫取肩髃、侠白、合谷；下肢瘫取气海、风市、髀关、足三里、三阴交；项腰背瘫取人中、百会、膻中、中脘；腹肌瘫痪取梁门、天枢、中脘。②俯卧组取穴：上肢瘫取肩髎、曲池、外关；下肢瘫取肾俞、环跳、阳陵泉、太溪；颈项腰背瘫取风池、大椎、肝俞、大肠俞；腹肌瘫取腰部夹脊穴。

（2）电排针：第1组脾经、胃经穴组，第2组膀胱经、胆经穴组，交替。每次加选任、督脉穴2～3个，治疗时间按子午流注纳支法，选脾胃经气血旺盛的辰、巳时。从受损部位始端依次进针，针距3厘米，相连成排，每次用2排，依次进针激气，得气后加大指力，以插为主，插多提少。最后以细铜丝缠绕连接各针，接通脉冲电源。用于邪注经络、肝肾亏损证。

（3）艾灸治疗：先灸双侧足三里、天枢，再灸中脘、大肠俞，后灸双侧合谷、曲泽。用于本病并发肠麻痹者。

【预防调护】

1. 预防

（1）流行期间，避免到拥挤的公共场所嬉玩和活动。

（2）加强锻炼，增强体质，多做户外活动，天气骤变时注意衣物的增减，防止受寒着凉。

（3）按新的脊髓灰质炎疫苗免疫策略，2月龄、3月龄各接种1剂脊髓灰质炎灭活疫苗（IPV），4月龄、4周岁各接种1剂脊髓灰质炎减毒活疫苗（OPV）。

（4）对密切接触者应医学观察20天，并在3天内注射免疫球蛋白。

（5）加强检查，尽早发现。对患病儿童和疑似病儿及时隔离，患儿用具及排泄物彻底消毒。

2. 调护

（1）患儿在发病的前驱期、瘫痪前期、瘫痪期应卧床休息，避免或尽量减少肢体活动，避免劳累和受凉。

（2）前驱期尽量避免肌内注射或手术，以防患儿机体抵抗力减弱而病情加重。

（3）肢体出现瘫痪者，应及时翻身，保护肢体不受压伤，防治褥疮，并将患肢置于功能位，防止手足下垂或足内外翻。

（4）患儿在恢复期和后遗症期，应加强肢体的功能锻炼（包括主动和被动锻炼），注意局部保暖，促进肢体功能的恢复。

【临证备要】

1. 密切关注病情变化，重视危重症的救治　密切观察热程与肌肉麻痹进展的速度、程度、波及范围，若发热持续不退，则预示病情严重。若见壮热咳喘，呼吸急促，痰鸣鼻扇，口唇青紫，神昏谵语，抽搐，或大汗淋漓，肤冷肢厥，脉微欲绝等危证，应采用综合治疗措施及时抢救。

2. 重视分期辨证治疗　本病在前驱期、瘫痪前期，多属邪实；瘫痪期、后遗症期，多属虚证或虚实夹杂证。治疗应根据四期不同特点来辨证治疗。前驱期、瘫痪前期，以清热解毒，化湿通络为主要治则。初期以祛邪为主，邪郁肺胃，肺卫表证治以解表达邪；邪注经络，经络痹阻证治以通络达邪。由于风湿热毒杂合为患，祛邪须配合疏风解表、利尿渗湿、清热解毒之法，使热清而不留湿，邪去而不伤正。再者，风湿热邪易互相转化，常湿热夹滞，导致脾胃受损，根据"治痿独取阳明"的原则，治疗应着重清胃火，祛脾湿。即使瘫痪期或后遗症期的气虚血瘀证，也应除邪务尽，方能有利恢复，减少后遗症。瘫痪期、后遗症期，治宜补气活血，温通经脉，补益肝肾，舒筋活络并配合针灸、推拿、中药外治等综合疗法。

第十四节　丹　痧

丹痧是温热时毒引起的，以发热，咽喉肿痛或伴糜烂，全身泛发鲜红色皮疹，疹退皮肤脱屑为主要特征的急性外感热病。丹，指色赤鲜红；痧，指全身满布鲜红色细小如沙的皮疹。因其传染性强，故又称为"疫痧""疫喉痧"；因其咽喉肿痛腐烂，皮疹色赤如丹，疹小如沙，故又称为"喉痧""烂喉痧""烂喉丹痧"。本病四季可以发病，冬春季节较多。各年龄都可发病，2～8岁发病率较高，6个月以内婴儿少发。本病发病率曾经下降，近年又有所增长，区域性小流行时有发生，局部有较大流行，临床轻型和不典型病例仍较多。如诊断治疗及时，预后良好，有少数病例可合并心悸、水肿、痹证等。

"丹痧"病名始见于清代顾玉峰所著《痧喉经验阐解》。《金匮要略·百合狐惑阴阳毒证治》所载"阳毒之为病，面赤斑斑如锦纹，咽喉痛，唾脓血"及《诸病源候论·伤寒斑疮候》所载"伤寒病……热毒乘虚出于皮肤，遂发斑疮瘾疹如锦纹，重者，喉口身体皆成疮也。"等症状与本病有相似之处。清代该病流行，各家相关论述颇多，但病名不一。如叶桂的《临证指南医案·疫》述："今喉痛丹疹，舌如朱，神躁暮昏。上受秽邪，逆走膻中，当清血络，以防结闭，然必大用解毒，以驱其秽。"描述了丹痧的临床特点，并提出了治疗方法等。清代有关本病的专著较多，如夏春农的《疫喉浅论》、陈耕道的《疫痧草》等皆对本病的发生发展机理、论治理论和防治经验等有详细论述。

民国时期北京温疫流行，名医赵文魁舍身救疾，据《北京日报》报道："1933年，洪涝灾害后，发生霍乱，次年又出现白喉、猩红热等疫情。赵文魁日夜应诊，出入病患之所，每天达十余家，不幸身染疫疾，但仍继续救治患者，几日之后去世，终年61岁。被救治者闻之，无不痛心，纷纷前来吊唁，并送匾额。"（《北京日报》2020年2月20日）赵文魁医师的家族为三代御医，其子赵绍琴继承父亲的遗志，终身以诊治温病为己任，也成为现代著名的温热病学家。赵文魁医师的高尚医德和敬业精神值得我们敬仰和学习。

西医学的猩红热可参照本病辨证治疗。

【病因病机】

丹痧的病因是外感温热时毒。病位主要在肺胃、营血。初起温热时毒从口鼻而入，首犯肺卫，致肺气不宣，卫受毒郁。继而邪毒入里，正邪剧争，热毒郁阻于肺胃，上攻搏结咽喉，外窜肌肤血络，如程镜宇《痧喉阐义》所言："盖疫痧时气吸从口鼻，并入太阴气分者则烂喉，并入阳明血分者则发痧。"若热毒鸱张，深入营血，则气营（血）两燔，甚者内陷厥阴。后期，余毒未尽，肺胃阴津耗损。病程中或恢复期如失治误治，邪热久羁，余毒留滞，可致心悸、痹证、水肿等变证。

1. 毒郁肺卫 温热时毒侵犯肺卫，肺气不宣，卫受邪郁，则见发热恶寒；肺胃热毒上攻，肺窍不利，蕴结咽喉，故咽喉红肿疼痛；热毒窜络，外溢肌肤，则皮肤潮红，丹痧隐现。

2. 毒炽气营 温热毒邪入里，毒侵肺胃，蕴结咽喉，血腐肉败，故咽喉肿痛腐烂。若热毒鸱张，深入营血，则气营（血）两燔，出现壮热，烦渴，皮疹如丹、成片成斑。舌为心之苗，邪毒内炽，心火上炎，并邪热耗津伤阴，故见舌光无苔、芒刺肿大、状如草莓，形成"草莓舌"。若邪毒炽盛，内陷厥阴，闭阻心窍则神昏谵语；引动肝风则壮热抽搐。

3. 余毒阴伤 若正能胜邪，病至后期，邪毒渐去，阴津耗损，多表现为肺胃阴伤证候，如低热，咽痛，唇口干燥，痧疹消退，皮肤脱屑，干咳，纳呆，便干等。

在病变过程中或恢复期，若是邪毒炽盛，遇体虚多病，或失治误治、调护不当者，可致脏腑经络受损，变生他症。如邪毒伤于心络，耗损气阴，心失所养，则多汗，乏力，脉结代，发生心悸；或余邪热毒流窜经络筋肉，关节不利，可致关节红肿疼痛，屈伸不利，发生痹病；或热毒内传，留滞三焦，水气不化，开合失调，水湿内停，肾络损伤，发生水肿，尿血等。

【临床诊断】

1. 诊断要点

（1）多发于冬春二季，有与丹痧患者接触史。潜伏期通常为 1～7 天。

（2）典型病例的临床表现可分为 3 期。前驱期：一般不超过 24 小时。起病急骤，高热，畏寒，咽痛，吞咽时加剧，可有呕吐。咽及乳蛾红肿、化脓，软腭充血，有细小红疹或出血点。舌苔白，芒刺肿大如草莓。颈项、颌下臖核肿大、压痛。出疹期：多在发病第 1～2 天高热，出疹，皮疹最早见于耳后、颈部、腋下和腹股沟处，于 24 小时内很快由上而下遍及全身，为红色细小丘疹，呈鸡皮样，抚摸时似砂纸感，皮疹密集，疹间皮肤潮红，皮疹压之退色。颜面潮红，不见皮疹，皮肤皱褶处如腋窝、肘窝、腹股沟等处，皮疹更密，可夹出血点，形成明显的横纹线，称为"帕氏线"。口唇周围相对苍白，形成"环口苍白圈"。起病 4～5 天时，白苔脱落，舌面光滑鲜红，芒刺肿大如草莓。颈项臖核肿大、压痛。少数可见逆传心包、闭窍动风证。恢复期：皮疹多在 1 周内消退，身热渐退，第 1 周末至第 2 周开始皮肤脱屑，躯干常呈糠样脱屑，皮疹严重者四肢、手掌、足底可引起片状脱皮。脱皮后无色素沉着。部分患儿在病后 1～4 周可发生风湿热、肾小球肾炎等变态反应性并发症。

（3）实验室检查：外周血白细胞总数及中性粒细胞增高。鼻咽拭子或其他病灶内标本细菌培养可分离出 A 族乙型溶血性链球菌。

2. 鉴别诊断 与麻疹、奶麻、风疹鉴别：麻疹以发热，咳嗽，鼻塞流涕，泪水汪汪，口腔两颊近白齿处可见麻疹黏膜斑，3 天后周身皮肤按序泛发麻粒样大小的红色斑丘疹，疹退时皮肤有糠麸样脱屑和色素沉着斑为特征。奶麻表现为突然高热，但全身症状轻微，3～4 天后身热骤退，出现玫瑰红色皮疹，以躯干、腰部、臀部为主，面部及肘、膝关节等处较少，皮疹出现 1～2 天后即消退，疹退后无脱屑及色素沉着斑。风疹多表现为低热 1 天左右，皮肤出现淡红色斑丘疹，初见于头面部，迅速向下蔓延，1 天内布满躯干和四肢，出疹 2～3 天后发热渐退，皮疹逐渐隐没，皮疹消退后，可有皮肤脱屑，但无色素沉着。丹痧以发热，咽喉肿痛或伴糜烂，全身泛发鲜红色皮疹，疹退皮肤脱屑，并见草莓舌和"环口苍白圈"为特征。皮疹最早见于耳后、颈部、腋下和腹股沟处，于 24 小时内很快由上而下遍及全身，为红色细小丘疹，皮疹密集，疹间皮肤潮红，皮疹压之退色。

【辨证论治】

1. 辨证要点 本病主要辨别卫气营血证及顺证与逆证。

（1）辨卫气营血 本病热毒炽盛，传变迅速，甚时气营血俱燔，虽卫气营血各期界限不太清晰，但临床上可分初、中、后期。初期，以卫气（营）同病为主；中期，以气营两燔或气营血俱燔为特征；后期，主要为热毒伤阴。其中，中期热毒炽盛，病情最重，可出现热毒内陷心肝，甚至内闭外脱等险恶证候。

（2）辨顺证逆证 由于本病起病急、传变快、病情较重，须辨顺证、逆证。如痧疹红润，咽喉浅表糜烂，随着疹子的出齐而脉静身凉者，系正气不衰，能使热毒透达，属于顺证；若痧疹稠密重叠，颜色紫赤，或急现急隐，咽喉严重糜烂，或大片糜烂，神昏谵语，呼吸不利，体温骤降，脉数无力者，则为正不胜邪，邪毒内陷，属于逆证。

2. 治疗原则 本病以清热解毒，清肺利咽为基本治疗原则。病初时邪侵肺卫，治宜辛凉宣透，清热利咽，如丁甘仁所言"烂喉丹痧以畅汗为第一要义"。出疹期毒炽气营，气营（血）两燔，治宜清气凉营，泻火解毒，甚则凉血解毒。如有毒闭心包者当清心开窍；如有内闭外脱者须开闭固脱；如有内陷厥阴肝风妄动者则凉肝息风。恢复期疹后阴伤者，宜清解余毒，养阴生津。若发生心悸、水肿、痹病，则参照相关病证论治。

3. 证治分类

（1）毒郁肺卫

证候 发热恶寒，继之高热头痛，无汗面赤，咽喉红肿疼痛，或伴呕吐腹痛，皮肤潮红，丹痧隐现，点如锦纹，舌边尖红，舌苔薄白而干或薄黄，脉浮数，指纹淡紫。

辨证 见于本病初起，为时较短。以发热恶寒，咽喉红肿疼痛，丹痧隐现为特征，与其他出疹性疾患比较，发热后咽喉肿痛明显，1 天内可见肌肤潮红，痧点隐隐。

治法 辛凉宣透，清热利咽。

方药 解肌透痧汤加减。常用桔梗、甘草、薄荷（后下）、牛蒡子清热利咽；荆芥、蝉蜕、浮萍、葛根疏风解肌散邪；金银花、连翘、蒲公英、紫花地丁清热解毒。

乳蛾肿痛者，加板蓝根、玄参、土牛膝清咽解毒；汗出不畅者，加防风、川芎疏风散邪；颈项瘰核肿大者，加夏枯草、浙贝母、牡丹皮清热解毒散结。

（2）毒炽气营

证候 壮热烦躁，口渴引饮，汗出面赤，咽喉红肿疼痛，甚则糜烂，皮疹密布，色红如丹，红晕如斑，见疹 1～2 天舌质红有芒刺，3～4 天后舌质绛芒刺肿大，如草莓样，舌苔黄，脉洪数，指纹紫。

辨证 本证见于本病的出疹期，由邪侵肺卫证很快转化而成，以壮热烦躁口渴，咽喉肿痛糜烂，痧疹密布色红如丹，草莓舌为特征。此时邪毒已盛，蕴结壅滞，攻窜流走，耗伤正气，需密切观察发热、疹色、神情、脉象等，慎防内闭外脱等变证发生。

治法 清气凉营，泻火解毒。

方药 凉营清气汤加减。常用石膏（先煎）、水牛角（先煎）、赤芍、牡丹皮清气凉营；黄连、黄芩、连翘、板蓝根泻火解毒；地黄、石斛、玄参、芦根清热生津。

丹痧布而不透，壮热无汗者，加淡豆豉、浮萍发表透邪；咽喉肿痛，乳蛾脓腐者，加金银花、皂角刺、蒲公英、败酱草消痛排脓；咽喉腐烂，大便秘结，舌苔糙老者，加大黄（后下）、玄明粉（冲服）通腑泻火。若邪毒内陷心肝，出现神昏、抽搐等症，可选用安宫牛黄丸、紫雪清心开窍，息风镇惊；若热毒耗伤心阳，出现面色灰白，气息微弱，多汗肢冷，脉微欲绝者，当以参附龙牡救逆汤回阳固脱。

（3）余毒伤阴

证候　丹痧布齐后 1～2 天，午后低热，咽部糜烂疼痛减轻，唇口干燥，痧疹消退，皮肤脱屑，干咳无痰，纳食呆滞，大便秘结，舌质红少津，舌苔少，脉细数。

辨证　本证见于痧毒外透之后，身热减退，肺胃阴津耗伤。以口干唇燥，皮肤干燥脱屑，干咳，便干，舌质红少津为特征。热毒未清者有低热，咽部疼痛等症。

治法　养阴生津，清热利咽。

方药　清咽养荣汤加减。常用南沙参、天冬、麦冬、地黄、玄参甘寒养阴；白芍、甘草酸甘化阴；知母、天花粉清泄余热兼以生津养液；茯神宁心安神。

低热咽痛者，加水牛角（先煎）、赤芍、紫花地丁、芦根清热凉血解毒；午后潮热者，加地骨皮、银柴胡、鳖甲（先煎）清解虚热；食欲不振者，加白扁豆、麦芽、佛手健脾醒胃；大便秘结者，加瓜蒌子、火麻仁清肠润燥。

若后期合并心悸、水肿、痹病等，可参考相关病证论治。

【其他疗法】

1. 中成药

（1）小儿咽扁颗粒　每袋 8g。每服 1～2 岁 4g，1 日 2 次；3～5 岁 4g，1 日 3 次；6～14 岁 8g，1 日 2～3 次。用于毒郁肺卫证。

（2）蒲地蓝消炎口服液　每支 10mL。每服 <1 岁 3mL；1～3 岁 5mL；3～5 岁 7mL；>5 岁 10mL。1 日 3 次。用于毒郁肺卫证。

（3）五福化毒片　每片 0.1g。每服 3～6 岁 5 片；7～14 岁 7 片。1 日 3 次。用于毒炽气营证。

2. 药物外治

（1）西瓜霜　取药少许吹咽部。用于咽喉肿痛。

（2）珠黄散　取药少许吹咽部。用于咽喉肿痛。

（3）锡类散　取药少许吹咽部。用于咽喉肿痛、溃烂。

3. 针刺疗法　取穴风池、天柱、合谷、曲池、少商、膈俞、血海、三阴交。每次选穴 2～3 个，针刺，用泻法。1 日 1 次。用于发热，咽痛。

【预防调护】

1. 预防

（1）发现丹痧患者应及时隔离，直至临床症状消失，咽拭子培养链球菌阴性时解除隔离。对密切接触的易感人员，应隔离 7～12 天。

（2）对患者的分泌物和污染物及时消毒处理，接触患者应戴口罩，流行期间小儿勿去公共场所。

2. 调护

（1）对患者分泌物及卧具、玩具等严格消毒处理。

（2）急性发热期间，应卧床休息 3 周，热退时也不宜过多活动，以减少并发症发生。

（3）对病室进行空气消毒。居室应安静，保持空气流通。

（4）饮食宜清淡，进食易消化食物，禁食辛辣刺激之品。咽部肿痛甚者，可用温盐水漱口，保持口腔黏膜清洁。

（5）出现皮疹和脱屑时避免搔抓。

【临证备要】

1. 透邪散郁为重要治疗方法　近代名医丁甘仁提出治疗烂喉丹痧"以畅汗为第一要义"，以汗出通畅与否作为卫气已畅、营卫调和的标志。实际上，疫病发汗祛邪虽为要务，但绝非采用辛温发汗，而是以辛凉清解为主，因辛可散邪，凉可泄热。辛散开宣，解郁透邪；凉泄热毒，邪去热达。同时，本病兼具温毒特点，更重"火郁发之"原则，需时时注意清热与散热并举，祛邪与解郁同用，可参《疫喉浅论·喉痧论治》所述："首当辛凉透表，继用苦寒泄热，终宜甘寒救液。"即初期邪在肺卫，治以辛凉透邪，兼清气营；中期注重苦寒泻火解毒，气营（血）两清，若见毒陷心肝或内闭外脱，则急予清心开窍、凉肝息风或开闭固脱；后期治宜清泄余毒，甘寒生津养液。

2. 注意轻型病例的诊断　因早期治疗，包括抗生素的广泛使用，丹痧（普通型猩红热）症状趋轻，皮疹常不典型，有的仅表现为稀疏皮疹。临证应重视其流行病学史、接触史及体征，结合血常规、鼻咽拭子或其他病灶内标本细菌培养尽早诊断。

3. 恢复期注意变证　部分丹痧患儿在恢复期可并发心悸、水肿、痹证等病。早期、足疗程地进行中西医结合治疗可有效预防变证的发生。心悸急性期应卧床休息，以扶正祛邪为基本治疗原则。水肿急性期以祛邪为主，恢复期以扶正兼祛邪为要。痹证初起以祛邪为先，治以清热、利湿、散寒等法，久病耗伤气血，损及肝肾，故治疗当以扶正为主，或扶正祛邪并用，配以活血化瘀之品。变证以中西医结合治疗为主，可根据病情同时配合针灸、中药外洗等方法。

第十五节　顿　咳

顿咳是疫疠病邪引起的，以阵发性痉挛性咳嗽和痉咳后伴有吸气时特殊的鸡鸣样回声为特征的急性外感热病。因其咳声连连，阵发性发作，故称"顿嗽"；咳时颈项伸引，状如鹭鸶，又称鹭鸶咳；因其传染性强，又称天哮、天哮呛、疫咳。明代沈时誉《治验·顿嗽》称其为"顿嗽"，其云："顿嗽一症，古无是名，由《金镜录》捷法歌中有'连声咳嗽黏痰至之'一语，俗从而呼为顿嗽。其嗽亦能传染，感之则发作无时，面赤腰曲，涕泪交流，每顿嗽至百声，必咳出大痰乃住，或所食乳食尽皆吐出乃止；咳之至久，面目浮肿，或目如拳伤，或咯血，或鼻衄……此症最难速愈，必待百日后可痊。"清代《张氏医通》《类证治裁》等书则提出了与此类似的"顿咳"病名。

本病 5 岁以下儿童好发，10 岁以上很少发病。年龄越小，病情越重，可因并发肺炎、脑病而死亡。四季均可发病，冬春季节多发。多数为散发，在幼儿园等集体机构、居住条件差的地区可发生局部流行。

近 30 多年来，由于广泛开展百日咳菌苗的预防接种，百日咳发病率已显著降低，但小龄婴儿未接种疫苗者仍易发病，少数地区仍见流行。同时，临床上由副百日咳杆菌、腺病毒等病原引起的百日咳综合征仍较多见。

西医学的百日咳、百日咳综合征等与本病相似者可参考本病辨证治疗。

【病因病机】

本病病因为疫疠病邪，好发于痰浊久宿之体，发作剧烈，病程缠绵。病变以肺为主，涉及其他脏腑。基本病机为"火郁痰瘀"。因肺主气，司呼吸；肺为贮痰之器；肺朝百脉；肺主宣发、肃降，通调水道，下输膀胱。疫邪侵袭肺脏，引动肺内宿痰，疫毒、痰浊并作，肺失清宣肃降，肺气郁阻甚则郁闭，且郁而化火，痰火胶结，内扰他脏，如犯胃、犯肝、伤血、引动心火等。继而肺气郁闭，百脉不畅，肺失治节，膀胱、大肠失约。如遇体弱或低龄儿，或感疫疠甚重，可致邪陷心肝，发生变证。后期因邪热化火，耗伤气阴，常见肺脾气阴两虚。

1. 疫疠上受 疫疠兼夹时令之邪，从口鼻而入，首伤肺卫，进而与肺中伏痰相搏结，阻于气道，令肺气郁阻。初起肺气失宣，继而宣肃失司，出现恶寒发热，喷嚏流涕，咳嗽声浊，日渐增剧等。

2. 痰火胶结 中期疫疠痰浊相搏，交阻于肺，肺气郁闭，而见痉咳阵作，连咳不已，必待吐出痰涎方得气道稍畅而暂止，且郁而化火，痰火胶结，内扰他脏。犯胃则胃气上逆而见呕吐；犯肝则肝气横逆，甚则肝郁化火而见胁痛胁胀、目睛出血；化火灼伤血络可见衄血、痰中带血；引动心火上炎，则舌系带溃疡；肺为水之上源，肺气上逆则治节失司，膀胱、大肠失约，故痉咳时可见二便失禁，面目浮肿。

若患儿年幼体弱，肺脏娇弱，痰热蕴肺不解，易致痰热闭肺，症见咳嗽气急，痰鸣鼻扇，憋气窒息，面唇青紫等。肺属金，肝属木，肺热壅盛，痰火相乘，邪陷心肝，则见神昏谵语，四肢抽搐，口吐涎沫等。

3. 耗伤气阴 病变中痰热化火，灼伤气阴，痉咳日久，或因肺阴亏虚而干咳少痰或无痰，咳声嘶哑，虚烦盗汗，手足心热，舌质红，舌苔少；或因脾肺气虚而咳声无力，少痰或痰液稀薄，面白气弱，神疲自汗，食少腹胀，大便溏烂，舌质淡等。

【临床诊断】

1. 诊断要点

（1）在百日咳流行地区，有与百日咳患者密切接触史，无预防接种史，或有其他相关外感疫邪史。

（2）潜伏期2～21天，一般7～10天。病程长，一般分三期。①前驱期：1～2周，低热，流涕，眼结膜充血，流泪，轻咳，继而咳嗽日渐加重。②痉咳期：2～6周，骤然阵发性、痉挛性咳嗽，每咳连续十至数十声为呼气状态，直至咳出黏稠痰或将胃内容物吐出为止，紧接着急骤深长吸气，发出鸡鸣样吸气性吼声，日轻夜重。咳剧时面部、眼睑肿胀，目赤鼻衄，舌系带溃疡。婴儿无典型痉咳，只有咳嗽，呼吸暂停，发绀，窒息，惊厥，或间歇的阵发性咳嗽。③恢复期：2～3周，痉咳减少、减轻，最后消失。

典型病例：阵发性、痉挛性咳嗽，持续咳嗽≥2周者。不典型病例：婴儿有反复发作的呼吸暂停、窒息、唇面青紫和心动过缓，或有间歇的阵发性咳嗽。青少年具有不典型较轻症状，前驱期、痉咳期、恢复期三期缩短或无明显的阶段性，可只表现为持续两周以上的咳嗽。

（3）白细胞总数及淋巴细胞分类计数明显升高。

（4）从痰或鼻咽部分泌物分离到百日咳鲍特菌，恢复期血清凝集抗体比急性期抗体呈≥4倍升高，或检查到副百日咳杆菌、腺病毒、呼吸道合胞病毒等。

2. 鉴别诊断

（1）与肺门淋巴结核鉴别 当肿大的肺门淋巴结压迫气管时，可引起阵发性痉挛性咳嗽。但肺门淋巴结核一般无鸡鸣样回声，且有结核病接触史，结核菌素试验阳性。可结合肺部影像学检查鉴别。

（2）与气管内异物鉴别　气管内异物起病突然，有异物吸入史，随后发生阵发性痉挛性咳嗽，无鸡鸣样回声。必要时需进行支气管镜检查加以鉴别。

（3）百日咳与百日咳综合征鉴别　副百日咳杆菌、肺炎支原体、腺病毒、呼吸道合胞病毒、副流感病毒等均可引起类似百日咳的痉挛性咳嗽，称为百日咳综合征。但其症状相对较轻、病程较短，血常规中淋巴细胞增高不如百日咳明显。必要时需依靠病原体或血清学检查进行鉴别。

【辨证论治】

1. 辨证要点　本病主要辨别常证及轻重证。

（1）辨识常证　本病通常分为初咳期、痉咳期、恢复期，以此分阶段辨证。初咳期：邪犯肺卫，应辨疫疠兼夹风寒或风热。如咳嗽痰稀色清，鼻流清涕者为兼夹风寒；如咳嗽痰黄稠黏，鼻流浊涕者为兼夹风热。痉咳期：痰阻肺络，应辨痰火或痰浊。若痉咳，痰黄稠难咯，目赤，鼻衄，舌质红为痰火灼肺；若痉咳，痰清稀易咯，舌质淡，舌苔白滑为痰浊阻肺。痰火者往往内扰心肝，严重者可致痰热闭肺，内陷厥阴。恢复期：邪去正伤，应辨阴虚或气虚。干咳痰少，音哑，低热，口干，舌质红，舌苔少者为阴虚；咳而无力，痰稀，自汗，神疲，食少，舌质淡红，脉弱者为气虚。

（2）辨别轻重　轻证，痉咳不甚，发作次数较少，痉咳时痛苦表情较轻，痉咳期的持续时间较短，易于恢复；重证，痉咳剧烈，发作频繁，伴见面赤，目赤，目睛出血，面目水肿，两胁胀痛。变证，痰热闭肺，见高热、气促、痰壅、紫绀等症；邪毒内陷厥阴，肝风内动，热闭心包，见神昏、抽搐等症。

2. 治疗原则　本病的基本治则是清火涤痰，泻肺降逆。初咳期以温散祛寒宣肺或疏风清热宣肺为主；痉咳期以涤痰降气，泻肺清热为主，并佐以泻火解毒，凉血活瘀；恢复期以养阴润肺，益气健脾为主。如有变证，痰热闭肺者，治以清热解毒，开肺化痰；痰热内陷心肝者，则清热化痰，开窍息风。本病主证虽呛咳不已，但不可妄用收涩之药，以防留邪为患。痉咳期痰火证居多，不可早用滋阴润肺之品，以防痰火不清，病程迁延难愈。

3. 证治分类

（1）邪犯肺卫（初咳期）

证候　本病初起，一般均有咳嗽，喷嚏，鼻塞流涕，或有发热，2～3天后咳嗽日渐加剧，日轻夜重，痰稀白、量不多，或痰稠不易咯出，咳声不畅，但尚未出现典型痉咳，舌边尖红，舌苔薄白或薄黄，脉浮，指纹淡红或淡紫。

辨证　本证见于起病后1周以内，有外感咳嗽的一般症状，数天后外感症状减而咳嗽加重，连声咳嗽，日轻夜重。须辨其寒热：以鼻流清涕，咳痰清稀易咯为风寒犯肺的特征；以鼻流浊涕，咳嗽痰黄稠黏为风热犯肺的特征。以风热犯肺或风寒化热者居多。

治法　疏风祛邪，宣肺止咳。

方药　三拗汤加味。常用蜜麻黄辛温宣肺；杏仁辅麻黄宣肺化痰；甘草化痰和中；黛蛤散（包煎）、瓜蒌皮、浙贝母化痰止咳；桑叶、紫菀、枇杷叶宣肺止咳。

偏风寒者，加紫苏叶、百部、陈皮宣肺化痰；痰多色白者，加法半夏、茯苓、枳壳燥湿化痰止咳，实为三拗汤合杏苏散之意。偏风热者，加菊花、连翘、黄芩祛风清热，实为三拗汤合桑菊饮之意；痰黄而黏稠者，加胆南星、竹沥清化痰热。

（2）痰火闭肺（痉咳期）

证候　咳嗽连声，持续难止，日轻夜重，咳剧时咳后伴有深吸气样鸡鸣声，咯吐出痰涎及食物后咳方停止，而不久又咳。轻者昼夜咳5～6次；重者多达40～50次。每咳多出于自发，也可因进食，或用力活动，或闻到刺激性气味，或情绪波动等诱发。一般痉咳2～3周后，可伴见目睛红赤，两胁作痛，舌系带溃疡，二便失禁，面目浮肿，舌质红，舌苔黄，脉数有力，指纹紫滞。

年幼及体弱婴幼儿，此期易发生变证，如痰热闭肺，见咳嗽气急，痰鸣鼻扇，憋气窒息，面唇青紫等；邪陷心肝者，见神昏谵语，四肢抽搐，口吐涎沫等。

辨证　本证为病变极期，以连续痉挛性咳嗽，咳剧时咳后伴有深吸气样鸡鸣声，吐出痰涎及食物后咳方停止，日轻夜重，伴痰稠色黄难咯，目赤鼻衄为特征。若患儿年幼体弱，若见咳嗽气急，痰鸣鼻扇，口唇紫绀等，为痰热闭肺的特征；若见抽搐，神昏等，为邪陷心肝的特征。

治法　泻肺清热，涤痰镇咳。

方药　桑白皮汤合葶苈大枣泻肺汤加减。常用桑白皮、黄芩、鱼腥草、黛蛤散（包煎）清泄肺热，化痰止咳；葶苈子、紫苏子、胆南星降逆化痰；百部、杏仁、前胡肃肺止咳；黄连、栀子泻火清热。

痉咳频作者，加地龙、僵蚕、蜈蚣解痉镇咳；呕吐频频，影响进食者，加赭石（先煎）、枇杷叶、紫石英镇逆降气；两目红赤者，加龙胆清泄肝火；胁痛者，加柴胡、郁金、桃仁疏肝活血；咳血、衄血者加仙鹤草、白茅根、侧柏叶凉血止血；咳痰清稀者，加半夏、枳壳、莱菔子燥湿涤痰；呛咳少痰，舌质红，舌苔少者，加南沙参、麦冬润肺止咳。

若邪盛正虚，发生变证时，应随证论治。痰热闭肺者，治宜宣肺清热、涤痰定喘，选用麻黄杏仁甘草石膏汤加味，窒息紫绀时紧急予以吸痰、吸氧，配合西医治疗。邪陷心肝者，治宜泻火涤痰，息风开窍，选用羚角钩藤汤、安宫牛黄丸、紫雪等方药，待神清搐止再继续治疗顿咳。

（3）气阴耗伤（恢复期）

证候　痉咳缓解，咳嗽逐渐减轻，干咳无痰，或痰少而稠，声音嘶哑，或伴低热，午后颧红烦躁，夜寐不宁，盗汗，口干，舌质红，舌苔少或无，脉细数。或咳声无力，痰白清稀，神倦乏力，气短懒言，纳差食少，自汗或盗汗，大便不实，舌质淡，舌苔薄白，脉细弱，指纹淡紫。

辨证　本证见于疾病恢复期，以干咳少痰或痰白清稀，咳嗽无力，声音嘶哑，神倦乏力，盗汗，烦躁，纳差，舌质淡，舌苔薄白或舌质红，舌苔少等为气阴亏虚的特征。

治法　养阴润肺，益气健脾。

方药　肺阴亏虚证用沙参麦冬汤加减。常用南沙参、麦冬、玉竹、石斛润养肺阴；桑叶、天花粉、款冬花、川贝母润肺止咳；芦根、甘草生津利咽。肺气不足者用人参五味子汤加减。常用党参、茯苓、白术、甘草、陈皮、生姜、大枣健脾养胃；五味子敛肺纳气；白前、百部宣肺止咳。

咳嗽时作者，加桔梗、杏仁宣肺止咳；干咳无痰者，加百合、天冬、地黄润肺止咳；痰液清稀者，加半夏、白前、莱菔子化痰止咳；盗汗者，加地骨皮、浮小麦、牡蛎（先煎）清热敛汗；声音嘶哑者，加木蝴蝶、胖大海、凤凰衣清咽开音；大便干结者，加火麻仁、瓜蒌子润燥通便。

【其他疗法】

1. 中成药

（1）小儿百部止咳糖浆　每瓶100mL。每服＜2岁5mL；＞2岁10mL。1日3次。用于邪犯肺卫证。

（2）百咳静糖浆　每瓶 100mL。每服 1～2 岁 5mL；3～5 岁 10mL。1 日 3 次。用于痰火闭肺证。

2. 推拿疗法　逆运内八卦，退六腑，清胃经，揉小横纹各 100～200 次。1 日 1 次，10 次为 1 疗程。用于痰火闭肺证。

3. 针灸疗法

（1）刺四缝　常规消毒后点刺四缝，挤出黏液，左右手交替，隔日 1 次，治疗 3～4 次。用于痉咳期及恢复期。

（2）针刺　主穴取合谷、尺泽、肺俞，配穴取曲池、丰隆、内关。泻法，不留针。1 日 1 次，5 次为 1 疗程。用于痉咳期。

【预防调护】

1. 预防

（1）按期接种百白破疫苗。与患儿有密切接触的易感儿，可口服大蒜或用大蒜液滴鼻。

（2）隔离患儿，尤其是前驱期及痉咳期患儿。隔离期自发病之日起 40 日或痉咳出现后 30 日。有本病接触史的易感儿应隔离检疫观察 21 天，然后予以预防接种。

（3）百日咳流行期间，易感儿少去公共场所。

（4）平时注意锻炼身体，加强户外活动。

2. 调护

（1）居室应阳光充足，通风良好，环境安静，避免尘埃、烟尘和进食刺激食品而诱发痉咳。

（2）患儿要注意休息，避免外出。保持情绪稳定，避免精神刺激而诱发痉咳。

（3）患儿应保证充足睡眠，若因夜间咳嗽频作而影响睡眠者，可适当给予镇咳、镇静药物。

（4）饮食宜清淡、易消化，且富有营养，忌食生冷、辛辣、鱼腥、肥甘之品。

【临证备要】

三期分治为诊治重点　本病初起为疫疠病邪袭肺，引动素体伏痰所致。若时值冬季，严寒酷烈，症见发热恶寒，鼻塞清涕，咳嗽声浊，日渐剧烈，舌淡红，舌苔薄白或白滑或白厚，脉浮紧者为寒疫外感而发；若时值冬春，气候异常，症见发热恶寒，鼻塞浊涕，咳嗽声响，日渐剧烈，舌质红，舌苔薄黄或黄滑或黄厚，脉浮数者为热疫外感而发。寒疫者治宜疏风散寒，宣肺化痰，用三拗汤或杏苏散加减治疗；热疫者治宜清宣肺卫，化痰降逆，用三拗汤合桑菊饮加减治疗。中期，疫疠直攻肺经肺脏，疫疠与痰火胶结，肺气郁阻，气道痉挛，病程进入痉咳期，出现典型的阵发性痉挛性咳嗽伴有深长的鸡鸣样吸气性吼声，发作难止。治宜开肺泻火，涤痰降逆，解毒活血。用桑白皮汤合葶苈大枣泻肺汤加减。若痰火较甚，或遇体弱婴儿，或失治、误治，须防肺炎、心衰、脑病等并发症，若有发生，应参照有关病种辨治及必要时中西医结合救治。若无并发症，后期常现肺阴不足或脾肺气虚。肺阴不足者，用沙参麦冬汤加减治疗；脾肺气虚者，用人参五味子汤加减治疗。

第十六节　痢　疾

痢疾是疫疠病邪引起的，以发热，腹痛，腹泻及黏液，脓血便为主要特征的急性外感热病。重者起病急骤，可见高热，腹痛，下痢，口渴呕吐，烦躁谵妄，甚至反复惊厥，神志昏迷，或者面色苍白，肢厥冷汗，喘喝欲脱等。本病四季均可发生，夏秋季节多见。各年龄组小儿均易感，多见于 3 岁以上儿童。

本病曾称为肠澼、赤沃、下利、痢疾等。如《素问·大奇论》说："脾脉外鼓，沉为肠澼，久自已。肝脉小缓为肠澼，易治。肾脉小搏沉，为肠澼下血，血温身热者死。"《素问·至真要大论》说："少阴之胜，心下热善饥，脐下反动，气游三焦，炎暑至，木乃津，草乃萎，呕逆，躁烦，腹满痛，溏泄，传为赤沃。"汉代张仲景《金匮要略》将痢疾与泄泻统称为下利。另因排便有脓血黏液，滞涩难下，称为痢疾，如宋代严用和《重辑严氏济生方·大便门·痢疾论治》说："今之所谓痢疾者，即古方所谓滞下是也。"《温病条辨·中焦篇·湿温》："湿温内蕴，夹杂饮食停滞，气不得运，血不得行，遂成滞下，俗名痢疾，古称重证，以其深入脏腑也。"

痢疾在 20 世纪发病率高，且曾有疫毒痢高发，严重危害儿童健康，21 世纪以来发病率呈下降趋势，但仍属常见，应该重视。

西医学的细菌性痢疾与本病相似，可参考本病辨证治疗。

【病因病机】

痢疾的外因为疫疠病邪兼夹暑热病邪，或暑湿病邪，或风寒病邪等；内因为饮食不洁及不节。病位主要在肠腑，涉及心肝脾肾。

患儿饮食不洁或不节，素蕴内热，湿滞热郁，蕴阻肠腑，或恣食生冷瓜果，损伤脾阳，致寒湿内阻；复感疫疠病邪夹杂暑热病邪，或暑湿病邪，或风寒病邪，邪毒积滞于肠间，凝滞气血津液，津气不布，运化失常，蒸腐气血，故见发热，腹痛，里急后重，便下黏液脓血等。如疫毒极盛，蕴结在里，内陷厥阴，其痢下反而后见，但见高热，腹痛，呕吐，口渴，烦躁，谵妄，惊厥，神志昏迷，继而热盛阴伤，邪胜正衰，阳气暴脱，而现面色苍白，肢厥冷汗，喘喝欲脱，是为疫毒痢危证。若病程迁延，邪恋正虚，脾虚不健，则久痢不愈，或时止时作，是为久痢、休息痢。脾气下陷，可见滑痢脱肛。日久可由脾及肾，导致肾气虚惫。暴痢久痢，伤气耗血，损阴伤阳，可致阴阳俱虚。

1. 疫疠侵袭　本病好发于夏秋之季，其时暑热、暑湿尤甚。小儿为稚阴稚阳之体，体弱难耐，且调摄不易，如遇饮食不洁、气候异常，小儿易被暑热、暑湿兼夹秽浊疫疠，或风寒邪气侵袭，直驱肠道，凝滞津液，蒸腐气血，下痢为病。正如《景岳全书·杂证谟·痢疾》云："痢疾之病，多病于夏秋之交，古法相传，皆谓炎暑大行，相火司令，酷热之毒蓄积为痢。"疫毒之邪伤于气分者，则为白痢；伤于血分者，则为赤痢；气血俱伤者则为赤白痢。

2. 积滞内蕴　小儿脾肺常虚，夏秋之季暑热、暑湿更易困阻脾胃，若饮食不洁或不节或暴饮暴食等，损伤肠胃，运化不及，内生积滞，或日久积滞生热，郁热形成，为本病重要的内因。或因恣食生冷瓜果，或不洁食物，寒湿食积壅塞肠中，气机不畅，气滞血瘀，气血与肠中腐浊之气搏结于肠之脂膜，化为脓血而成寒湿痢。《景岳全书·杂证谟·痢疾》云："因热贪凉者，人之常事也，过食生冷，所以致痢。"

3. 疫伤气血　暑热、暑湿兼夹秽浊疫毒之气或风寒邪气侵袭内有积滞之体，内外合邪，邪阻肠腑，疫伤气血，气郁不行，津液不布，血脉瘀积，则下痢赤白，里急后重。如感邪暑热或湿热交蒸，或饮食腐败、夹秽浊毒气，下痢时以赤为多，里急后重，伴见身热，烦躁，腹痛拒按，舌质红，舌苔黄，脉数；如感邪湿重于热或兼夹秽浊之气，或恣食生冷瓜果，湿浊伤阳，寒湿并作，则下痢时以白为多，黏液较多，清稀而腥或纯下白沫，次数较多，伴恶寒肢冷，纳差，恶心呕吐，肛门后坠，舌质淡，舌苔白腻或白滑，脉沉缓。

4. 疫毒内陷　若中于疫疠毒邪，或年幼体弱者，邪毒鸱张、暴虐，传变迅速，邪毒可直犯心营，疫毒结于肠胃，内陷厥阴，闭阻心窍，引动肝风，甚则正不抵邪，正气衰败，阳气暴脱。突起高热（少数体温不升），腹泻一般较轻且痢下赤白之后方现，粪便或灌肠液检查方发现脓血或较多白细胞及红细胞，可迅速出现精神萎靡，嗜睡，躁动，谵妄，反复惊厥，神志不清，昏迷等，或面色苍白或灰白，四肢发凉，发绀，脉细数或微弱等危象。

5. 疫损阴阳　暑热、暑湿兼夹秽浊之气或风寒邪气侵袭内有积滞之体，若日久，或治疗不彻底，痢疾迁延，邪恋正虚，脾虚不健，则久痢不愈，或时止时作。脾气下陷，则滑痢脱肛。日久可由脾及肾，导致肾气虚惫。暴痢久痢，一则伤气耗血，二则损阴伤阳，而致阴阳俱虚之证。伤阴为主者，可见下痢迁延日久，或痢疾后期，午后低热如潮，下痢赤白黏稠，里急欲便，量少难下，或虚坐努责，腹中热痛绵绵，心烦口干，手足心热，皮肤干燥，形体消瘦，小便短黄，舌质干红或干绛少苔，脉细数等；伤阳为主者，可见下痢日久，便多黏液白沫，或淡红，或紫晦，甚则滑泻不止，腹痛绵绵不绝，喜温喜按，面色苍白，身疲乏力，舌质淡，舌苔白滑，脉沉细而迟等。

【临床诊断】

1. 诊断要点

（1）病前 1 周内有不洁饮食史，或有与菌痢患者接触史。多见于夏秋季。

（2）临床表现：起病急，见发热，腹痛，腹泻，里急后重，下痢赤白黏液，脓血便。中毒型菌痢者，突起高热（少数体温不升），腹泻一般较轻或起病时无腹泻，而迅速出现精神萎靡，嗜睡，躁动，谵妄，反复惊厥，神志不清，昏迷等，或面色苍白或灰白，四肢逆冷，口唇紫绀，脉细数，脉压小，血压下降等（排除脱水因素），或以上症状同时出现。

（3）实验室检查：白细胞总数及中性粒细胞增高。粪便镜检见多数成堆的白细胞或脓细胞，满视野分散的红细胞，有巨噬细胞。粪便或肛拭子培养有痢疾杆菌生长。荧光抗体染色法检查粪便中致病菌抗原成分阳性。

（4）慢性菌痢：病程超过 2 个月者。急性发作型：病前 2～6 个月内有痢疾病史，本次发作前有受凉、进食生冷不洁饮食或劳累等诱因。有急性菌痢症状，并能排除再感染者。粪便检查符合痢疾改变。

（5）迁延型菌痢：过去有痢疾病史，多次发作，症状典型或不典型；或急性菌痢迁延不愈，病程超过 2 个月者。如能排除其他原因，或粪便培养有致病菌生长，可以确诊。

（6）隐匿型菌痢：有菌痢病史，临床症状已消失 2 个月以上，但粪便培养阳性，或肠镜检查肠黏膜有病变者。

2. 鉴别诊断

（1）与泄泻鉴别　两病在发病季节、发病病因、病位等方面都有相似处。泄泻为排便次数增多，量亦多，大便呈稀溏或水样，一般无里急后重；而痢疾则大便量少，甚至无便，以赤白脓血为主，大便不爽，里急后重。泄泻的腹痛多与肠鸣腹胀同时出现，泻后痛减；痢疾的腹痛多与里急后重同时出现，下痢后腹痛不减。

（2）与肠风便血鉴别　痢疾虽然有时可见纯红血便，但伴有腹痛，里急后重；肠风便血之下血清而色鲜，肛门射血如线或点滴淋漓，但无腹痛、里急后重。《痢症大全·辨似痢非痢》说："痢必里急后重，杂症便血，无里急后重，痢必发于夏秋，似痢非痢四时皆有之。"

【辨证论治】

1. 辨证要点　本病须辨别八纲证、发热、痢下形色和腹痛、里急后重的情况。

（1）八纲辨证　本病辨证重在辨别寒、热、虚、实。临床分为湿热痢、寒湿痢、疫毒痢、久痢。其中湿热痢、疫毒痢属热证，寒湿痢属寒证，三证均属实证；久痢属虚证。但若是疫毒痢暴伤阳气、内闭外脱则为虚实夹杂证。湿热痢、寒湿痢为常证，起病较急，症状典型，见湿热蕴滞肠胃或寒湿困阻肠胃之证；疫毒痢起病暴急，迅即发生谵妄，惊厥，神昏，或四肢厥冷，发绀，脉细数甚至休克危象；久痢则病程迁延，痢下症状反复，常伤气耗血、损阴伤阳，而见阴虚内热或脾胃虚寒之证。

（2）辨别发热　发热为本病主症之一，为痢毒内结外蒸之候，初痢身热、脉浮为兼表，脉沉实为里。兼表证者，若发热恶寒，无汗，头痛身疼，舌淡红，舌苔白，脉紧者为风寒束表；若发热恶寒，有汗口渴，舌边尖红，舌苔薄黄，脉数者为风热犯表；若高热心烦，汗出不畅，口渴而不欲饮，脉浮而濡者，为暑湿困表。里证者，若发热，汗出，口渴，舌质红，舌苔黄，脉洪数者，为里热炽盛；若兼见胸腹胀满、拒按，甚则谵语神昏，为邪热里结。久痢身热者，脉虚为正气虚，脉大实为邪气盛，脉虚弱无根或细数，为危重之候。若午后潮热，五心烦热，舌质红少津，脉细数为阴虚内热之证。

（3）辨痢下形色　痢下赤白为本病主症之一。一般认为白痢伤气分，赤痢伤血分。痢色赤，属热、属血；痢色白，属寒、属气。痢下白冻黏液，多因湿热伤气，湿胜于热；痢下赤白则湿热俱盛；痢下脓血腐臭，多为热滞；痢下清稀为寒；痢下脓稠多热。痢下血多为湿热伤于肠络。久痢滑脱不禁，多属脾肾两虚。久痢脓血，多致阴虚血损、湿热未清。休息痢时止时作，日久不愈，常常虚实夹杂。

（4）辨腹痛、里急后重　腹痛、里急后重为本病主症之一。里急者，窘迫急痛；后重者，肛坠欲便不爽，便后有未尽之意，常因内有积滞，气机不畅所致。腹痛胀满，甚则拒按，为实。若腹痛窘急欲便，不及登圊者，为实热，火性急迫之故。若腹痛胀满，里急后重，得泄少宽，未几复作，兼见口中气臭，呕吐酸腐者，多为内有积滞。若腹痛滑痢，虽泄而后重反增，甚至滑痢脱肛者，为脾肾气虚下陷。若久痢血痢虚坐努责，是阴血虚亏之证。

2. 治疗原则　本病的基本治疗原则是清肠除疡，消积导滞，调和气血。痢疾初起，重在祛邪，后期多调理脾胃和气血。祛邪，湿热痢治宜驱逐湿热疫毒；寒湿痢治宜除寒燥湿；疫毒痢治宜清肠解毒，清心开窍，凉肝息风。因本病常常兼夹积滞，故治宜配合消积导滞。同时，痢疾又多伤气伤血、气滞血瘀之证，故不论何痢，均宜注意调气和血，如《素问病机气宜保命集·泻痢论》所述"行血则便脓自愈，调气则后重自除"。反复发作者，虚实夹杂，当视其虚实缓急，施以攻补。久痢者，应扶正，或养阴止痢，或温阳固涩。具体选方用药时，又要注意护养胃气，苦寒攻伐之品不可过用，注意寒温并用，痢非纯寒纯热，寒温相伍，既可寒热两解，又可防止苦寒败胃。注意慎用分利，《杂病源流犀烛·痢疾源流》说："四曰忌分利，利小便者，治水泻之良法也，以之治痢，则大乖矣。痢因邪热胶滞，津液枯涩而成，若用五苓等剂，分利其水，则津液愈枯而滞涩更甚，遂至缠绵不已，则分利之为害也。"但若湿热壅盛，津液未伤，则可适当加用清利之品，如六一散之类。另外，要注意多种疗法的选用。其中中药煎剂保留灌肠近年来得到较为广泛的应用。对疫毒痢、难治及重危患儿，应采取中西医结合治疗。

3. 证治分类

（1）湿热痢

证候　腹痛，痛而拒按，里急后重，下利赤白黏冻脓血，赤多白少，或纯下赤冻，或为水泻，肛门灼热，小便灼热，或有身热，口渴，舌质红，舌苔黄腻，脉滑数，指纹紫滞。

辨证　此证在小儿痢疾中最为多见，急性痢疾者大多属于此证，慢性痢疾中也有属于此证者。以痢下赤白，红赤较多，兼见里急下迫，烦渴躁扰，腹痛，肛门灼热，小便短赤，舌质红，舌苔黄腻，脉滑数为特征。

治法　清热除湿，行气和血。

方药 芍药汤加减。常用芍药，配当归和营敛阴以治脓血；黄芩、黄连清热燥湿，解肠中湿热之毒；木香、槟榔行气通滞；大黄（后下）则功兼清热、导滞、行血的作用；肉桂反佐，取其辛以散结之意，甘草缓急止痛、解毒，且调和诸药。若属热重下痢，宜用白头翁汤清热解毒，并可加入地榆、桃仁、赤芍、牡丹皮凉血化瘀之品，以达凉血、解毒、止痢之目的。

暑湿在表者，加藿香、佩兰清暑化湿；热毒壅盛，扰动营血，见壮热，躁扰谵语，腹痛拒按，痢下赤血或脓血者，加赤芍、地榆、水牛角（先煎）、大黄（后下）、枳实等凉血化瘀，行气导滞；热毒上攻，胃失和降，见口噤不食，呕吐不止者，可先用玉枢丹或竹沥灌服，加用赭石（先煎）、旋覆花、石菖蒲、紫苏梗、槟榔等降逆止呕。

（2）疫毒痢

证候 突起高热，腹痛下痢，口渴呕吐，烦躁谵妄，反复惊厥，神志昏迷，继而面色苍白，肢厥冷汗，呼吸不匀。或初起即有高热惊厥而无大便脓血，应做肛拭或灌肠，可发现大便检出脓血便。舌质红绛，舌苔黄厚，脉滑数或细数，指纹紫滞。

辨证 本证属中毒型菌痢，以高热，腹痛下痢，口渴呕吐，烦躁谵妄，反复惊厥，神志昏迷为闭证的特征；以身热骤降，面色苍白，肢厥冷汗，呼吸不匀为脱证的特征。若下痢脓血，是热毒下泄，毒邪尚有出路；无下痢，是热毒内闭，尤应重视。

治法 闭者清肠解毒，清心开窍，凉肝息风；脱者，固脱救逆。待闭开脱回后，再继续治疗痢证。

方药 闭者用白头翁汤加减。常用白头翁清热解毒，凉血止痢；黄连苦寒清热解毒，燥湿厚肠；黄柏清泄下焦湿热；秦皮苦寒性涩，主热痢下重。可在方中加入金银花、地黄、赤芍、牡丹皮以加强清热凉血解毒之功。脱证以独参汤或参附汤回阳救逆固脱。

痢下鲜红者，加地榆、槐花、侧柏叶凉血止血；夹食滞者，加枳实、山楂、莱菔子消食导滞；暑湿困表者，加藿香、佩兰、荷叶芳香透邪；积滞甚者，痢下臭秽难闻，腹痛拒按，急加大承气汤，通腑泄浊，消积下滞；热入营分，高热神昏谵语者，宜清热解毒，凉血开窍，可合用犀角地黄汤，或另服大黄煎汤送服安宫牛黄丸或至宝丹；热极动风，痉厥抽搐者，加羚羊角粉（水调服）、钩藤（后下）、石决明（先煎）送服紫雪，以清热解毒，凉肝息风；腹胀痛，拒按，窘急躁扰，大便不通者，加枳实、槟榔，并加重大黄（后下）用量，急下存阴。若当下未下，可使内闭导致外脱。

服药困难者，急以刮痧法刮前胸、后背及两臂、腿弯，以宣其营卫，使邪气得以外越，并针刺少商、尺泽、委中放血，以泻经脉中之毒热。若病情进一步发展，出现元气外脱证，当急以四逆汤或独参汤回阳救逆固脱，待阳回厥复，再根据病情，用凉开醒神、泻热开闭法治之。此外，可结合采用以大黄、黄连、黄芩、黄柏、白头翁、苦参等药组成的中药煎剂直肠给药。因本证病情较重，病死率高，针对休克、酸中毒、脑水肿等，在采用中医综合治疗的同时，应积极配合西药治疗。

（3）寒湿痢

证候 痢下多白，清稀而腥，或纯下白沫，次数较多，恶寒肢冷，纳差，恶心呕吐，肛门后坠，舌质淡，舌苔白腻或白滑，脉沉缓。

辨证 此证为伤于寒湿疫邪，以痢下多白，清稀而腥或纯下白沫，次数较多，恶寒肢冷，纳差，恶心呕吐，舌质淡，舌苔白腻或白滑，脉沉缓为特征。但应注意，痢白多主寒湿，但也有属湿热者；下痢暗红，也可为寒湿所致。辨其寒热，重点看其兼症、舌脉的情况等，如下痢伴恶寒肢冷，舌质淡，舌苔白腻，脉沉缓者为寒湿；下痢伴身热口渴，舌质红，舌苔黄腻，脉滑数者为湿热。

治法　温中散寒，化湿止痢。

方药　理中汤合平胃散加减。常用党参、白术、厚朴、苍术、陈皮健脾燥湿；干姜、炙甘草温中散寒。

风寒外束，见恶寒发热，头身疼痛，鼻塞流涕者，上方去党参，加荆芥、防风、羌活、紫苏叶疏风散寒。风寒表证较重者，重用解表散寒，祛风除湿，取荆防败毒散加减；表湿较重者，应芳香化湿，宣透表湿，取藿香正气散加减。兼夹积滞者，加莱菔子、六神曲、槟榔、枳壳、山楂等消积导滞，或用治痢保和丸；内有冷积，见面色青灰，腹痛绵绵，里急，脓血不爽，舌质淡，舌苔白腻、脉沉弦者，可用大黄附子汤温通导下；寒湿内盛，见腹痛恶寒、舌质淡，舌苔白滑垢腻、脉沉迟者，可用桂附理中汤温阳益气；寒逆呕吐较剧者，加半夏、丁香、吴茱萸温中降逆；脾气下陷，脱肛者，加黄芪、升麻、煨诃子益气升举。

（4）久痢

①虚热痢

证候　下痢迁延日久，或痢疾后期，午后低热如潮，下痢赤白黏稠，里急欲便，量少难下，或虚坐努责，腹中热痛绵绵，心烦口干，手足心热，皮肤干燥，形体消瘦，小便短黄，舌质干红或干绛，舌苔少，脉细数。

辨证　虚热痢多因于湿热痢迁延不愈所致，或过用温燥，以致阴伤血耗，阴血亏虚，同时余毒未尽。以痢下日久迁延，下痢赤白黏稠，里急欲便，量少难下，或虚坐努责，伴形体消瘦，手足心热，皮肤干燥，舌质干红或干绛，舌苔少，脉细数为特征。

治法　养阴清热，和血止痢。

方药　驻车丸、连梅汤加减。常用黄连、黄芩清热燥湿；乌梅、阿胶（烊化）、当归、芍药养血和血。此时用药，一方面注意养阴和血，酸甘合用，因酸可收敛止痢，和血化阴；另一方面，也要注意排毒止痢，因余毒未尽常常贻害流连。黄连、苦参、马齿苋等仍宜使用，但应攻邪不伤正，补虚不碍邪。

痢久胃气已伤，山药、陈皮、白扁豆、山楂、莲子等护养胃气之品可适当加入，同时也可避免苦寒、滋腻之弊。若阴虚血痢日久，可用地榆丸。

②虚寒痢

证候　下痢日久，便多黏液白沫，或淡红，或紫晦，甚则滑泻不止，腹痛绵绵不绝，喜温喜按，面色苍白，身疲乏力，舌质淡，舌苔白滑，脉沉细而迟。

辨证　此证多由寒湿痢迁延而致，或过用寒凉，或素体阳虚、脾胃虚弱而致。以下痢日久，便多黏液白沫，甚则滑泻不止，腹痛绵绵不绝，伴面色苍白，身疲乏力，舌质淡，舌苔白滑，脉沉细而迟为特征。

治法　温补脾胃，散寒止痢。

方药　真人养脏汤加减。常用人参、白术益气燥湿；白芍、当归和血养阴；肉豆蔻、肉桂、木香、诃子、甘草燥湿行气，温阳散寒。

阳虚气不化水，出现水肿者，加黄芪、茯苓、大腹皮、泽泻、薏苡仁益气利湿；滑痢日久，脱肛者，加升麻、黄芪、赤石脂升清涩肠。对虚寒下痢，应区分脾虚为主还是肾虚为主，一般轻证多属脾虚，重证多属肾虚。脾虚可以理中汤加减治之；肾虚则宜四逆汤类治疗，附子（先煎）、肉桂、干姜等温肾散寒药皆为必用之品。

【其他疗法】

1. 中成药

（1）葛根芩连口服液 每支 10mL。每服 <3 岁 2.5mL；3～6 岁 5mL；6～18 岁 10mL。1 日 2 次。用于湿热痢或兼表证。

（2）藿香正气口服液 每支 10mL。每服 ≤3 岁 5mL；>3 岁 10mL。1 日 2 次。用于寒湿痢兼表证。

（3）香连丸 每瓶 15g，每服 3～6g，1 日 2～3 次，小儿酌减。用于湿热痢。

（4）安宫牛黄丸 每丸 3g。每服 <3 岁 1/4 丸；4～6 岁 1/2 丸。1 日 1 次，温开水化开送服。用于疫毒痢。

（5）喜炎平注射液 2mL：50mg。1 日按体重 5～10mg/kg（0.2～0.4 mL/kg），最高剂量不超过 250mg，以 0.9% 氯化钠注射液或 5% 葡萄糖注射液 100～250 mL 稀释后静脉滴注，控制滴速每分钟 30～40 滴，1 日 1 次，或遵医嘱。1 岁以下儿童禁用。用于湿热痢、疫毒痢。

2. 灌肠疗法 黄连 2～6g、黄芩 3～9g、黄柏 3～9g、马齿苋 6～15g、白头翁 3～9g、金银花 6～12g、葛根 6～9g、乌梅 6～9g、木香 3～9g、白芍 6～15g、当归 6～12g、甘草 3～6g。煎汤 100mL。1～3 岁 20mL，4～5 岁 30～50mL，保留灌肠，1 日 1 次，重症 1 日 2 次。用于湿热痢。

3. 针灸疗法

（1）主穴：天枢、上巨虚、足三里、合谷；配穴：气海、关元、中脘、大肠俞、脾俞。随证选 2～3 穴。发热加曲池、大椎；里急后重加阴陵泉；腹痛加气海、中脘；呕吐加内关。针刺，1 日 1 次。用于湿热痢。疫毒痢儿童反复惊厥，可针刺人中、合谷、涌泉穴。

（2）取下脘、神阙、关元、天枢、足三里。前 3 穴隔姜灸；后 2 穴针刺，紧按慢提，留针 30 分钟，隔 10 分钟行针 1 次，1 日 1 次。至细菌培养 3 次阴性为止。用于慢性菌痢。

【预防调护】

1. 预防

（1）注意饮食的清洁卫生，尤其在夏秋季节。

（2）要注意对痢疾患儿的隔离、消毒。对痢疾接触者应医学观察 7 天。

（3）对一般患儿的食具要煮沸消毒 15 分钟，粪便要用 1% 漂白粉澄清液浸泡或沸水浸泡消毒，便后更换一次性尿布，衬裤也要煮过或用开水浸泡后再洗。

2. 调护

（1）患儿患病期间应予清淡易消化的食物，即使在痢疾好转、食欲恢复时，也要注意控制，不吃生冷瓜果、香甜油腻食物，更忌食被污染食品。

（2）必须密切观察患儿病情变化，如面色、呼吸、血压、瞳孔等，发现病情危重时及时抢救。

【临证备要】

1. 病情复杂者治宜攻补兼施 急性痢疾以实热为主证者，前人有"痢无止法"之说。但对于日久不愈的慢性痢疾，因病情复杂，正气已虚而余邪未尽，若单纯补涩则积滞不去，贸然予以消导，又恐伤正气，此时应当于补益之中，佐以清肠导下祛积，扶正祛邪，权衡应用。有寒热错杂者，可用乌梅丸加减治疗。

2. 注重有形热结的病机改变 本病外因为疫疠病邪兼夹暑热、暑湿或风寒病邪，内因为饮食不洁及不节。病位主要在肠腑。《素问·灵兰秘典论》说："大肠者，传道之官，变化出焉。"

王冰注其：传道，谓传不洁之道。变化，谓变化物之形。暑湿或湿热为有形病邪与疫疠相合，侵袭肠道，传导失司，积滞内生；疠伤气血，气郁血瘀，疠瘀互结，以致疠气、暑湿与积滞、瘀血等有形病邪胶结，热结不散，气血腐败，痢疾乃作。因此，治疗时，需要注重有形热结的化解，在祛除病因的同时，兼顾运用消积导滞、行气解郁、凉血活瘀之品，如槟榔、枳实、淡豆豉、栀子、芦根、败酱草、白头翁、凤尾草、马齿苋等。

3. 重视重症的救治　疫毒痢若发生厥脱，下痢无度，噤口不食，肢冷脉微，当用独参汤或参附汤急救回阳。若下痢不能进食，称为噤口痢，主要是胃失和降，气机升降失常，实证多由湿热疫毒蕴结而成，症见下痢，胸闷，呕恶不食，口气秽臭，舌质红，舌苔黄腻，脉滑数，治宜辛苦通降，和胃泄热，方用开噤散加减，或加玉枢丹，少量冲服，或用姜汁炒黄连同煎，频频服用，直至开噤为度。虚者因脾胃气虚或久痢胃虚气逆而致，呕恶不止，食入即吐，舌质淡，脉弱，治宜健脾和胃，方用六君子汤加石菖蒲、姜汁以醒脾开胃。而胃气衰败所致的噤口痢，实属危象，应积极救治。

第十七节　疟　疾

疟疾是疟邪引起的，以阵发性高热，寒战，汗出，脾肿大，贫血为主要特征的急性外感热病。本病曾是导致全世界人口死亡的主要原因之一，也是导致婴幼儿死亡的最常见的传染病之一。现今全球范围内每年仍有几十万人死于疟疾。本病一年四季均可发生，但多见于夏秋蚊虫孳生繁殖季节。儿童患病年龄不限，5岁以下者较多。

早在《左传》已有关于疟疾的记载。《黄帝内经》称本病为"疟"，详细论述其病因、病机、分类、证候、治法等，如明确提出病因为"疟气"，有寒疟、温疟、瘅疟、风疟、日作疟、间日发疟、间二日发疟及肺疟、心疟、脾疟、肾疟、胃疟等分类。《神农本草经》记载常山及蜀漆有治疟的功效。《肘后备急方·治寒热诸疟》认为疟疾是感受了山岚瘴毒之气，青蒿为治疟要药。因其具有强烈传染性和高致死率，本病属瘟疫范畴。20世纪60～70年代疟疾流行，我国曾集中力量攻关，大力开展中医药抗击疟疾的研究。1971年，屠呦呦教授在中医药理论指导下，运用现代技术，从青蒿中提取了抗疟的有效成分，命名为青蒿素，成为速效、低毒的抗疟药，应用于临床，挽救了无数生命，为全球抗疟作出了卓越贡献，为此，屠呦呦教授获得了2015年诺贝尔生理或医学奖。她的刻苦探索精神值得我们学习。

近年来，我国本土疟疾的发病报道已极少。西医学的疟疾病名与本病相同。

【病因病机】

疟疾的病因为疟邪，属疠气和伏气范畴，主要经蚊虫叮咬而传播，具有传染性和致病的隐袭性，易袭虚弱之体，潜伏体内作祟，正如《临证指南医案·疟》中指出："诸疟由伏邪而成，非旦夕之因为患也。"小儿脏腑柔弱，形气未充，御邪力弱，在疟邪肆虐的季节或地域，被蚊虫叮咬，疟邪从皮肤、血脉直接进入幼儿之体，导致邪袭于里，毒伏体内，若疟邪相对较轻而人体正气相对不太虚弱，邪伏于半表半里之足少阳胆经，正气交争，枢机不利，发作轻症；若疟邪相对较重而人体正气较虚，则疟邪伏于心肝脾肾，闭阻心窍，引动肝风，耗气动血，发作重症。病位总属少阳，与肝胆心脾肾密切相关。

1. 疟袭少阳，枢机不利　疠气的特点是传染性强；伏气的特点是致病易袭人体的膜原部位。膜原者，实一身之半表半里也，而足少阳胆经为半表半里之一，故历来有"疟不离少阳"之说。当疟邪相对较轻而人体正气相对不太虚弱时，疟邪袭入人体，伏于半表半里之足少阳胆经，壅滞气血，枢机不利，与正气交争，发为疟疾，则见寒热往来，交替而作，发作定时，汗出热退后脉静身凉。疟疾的休作时间及发作迟早与疟邪伏藏深浅、部位有关。此证在临床上见为三日疟及卵形疟者，病情相对较轻。

2. 疟窜心肝，毒聚败血　当邪盛体弱之时，疟邪袭入人体，伏于心肝脾肾。若为疟邪兼夹暑湿，伏于中焦，升降失常，胆汁横逆，则见身热弛张，呕吐腹泻，腹痛剧烈，纳食减少，或全身黄疸，呕吐胆汁等，若为疟窜心肝，则扰乱心神，引动肝风，现高热，头痛剧烈，躁动不安，昏迷谵妄，惊厥瘫痪等。更有暑湿热盛，毒蕴下焦，肝肾精血受损，气化泌别失常者，则见尿少，尿色黑赤或无尿，昏谵，抽搐等，这在恶性疟之黑尿热型及疟疾合并肾功能衰竭者常见。

总体而言，疠气邪盛，伏气为患，邪伏日久，正邪多争，终致耗气动血，气血亏虚，并邪毒不散，郁结肝脾，故而疟疾发作日久，常见面色苍白，神疲乏力，形体消瘦，爪甲无华和胁下肿胀、痞块等。若疟邪极盛，正气虚弱，邪伏体内，正不抵邪，津气欲脱，甚至阴阳离决，则见体温不升，神志萎靡，脸色苍白，口唇紫绀，手足厥冷，脉微欲绝等，这在恶性疟之休克型及婴幼儿疟疾者常见。

【临床诊断】

1. 诊断要点

（1）有疟疾接触史，或近期内有输血史，或流行季节到达或居住于流行地区。潜伏期：间日疟 10～20 日，恶性疟 8～15 日，三日疟 18～40 日，卵形疟 11～16 日。潜伏期的后期可有低热、精神倦怠、四肢和背部酸痛等前驱症状。

（2）发作周期：间日疟和卵形疟为隔日发作 1 次，三日疟每隔 2 日发作 1 次，恶性疟的热型多不规则或呈弛张型。小儿年龄越小，症状越无定型，5～6 岁以后表现和成人疟疾相似。

（3）典型发作：最先出现寒战期，患者突觉寒冷，发抖，面色苍白，脉细数，常有恶心，呕吐，持续约 20～30 分钟。继之为发热期，体温升高达 40～41℃，头痛，全身酸痛，持续 4～8 小时。然后转为出汗退热期，全身大汗淋漓，体温骤然下降，全身顿觉舒服且疲乏。可伴见黄疸，发作日久可出现贫血、肝脾肿大。

（4）恶性疟：由恶性疟原虫引起，病情凶险。除寒战、高热外，根据疟原虫侵犯部位临床可分为脑型（表现为剧烈头痛，躁动不安，昏迷，谵妄，惊厥、瘫痪，反射亢进，脑膜刺激征和脑病），胃肠型（表现为呕吐，腹泻和剧烈腹痛），肾功能衰竭型（表现为进行性少尿，无尿及尿毒症），黄疸弛张型（表现为弛张热，黄疸，呕吐胆汁，贫血，肝肿大，昏迷）和休克虚脱型（表现为体温不升，手足厥冷，血压下降，脉细数）。

（5）婴幼儿疟疾：急性发作无定型，寒战期仅有四肢冰冷，脸色苍白，口唇紫绀。发热期虽有高热，但仍四肢冰冷。常伴有呕吐，腹泻。退热期大汗少见。贫血发展快，脾肿大明显。但一经治疗即可迅速恢复。同时，复发率及病死率高。

（6）先天性疟疾：母亲产前感染疟疾，待新生儿生后 7 天内发病，血中可找到与母亲一样的疟原虫。病死率高。

（7）病原学诊断：确诊需要血液涂片找到疟原虫。疟原虫在急性发作前和发作期间易于找到。厚滴血片较薄血涂片检出率高。必要时可在髂骨嵴行骨髓穿刺作厚滴骨髓片及薄涂片，镜下寻找疟原虫。

2. 鉴别诊断

本病需与流行性感冒、肺结核、小儿贫血等疾病作鉴别诊断（表 2-1）。

表2-1　疟疾、流行性感冒、肺结核、小儿贫血的鉴别诊断

病名	疟疾（正疟）	流行性感冒	肺结核	贫血
潜伏期	10～25天	1～3天	无	无
好发季节	夏秋	冬春	无明显季节性	无明显季节性
典型症状表现	先寒战，持续20～30分钟。继之体温升高达40～41℃，头痛，全身酸痛，持续4～8小时。然后转为全身大汗淋漓，体温骤降，全身顿觉舒适且疲乏。可伴见黄疸，发作日久可出现贫血，肝脾肿大	发热恶寒，头痛，鼻塞，流涕，咽痒或红肿热痛，四肢肌肉酸痛，或咳嗽，咯痰	发热，恶风寒或寒战，咳嗽，盗汗，神疲，食少，或有气促，紫绀。部分伴有肝脾肿大	面色苍白，爪甲无华，头晕眼花，病久则形体消瘦，毛发干枯，营养不良，发育迟缓。一般不发热，偶有低热，可见肝脾肿大
寒热周期	寒热发作常有周期性，定时而作	寒热发作无周期性、不定时而作	午后发热较多见，但不定时而作	不确定
检验特征	血涂片发现疟原虫	病毒核酸或血清学检查可明确病原。如流感病毒、副流感病毒	结核菌素试验阳性	红细胞、血红蛋白或红细胞压积低于正常

【辨证论治】

1. 辨证要点　本病主要辨别寒热偏盛与邪正盛衰。

（1）辨寒热偏盛　寒热的偏盛决定疟疾的类型，如寒战，高热，汗出热退，发作定时较典型者，为正疟；热甚于寒，以热为主者，为温疟、暑疟；寒甚于热，以寒为主者，为寒疟、湿疟。

（2）辨邪正盛衰　若病程短，间日发作者，病情较轻，邪气虽盛，但正气未衰；若每日发作，或间二日发作，体温过高或过低，伴有神志昏迷，谵狂，头痛，呕吐者，为疟邪较甚，正气衰弱，病情较重。若病程较长，反复发作，为邪气渐衰而正气亦虚，多见于劳疟。

2. 治疗原则　疟疾的治疗以祛邪截疟为基本原则，注重祛邪与扶正并举。祛邪以和解、清热为先，病初宜和解少阳，调和营卫，透达疟邪；暑湿较盛，蕴毒成瘴者当清暑解毒，化湿辟秽，扶正除瘴。若正气不足，感邪较盛，邪毒深伏，内窜五脏者，需分辨病位而相应治之。如疟犯心肝，闭窍动风者，应清心开窍，凉肝息风；如疟困中焦，升降失常者，应化湿除痰，和胃降逆，缓急止痛；甚者如现黄疸，则配合清热利湿，活血退黄；若毒蕴下焦，气化失司者，应清热利尿，凉血化瘀；疟久而见气血亏虚，邪聚肝脾者，治宜攻补兼施，扶正截疟，补益气血，软坚消痞；甚者如现败血伤阳，阴阳离决，则应培元补阴，益气敛津，回阳救逆。疟疾的服药时间，以症状发作前2小时为宜。

3. 证治分类

（1）疟郁少阳

证候　寒战、发热间日或三日而作，或不规则，头身疼痛，咽痛，面赤，口渴，汗出，乏力，纳减。舌质红，舌苔黄白相间，脉弦，指纹淡紫或紫滞。

辨证　本证寒热往来，间日一作或三日一作，发作定时，始寒战，继而通体灼热，汗出热退，为间日疟或三日疟之典型发作。或有寒战、发热不规则者，或有不发热而头痛、全身疼痛明显者，均为疟邪侵袭，少阳不利，经气阻滞的特征。

治法　祛邪截疟，和解少阳。

方药　小柴胡汤合截疟七宝饮加减。常用柴胡、黄芩清解疟邪，和解少阳；青蒿、常山、槟

榔、草果芳香除疟，化湿散邪；半夏、生姜燥湿化痰，降逆和胃；党参、甘草、大枣益气扶中，助正祛邪。

全身疼痛者加桂枝、独活疏风散寒；胸闷脘痞，呕吐，舌苔腻者去甘草、大枣，加苍术、竹茹、藿香、厚朴化湿和胃；口渴引饮，汗多者加石膏（先煎）、知母、天花粉、芦根清气生津；咽喉肿痛者加射干、马勃、玄参清热利咽。

若寒甚热微或但寒不热，神疲肢倦，胸胁痞满，口不渴，舌苔白厚腻，脉弦者，用不换金正气散加减，常用藿香、佩兰、苍术、厚朴、陈皮、半夏、荷叶、草果、槟榔、石菖蒲等。

（2）疟困中焦

证候　身热弛张，呕吐，腹泻，腹痛剧烈，纳食减少，或全身黄疸，呕吐胆汁，舌质红，舌苔黄腻，脉弦滑数，指纹紫滞。

辨证　本证以身热弛张，呕吐，腹泻，腹痛剧烈，纳食减少为暑湿困阻中焦的特征；以全身黄疸，呕吐胆汁，舌质红，苔黄腻，脉弦滑数等为暑湿中阻，肝胆疏泄失司的特征。此在胃肠型疟疾、先天性疟疾及婴幼儿疟疾、恶性疟之胆汁型疟疾者常见。

治法　清暑化湿，除瘴和中。

方药　达原饮合清瘴汤加减。常用草果、槟榔、青蒿、常山芳香化湿，辟秽除瘴；黄芩、黄连、知母清暑泄热，燥湿祛邪；柴胡、竹茹清化和胃；枳实、半夏、陈皮燥湿化痰，行气理中；滑石（包煎）、甘草清热利湿，解毒和中。

本方可加马鞭草、蜀漆祛邪截疟。全身黄疸、呕吐胆汁者，加茵陈、栀子、黄柏、大黄（后下）清热利湿，解毒退黄；腹痛剧烈，呕吐频繁者加蚕沙、木香、赭石（先煎）、白芍化浊和胃，降逆止呕。

（3）疟犯心肝

证候　高热，寒战，呕吐，神昏，谵语，烦躁不安，颈项强直，四肢抽搐或瘫软，舌质红绛，舌苔黄燥或黄厚腻，脉弦数或弦滑数，指纹紫滞，达命关。

辨证　此证在恶性疟之脑型疟疾者多见，以高热寒战，呕吐，神昏谵语，四肢抽搐，舌质红绛，舌痰黄燥或黄厚腻，脉弦数为疟邪瘴毒极盛，闭窍动风的特征。

治法　清心开窍，凉肝息风。

方药　羚角钩藤汤加减。常用羚羊角粉（水调服）、钩藤（后下）、菊花凉肝息风；茯神安神定志；竹茹、浙贝母化痰清心；龙胆、黄芩、栀子清热解毒；地黄、白芍、甘草柔肝养筋。

痰涎壅盛者加石菖蒲、胆南星、郁金、竹沥清热化痰；腹胀便秘者加大黄（后下）、玄明粉（冲服）通腑泄热。

若疟疾初发或在病变过程中，出现尿少、尿色黑赤或无尿，或呕吐食少，或昏谵，抽搐。应急用清热利尿，解毒活血方治疗，如温胆汤合附子泻心汤加减，并结合西医抢救治疗。

（4）疟结肝脾

证候　疟困中焦发作之时，或疟疾发作日久，发热，寒战，胁下痞块，压之疼痛，面色萎黄或苍白无华，肌肤薄弱，毛发枯黄，舌质淡红，舌苔白腻，脉细弱，指纹淡。

辨证　本证以发热寒战，胁下痞块，压之疼痛为湿热阻碍气血，导致气滞血瘀的征象。日久，以面色萎黄或苍白无华，肌肤薄弱，毛发枯黄，舌质淡红，舌苔白腻，脉细弱，指纹淡为疟邪损伤气血的特征。

治法　行气活血，软坚散结，补益气血。

方药　鳖甲饮合十全大补汤加减。常用草果、槟榔芳香除疟；白术、陈皮、厚朴燥湿健脾，行气调中；醋炙鳖甲（先煎）、川芎行气活血，软坚散结；党参、黄芪、当归、白芍、大枣、甘草益气养血，扶正和中。

胁下痞块胀大、疼痛者，加蜂房、土鳖虫、柴胡、凌霄花行气散结；两胁胀满，舌质淡，舌苔白厚腻者，加桂枝、茯苓、橘络、桔梗益气通阳，行气通络；面色暗，舌瘀点者加桃仁、红花、莪术活血化瘀；面色苍白，肌肤薄弱，舌质红，舌苔少者，加黄精、何首乌、玄参、桑椹益气补阴。

若发作之时或病久出现体温不升，神志萎靡，脸色苍白，口唇紫绀，手足厥冷，脉微欲绝，此为正气虚衰，正不抵邪，精血亏耗，阴阳离决的表现，需急服独参汤或参附龙牡救逆汤加味，并结合西医抢救治疗。疟疾病后诸症已解，而左胁下痞块（脾脏肿大）不消，是为疟母，治当活血化瘀、软坚散结，用鳖甲煎丸加减。

【其他疗法】

中成药

（1）小柴胡颗粒　每袋5g。每服2.5～5g。1日3次，儿童酌情减量，用于疟郁少阳证。

（2）青蒿素　每片0.1g，0.5g。口服：先服1g，6～8小时再服0.5g，第2、3日各服0.5g，疗程3日，总量为2.5g。小儿总剂量15mg/kg，按上述方法3日内服完。用于疟疾各证。

（3）安宫牛黄丸　每丸3g。＜3岁1次1/4丸；4～6岁1/2丸。1日1次，用于疟犯心肝证。

【预防调护】

1. 预防

（1）搞好卫生，消灭蚊虫，冬春季开始消灭越冬蚊，消灭蚊幼虫，清除其孳生地，把灭蚊工作做彻底。

（2）彻底治愈疟疾患者，对正在发病的患儿和无症状带虫者，均要彻底治疗，以控制传染源。

（3）在流行地区，易感人群，必要时可服用药物预防。

2. 调护

（1）寒战时衣被不宜过厚，以免消耗体力；发热时不宜直吹冷风，避免复感外邪。

（2）饮食宜营养丰富而易于消化，多饮开水，忌食生冷油腻。

（3）按时服药，并注意有无药后反应。

【临证备要】

1. 判轻重知预后　本病因感受疟邪隐袭致病，且发作定时，正气与邪气的抗衡、较量将直接影响到病证的轻重与预后，若正气相对较强而邪气相对较轻，常见寒战，高热，汗出后热退神清，无并发症者，病情较轻，预后较好；若正气相对较弱而邪气相对较盛，常见于5岁以下，尤其是新生儿、婴幼儿者，症状不定，或高热不退，烦躁拒食，或呕吐腹泻，或昏谵抽搐，或见黄疸尿血等，病情严重，预后较差。青蒿素是有效的抗疟药物，各型疟疾均可应用，配合辨证中药则可取得更好的疗效。

2. 重预防善调护　在我国本病的本土病例已很少，但全球尤其是非洲仍有流行，应当预防输入性病例的发生。同时，应加强社会和生活卫生的防御，保护儿童不受本病传染。要认识本病，及时诊断，对于患病儿童给予细心护理，防止复感外邪，适当增加营养，以增强正气抵抗邪气而愈病。

第十八节　时疫感冒

　　时疫感冒是风热疫疠病邪引起的，以突发高热，头痛，全身酸痛，乏力，咳嗽，咽痛，或腹痛，恶心，呕吐，腹泻为主要特征的急性外感热病。一年四季均可发生，冬春季节及气候骤变时发病率较高，具有流行广、起病急、病情重的特点，突然暴发，迅速扩散。任何年龄均可发病，儿童和青少年的发病率高。婴幼儿易并发肺炎和热性惊厥。

　　本病属中医温疫范畴。明代吴又可的《温疫论》中有专门论述小儿时疫症候和小儿太极丸治疗方药的记载。清代杨璿《伤寒温疫条辨·小儿温病》论："凡杂气流行，大人小儿所受之邪则一，且治法药饵亦相仿，加味太极丸主之，升降散亦妙。四五岁以下者药当减半，三二岁以下者三分之一可也，临病之工，宜酌量焉。"戴天章《广瘟疫论·小儿》述："小儿受时疫悉与大人同，而时见惊搐类于惊风，误治多死，用大人治疫清解诸法，减小剂料以治之则愈。小儿不能言，遇当下证，既不知其谵妄，复难验其舌苔，则当验其唇，唇赤而燥即是下证，此幼科之要诀也。"阐释小儿感受时疫的治法与成人相仿，而诊察上需重视望唇。

　　西医学的流行性感冒可参考本病辨证治疗。

【病因病机】

　　本病病因为风热疫疠病邪，以外感疫疠病邪为主，兼夹四时病邪为患。疫疠流行之时，疫疠兼夹风热，从口鼻而入，直犯于肺，肺卫失宣，顺传阳明，运化失司。后期常见邪热渐退，肺胃津伤，气阴两虚。若为婴幼儿或邪热极盛，则易致肺失宣肃，甚则热邪化毒，闭郁肺气，转为肺炎喘嗽。

　　1. 疠袭肺卫　疫疠流行之时，如遇气候骤变或寒温交替或调护失宜等，小儿之体，稚阴稚阳，易被疫疠病邪兼夹六淫侵袭。如疫疠兼夹风热侵袭，从口鼻而入，首犯肺系，肺卫失宣，可见发热，恶风寒，头身痛，咽喉肿痛，咳嗽，舌边尖红，舌苔薄黄，脉浮数。少数患儿可因热扰风动而发生一过性抽搐。少数若为疫疠兼夹风寒侵袭，则表阳受遏，营卫不和，经络不舒，可见发热，恶寒，头身疼痛，舌淡红，舌苔薄白，脉浮紧。

　　2. 疠犯脾胃　疫疠甚者，侵及肺胃二经，肺热移肠，胃热气逆，邪毒犯脾，运化失司，升降失常，则见腹痛腹胀，恶心呕吐，大便溏泄等。如《伤寒温疫条辨·小儿温病》所述："但知呕吐恶心，口干下利，以小儿吐利为常事，不知其为温病协热下利也。"

　　3. 热毒壅肺　疫疠病邪，致病暴戾，传变迅速，容易从卫入气，犯于肺脏，热毒壅肺，肺失清肃，肺气上逆，热灼津伤，炼液为痰，可见高热，咳嗽，目赤，咽痛，痰黏咯吐不爽，口渴喜饮，舌质红，舌苔黄或腻，脉滑数。重者毒热闭肺，则转成肺炎喘嗽。

　　4. 耗伤气阴　疫疠之气，邪甚伤正。本病后期，邪去正虚，肺胃津伤，气阴亏虚，可见咳嗽痰少，神倦乏力，气短，纳食不佳，舌质淡红，舌苔薄腻，脉弦细数等。而大多数患儿脏气清灵，易趋康复。

【临床诊断】

　　1. 诊断要点

　　（1）在流感流行季节，当地有疫情流行，有流感患者接触史或集体发病史。

　　（2）临床表现：发热恶寒，鼻塞，流涕，喷嚏，咳嗽，头痛，全身酸痛，食欲不振，或腹痛，恶心，呕吐，腹泻等为主症。伴兼夹证者，可见咳嗽加剧，喉间痰鸣；或脘腹胀满，不思饮食，呕吐酸腐，大便失调；或睡卧不宁，惊惕。病情严重者，伴壮热，烦躁，嗜睡，谵妄，神昏，惊厥，抽搐，喘促，呼吸困难。

（3）血常规：白细胞计数多数偏低或正常，中性粒细胞比例降低。

（4）病原学检查：①检测流感病毒：首选呼吸道上皮细胞标本，测得病毒核酸检测阳性，或/和病毒分离培养阳性；另可取急性期和恢复期双份血清测得病毒特异性 IgG 抗体水平呈 4 倍或 4 倍以上升高。②检测诺如病毒：首选粪便标本，核酸检测和基因型鉴定，采用 RT - PCR 方法，ELISA 方法也可作为辅助检测手段。

2. 鉴别诊断

（1）与急性传染病早期相鉴别　多种急性传染病早期都有类似的症状，如麻疹、水痘、手足口病、幼儿急疹、百日咳、流行性脑脊髓膜炎等，应根据流行病学史、临床表现、实验室检查等加以鉴别。

（2）与普通感冒鉴别　普通感冒上呼吸道症状明显，如发热，恶寒，鼻塞，流涕，喷嚏，咽痛，咳嗽等，全身症状相对较轻；时疫感冒一般上呼吸道症状较轻，而全身症状较重，如发热，头痛，全身酸痛，倦怠疲乏，恶心呕吐，腹痛泄泻等。普通感冒多为散发；时疫感冒流行发病。

【辨证论治】

1. 辨证要点　本病主要辨别寒热、卫气证及兼证。

（1）辨寒热　疫疠流行之时，疫疠兼夹风热或兼夹风寒侵袭人体，而以兼夹风热者较多。如见发热恶风寒，涕黄，咽喉红肿疼痛，咳嗽痰黄，舌边尖红，舌苔薄黄，脉浮数者，为风热时疫感冒；若见恶寒发热，头身疼痛，鼻塞，涕清，咽不红肿疼痛，舌质淡红，舌苔薄白，脉浮紧者，为风寒时疫感冒。热势高者可能出现一过性抽搐。

（2）辨卫气　初期邪热犯肺，肺卫失宣，可见发热，恶寒，头身痛，舌苔薄，脉浮等；由卫入气，肺热气郁，清肃失司，则见高热，目赤，咽痛，咳嗽，痰黏咯痰不爽，口渴喜饮，舌质红，舌苔黄，脉滑数等；若肺热传胃，亦可见烦渴，恶心，呕吐，腹痛，泄泻等胃热炽盛的气分病证。如见高热不退，咳嗽剧烈，喘促气短等症，则病已转为肺炎喘嗽。

（3）辨兼证　若咳嗽较剧，咳声重浊，喉中痰鸣，舌苔白腻，脉浮滑，为夹痰；若脘腹胀满，不思乳食，呕吐酸腐，口气秽浊，大便酸臭，为夹滞；若惊惕啼叫，烦躁，嗜睡，谵妄，神昏，惊厥，抽搐，为夹惊。如《医宗金鉴·感冒风寒总括》说："小儿肌肤最柔脆，偶触风寒病荣卫，轻为感冒病易痊，重为伤寒证难退，夹食夹热或夹惊，疏散和解宜体会。"

2. 治疗原则　本病以祛邪清瘟解毒为基本治疗原则。初起疫邪侵犯肺卫，治宜祛疫达邪，宣肺解毒。中期热毒壅肺者治宜清热解毒，清肺止咳；毒犯肺胃者治宜清热解毒，清胃和中。后期气阴两虚者，治宜清解余邪，补益气阴。若病初有抽搐征兆者，宜早用镇惊息风之品先病而治；兼夹痰湿者，配合燥湿化痰；兼夹积滞者，配合消积导滞。

同时，治疗时不宜过用辛温发汗，防止耗伤津液。体质虚弱者，可采用扶正解表法，益气、养阴以扶正达邪。本病除内服汤药外，还常使用中成药、针灸、刮痧等方法治疗。

3. 证治分类

（1）疫袭肺卫

证候　发热，恶风寒，头痛，身痛，腰背酸痛，咽喉红肿疼痛，涕黄，咳嗽，痰黄，口渴，舌边尖红，舌苔薄黄，脉浮数。或发热，恶寒，头身、腰背酸痛剧烈，骨节酸痛，鼻塞，涕清，咳嗽，痰白，舌质淡红，舌苔薄白，脉浮紧，指纹浮红。

辨证　本证为疾病初期，多为风热时疫所感，以发热恶风寒，头身痛，咽喉红肿疼痛，涕黄，咳嗽，痰黄，舌边尖红，舌苔薄黄，脉浮数为特征；若为风寒时疫所感，以发热恶寒，头身、腰背酸痛剧烈，骨节酸痛，鼻塞，涕清，舌质淡红，舌苔薄白，脉浮紧为特征。

治法 风热时疫者，治宜疏风泄热，宣肺解毒；风寒时疫者，治宜疏风散寒，调和营卫。

方药 风热时疫侵袭者，银翘散合桑菊饮加减。常用金银花、连翘、桑叶、菊花、薄荷（后下）、牛蒡子疏风泄热；淡竹叶、芦根清热生津；桔梗清热利咽；甘草祛痰止咳。风寒时疫侵袭者，荆防败毒散加减。常用荆芥、防风、羌活、独活疏风散寒；葛根、桂枝、川芎和营疏卫；前胡、枳壳、茯苓、桔梗、甘草宣肺化痰。

身热甚者，加贯众、大青叶、鸭跖草清热泻火；咳嗽频作者，加杏仁、前胡、枇杷叶宣肃肺气；痰液黄黏者，加瓜蒌皮、浙贝母、天竺黄清化痰热；咽痛甚者，加锦灯笼、玄参、土牛膝清咽止痛；舌苔厚腻者，加藿香、佩兰、苍术芳香化湿。若有热盛，惊惕不安，为风热惊风先兆，急予羚珠散清热镇惊息风。

（2）疫犯脾胃

证候 发热，头痛，心烦哭闹，口渴，肌肉酸痛，腹痛腹胀，恶心，呕吐，纳食减少，大便溏泄，舌质红，舌苔黄腻，脉数，指纹紫。

辨证 本证由外感疫疬毒邪直犯脾胃所致，以发热，烦躁，腹痛，恶心，呕吐，大便溏泄，舌质红，舌苔黄腻，脉数，指纹紫为特征。

治法 清泄脾胃，解毒和中。

方药 葛根黄芩黄连汤加味。常用葛根、紫苏叶解肌和中；黄芩、黄连、拳参清泄肺胃，泻火解毒；苍术、佩兰燥湿运脾；竹茹、姜半夏和胃止呕；六神曲、山楂助运消积。

热炽头痛者，加薄荷（后下）、鸭跖草清热泻火；身热心烦者，加淡豆豉、栀子清热除烦；腹痛阵阵者，加木香、陈皮理气止痛；大便溏烂者，加马齿苋、地锦草、车前子（包煎）清肠利湿。

（3）热毒壅肺

证候 高热，咳嗽，气喘，痰黏咯痰不爽，口渴喜饮，咽痛，目赤，舌质红，舌苔黄或腻，脉滑数。

辨证 本证由时疫犯表后入里袭肺而成，以高热、咳嗽、气喘、痰黏、口渴、咽痛、舌质红、舌苔黄或腻、脉滑数为特征。

治法 清热解毒，宣肺止咳。

方药 麻黄杏仁甘草石膏汤加减。常用蜜麻黄、杏仁宣肺平喘；石膏（先煎）、知母、黄芩、柴胡清气泄热；浙贝母、桔梗、生甘草清热化痰利咽。

咳嗽甚者，加桑叶、桑白皮、前胡宣降肺气；高热者，加青蒿、金银花、鱼腥草、薄荷（后下）清宣肺热；舌苔黄腻者，加苍术、薏苡仁、六一散化湿清热；痰多难咯者，加黛蛤散（包煎）、浙贝母、胆南星宣肺化痰；便秘者，加虎杖、瓜蒌、大黄（后下）通腑泄热。

（4）气阴两虚

证候 身热已降，神倦乏力，气短，口干，纳差，咳嗽声作，痰少，舌质暗或淡红，舌苔薄白，脉细。

辨证 本证为恢复期，邪却正虚，以神倦乏力，气短，口干，纳差，或伴咳嗽声作，痰少为特征。

治法 益气养阴。

方药 沙参麦冬汤加减。常用沙参、太子参、麦冬、五味子补益气阴；天花粉、玉竹、地骨皮养阴清热；六神曲、炒谷芽健脾醒胃。

低热者，加白薇、金银花、黄芩清透热邪；咳嗽者，加桑叶、桑白皮、百部肃肺止咳；痰黏者，加浙贝母、瓜蒌皮清化痰热；便秘者，加火麻仁、郁李仁、瓜蒌子润肠通便；气短纳差者，加黄芪、党参、茯苓、谷芽、麦芽补气健脾助运。

小儿脾肺常虚、肝常有余，体弱难耐疫疠所伤，极易生痰夹滞，动风生惊，出现夹痰、夹滞、夹惊等，治疗时，在清瘟解毒的基础上，如兼见咳嗽较剧，痰多，或喉间痰鸣，痰白清稀者多为兼夹痰湿，加用二陈汤、三子养亲汤；痰稠色黄者多为兼夹痰热，加用清金化痰汤。如兼见脘腹胀满，不思饮食，呕吐酸腐，口气秽浊，大便酸臭，或腹痛泄泻，或大便秘结，舌苔厚腻，脉滑，指纹紫滞等，则为兼夹积滞，加用藿香正气散或保和丸或枳实导滞汤。如兼见惊惕，哭闹不安，睡卧不宁，甚至骤然抽搐，舌质红绛，脉弦数，指纹青滞等，则为兼夹惊风，加用镇惊丸，另可服小儿回春丹或琥珀抱龙丸。

【其他疗法】

1. 中成药

（1）小儿豉翘清热颗粒　每袋2g。每服6个月~1岁1~2g；1~3岁2~3g；4~6岁3~4g；7~9岁4~5g；≥10岁6g。1日3次。用于疠袭肺卫证。

（2）连花清瘟颗粒　每袋6g。每服2~3岁2g；3~5岁3g；>5岁6g。1日3次。用于风热时疫、热毒壅肺证。

（3）抗感颗粒（儿童装）　每袋5g。每服1~5岁2.5g；6~9岁5g；10~14岁7.5g；≥15岁10g。1日3次。用于风热时疫、热毒壅肺证。

（4）清宣止咳颗粒　每袋10g。每服1~3岁5g；4~6岁7.5g；7~14岁10g。1日3次。用于风热时疫。

（5）葛根芩连丸　每袋1g。每服3~7岁1g；7~14岁2g。1日3次。用于疠犯脾胃证。

（6）羚羊角粉　每瓶0.3g。每服1~3岁0.15g；3岁以上0.3g。1日2次。用于时疫感冒夹惊。

2. 针灸疗法

（1）取大椎、曲池、外关、合谷。头痛加太阳，咽喉痛加少商。针刺，用泻法。1日1~2次。用于疠袭肺卫证。

（2）耳尖、少商点刺放血疗法。用于高热不退。

【预防调护】

1. 预防

（1）按计划接种流感疫苗。

（2）流感流行期间，勿带小儿去公共场所和流行区域，减少感染机会。

（3）居室保持空气流通、新鲜。

2. 调护

（1）卧室空气流通，温度、湿度适宜，避免直接吹风受寒和过强阳光刺激。

（2）饮食应清淡、易消化，营养均衡。

（3）保持手、眼睛、鼻腔、口腔、皮肤的清洁卫生。

（4）对于重症患儿要密切观察病情变化，及早发现病情变化，早期处理。

【临证备要】

1. 重视非典型流感诊断治疗　由于流感疫苗未列入计划内疫苗接种，目前流感多为散发或局域流行，且小婴儿及大龄儿童发病比例增多，临床非典型流感患者增加，如早期的流感病程较短，全身症状相对较轻，易漏诊。临证宜重视其流行病学史、接触史、预防接种史，必要时做病毒病原学检查诊断。这类患儿一般病情较轻，不常发生兼证，可以清温解毒法治疗，多能较快康复。

2. 清瘟解毒是本病基本治则　本病治疗应及时，并以清瘟解毒为主，常在早期或全过程加用贯众、拳参、板蓝根等清瘟解毒药。

3. 注意顾护脾胃　一是小儿脾常不足，感邪之后容易发生脘腹胀满，不思乳食，呕吐酸腐，口气秽浊，大便酸臭等夹滞之证；二是解表清瘟解毒类药物容易损伤脾胃。故在用药时要时刻注意顾护脾胃。

第十九节　病毒性肺炎

病毒性肺炎是风热病邪或疫疠病邪引起的，以发热，咳嗽，或干咳，气喘，甚或喘憋，呼吸困难为主要特征的急性外感热病。本病为临床常见病，是我国重点防治的儿童疾病。引起病毒性肺炎的病原体有呼吸道合胞病毒、腺病毒、流感病毒、副流感病毒、巨细胞病毒、禽流感病毒、冠状病毒等，可引起肺实质及肺间质的急性炎症，也可合并神经系统、循环系统和消化系统及泌尿系统等损害。本病可见于各个年龄段，婴幼儿最常见。一年四季可发病，较多在冬春或夏秋季节发病和流行。多数为散发，可发生局部流行。但近20年来，因冠状病毒引起的病毒性肺炎引发大流行，如2003年由SARS冠状病毒（SARS－CoV）引起的严重急性呼吸综合征在我国部分省市、地区流行，持续大半年时间。自2019年冬至2022年底由新型冠状病毒（COVID－19）引起的新型冠状病毒感染在世界范围内大流行，对人民健康和社会经济带来重大损失。

本病中医学无对应的病名，根据其主要临床表现，可属"温疫""风温""肺炎喘嗽"等范畴，中医药诊治本病具有一定的优势和特色。南京中医药大学汪受传教授专注本病研究20余年，带领研究团队在中医药治疗本病的临床研究、疗效评价及实验研究等方面取得丰硕的研究成果，研制出清肺口服液和金欣口服液治疗本病，提高了中医药治疗本病的疗效。

【病因病机】

本病病因为风热病邪或疫疠病邪。风热病邪致病时，首先犯肺，顺传阳明，逆传心包，与风温病传变规律基本一致。疫疠病邪致病时，容易兼夹四时温邪为患，或为风热疫气，或为湿热疫气，极少数为风寒疫气，初起邪犯肺卫，肺卫失宣，继而邪热入里，壅盛于肺，肺气郁阻，宣肃失常，热邪炼液为痰，痰热壅肺，甚者，疫疠邪毒为患，邪犯肺脾，疠毒闭结于内，如遇体弱或低龄儿，或感疫疠极甚，或失治、误治，或调护不当，则易发生变证，邪毒内陷心肝，损耗心阳，以致阳气虚衰。如未发生变证者，后期因风热或疫疠，耗伤正气，常见阴虚肺热或肺脾气虚。

1. 邪犯肺卫　肺主气，司呼吸，肺主宣发、肃降，肺为贮痰之器。初起，风热病邪或疫疠病邪兼夹四时温邪从口鼻而入，侵袭肺卫，则肺卫失宣，气郁痰生，若为风热疫气，可见发热，咳嗽，痰黄，气急，咽红，舌质红，舌苔薄黄，脉浮数等；若为湿热疫气，可见发热，咳嗽，痰多，气急，呕恶便溏，舌苔黄厚腻，脉滑数等；若为风寒疫气，可见恶寒发热，呛咳气急，痰白，无汗，舌质淡红，舌苔薄白，脉浮紧等。

2. 痰热闭肺 肺为娇脏，小儿脏腑柔弱，肺脏更为娇嫩，若邪热入里，壅盛于肺，则肺气郁阻，宣肃失常，且热邪炼液为痰，痰热蕴结，反阻热邪的透解，以致肺气郁闭，可见高热烦躁、咳嗽气促，喘息鼻扇，痰黄黏稠，口渴，便秘或下利，舌质红，脉数等。

3. 毒热闭肺 肺为华盖，肺朝百脉。若为疫疬病邪侵犯，邪凶毒盛，疠毒闭结于内，肺气郁闭，痰热壅盛，气郁血瘀，疠毒肆虐，损耗气血，可见壮热烦躁，精神萎靡，咳嗽气喘，憋闷鼻翼，呼吸困难，喉间痰鸣，口唇发绀，面色青灰，肌肤斑疹、融合、稠密或见瘀斑，大便秘结，舌质绛芒刺多等。

4. 毒陷厥阴 若感疫疬极甚，或遇体弱或低龄儿，或失治误治，或调护不当，则易发生变证，邪毒内陷厥阴，热极生风，则见壮热气促，喉间痰鸣，烦躁不安，谵语狂躁，口唇紫绀，口噤项强，四肢抽搐，角弓反张，舌质绛，脉弦数等。

5. 正气虚脱 若感疫疬极甚，或遇体弱或低龄儿，或失治误治，或调护不当，则易正不抵邪，心阳虚衰，肺气耗散，阳气暴脱，可见身热骤降，面色苍白，唇指紫绀，呼吸浅促，四肢逆冷，大汗淋漓，脉微欲绝等。

6. 耗伤气阴 风热或疫疬病邪，在病变过程中及后期耗伤正气，常见阴虚肺热或肺脾气虚。阴虚肺热者，易见低热，干咳少痰，两颧潮红，盗汗形瘦，五心烦热，舌质红，舌苔少，脉细数等；肺脾气虚者，易见咳嗽无力，痰稀易咯，神疲乏力，面白少华，多汗食少，大便溏烂，舌淡脉弱等。

【临床诊断】

1. 诊断要点

（1）好发于冬春或夏秋季节，或疫情流行期间及地域，或有与疫病患者接触史。

（2）起病急骤，发热或高热不退，气促，咳嗽，干咳少痰，或痰多、喉间痰鸣，喘息，憋闷，甚者可见三凹征，鼻翼扇动，呼吸困难，唇指发绀，或面色青灰，或恶心呕吐，拒食，大便干结或溏烂及水样便，重症者，可见肌肤斑疹稠密、紫暗，或神昏谵妄，四肢抽搐，角弓反张，或身热骤降，精神萎靡，呼吸表浅，大汗淋漓，脉微欲绝等。后期可见低热或无热，干咳少痰，或咳嗽无力，神疲乏力，口干咽燥，食欲不振，盗汗形瘦，五心烦热，大便干或溏，舌质红，舌苔少，脉细数或弱等。

警惕有些病毒性肺炎可能以非呼吸道症状为首发或突出表现。

（3）肺部听诊有中细湿啰音和呼气相哮鸣音。胸片可见两肺间质浸润影、斑片影和透亮度增加，可存在肺不张等。外周血白细胞总数大多正常，中性粒细胞比例不高，合并细菌感染时，白细胞和中性粒细胞总数增多。C反应蛋白（CRP）可正常或轻度增高。

（4）取鼻咽部分泌物脱落细胞或血清，运用实时荧光RT-PCR检测和病毒基因测序、IgM抗体间接免疫荧光技术、酶联免疫吸附法（ELISA）、碱性磷酸酶-抗碱性磷酸酶桥联酶标法（APAAP）等方法检测病毒。

2. 鉴别诊断

（1）与细菌性肺炎的鉴别 细菌性肺炎与病毒性肺炎均可见发热或无发热，咳嗽，有痰，喘息，胸痛，呼吸急促，呼吸困难，严重者，可出现呼吸浅快，鼻扇，三凹征，呻吟，发绀及烦躁，萎靡，嗜睡等，双肺可闻及固定的中细湿啰音，X线或CT检查可见肺部炎症阴影。但细菌性肺炎多表现外周血白细胞数和中性粒细胞比例升高，CRP>10mg/L，降钙素原（PCT）>1.0ng/mL。病毒性肺炎外周血白细胞总数大多正常，中性粒细胞比例不高，CRP可正常或轻度增高。鉴别诊断困难者需依靠病原学检查鉴别。但两者也可以合并发病。

（2）与气道异物的鉴别　气管内异物起病突然，有异物吸入史，随后发生阵发性痉挛性咳嗽，肺部听诊无啰音。病毒性肺炎初起常见发热或高热不退，气促，咳嗽，干咳少痰，或痰多，甚者憋闷，可见三凹征，鼻翼扇动，呼吸困难，肺部听诊有中细湿啰音和呼气相哮鸣音。胸片可见两肺间质浸润影、斑片影和透亮度增加等。必要时需进行支气管镜检查加以鉴别。

【辨证论治】

1. 辨证要点　本病主要辨别病因及常证与变证。

（1）辨病因　若好发于冬春季节，传染性不太强，起病首见风热郁肺，继而出现痰热闭肺，或顺传阳明，少数可见重证变化者，其病因主要为风热病邪致病；若发作无明显季节性，或于冬春、夏秋季节发生流行，传染性强，起病急骤，首见风热郁肺或湿热郁肺或风寒郁肺，继而出现痰热闭肺、疠毒闭肺证，并在短时间内容易出现邪陷厥阴或心阳虚衰等变证者，其病因常为疫疠病邪。

（2）辨常证、变证　若起病首见发热微恶风寒，气促，咳嗽，喘息，憋闷等肺卫失宣的表现，继而出现壮热，气促，咳嗽，痰多，甚则鼻翼扇动，三凹征，呼吸困难，唇指发绀，或恶心呕吐，大便干结或溏烂，肌肤斑疹稠密、紫暗等气营热盛的改变，后期可见气阴受伤等改变，此为常证；若起病急骤，高热不退，短时间内出现气促，憋闷，呼吸困难，唇指发绀，神昏谵妄，四肢抽搐，角弓反张，或身热骤降，精神萎靡，呼吸表浅，大汗淋漓，脉微欲绝等，为邪陷厥阴或阳气虚脱的变证，应及时诊断和救治。

2. 治疗原则　本病的治疗，以清热化痰，开肺平喘为基本原则。初起若为感受风热疫气者，治宜疏风泄热，宣肺平喘；若为感受湿热疫气者，治宜化湿清热，宣肺平喘；若为感受风寒疫气者，治宜疏风散寒，宣肺平喘。中期痰热闭肺者，治宜清热涤痰，开肺定喘；疠毒闭肺者，治宜清热解毒，开肺活血。若邪毒内陷心肝，则治宜清心开窍，平肝息风；心阳虚衰者，治宜温补心阳，救逆固脱。后期阴虚肺热者，治宜润肺化痰，兼清余邪；肺脾气虚者，治宜补益肺脾。同时，本病还常结合其他治法，如中成药、雾化吸入、药物外治等。变证发生时，须中西医结合治疗。患儿应忌食油腻及刺激性食品，少进甘甜，防止助热生痰。

3. 证治分类

（1）常证

①风热郁肺

证候　发热微恶风寒，咳嗽，气急，咽痛咽红，无汗或少汗，少痰或痰黄，口渴，舌边尖红，舌苔薄黄，脉浮数，指纹浮紫。

辨证　多见于初期，受风热病邪或疫疠兼夹风热病邪侵袭者，以发热，咳嗽，气急，咽红，舌边尖红为特征。

治法　辛凉清解，宣肺平喘。

方药　桑菊饮合三拗汤加减。常用桑叶、菊花、连翘、薄荷（后下）疏风泄热；蜜麻黄、杏仁宣肺平喘；石膏（先煎）、芦根清热生津；前胡、浙贝母清热化痰；桔梗、甘草清热利咽。

咽痒咽痛者，加辛夷、射干疏风利咽；高热者，加金银花、贯众、大青叶解毒散邪；咳嗽痰多，加鱼腥草、天竺黄清热化痰；大便干者，加瓜蒌子、牛蒡子清热通便。

②湿热郁肺

证候　身热不扬，微恶风寒，咳嗽，痰多，气急，憋闷，腹胀，恶心呕吐，大便溏烂，小便短赤，舌质红，舌苔黄厚腻，脉滑数。

辨证　多见于初期或中期，受疫疠兼夹湿热病邪侵袭者，以身热不扬，咳嗽，痰多，气急，憋闷，腹胀，恶心呕吐，大便溏烂，舌苔黄厚腻等为特征。

治法 清热祛湿，化痰开闭。

方药 达原饮合三拗汤加减。常用槟榔、厚朴、草果化湿除疠；黄芩、知母清泄肺胃；蜜麻黄、杏仁宣肺平喘；半夏、陈皮燥湿化痰；白芍、甘草养血调中。

身热明显者，加薄荷（后下）、淡竹叶、滑石（包煎）清热利湿；憋闷，腹胀者，加桑白皮、瓜蒌皮、紫苏子、莱菔子降气化痰；恶心呕吐者，加姜竹茹、紫苏梗和胃止呕；便稀如水，泻下频数，色黄臭秽者，可以葛根黄芩黄连汤为主治疗。

③风寒郁肺

证候 恶寒发热，头身疼痛，无汗，鼻塞流清涕，喷嚏，咳嗽，气喘鼻扇，痰稀白易咯，或闻喉间痰嘶，咽不红，口不渴，面色淡白，纳呆，小便清，舌质淡红，舌苔薄白，脉浮紧，指纹浮红。

辨证 多见于初期，受疫疠兼夹风寒病邪侵袭者，以恶寒发热，头身疼痛，鼻塞流清涕咳嗽，气喘，痰白，舌质淡红，舌苔薄白，脉浮紧等为特征。

治法 辛温开闭，宣肺止咳。

方药 华盖散加减。常用蜜麻黄、杏仁宣肺平喘；紫苏子、白前降气消痰；陈皮、茯苓、甘草健脾化痰。

鼻塞流涕者，加辛夷、苍耳子疏风散寒；痰多难咯者，加半夏燥湿化痰、白芥子温肺豁痰；脘痞、舌苔白腻者，加苍术、厚朴、草果温化寒湿。

④痰热闭肺

证候 高热不退，面赤烦躁，咳嗽，气促，喘息，鼻扇，痰黄黏稠，口渴欲饮，舌质红，舌苔黄腻，脉滑数。

辨证 本证以高热，咳嗽，气促，喘息，痰黄稠，口渴，舌质红，舌苔黄腻，脉滑数为痰热盛，肺气闭的特征。

治法 清热涤痰，开肺定喘。

方药 麻黄杏仁甘草石膏汤加味。常用蜜麻黄宣肺平喘；石膏（先煎）清泄肺热，降气平喘；杏仁、前胡、浙贝母清热化痰，止咳平喘；葶苈子、紫苏子、桑白皮肃肺降气，涤痰平喘；黄芩、虎杖清泄肺热，解毒活血；桔梗、甘草、芦根清热利咽生津。

喘急，便秘者，加大黄（后下）通腑泄热；口唇紫绀，舌质暗有瘀斑者，加丹参、红花、桃仁活血化瘀。

⑤疠毒闭肺

证候 壮热持续，烦躁，精神萎靡，咳嗽气喘，憋闷，鼻翼扇动，呼吸困难，喉间痰鸣，口唇发绀，面色青灰，不思进食，皮疹融合、稠密、紫暗或见瘀斑，乍出乍没，大便秘结，小便短赤，舌质红绛芒刺多，舌苔黄腻，脉滑数，指纹紫滞。

辨证 多见于感受疫疠病邪的极期或重症者，以高热，咳嗽喘憋，呼吸困难，喉间痰鸣，皮疹融合、稠密，大便秘结，舌质绛芒刺多等为特征。

治法 清热解毒，开肺活血。

方药 清瘟败毒饮合麻黄杏仁甘草石膏汤加减。常用蜜麻黄、杏仁宣肺平喘；紫苏子、葶苈子、桑白皮开肺涤痰；石膏（先煎）、知母清泄气热；水牛角（先煎）、玄参凉营解毒；黄芩、黄连清热泻火；赤芍、牡丹皮、马鞭草凉血活瘀；芦根、甘草解毒生津。

高热不退者，加虎杖、土茯苓凉血解毒；昼夜咳甚者，加百部、地龙、地骨皮止咳解痉；痰多难咯者，加浙贝母、天竺黄、瓜蒌皮清化痰热；皮疹稠密、色紫者，加紫草、丹参、桃仁凉营活血；大便干结，舌质绛芒刺多，舌苔黄燥者，加大黄（后下）、瓜蒌子泻火通腑。

⑥阴虚肺热

证候　低热，或无热，干咳少痰，两颧潮红，口干咽燥，夜寐欠安，盗汗，形体消瘦，五心烦热，大便干，小便短赤，舌质红，舌苔少或花剥或无，脉细数。

辨证　多见于恢复期，以病程较长，干咳少痰，盗汗，五心烦热，舌质红，舌苔少，脉细数为肺阴虚损，阴虚火旺的特征。

治法　养阴清肺，润肺止咳。

方药　沙参麦冬汤加减。常用沙参、麦冬、百合、玉竹益气养阴，生津润肺；桑叶、百部、紫菀、杏仁、枇杷叶宣肺降气，止咳化痰；五味子、甘草敛肺生津，祛痰止咳。

夜间咳甚者，加地骨皮、款冬花清肺下痰；潮热盗汗者，加浮小麦、麻黄根、牡蛎（先煎）潜阳敛汗；五心烦热者，加青蒿、白薇清退虚热；大便干结者，加瓜蒌子、火麻仁润肠通便。

⑦肺脾气虚证

证候　咳嗽无力，痰稀白易咯，神疲乏力，面白少华，少动懒言，多汗，食欲不振，大便溏烂，舌质偏淡，舌苔薄白，脉细无力。

辨证　多见于恢复期，以咳嗽无力，神疲乏力，面白少华，食欲不振，大便溏烂，舌淡脉弱为特征。

治法　补肺健脾，益气化痰。

方药　人参五味子汤加减。常用党参、黄芪、五味子、茯苓、白术益气敛肺；半夏、陈皮健脾化痰；防风、厚朴疏风化湿；山楂、六神曲、甘草健脾助运。

多汗者，加煅龙骨（先煎）、煅牡蛎（先煎）、浮小麦收涩敛汗；咳嗽较甚，痰稀量多者，加百部、紫菀、款冬花温肺下气；食少便溏者，加炒谷芽、炒麦芽、厚朴、苍术运脾醒胃。

（2）变证

①邪陷厥阴

证候　壮热不退，口唇紫绀，气促，喉间痰鸣，烦躁不安，谵语狂躁，神志昏迷，口噤项强，四肢抽搐，角弓反张，舌质红绛，舌苔黄厚，脉细数，指纹紫。

辨证　此证为危重症，以壮热，昏谵或昏狂，抽搐，角弓反张等为邪蒙清窍、肝风内动的特征。

治法　清心开窍，平肝息风。

方药　羚角钩藤汤加减合牛黄清心丸。常用羚羊角粉（水调服）、钩藤（后下）、菊花、石决明（先煎）镇肝息风；石膏（先煎）、虎杖、郁金清气凉血；黄芩、浙贝母清热化痰；地黄、白芍、甘草柔肝缓急。另服牛黄清心丸。

高热神昏谵语者，加服安宫牛黄丸或至宝丹；抽搐频作者，加僵蚕、蒺藜平肝息风；喉间痰鸣者，加天竺黄、胆南星、石菖蒲祛风化痰。

②心阳虚衰

证候　身热骤降，面色苍白，唇指紫绀，呼吸浅促，四肢逆冷，大汗淋漓，胁下痞块，心悸动数，虚烦不安，神萎淡漠，小便减少，舌淡紫，脉疾数、细微欲绝，指纹紫滞。

辨证　此证为危重症，以身热骤降，面色苍白，唇指紫绀，呼吸浅促，四肢逆冷，大汗淋漓，舌淡脉微等为阳气虚脱的特征。

治法　温补心阳，救逆固脱。

方药　参附龙牡救逆汤加减。常用人参、制附子（先煎）、煅龙骨（先煎）、煅牡蛎（先煎）滋阴潜阳，回阳救逆；白芍、炙甘草酸甘化阴，收敛阳气。

面色、唇指紫绀，胁下痞块者，加红花、桃仁、丹参、莪术活血化瘀；呼吸浅促者，加山茱萸、蜜麻黄、熟地黄补阴纳气。静脉滴注参附注射液。

【其他疗法】

1. 中成药

（1）儿童清肺口服液　每支 10mL。每服 <6 岁 10mL；>6 岁 20mL。1 日 3 次。用于痰热闭肺证、疫毒闭肺证。

（2）天黄猴枣散　每瓶 0.15g。每服 1～4 岁 0.15g；4 岁以上 0.3g。1 日 1～2 次。用于痰热闭肺证。

（3）清开灵注射液　每支 10mL。肌内注射，每次 2mL。1 日 1～2 次。1mL/（kg·d），最大剂量不超过 20mL，以 5%～10% 葡萄糖注射液每 10mL 稀释 1mL 清开灵的比例，静脉滴注，滴注速度以每分钟 20～40 滴为宜，1 日 1 次。新生儿，婴幼儿禁用。用于痰热闭肺证、疫毒闭肺证、邪陷厥阴证。

（4）安宫牛黄丸　每丸重 3g。每服 <3 岁 1/4 丸；4～6 岁 1/2 丸。1 日 1 次。用于疫毒闭肺证、邪陷厥阴证。

（5）参附注射液　每支 10mL。每次 0.5～1mL/（kg·d），最大量不超过 30mL，用 5% 或 10% 葡萄糖注射液 100～250mL 稀释，静脉滴注，1 日 1～2 次。用于心阳虚衰证。新生儿、婴幼儿禁用。

2. 敷贴疗法　肉桂、公丁香、川乌、草乌、乳香、没药各 15g，红花、当归、川芎、赤芍、透骨草各 30g。高热、气喘者，加黄芩、黄连、大黄各 10g。研末，凡士林调，敷贴于肺俞穴或啰音处，胶布固定，约 2 小时取下。1 日 1 次，7 日为 1 疗程。用于肺部湿性啰音明显者。

3. 灌肠疗法　麻黄、前胡、甘草各 3g，苦杏仁 5g，石膏、大青叶、板蓝根各 10g，金银花、玄参、百部各 6g。保留灌肠。用于风热郁肺证、痰热闭肺证、疫毒闭肺证。

【预防调护】

1. 预防

（1）四季变换时，注意增减衣服，防止感受外邪。疫病流行期间，少到公共场所，外出戴口罩，避免与患者接触。

（2）反复呼吸道感染患者给予调治，感冒、咳嗽、麻疹患儿及时治疗。

2. 调护

（1）保持居处空气新鲜和安静。饮食清淡和富有营养。

（2）呼吸急促时，应保持气道通畅，及时吸痰。

（3）密切观察重症患儿的病情变化，及时发现和救治变证患儿。

【临证备要】

1. 从热郁痰瘀论治本病　肺主气，司呼吸；肺主宣发、肃降，通调水道，下输膀胱；肺为华盖；肺为娇脏；肺为贮痰之器；肺朝百脉。本病多发于婴幼儿，肺脏更为娇嫩，而病因为风热或疫疠兼夹四时温邪，致病力强，邪从口鼻而入，直犯肺脾，肺受邪热侵犯，肺主气、司呼吸及宣发、肃降的功能障碍，轻者肺气郁阻，可见发热，气促，咳嗽，喘息；重者肺气郁闭，则见憋闷，三凹征，鼻翼扇动，呼吸困难等。热邪炼液为痰，肺为贮痰之器，故见痰多黄稠，喉间痰鸣等。肺朝百脉，若邪热较盛，或为疫疠病邪为患，邪毒壅盛于肺，易见肺气郁闭，且血脉瘀阻，可见憋闷，呼吸困难，唇指发绀，或面色青灰，或肌肤斑疹稠密、紫暗等，因此，本病主要病因病机为热邪致病，由热致郁，由热生痰，从郁致瘀，热郁痰瘀相互关联，渐变渐深，容易发生疫毒闭结的重证及引起变证。故在治疗时注重清热解毒，开肺化痰，凉血活瘀，适时加用黄芩、贯众、紫苏子、葶苈子、天竺黄、胆南星、僵蚕、虎杖、马鞭草、丹参、赤芍、地龙等。

2. 辨病因、识病情、重防控　本病如为风热病邪所感，病情相对轻缓，基本如风温传变规律发展，以风温病论治，病变过程中，邪正斗争主要在肺胃，须防逆传心包的发生，如叶天士在《温热论》所说"平素心虚有痰，外热一陷，里络就闭"。同时，若为疫疠病邪所感，其传染性强，流行性广，病变过程中，容易出现疫毒闭肺及变证的危重证情改变，需要特别重视。如新型冠状病毒（COVID – 19）引起的新型冠状病毒感染，因疫疠为患，容易产生流行和传变，必须注重防控，特别是婴幼儿、体弱多病儿及兼夹痰湿、痰热、瘀血者，要及时诊断和治疗，及早防治重症和危重症。

第二十节　病毒性脑炎

病毒性脑炎是疫疠毒邪引起的，以发热，头痛，呕吐，项强，重者神昏，抽搐，甚至内闭外脱为主要特征的急性外感热病。本病一年四季均可发生，但不同病毒引起的脑炎流行特点不同。如由乙型脑炎病毒、肠道病毒引起者多发生于夏秋季，由腮腺炎病毒引起者多发生于冬春季，而由单纯疱疹病毒引起者则一年四季散发。任何年龄的儿童均可发病，学龄前期、学龄期儿童发病率较高，有免疫缺陷的体弱儿更易罹患。本病的预后与病情轻重密切相关，病情轻者预后良好，1～2周可完全恢复，病情重者可持续数周或数月，甚至可致死亡或致残。

本病中医学无对应的病名，根据其主要临床表现，可属"温病""瘟疫""暑温""急惊风""痉病"等范畴。

【病因病机】

本病病因为疫疠毒邪，因发病季节不同，可兼夹风热、暑热、湿热等病邪致病。其病邪致病力盛、传染性强、变化迅速、易化火动风，邪自口鼻、皮毛而入者，先犯于肺卫，而见畏寒，发热，鼻塞，流涕等；由口而入者，则多先犯于脾胃，可见恶心，呕吐，腹痛，泄泻等。嗣后，多因邪毒鸱张，患儿正气不足，病邪迅速内传心肝，化热化火、炼液生痰，热极生风，风、火、痰相煽，闭阻清窍，阻滞肝脉，而见头痛，项强，烦闹或嗜睡，或昏愦不语，频频抽掣等。少数热势不盛，以湿热疫邪为主者，痰浊蒙蔽心窍，阻滞脑络，可见神志迷乱，抑郁呆滞，喃喃自语或哭喊等，也有发作如癫痫样者。若痰阻经络，血行不畅，肢体废用，可见肢麻无力，行走不稳，甚至瘫痪。总之，本病病机围绕热、痰、风演变转化。偏于热者，易致热甚邪毒内陷心肝，导致神昏抽搐；偏于痰者，易致痰湿蒙蔽心包，阻滞经络，以致精神异常，肢体失用。

1. 疫犯卫气　肺主皮毛，开窍于鼻；脾主肌肉，开窍于口。疫气从皮毛或口鼻而入，先犯肺脾，肺气失宣，卫阳郁遏，脾失健运，胃失和降，故见发热恶寒，流涕咳嗽，头痛项强，恶心呕吐等卫气同病证候。若邪正相争，正盛邪却，则邪可透出肌表或从气分而解，此为轻症。

2. 疫燔气营　疫疠邪甚，若邪正相争，正不胜邪，则外邪迅速内传，出现壮热持续，烦躁不宁，头痛剧烈，呕吐频繁的气分热炽证候，并迅速传入营分，可见身热夜甚，烦闹谵语，嗜睡神昏，四肢抽搐，或见斑疹等，此为气营两燔证，乃病毒性脑炎极期的常见证候。

3. 邪陷心肝　若病情进一步发展，疫疠化火，火动风起，痰浊内生，蒙蔽清窍，如《幼科铁镜·阐明发惊之由兼详治惊之法》所言："惊生于心，痰生于脾，风生于肝，热出于肺，此一定之理也。热盛生风，风盛生痰，痰盛生惊，此贼邪逆克必至之势。"则可见身热起伏，夜热早凉，神志昏迷，四肢抽掣甚则角弓反张，或吐衄血等营血两燔、邪陷心肝的表现。甚至邪闭清窍，津气耗劫，正不胜邪，产生肢端厥冷，皮肤发花，脉微细欲绝之内闭外脱危候。

4. 正虚邪恋 急性期过后，常见余邪流连，正气耗伤，如疫毒伤阴，可见低热不退，手足心热，虚烦不宁，时有惊惕，口渴，便干，舌质红，舌苔少等。若正虚痰蒙，则见神志不清，或耳聋失语、痴呆流涎等，或风痰留络及正虚失养，则可见肢体强直瘫痪，或震颤拘挛，或肌肉痿软，肢体不用等。

【临床诊断】

1. 诊断要点

（1）流行病学 有各种致病病毒感染的流行病学特点，也可为散发，一年四季均可见，以夏季或夏秋季节多见。

（2）临床表现 发热，头痛，呕吐，婴幼儿前囟饱满，可有烦躁，嗜睡，或其他各种精神症状或抽搐。症状及体征表现多种多样，轻重不一。流行性乙型脑炎典型病例的临床表现分为以下几个阶段：①潜伏期与前驱期。潜伏期6～16天。前驱期3天左右。起病急骤，发热，头痛，呕吐，食欲减退，易受激惹，呆滞，嗜睡等。②极期。持续7天左右，高热，寒战，头痛剧烈，畏光，恶心，呕吐，腹痛，眩晕，烦躁，嗜睡，谵妄，昏迷，抽搐，严重者呼吸气弱，肢体发凉，脉虚散大等。③恢复期。病程第10天后，体温逐渐降至正常，意识逐渐转清，抽搐逐渐停止，神经系统体征逐渐消失，一般于2周左右完全恢复。重者可有持续低热，意识不清，痴呆，狂躁，吞咽困难，失语，失听，失明，肢体震颤或僵硬等。④后遗症期。少数重症患者6个月后仍留有恢复期症状，不能完全恢复，如痴呆、瘫痪等。流行性腮腺炎、水痘、手足口病等传染病引起的病毒性脑炎有原发病的相应临床表现。

（3）实验室检查 脑脊液免疫应激法和间接免疫荧光等方法，可以检测到一些病毒的IgM抗体，有助确诊。脑脊液外观多清亮，白细胞总数正常或偏高，分类以淋巴细胞为主，蛋白可轻度增加，糖及氯化物正常。外周白细胞总数正常或偏低，分类以淋巴细胞为主。

（4）脑电图检查 主要表现为高幅度慢波，多呈灶性、弥漫性分布，可有痫样放电波。

（5）影像学检查 电子计算机断层扫描（CT）和磁共振成像（MRI）均可显示炎性病灶形成的大小不等、界限不清、不规则低密度或高密度影灶。

2. 鉴别诊断

（1）与细菌性脑膜炎鉴别 细菌性脑膜炎在年长儿常出现发热，头痛，呕吐，脑膜刺激征阳性，颅内压增高，意识障碍，惊厥以及神经局灶体征等；小婴儿往往症状不典型，仅表现发热，易激惹，双眼凝视，恶心呕吐，惊厥等。实验室检查，外周血白细胞总数升高，以中性粒细胞为主，可见中毒颗粒，核左移。脑脊液外观混浊，压力增高，白细胞显著增多，以中性粒细胞为主，蛋白明显增高，糖含量显著降低，氯化物正常。细菌学检查，血培养、脑脊液涂片找菌及细菌培养常阳性。

（2）与结核性脑膜炎鉴别 结核性脑膜炎好发于1～5岁小儿，以冬春季发病较多，多有结核病接触史或有脑外结核史，起病和病情发展较缓慢，可有一般结核中毒症状和神经系统症状，如发热，食欲减退，消瘦，睡眠不安，烦躁，头痛，恶心，呕吐，颈项强直，惊厥，昏迷及失语，偏瘫，肢体异常运动，舞蹈样表现等。脑脊液检查白细胞轻至中度增高，蛋白含量增高，糖及氯化物降低，涂片抗酸染色可找到结核杆菌，纯结核蛋白衍生物（PPD）试验阳性及血沉增快有助于诊断。病毒性脑炎脑脊液白细胞总数正常或偏高，分类以淋巴细胞为主，蛋白可轻度增加，糖及氯化物正常。

【辨证论治】

1. 辨证要点　病毒性脑炎急性期以卫气营血辨证为主，热、痰、风辨证及虚实辨证则可用于全病程。

（1）辨热证　热证有表热、里热之别。初起邪在卫气，表里俱热，以表热为主，见发热恶寒，或但热不寒，头痛项强，神烦嗜睡，恶心呕吐。若病情进展，邪入气营，则转为里热，见高热持续，口渴引饮，烦躁不安，甚则神昏抽搐；若病情进一步发展，邪热深伏于里，则出现身热起伏，夜热早凉，昏迷抽搐，胸腹灼热等邪入营血证候。恢复期热证多由实转虚，出现热伤阴津，阴虚发热之低热起伏，五心烦热，颧红盗汗等。

（2）辨痰证　痰证有有形之痰与无形之痰之分，痰浊、痰火之别。无形之痰的表现主要是心神失主，因痰浊蒙窍者神志模糊，口噤不语，嗜睡昏迷；因痰火扰心者烦躁不安，狂躁谵语，号叫哭闹。有形之痰的主要表现是痰壅咽喉，其痰闻之有声、吐之可见，重者与神志异常同见。恢复期、后遗症期的痰证仍要辨痰火与痰浊。痰火者，见躁扰不宁，烦躁哭闹；痰浊者，见神志不清，痴呆失语，吞咽困难，喉中痰鸣。

（3）辨风证　风证在急性期的主要表现为抽搐，但有外风、内风之不同。外风邪在卫分，因热扰风动，证见发热恶寒，头痛无汗，项强抽搐等，抽搐于热势高时出现，持续时间短，一般不超过2次，抽搐后神志清醒。内风邪入气营者，高热不退，烦躁不安，汗出口渴，颈项强直，反复抽搐；邪入营血者，身热夜甚，颈强口噤，神志昏迷，四肢抽搐，甚或角弓反张。恢复期、后遗症期风证的主要表现为肌力和肌张力异常，其中属实证者，见强直性瘫痪或癫痫发作；属虚证者，见肢体不用、肌肉痿软。

2. 治疗原则　本病治疗以清热、豁痰、开窍、息风为基本法则。急性期以解热为先，邪在卫表者，治宜疏风清热；邪入气分者，治宜清气泄热；邪郁化火，入营入血者，治宜清营凉血解毒，并结合痰证、风证，施以开窍豁痰，镇惊息风等法。恢复期及后遗症期以扶正祛邪为要，属余邪未尽，虚热不退者，治以养阴清热；痰蒙清窍，神志不明者，治以豁痰开窍或泄浊醒神；内风扰动，肢体失用者，治以益气活血祛风或搜风通络舒筋。除内治外，还可配合推拿、针灸、敷贴等疗法，必要时需中西医结合治疗。

3. 证治分类

（1）急性期

①疠犯卫气

证候　发热恶寒，或但热不寒，头痛项强，无汗或少汗，口渴引饮，恶心呕吐，或见抽搐，神烦不安或嗜睡，舌质红，舌苔薄白或黄，脉浮数或洪数，指纹青紫。

辨证　本证见于疾病初期，起病急骤，以邪毒初犯、卫气同病为特征。证见发热恶寒、头身疼痛、项强不舒者偏于卫分；证见但热不寒、烦躁口渴、恶心呕吐者偏于气分。本病传变迅速，见卫分证则当知其必传气分，须早用清气，以截断病势。

治法　疏风解表，清热解毒。

方药　银翘散合白虎汤加减。常用金银花、连翘、淡竹叶清热解毒；薄荷（后下）辛凉解表；葛根解肌通经；牛蒡子、桔梗宣肺利咽；石膏（先煎）、知母清气泄热。

恶心呕吐者，加紫苏叶、竹茹清热和胃止呕；咽喉疼痛，加板蓝根、僵蚕清热解毒利咽；腹胀便秘，加大黄（后下）、全瓜蒌通腑泄热；项强抽搐者，加蝉蜕、钩藤（后下），另服羚珠散，息风止痉。

②疠燔气营

证候　高热持续，头痛剧烈，呕吐频繁，颈背强直，烦躁谵语，四肢抽搐，喉中痰鸣，唇干渴饮，溲赤便结，舌质红绛，舌苔黄厚，脉数有力，指纹紫滞。

辨证　本证为邪毒由卫表内传气营，或邪毒炽盛，直入气营，扰及心神，引动肝风，形成气营两燔之证，以高热，神昏，抽搐为特征。高热持续，汗出口渴者偏于气分；身热夜甚，烦躁不安，神昏抽搐，舌质红绛者偏于营分。若毒盛正虚，正不胜邪，则易出现内闭外脱证，表现为神昏抽搐而身热下降，四肢发凉，大汗不止，喘喝欲脱，脉微欲绝等。

治法　清气凉营，泻火解毒。

方药　清瘟败毒饮加减。常用石膏（先煎）、水牛角（先煎）清气凉营；黄芩、黄连、栀子清气泻火解毒；牡丹皮、赤芍、知母、地黄凉营滋阴清热。

头痛剧烈者，加菊花、僵蚕、蔓荆子解热止痛；抽搐频繁，加羚羊角粉（水调服）、钩藤（后下）、地龙平肝息风；高热，烦躁，谵语者，合用安宫牛黄丸清热镇惊开窍；喉间痰鸣，昏迷不醒者，加天竺黄、胆南星、石菖蒲、竹沥开窍涤痰；面白肢厥，呼吸不利者，加独参汤益气固脱；汗出如珠，脉微欲绝者，用参附龙牡救逆汤以回阳救逆固脱。

③邪陷心肝

证候　身热起伏，夜热早凉，四肢抽搐，两目上视，项强口噤，角弓反张，神志昏迷，手足躁扰，甚或神昏狂乱，肢端厥冷，呼吸深浅不匀，舌质干绛，舌苔少或无，脉弦数或细数。

辨证　本证由邪毒炽盛，引动肝风妄动所致，以身热烦躁，神志昏迷，项强口噤，四肢抽搐，角弓反张，舌质干绛，脉弦数为特征。

治法　清热解毒，息风开窍。

方药　犀角地黄汤合羚角钩藤汤加减。常用水牛角（先煎）、地黄、玄参、牡丹皮清热凉血解毒；羚羊角粉（水调服）、钩藤（后下）、菊花凉肝息风；浙贝母、竹茹、珍珠母（先煎）清热化痰开窍；白芍、甘草柔肝缓急。

高热神昏谵语者，合用安宫牛黄丸清热开窍醒神；抽搐频繁者，合用紫雪清热镇痉安神；神昏痰多者，合用至宝丹清热涤痰开窍。本证发生时需中西医结合治疗。

（2）恢复期、后遗症期

①阴虚内热

证候　低热不退，或呈不规则发热，两颧潮红，手足心热，虚烦不宁，时有惊惕，咽干口渴，大便干结，小便短少，舌质红，舌苔少或无，脉细数，指纹淡紫。

辨证　本证见于恢复期，由热病日久，阴液耗伤，余邪留恋所致，以低热不已、两颧潮红、手足心热、咽干口渴为特征。

治法　养阴生津，清退虚热。

方药　青蒿鳖甲汤加减。常用青蒿、地骨皮、牡丹皮清退虚热；鳖甲（先煎）、地黄、知母养阴清热；芦根、天花粉清热生津除烦。

大便秘结者，加瓜蒌子、火麻仁润肠通便；虚烦不宁者，加百合、酸枣仁、夜交藤养心安神除烦；咽干口渴者，加北沙参、麦冬、玉竹养胃生津止渴；惊惕不安者，加天竺黄、珍珠母（先煎）安神镇惊。

②痰浊蒙窍

证候　神志不清，或耳聋失语，痴呆，吞咽困难，口角流涎，喉间痰鸣，舌质淡，舌苔厚腻，脉濡滑。

辨证　本证见于恢复期、后遗症期，由痰浊留滞不去，阻于咽喉、蒙蔽清窍所致。以神志不清、吞咽困难、喉间痰鸣、舌苔厚腻为特征。

治法　豁痰开窍，利咽醒神。

方药　涤痰汤加减。常用胆南星、半夏、天竺黄豁痰开窍；陈皮、枳实理气化痰；石菖蒲、郁金、远志开窍醒神。

喉间痰鸣者，加竹沥、玄明粉（冲服）泄浊化痰；四肢抽搐者，加全蝎、蜈蚣、僵蚕息风化痰止痉；神志不清者，合用苏合香丸芳香化浊，醒神开窍。

③风邪留络

证候　肢体强直瘫痪，或震颤拘挛，关节僵硬，或角弓反张，或癫痫发作，舌质红，舌苔薄白，脉细弦。

辨证　本证见于恢复期、后遗症期，由余邪未尽，风邪内窜，留滞经脉，气血痹阻所致。以肢体强直、活动不利为特征。

治法　搜风通络，养血舒筋。

方药　止痉散加味。常用蕲蛇、全蝎、蜈蚣、僵蚕、地龙搜风通络；当归、地黄、白芍、红花、鸡血藤养血活血柔筋。

角弓反张者，加葛根、钩藤（后下）舒筋活络；癫痫发作者，加羚羊角粉（水调服）、胆南星、天麻、钩藤（后下）息风定痫；阴虚血燥，虚风内动者，改用大定风珠加减。

④气虚血瘀

证候　面色萎黄，神疲肢倦，肌肉痿软无力，肢体不用，舌质淡，舌苔薄白，脉细弱。

辨证　本证见于恢复期、后遗症期，由热病耗损，气血亏虚，气虚血瘀，筋脉肌肉失养所致。以面黄神疲、肌肉痿软、肢体不用为特征。

治法　益气养阴，活血通络。

方药　补阳还五汤加减。常用黄芪、当归、鸡血藤益气养血；川芎、赤芍、桃仁、红花活血祛瘀；地龙、桑枝、木瓜通经活络。

神疲乏力者，重加党参、白术健脾益气；肌肉萎缩加党参、熟地黄、五加皮益气养血生肌。

【其他疗法】

1. 中成药

（1）小儿豉翘清热颗粒　每袋 2g。每服 6 个月~1 岁 1~2g；1~3 岁 2~3g；4~6 岁 3~4g；7~9 岁 4~5g；>10 岁 6g。1 日 3 次。用于疬犯卫气证。

（2）紫雪　每瓶 1.5g。每服 1 岁 0.3g，<5 岁每增 1 岁递增 0.3g；>5 岁 1.5g~3g。1 日 2 次。用于邪陷心肝证。

（3）小儿羚羊散　每瓶 1.5g。每服 1 岁 0.3g；2 岁 0.375g；3 岁 0.5g。1 日 3 次。用于邪陷心肝证。

（4）安宫牛黄丸　每丸 3g。每服 <3 岁 1/4 丸；4~6 岁 1/2 丸。1 日 1 次。温开水化开送服。用于邪陷心肝证。

2. 针灸疗法　急性期，高热者取大椎、曲池、十宣放血清热。头痛者，取风池、丝竹空；喉中痰鸣者，取中脘、丰隆；呕吐频繁者，取中脘、内关、足三里；神昏谵语者，取内关、人中、三阴交；抽搐者，取合谷、太冲、阳陵泉。针刺，用泻法，1 日 1 次。恢复期，选太阳、合谷、脾俞、肾俞、足三里、三阴交、阳陵泉、丰隆、太冲、涌泉，针刺，用补法，1 日 1 次。

3. 推拿疗法　根据恢复期、后遗症期中关节、肢体瘫痪程度、时间等，参照选择康复治疗。

【预防调护】

1. 预防

（1）按儿童计划免疫接种疫苗，防止病毒感染。

（2）加强体育锻炼，增强体质，减少疾病。

（3）注意卫生，积极灭杀或驱除蚊虫，保护饮食洁净。

（4）在流行季节少到人员密集的场所。

2. 调护

（1）严密观察病情变化，注意体温、脉搏、呼吸、血压，以及神志、瞳孔、肢体功能的改变，及时发现异常，抢救危重症。

（2）保持病室安静，空气新鲜，定时通风。

（3）饮食易消化，富含营养，保持水、电解质平衡。

（4）昏迷患儿通过鼻饲及静脉补充营养。随时吸痰，做好口腔护理。

（5）昏迷、瘫痪患儿每2～4小时翻身1次，并用50%红花乙醇按摩受压部位，每日用热水擦洗全身1次，防止发生褥疮。

（6）抽搐发作患儿，应平放、头置侧位，并用纱布包裹压舌板放于上、下磨牙之间，以防咬伤舌体。切勿强制按压，造成骨折。

（7）肢体瘫痪者应保持肢体良好的功能位，保持关节活动度，防止关节变形。

【临证备要】

1. 重视病毒性脑炎病因诊断 病毒性脑炎是儿科临床比较常见的由病毒引起的中枢神经系统感染性疾病，其病原体有各种不同病毒，症状及体征也多种多样，轻重不一，但多数患儿病初表现为一般急性感染症状，或因主要受累脑区不同可出现不同的局限性神经系统体征，单从主要症状表现上难以明确鉴别诊断，故临证时务必重视流行病学史，进行病毒病原学检查，明确诊断，及时对症治疗。

2. 热痰风为辨治关键 本病基本病机为热、痰、风，贯穿于疾病始终。热者，急性期以实热为主，区分卫气同病者，用新加香薷饮加减；气分热盛者，用白虎汤加味；火热炽盛者，用凉膈散合龙胆泻肝汤加减；营血燔灼者，用清瘟败毒饮加减治疗。恢复期和后遗症期以虚热为主，用青蒿鳖甲汤加减治疗。痰者，急性期方中加胆南星、天竺黄、浙贝母、僵蚕、瓜蒌皮等；恢复期和后遗症期方中加石菖蒲、枳壳、胆南星、半夏、远志等治疗。风者，急性期以实证动风为主，用羚角钩藤汤合止痉散加减；恢复期和后遗症期以虚证动风为主，用大定风珠或三甲复脉汤加减治疗。

3. 重症中西医结合治疗 病毒性脑炎发病率有逐年上升的趋势，病程2～3周左右。本病在急性进展期病情较重，有一定病残率和病死率，对于重症应及时进行中西医结合治疗。恢复期、后遗症期随着时间的延长疗效越来越差，应当及早干预，采用中药内治、外治、针灸、推拿及康复等综合治疗，有助于提高疗效。

第二十一节　手足口病

手足口病是湿热疫毒引起的，以手足、口腔及臀等部位疱疹，或伴发热为主要特征的急性出疹性外感热病。本病一年四季均可发生，但以夏秋季节多见。任何年龄均可发病，常见于5岁以下小儿，以<3岁年龄组发病率最高。本病传染性强，易引起流行。

本病中医学无对应病名，按其病症特点可归属于中医学"湿温""疱疹"范畴。

手足口病是由肠道病毒引起的传染病，引发手足口病的肠道病毒有 20 多种（型），其中以柯萨奇病毒 A16 型（Cox A16）和肠道病毒 71 型（EV71）最为常见。多数患儿由感染 Cox A16 引起，症状较轻，预后良好。重症患者多因 EV71 引起，易于发生无菌性脑炎、脑膜炎、肌阵挛、急性弛缓性麻痹、心肺功能衰竭、肺水肿等严重并发症，具有较高的病死率和致残率，严重危害儿童健康。

【病因病机】

本病外因为湿热疫毒，内因为正气虚弱。病变部位主要在肺脾二经。夏秋之季，暑湿极盛，湿热疫毒由口鼻而入，内侵肺脾，继而邪毒蕴郁，气化失司，湿毒外发肌表，则发出疱疹。邪毒轻者，疱疹仅见于手足肌肤及口咽部，分布稀疏，全身症状轻浅；重者则疱疹波及四肢、臀部，且分布稠密，根盘红晕显著，全身症状深重，甚或邪毒内陷而出现神昏、抽搐，或疫毒侵袭心肺，耗损气阴，或阴损及阳，心阳衰脱，危及生命。疾病后期可见湿毒伤络或气阴损伤。

1. 湿热侵袭 小儿肺脏娇嫩，不耐邪扰，脾常不足，易受损伤。夏秋之季，暑湿尤盛，湿热疫毒由口鼻而入，内侵肺脾。肺属卫外合皮毛，主宣发肃降，为水之上源；脾属土，主运化、四肢肌肉，为水谷之海，开窍于口。邪毒上犯，肺气失宣，卫阳被遏，脾气失健，胃失和降，则见发热，咳嗽，流涕，口痛，纳差，恶心，呕吐，泄泻等症。

2. 湿热蕴毒 湿热蕴郁，气化失司，湿毒外发肌表，则发疱疹。感邪轻者，疱疹仅见于手足肌肤及口咽部，分布稀疏，全身症状轻浅，如发热轻微，口不甚渴；若感邪较重，毒热内盛，则疱疹波及四肢、臀部，且分布稠密，根盘红晕显著，全身症状深重，如高热烦躁，胸闷心悸等。

3. 邪陷心肝 心主血，藏神；肝藏血，主筋，为风木之脏。若感邪较甚，或调护不当及失治、误治等，湿热疫毒邪盛，热极生风，炼液为痰。风、痰、火相煽，邪毒深入营血，引动肝风，动血耗血，神明闭阻，肝脉拘急，表现高热不退，疹色混浊紫暗，呕吐，烦躁谵语，嗜睡易惊，肌肉𥆧动，甚或神昏、抽搐，舌质红绛，舌苔厚腻，脉数有力。

4. 毒侵心肺 如遇羸弱之体，或感邪较甚，或调护不当及失治、误治等，湿热疫毒直犯心肺，气阴耗损，则见频咳，喘促，胸闷、心悸，不能平卧，烦躁不安，甚则面色苍白，唇指青紫，咯粉红色泡沫样痰等，甚至阴损及阳，心阳虚衰而脱，以致面色苍白晦暗，气喘心悸，口唇紫绀，四肢厥逆，大汗淋漓，舌质紫暗，脉微欲绝等症。

5. 湿毒伤络 脾恶湿，主肌肉，湿易困脾。小儿脾肺常虚，受此湿热疫毒侵袭，困遏于脾，走于经络肌肉，郁阻不散，则肢体扪之微热，肌肉可有触痛和感觉过敏，震颤、惊惕。疾病后期加之气阴损伤，可见一个或多个肢体肌肉松弛无力，非对称性肢体功能障碍。

【临床诊断】

1. 诊断要点

（1）病前 1～2 周有与手足口病患者接触史。

（2）起病急，发病前 1～2 天或发病同时出现发热，可伴头痛，咳嗽，流涕，纳差，恶心，呕吐，泄泻等症。一般体温越高，病程越长，则病情越重。

（3）主要临床表现为口腔及手足部疱疹。口腔疱疹多发生在咽及硬腭、颊、舌、唇处，破溃后形成溃疡，疼痛较剧，年幼儿常表现为烦躁、哭闹、流涎、拒食等。在口腔疱疹后 1～2 天可见皮肤疱疹，呈离心性分布，以手足部多见，少数可波及肛周、臀部和四肢，躯干和口周少见。疱疹呈圆形或椭圆形，质地较硬，不易破溃，内有混浊浆液，周围绕以红晕，数目多少不等，皮疹通常不痛不痒。疱疹长轴与指、趾皮纹走向一致。一般持续 7～10 天消退，疹退后不留瘢痕及色素沉着。

（4）重症者可表现壮热，烦躁，嗜睡，神昏，抽搐，或喘促、咯血、呼吸困难，或肢体震颤、肢软无力甚至瘫痪，或四肢逆冷、呼吸气微、脉微欲绝。发生脑膜炎、脑炎、心肌炎、弛缓性麻痹、肺水肿等严重并发症。

（5）咽拭子、疱疹液、痰液或粪便标本中 Cox A16、EV71 等病毒核酸检测阳性或分离出肠道病毒。

2. 鉴别诊断

（1）**与水痘鉴别**　水痘好发于冬春季节，6～9 岁小儿多见，疱疹较手足口病稍大，呈向心性分布，躯干、头面多，四肢少，疱壁薄，易破溃结痂，疱疹多呈椭圆形，其长轴与躯体的纵轴垂直，且在同一时期、同一皮损区斑丘疹、疱疹、结痂并见。手足口病可见口腔疱疹，多发生在咽及硬腭、颊、舌、唇处，破溃后形成溃疡，疼痛较剧，并见皮肤疱疹，大多在手足部，少数在肛周、臀部和四肢处，呈离心性分布，长轴与指、趾皮纹走向一致，呈圆形或椭圆形，质地较硬，不易破溃，内有混浊浆液，周围绕以红晕，数目多少不等，常不痛不痒。躯干少见疱疹。

（2）**与疱疹性咽峡炎鉴别**　疱疹性咽峡炎同样好发于夏秋季节，主要累及 1～7 岁小儿，但起病较急，常突发高热，流涕，咽痛，甚或拒食，软腭、悬雍垂、舌腭弓、扁桃体、咽后壁等口腔后部出现灰白色小疱疹，周围红赤，1～2 天内疱疹破溃形成溃疡，疼痛明显。手足无疱疹。手足口病多见于 5 岁以下小儿，在口腔疱疹后 1～2 天可见皮肤疱疹，以手足部多见，少数可波及肛周、臀部和四肢，躯干和口周少见，皮疹不痛不痒。

【辨证论治】

1. 辨证要点　本病须辨别病情的轻重和辨识变证。

（1）**辨别轻重**　本病以脏腑辨证为纲，根据病程、发疹情况及临床伴随症状以区分轻、重证。轻证，病程短，疱疹仅见于手、足及口腔部，疹色红润，稀疏散在，根盘红晕不著，疱液清亮，全身症状轻微，或伴低热，流涕，咳嗽，口痛，流涎，恶心，呕吐，泄泻等；重证，病程较长，疱疹除手足及口腔部外，四肢、臀部等其他部位也可累及，疹色紫暗，分布稠密，或成簇出现，根盘红晕显著，疱液混浊，全身症状较重，常伴高热，烦躁，口痛，拒食等。

（2）**辨识变证**　对于重证患儿，特别要注意病情的变化，及时辨识邪毒内陷的变证。如见高热不退，疹色混浊紫暗，呕吐，烦躁谵语，嗜睡易惊，肌肉瞤动，甚或神昏抽搐等为邪陷心肝的变证；若身热不退，咳嗽频作，气急喘促，喉间痰鸣，胸闷心悸，不能平卧，烦躁不宁，甚则唇指青紫为邪毒闭肺的变证；甚者见面色苍白晦暗，气喘心悸，口唇发绀，四肢厥逆，冷汗出，脉微欲绝等，为邪毒过甚，正不敌邪，正气衰败，阳气暴脱的危症。

2. 治疗原则　本病治疗以清热祛湿解毒为基本原则。轻证治以宣肺解表，清热化湿；重证宜分清湿重、热重，偏湿盛者，治以利湿、化湿为主，佐以清热解毒，但祛湿不可太过，以防伤阴耗液，化燥生风；偏热重者，虽以寒凉清热解毒之品为主，也应中病即止，不可过剂，以免损脾伤胃。若出现邪毒内陷或邪毒犯心等变证，又当配伍镇痉开窍、益气养阴、回阳救逆、活血祛瘀等法，必要时中西医结合抢救。

3. 证治分类

（1）常证

①邪犯肺脾

证候　轻度发热，或无热，或有流涕，咳嗽，纳差，恶心，呕吐，泄泻，1～2 天后或同时出现口腔内疱疹，破溃后形成小溃疡，疼痛流涎，不欲进食。随即手足部出现米粒至豌豆大斑丘疹，并迅速转为疱疹，以掌心、足跖多见，亦可见于手、足背，分布稀疏，疹色红润，根盘红晕不著，疱液清亮。舌质红，舌苔薄黄腻，脉浮数。

辨证 本证为手足口病轻证，除口腔、手、足疱疹外，全身症状不著为其特征。偏肺气失宣者，发热恶寒，流涕咳嗽；偏脾运失职者，纳差流涎，呕吐泄泻。若为高热，或身热持续，则易转为重证。

治法 宣肺解表，清热化湿。

方药 甘露消毒丹加减。常用金银花、连翘、黄芩、薄荷（后下）清热解毒，宣肺透表；豆蔻、藿香、石菖蒲芳香化湿；滑石（包煎）、茵陈清热利湿；板蓝根、射干、浙贝母解毒利咽，化痰止咳。

恶心呕吐者，加紫苏梗、竹茹和胃止呕；泄泻者，加苍术、薏苡仁化湿实便；高热者，加葛根、柴胡解肌清热；肌肤痒甚者，加蝉蜕、白鲜皮祛风止痒。

②湿热毒盛

证候 口、手、足部及臀部、四肢疱疹，色泽紫暗，分布稠密，或成簇出现，根盘红晕显著，疱液混浊，痛痒剧烈，甚或拒食。身热持续，烦躁口渴，大便秘结，小便黄赤，舌质红绛，舌苔黄厚腻或黄燥，脉滑数。

辨证 本证为手足口病之重证，多见于感邪较重及年幼体弱者，以口、手、足部及臀部、四肢疱疹稠密、紫暗，伴全身明显症状为特征。偏于湿重者，低热起伏，口苦而黏，皮肤疱疹显著，瘙痒不适；偏于热重者，高热不退，口渴引饮，口腔溃疡较多，疼痛流涎。若失于调治，可出现邪毒内陷或邪毒犯心等变证。

治法 清热凉营，解毒祛湿。

方药 清瘟败毒饮加减。常用黄连、黄芩、栀子、连翘清热解毒祛湿；石膏（先煎）、知母清气泄热；地黄、赤芍、牡丹皮凉血清热；板蓝根、蝉蜕、紫草解毒透疹。

偏于湿重者，去知母、地黄，加滑石（包煎）、淡竹叶清热利湿；大便秘结者，加大黄（后下）、玄明粉（冲服）苦寒攻下；口渴喜饮者，加麦冬、芦根清热生津；烦躁不安者，加淡豆豉、莲子心解郁宁心安神。

（2）变证

①邪陷心肝

证候 壮热持续，烦躁，谵语，或萎靡、嗜睡，神昏，抽搐，疱疹稠密紫暗，疱浆浑浊，或疱疹形小而数少，甚则无疹，舌质红绛，舌苔黄燥起刺，脉弦数有力，指纹紫滞。

辨证 本证由邪毒炽盛，内陷手厥阴心包经和足厥阴肝经所致。临证以病情突然加重，见高热，烦躁，嗜睡，易惊，抽搐，神昏等心肝二经证候为特征。若失于救治，易出现内闭外脱证。

治法 息风镇惊，清热解毒。

方药 羚角钩藤汤合清瘟败毒饮加减。常用羚羊角粉（水调服）、钩藤（后下）清热息风镇惊；水牛角（先煎）、石膏（先煎）、知母、黄连、黄芩、栀子清热解毒；地黄、玄参、牡丹皮清热凉血养阴；甘草调和诸药。

高热神昏者，加服安宫牛黄丸清热解毒、开窍安神；抽搐重者，加紫雪镇痉息风开窍；昏迷重者，加至宝丹涤痰开窍醒神。

②邪伤心肺

证候 身热不退，频咳，喘促，胸闷，心悸，不能平卧，烦躁不安，甚则面色苍白、唇指青紫、咯粉红色泡沫样痰，疱疹稠密，可延及臀部、四肢，疱浆混浊，也有疱疹稀疏者，舌质紫暗，舌苔白腻，脉沉迟或脉微欲绝，指纹沉紫。

辨证　本证由邪毒伤及心肺，心肺阴阳皆虚，肺失通调，心失行血，水气上犯所致。临证以胸闷心悸，咳频气急，口唇紫绀，咯吐粉红色泡沫痰为特征。病情危重，急需救治。

治法　泻肺逐水，解毒救逆。

方药　己椒苈黄丸合参附汤加减。常用葶苈子、防己、大黄（后下）、椒目泻肺逐水；桑白皮、前胡泻肺降气祛痰；人参、炙甘草、制附子（先煎）益气回阳救逆；金银花、蚤休、车前子（包煎）清热解毒利湿。

咯血者，去附子、防己、椒目，加水牛角（先煎）、地黄、青黛（包煎）、牡丹皮、阿胶（烊化）清热养阴，润肺止血；若面色灰白，四肢厥冷，汗出脉微者，重用人参、制附子（先煎），加山茱萸、龙骨（先煎）、牡蛎（先煎）益气回阳救逆。

③邪毒侵心

证候　疱疹渐消，心胸痹痛，心悸怔忡，烦躁不宁，唇甲青紫，面白无华，多汗乏力，四肢不温，舌质紫暗，舌苔白腻，脉微或见结代，指纹沉紫。

辨证　本证由感邪深重，正不胜邪，邪毒侵犯心脉，血脉瘀阻而成。以心胸痹痛，心悸怔忡，唇甲青紫，多汗乏力，脉微或见结代为主证，重者可见心阳虚脱危候。

治法　清热化湿，宁心通络。

方药　葛根黄芩黄连汤合血府逐瘀汤加减。常用葛根解热生津；黄芩、黄连、虎杖清热燥湿，泻火解毒；川芎、赤芍活血通络；桔梗开胸行气；地黄、麦冬清热养阴；人参、桂枝、炙甘草益气通阳复脉。

胸闷甚者，加薤白、瓜蒌通阳散结，开胸行气；心悸怔忡、脉结代者，重用炙甘草，加苦参、丹参、桃仁、龙骨（先煎）清热活血，镇心安神，必要时加制附子（先煎）益气通阳。若心阳欲脱者，宜以回阳救逆为主，急用参附龙牡救逆汤加减。

④湿毒伤络

证候　一个或多个肢体痿软无力，肌肉松弛，不能抬举，肢体扪之微热，触之疼痛，惊惕肉颤。可伴低热，呛咳，吞咽困难，跛行，久则肉消肢枯，舌质红，舌苔黄腻，脉濡数或数而无力，指纹紫。

辨证　本证由湿热邪毒浸渍经络，络脉痹阻，气血运行不畅，筋脉肌肉失养所致。以肢体痿软无力，甚或瘫痪为特征。

治法　清热利湿，活血通络。

方药　四妙丸加味。常用苍术、黄柏、薏苡仁清热利湿；蚕沙、萆薢利湿化浊；防己、木瓜祛风除湿，舒筋活络；川芎、丹参活血通络；牛膝活血舒筋，引药下行。

低热起伏加青蒿、银柴胡清退虚热；肢体震颤、惊惕者，加羚羊角粉（水调服）、僵蚕、钩藤（后下）息风定惊；胸脘痞闷加藿香、厚朴、法半夏、茯苓化湿和中；小便涩痛加淡竹叶、栀子、小蓟清热利尿通淋；病久血瘀络阻者，加鸡血藤、桃仁、赤芍、当归养血活血通络。若湿热清而肢体痿软无力，肉消肢枯，跛行，宜补气活血，强筋健骨为主，以补阳还五汤为主方，同时配合推拿、针灸等法治疗。

【其他疗法】

1. 中成药

（1）金莲清热泡腾片　每片4g。温开水溶解后口服，每服＜1岁1片，1日3次，高烧时1

日 4 次；1 ～ 15 岁 1 ～ 2 片，1 日 4 次，高烧时每 4 小时 1 次。用于邪犯肺脾证。

（2）蒲地蓝消炎口服液　每支 10mL。每服 <1 岁 3mL；1 ～ 3 岁 5mL；3 ～ 5 岁 7mL；>5 岁 10mL。1 日 3 次。用于邪犯肺脾证。

（3）安宫牛黄丸　每丸重 3g。每服 <3 岁 1/4 丸；4 ～ 6 岁 1/2 丸。1 日 1 次。用于邪陷心肝证。

（4）热毒宁注射液　每支 10mL。静脉滴注：3 ～ 5 岁最高剂量不超过 10mL，加入 5% 葡萄糖注射液或 0.9% 氯化钠注射液 50 ～ 100mL 稀释后使用，滴速为每分钟 30 ～ 40 滴。6 ～ 10 岁 10mL，以 5% 葡萄糖注射液或 0.9% 氯化钠注射液 100 ～ 200mL 稀释，滴速为每分钟 30 ～ 60 滴。1 日 1 次。或遵医嘱。用于邪犯肺脾证、邪陷心肝证。

2. 外治疗法

（1）西瓜霜、冰硼散、珠黄散　任选 1 种，涂搽口腔患处，1 日 2 次。用于口腔疱疹、溃疡。

（2）开喉剑喷雾剂（儿童型）　每瓶 15mL。每次 2 喷，1 日 3 ～ 5 次，喷口腔患处。用于口腔疱疹、溃疡。

3. 灌肠疗法　钩藤 10g，天麻 5g，石膏 15g，黄连 5g，栀子 5g，大黄 5g，菊花 10g，薏苡仁 10g，全蝎 5g，僵蚕 10g，牡蛎（先煎）15g。煎水 100mL，加入羚羊角粉 0.15g。1 ～ 3 岁 20mL、3 ～ 5 岁 30 ～ 50mL，保留灌肠。1 日 1 次，重症 1 日 2 次。用于湿热毒盛证、邪陷心肝证。

4. 针灸疗法　上肢取肩髃、曲池、合谷、颈胸部夹脊穴；下肢取髀关、伏兔、足三里、阳陵泉、三阴交、腰部夹脊穴、阴陵泉、大椎、内庭。毫针针刺或电针治疗，1 日 1 次。或采用点灸法治疗，主穴大椎、肺俞、曲池、尺泽、关元、气海、足三里、三阴交。每穴点灸 2 ～ 4 次，1 日 2 次。用于湿毒伤络证。

【预防调护】

1. 预防

（1）加强本病流行病学监测，发现疑似患者及时隔离，对密切接触者应隔离观察 7 ～ 10 天，并给板蓝根颗粒冲服或蒲地蓝消炎口服液口服。

（2）注意搞好个人卫生，养成饭前便后洗手的习惯。对被污染的日常用品、食具等应及时消毒处理，患儿粪便及其他排泄物可用 3% 漂白粉澄清液浸泡，衣物置阳光下暴晒。

2. 调护

（1）患病期间，应注意卧床休息，房间空气流通，定期开窗透气，保持空气新鲜。

（2）给予清淡无刺激、富含维生素的流质食物或软食，温度适宜，多饮温开水。进食前后可用生理盐水或温开水漱口，清洁口腔，以减轻食物对口腔的刺激。

（3）注意保持皮肤清洁，对皮肤疱疹切勿挠抓，以防溃破感染。对已有破溃感染者，可用如意金黄散或青黛散麻油调后涂搽患处，以收敛燥湿，助其痊愈。

（4）密切观察病情变化，及早发现邪陷心肝、邪伤心肺等变证。

【临证备要】

1. 温疫与温毒并治　本病为现代新发生的出疹性传染病，无论中、西方古代文献均无明确记载，但在近半个世纪中，已经弥漫至世界各国和中国所有省市，成为危害儿童健康的重要疫病。本病兼具温疫与温毒的特点，致病力强，虽常证相对病情较轻，预后良好，但 EV71 所致者则较一般温病容易出现毒侵心肺、内陷心肝、损经伤络、亡阴亡阳的变证，病情严重。因此，治疗上应重视其温疫与温毒并重的特点，用药稍重，祛邪为要，并发散郁热，散结败毒，时刻预防变证的发生，并对变证患儿及时采用中西医结合救治。

2. 祛湿解毒为本病基本治疗原则 本病因湿热疫毒侵袭，蕴于肺脾而发，因此，治疗应化湿透邪，清热解毒，即肺经热毒宜清解透泄、脾经湿浊宜芳化疏散、湿热毒盛当祛湿解毒。若发生变证，在息风镇惊、泻肺救逆、宁心通络、活血通经的同时也配合清热化湿，解毒除疫，祛除病因，以利救逆。

第二十二节 病毒性肝炎

病毒性肝炎是由湿热疫毒引起的，以食欲减退，乏力，恶心，呕吐，胁痛，或黄疸，发热等为主要特征的外感热病。本病四季均可发生，以春秋多见。儿童各年龄段均可发病。严重者可导致肝纤维化、肝硬化、肝功能衰竭而危及生命。

病毒性肝炎可分为黄疸型肝炎与无黄疸型肝炎。黄疸型肝炎属中医"黄疸"范畴，在婴儿期因与胎禀因素有关，又称为"胎黄"或"胎疸"；无黄疸型肝炎属中医"胁痛""湿阻""癥积""鼓胀"等范畴，重症肝炎则属中医的"急黄"或"瘟黄"。

《黄帝内经》中已有黄疸之名，对黄疸的病因、病机、症状等有初步认识，如《素问·平人气象论》云："溺黄赤安卧者，黄疸……目黄者曰黄疸。"《金匮要略》有黄疸专篇，分黄疸、谷疸、酒疸、女劳疸和黑疸等五疸。《伤寒论》论述阳明发黄和太阴发黄，创制茵陈蒿汤、茵陈五苓散等多首方剂治疗。隋代《诸病源候论·小儿杂病诸候·胎疸候》记载："小儿在胎，其母脏气有热，熏蒸于胎，到生下小儿体皆黄，谓之胎疸也。"《杂病源流犀烛·诸疸源流》说："又有天行疫疠，以致发黄者，俗谓之瘟黄，杀人最急。"认识了黄疸的传染性及其严重性。此后，历代医家对黄疸、胁痛等均进行深入的研究。近年来，病毒性肝炎证候学、中医药临床有效性、中药药效学与机制、动物模型、组学等的临床与基础研究，均取得了飞跃式的发展，显示了中医药的特色与优势。

引起肝炎的病毒主要包括甲肝、乙肝、丙肝、丁肝和戊肝病毒等嗜肝病毒，而非嗜肝病毒如EB病毒、巨细胞病毒等亦可在感染后造成肝脏的急、慢性损伤，均可参考本病辨证治疗。

【病因病机】

本病的外因为湿热疫毒，内因为饮食不节（洁）、情志失调及禀赋不足。病位主要在肝胆，涉及脾肾。因肝主疏泄，肝藏血；脾主运化水湿，脾恶湿；木可克土，土反侮木。湿热有形，湿热侵袭，困阻中焦，浸淫肝胆，肝胆疏泄失常，气机怫郁，血脉瘀阻，以致湿热郁瘀为本病的基本病机。如婴儿胎禀湿热或遇疫疠流行，小儿饮食不洁或防护不当，疠气兼夹湿热或湿浊，从口鼻、血脉侵袭人体，困阻中焦，熏蒸肝胆，胆液横逆，以致面目、皮肤、小便俱黄。湿热疫毒之邪，或湿热偏盛，郁蒸肝胆；或湿浊偏盛，内蕴不散；若疫毒极盛，深入营血，内陷厥阴，则黄疸急剧加深，伴闭窍动风，甚则邪毒伤正，气血虚脱，阴阳离决。若湿热疫毒侵袭日久，损伤正气，热胜者易伤肝肾阴精，湿胜者易伤脾肾阳气，或肝胆瘀热蕴结，或浊瘀互结，脉络痹阻不散。

1. 疫疠侵袭 小儿脏腑柔弱，形气未充，湿热疫毒病邪可经口鼻、血脉侵袭人体，困阻脾胃，熏蒸肝胆，以致脾失健运，肝失疏泄，胆液外溢，上注面目，下流膀胱，泛溢肌肤，而现面目、皮肤、小便俱黄。如为湿热并重或热重于湿者，黄疸如橘、色泽鲜明，伴发热，口干口苦，纳呆呕恶，脘腹胀满，大便秘结或黏滞不爽，小便黄赤，舌质红，舌苔黄腻等；如为湿浊或湿重于热者，黄如烟熏，色泽晦暗，伴头身困重，胸闷腹胀，纳呆呕恶，大便溏薄，小便短少，舌质淡胖等。湿浊极盛者，可见湿盛阳微的改变。

2. 肝胆瘀热　湿热蕴结肝胆，久病入络，脉络不通，气郁血瘀，湿热与血瘀互结，有形阻滞，邪热难解，病久难愈。可见面目皮肤黄染，持久不退，皮肤瘙痒，右胁下刺痛，痞块质硬，肚腹膨胀，或见瘀斑、衄血，大便秘结或灰白，小便深黄，唇色暗红，舌暗红或瘀点等。

3. 疫毒内陷　若疫毒极盛，深入营血，充斥三焦，内陷心包，耗血动血，则黄疸急剧加深，壮热神昏，出血；疫毒深陷厥阴，热极生风，则抽搐痉厥。

4. 肝郁脾虚　肝主疏泄，喜条达。湿热疫毒侵袭日久，则疏泄不利，气失条达，木气克土，致肝郁伤脾，故可见胁肋胀满疼痛，胸闷，喜太息，精神抑郁，纳呆脘痞，大便溏泄等。

5. 肝肾阴虚　湿热疫毒侵袭日久，湿热化火化燥，耗伤肝肾阴液，精血失养，可见面色萎黄，毛发枯黄，头晕目眩，失眠多梦，右胁隐痛，五心烦热，舌质红，舌苔少，脉细数等。

6. 湿胜阳微　若为湿浊偏盛，或禀赋不足，阳气虚弱者，日久病变易从寒而化，湿浊伤阳，湿胜则阳微，以致脾肾阳虚，寒湿内停，可见黄疸迅速加重，伴面色苍白，四肢厥冷，腰膝冷痛，气促浮肿，脘痞便溏，舌质淡，舌苔白，脉微欲绝等。

7. 浊瘀互结　湿浊内蕴日久，阻碍气血运行，肝气郁结，血脉瘀滞，浊瘀互结，脉络痹阻，可见皮肤晦暗，胁肋刺痛，面色黧黑，胁下癥块，舌质瘀斑瘀点等。

【临床诊断】

1. 诊断要点

（1）有或无肝炎患者接触史。

（2）临床表现为面目、皮肤、小便黄染，伴乏力倦怠，纳呆呕恶，脘腹胀痛，胁痛，或发热，精神萎靡或哭闹不安，肝大，大便溏烂或干结等。如黄疸迅速加重，伴口角抽动，不吃不哭，嗜睡，目光呆滞，角弓反张，四肢厥冷，气促，或极度乏力和严重的消化道症状，或性格行为改变，烦躁不安，昏迷，或有明显的出血倾向，应考虑重型肝炎。

（3）血清胆红素、尿胆红素、尿胆原、血清丙氨酸转氨酶、天冬氨酸转氨酶，以及病原学检查、腹部 B 超、CT、肝组织活检等，可有助于诊断与鉴别诊断。

2. 鉴别诊断

（1）巨细胞病毒（CMV）性肝炎　CMV 是婴儿肝病综合征中最常见的病原，可急性起病，黄疸、肝肿大、肝功能损害及迁延不愈等。CMV 感染仅表现为肝损害时，临床上与乙型肝炎较难鉴别，但 CMV 肝脏肿大较乙型肝炎明显，多伴有脾脏肿大。当脾脏肿大超过肝脏时多为非乙型肝炎。本病血清 CMV – DNA 阳性或抗 CMV – IgM 阳性可供鉴别诊断。

（2）常见细菌感染所致肝损害　当败血症时，特别是大肠杆菌、金黄色葡萄球菌败血症时易见黄疸，前者多见于小婴儿，后者可见于各年龄期儿童，也以婴儿期为多。另外，即使是局部感染，如肺炎、急性泌尿系统感染、肠炎时，如仅为转氨酶增高，可能为局部感染；如出现黄疸，应考虑败血症的可能。细菌感染引起的肝损害，与传染性病毒性肝炎相比，全身中毒症状明显，外周血白细胞明显增高，分类以中性粒细胞为主。

（3）肝豆状核变性　此病的肝病型主要以肝损害为主，表现肝脾肿大，肝区压痛，胃肠道反应可恶心、呕吐，黄疸日益加深，可有出血倾向，可呈亚急性重症肝炎，严重者导致肝功能衰竭。本病血清铜蓝蛋白含量明显低于 200mg/L，血清铜氧化酶活性低下，24 小时尿铜升高。患儿眼角膜周边有铜颗粒沉积，呈环状，称 K – F 环。

（4）先天性胆道闭锁　先天性胆道闭锁的临床特点是黄疸出现早，多在新生儿期出现，呈进行性加重，色泽由鲜黄色而至棕绿色，大便呈白陶土色。肝脏呈进行性增大、发硬，脾脏也可增大，并出现腹水。与病毒性肝炎相比，黄疸程度重而肝功能可正常或轻度改变，全身一般情况尚可，与黄疸重不相称；局部症状明显，可出现肝脾肿大、腹水、腹壁静脉怒张等。

【辨证论治】

1. 辨证要点 本病主要辨别八纲证及病情的轻重。

（1）辨八纲证 若起病急，病程短，面目皮肤黄染色泽鲜明，腹胀胁痛，发热，舌质红，舌苔黄腻等，为热重于湿或湿热并重的实证；若起病较缓，面目皮肤黄染色泽晦暗，口淡不渴，便溏色白，舌质淡，舌苔白腻者，为湿浊内蕴的实证；若面目皮肤黄染，黄色晦暗，右胁下刺痛，痞块质硬，肚腹膨胀者，为肝胆瘀热的实证。若胁肋胀痛，纳呆脘痞，面色萎黄，大便溏泄，舌质淡齿痕者，为肝郁脾虚的虚实夹杂证。若右胁隐痛，腰膝酸软，五心烦热，舌质红少津者，为肝肾阴虚的虚证；若黄疸迅速加重，伴面色苍白，四肢厥冷，腰膝冷痛，气促浮肿，脘痞便溏，舌质淡，脉微弱等，为湿盛阳微的虚证。

（2）辨轻重症 临床应注意观察黄疸之色泽、大便颜色、精神、食纳等症状，并结合西医学检测手段，如病原学检查、肝功能及肝胆超声等检查，综合分析判断病情的轻重。如湿热蕴积化毒，疫毒炽盛，充斥三焦，深入营血，内陷心肝猝然发黄，神昏谵妄，痉厥出血等危重症，称为急黄。

2. 治疗原则 本病的临床症状不一，病因病机迥异，湿热有轻重，正邪有盛衰，气血有盈亏，病证有虚实的差异，辨证不同，治则也各有不同。若湿热郁蒸者，治宜清热解毒，化浊利湿；湿浊内蕴者，治宜祛湿化浊，佐以清热利胆；肝郁脾虚者，治宜疏肝健脾；肝胆瘀热者，治宜清利湿热，行气活血；疫毒发黄者，治宜平肝息风，解毒开窍；肝肾阴虚者，治宜养血柔肝，滋阴补肾；脾肾阳虚者，治宜温化寒湿，利胆退黄。

小儿脏腑娇嫩，脾胃薄弱，故治疗中须时时顾护后天之本，不可过用苦寒之剂，以防败胃和克伐正气。同时应结合病毒感染的特点，针对病因、证候、发病季节、居处环境等，采取适宜的中医药内、外并用，综合治疗。

3. 证治分类

（1）湿热郁蒸

证候 面目、皮肤、小便黄染，色泽鲜明如橘，纳呆呕恶，不欲乳食，脘腹痞满胀痛，口干口苦，烦躁啼哭，或有发热，大便秘结或黏滞不爽，小便黄赤，舌质红，舌苔黄或厚腻，脉弦滑数，指纹紫滞。

辨证 本证为湿热蕴阻，肝胆疏泄失常之阳黄证，起病急，以面目、皮肤、小便黄染，色泽鲜明如橘，伴纳呆呕恶，舌质红，舌苔黄厚腻，脉弦滑数为特征。

治法 清热利湿，解毒退黄。

方药 茵陈蒿汤加味。常用茵陈清热利湿退黄，为治黄疸之要药；栀子清热泻火，通利三焦，助茵陈引湿热从小便而去；大黄（后下）泻热逐瘀，通利大便，导瘀热从大便而下；泽泻、车前子（包煎）利水渗湿；黄芩、金钱草清热利湿。

若热甚、黄疸明显者，加虎杖、黄柏、龙胆清热泻火；湿重水肿者，加猪苓、茯苓、滑石（包煎）渗湿利水；呕吐者，加姜半夏、竹茹和中止呕；腹胀者，加厚朴、枳实行气消痞；面目晦暗者，加丹参、桃仁、红花、赤芍活血化瘀；泄泻者，加茯苓、苍术健脾助运。若见身目、小便黄染、色深如橘，伴咽喉肿痛，口苦口干，大便干结，舌质红绛，舌苔黄厚，脉弦数等，为湿热蕴毒者，可合用甘露消毒丹加减治疗。

（2）湿浊内蕴

证候　面目、皮肤、小便黄染，色泽晦暗，或无黄疸，头身困重，胸闷腹胀，纳呆呕恶，不欲乳食，大便溏薄色灰白，小便短少，舌质淡胖，舌苔白腻或滑，脉濡或数，指纹淡紫。

辨证　本证为湿浊内蕴，湿重热微之证，以面目、皮肤、小便黄染，色泽晦暗，纳呆呕恶，大便溏薄色灰白，舌质淡或胖，舌苔白滑腻，脉濡或数为特征。

治法　祛湿化浊，佐以清热利胆。

方药　茵陈五苓散加味。常用茵陈、藿香、苍术、豆蔻祛湿化浊；白术、茯苓、猪苓健脾利湿；泽泻、车前子（包煎）清热渗湿。

恶心呕吐者，加竹茹、姜半夏、橘皮健胃止呕；胸闷腹胀者，加枳壳、大腹皮、陈皮化湿行气；食滞不化者，加焦六神曲、焦山楂消积化滞；大便溏薄者，加厚朴、白扁豆燥湿健中。本证不宜过用苦寒之品，待病情好转，即可改服茵陈平胃散或参苓白术散等调治。若无黄疸者，用平胃散加减治疗。

（3）疫毒发黄

证候　发病急骤，面目、皮肤、小便黄染，色如金黄，迅速加重，壮热口渴，重度乏力，胁腹胀痛，神昏谵语，惊惕抽搐，呕吐频繁，或见衄血便血，肌肤瘀斑，舌质红绛，舌苔黄燥，脉弦滑数，指纹青紫。

辨证　本证多在阳黄重症的基础上发生，来势急骤，病情危重，以面目、皮肤、小便黄染，色如金黄，迅速加重，伴神昏谵语，惊惕抽搐，呕吐频繁，或见衄血便血，肌肤瘀斑，舌质红绛，舌苔黄燥，脉弦滑数等为特征。严重者可致气虚血脱，阴阳离决。

治法　泻火解毒，凉血开窍。

方药　犀角散加味。常用水牛角（先煎）、玄参凉血解毒，清心开窍；黄连、栀子、升麻清热泻火；茵陈、大黄（后下）利湿通下，祛除湿热；地黄、牡丹皮凉血散血，滋阴清热。神昏为主者，加服安宫牛黄丸或至宝丹；出血为主者，加侧柏叶、地榆炭；小便短少，腹水明显者，加猪苓、大腹皮、车前草。

（4）肝郁脾虚

证候　面色萎黄，身倦乏力，情志抑郁，胁肋胀痛，脘痞腹胀，纳呆食少，大便溏泄，舌质淡有齿痕，舌苔白，脉沉弦。

辨证　本证以情志抑郁，胁肋胀痛为肝气郁结的特征；以面色萎黄，身倦乏力，脘痞腹胀，食少便溏为脾虚失运的特征。

治法　疏肝解郁，健脾化湿。

方药　柴芍六君子汤加减。常用柴胡、白芍、枳壳行气柔肝；党参、白术、茯苓、法半夏、陈皮、甘草、薏苡仁健脾化湿。

胁痛者，加川楝子、郁金、延胡索解郁止痛；肝郁化火者，加牡丹皮、栀子以清热凉血；脘腹痞满者，加枳实、厚朴、苍术、麦芽行气健脾；气短乏力、头晕心悸者，加黄芪、当归、熟地黄益气养血；黄疸明显者加茵陈、栀子利湿退黄。

（5）肝胆瘀热

证候　面目皮肤黄染，持久不退，黄色晦暗，皮肤瘙痒，或有灼热感，右胁下刺痛，痞块质硬，肚腹膨胀，青筋显露，或见瘀斑、衄血，大便秘结或灰白，小便深黄，唇色暗红，舌质暗红或瘀点，舌苔黄腻，脉沉细涩，指纹紫。

辨证　本证病程较长，以面目皮肤黄染持久不退，黄色晦暗，皮肤瘙痒，右胁痞块刺痛，肚腹膨胀青筋显露，小便深黄，舌质暗红或瘀点等，为湿热阻滞，脉络不通，气郁血瘀的特征。

治法　清利湿热，行气活血。

方药　血府逐瘀汤合茵陈五苓散加减。常用桃仁破血行滞而润燥；红花、赤芍、川芎活血祛瘀；枳壳、莱菔子行气消胀；柴胡疏肝解郁；牛膝引血下行；地黄、当归养血益阴，清热活血；茵陈利湿退黄；泽泻、茯苓、猪苓淡渗利湿；白术健脾助运；桂枝温阳化气。

若皮肤瘀斑、便血者，加牡丹皮、仙鹤草活血止血；腹胀者，加木香、香橼皮调畅气机；胁下痞块质硬者，加丹参、郁金、穿山甲粉（水调服）、水蛭活血破瘀。

（6）肝肾阴虚

证候　双目、皮肤轻度黄染，面色萎黄，毛发枯黄，头晕目眩，失眠多梦，夜寐欠安，目干口燥，右胁隐痛，腰膝酸软，五心烦热，舌质红，舌苔少，脉细数。

辨证　本证为湿热郁久耗伤肝阴，或素体肾虚，精血亏损，以面色萎黄，毛发枯黄，失眠多梦，右胁隐痛，五心烦热，舌质红，舌苔少，脉细数为特征。

治法　养血柔肝，滋阴补肾。

方药　一贯煎加减。常用熟地黄滋阴养血、补益肝肾；当归、枸杞子养血滋阴柔肝；北沙参、麦冬滋养肺胃，养阴生津；川楝子疏肝泄热，理气止痛。

头晕目眩者，加黄精、菊花、旱莲草、钩藤（后下）清肝益肾；五心烦热者，加知母、黄柏、地骨皮清降虚火；肝脏肿大者，加桃仁、鳖甲（先煎）、鸡血藤，重者可加三棱、莪术活血化瘀。

（7）脾肾阳虚

证候　黄疸迅速加重，色泽晦暗，伴面色苍白，四肢厥冷，腰膝冷痛，气促浮肿，脘痞便溏，舌质淡，舌苔白滑，脉微欲绝，指纹淡。

辨证　本证因湿盛阳微、脾肾阳虚所致，以黄疸迅速加重，色泽晦暗，面白肢冷，浮肿气促，大便溏泄，舌淡脉微为特征，病情危重，应及时救治。

治法　温化寒湿，利胆退黄。

方药　茵陈术附汤或茵陈四逆汤加减。常用制附子（先煎）、肉桂温肾壮阳，驱寒除湿；干姜、白术温补脾肾；茵陈、泽泻利胆退黄。

若四肢厥冷者，加桂枝、细辛通阳化气；面色苍白者，加黄芪、当归补益气血。大汗淋漓，脉微欲绝者，加参附汤回阳救逆。

（8）浊瘀互结

证候　皮肤晦暗，胁肋刺痛，面色黧黑或见赤缕血丝（蜘蛛痣），肝掌，胁下癥块（肝脾肿大）质硬，舌质暗或有瘀斑瘀点，脉沉细涩。

辨证　主要表现为瘀血停着，脉络痹阻之象，如皮肤晦暗、胁肋刺痛、胁下癥块，可与他证鉴别。多见于慢性肝炎、肝硬化患者。

治法　祛瘀通络，软坚散结。

方药　复元活血汤加减。常用柴胡、当归、红花、桃仁、大黄（后下）行气活血；穿山甲粉（水调服）通络破结；天花粉、甘草养阴扶正。

胁下癥块，正气未衰者，可加三棱、莪术破血散结；便秘者，加地黄、玄参养阴通便；活动性肝炎肝硬化伴黄疸者，加茵陈、栀子、虎杖利胆退黄。静止性肝硬化，可用鳖甲煎丸与人参养荣丸交替内服。

【其他疗法】

1. 中成药

（1）茵栀黄口服液　每支 10mL。每服 1～3 岁 5mL；4～6 岁 7.5mL；>6 岁 10mL。1 日 3 次。用于湿热郁蒸证。

（2）苦参素胶囊　每粒 0.1g。每服 <6 岁 0.1g，每日 2 次；>6 岁 0.1g，每日 3 次。用于湿热郁蒸证。

（3）清肝利胆口服液　每支 10mL。每服新生儿 5mL；1～3 岁 7.5～10mL；4～6 岁 15mL；>6 岁 20mL。1 日 2 次。用于湿热郁蒸证。

（4）肝苏颗粒　每袋 3g。每服 <3 岁 1g；3～6 岁 1.5g；7～12 岁 2g；>12 岁 3g。1 日 3 次。用于湿浊内蕴、肝郁脾虚证。

（5）六味地黄丸　每瓶 120 丸（浓缩丸）。每服 3～6 岁 4 丸；7～12 岁 6 丸；>12 岁 8 丸。每日 3 次。用于肝肾阴虚证。

2. 灌肠疗法　用茵陈 15g、栀子 10g、大黄 6g、白芍 10g、白术 10g、茯苓 10g、郁金 10g，煎水 100mL。1～3 岁 20mL、3～5 岁 30～50mL，保留灌肠。1 日 1 次，3～5 天 1 疗程。用于湿热郁蒸证。

【预防调护】

1. 预防

（1）做好个人卫生，预防消化道、呼吸道感染，避免接触感染源。

（2）隔离肝炎患者，从起病开始不少于 30 天。严格消毒患者接触使用的物品，加强粪便管理。

（3）对易感人群开展甲型肝炎疫苗的预防接种。对乙型肝炎的预防接种有乙肝免疫球蛋白、乙肝疫苗联合阻断母婴传播，单纯接种乙肝疫苗防止母婴传播，乙肝疫苗预防高危人群等接种方法。

（4）严格管控血液制品，以及采血、献血、输血的安全。

2. 调护

（1）做好传染性病毒性肝炎患儿的消毒隔离，以防病原扩散传播。

（2）卧床休息，适度参加户外活动，保证睡眠；居处通风，空气新鲜流通，有阳光照射。

（3）保证营养供给，饮食调节有度，不可过偏。多予富于营养而易消化的饮食，禁食生冷、油腻、辛辣之品，忌暴饮暴食。

（4）做好精神调摄，鼓励患儿多与他人交流，保证良好精神状态。

（5）做好患儿眼、口腔、脐、臀部皮肤护理，防止皮肤破损继发感染。

（6）密切观察病情变化，如精神、黄疸等方面。对重症肝炎应随时观察神志、精神、呼吸、脉搏、血压及皮肤瘀斑等变化，注意呕吐物及大便的情况，计 24 小时尿量。对昏迷患儿应保持眼、口腔、皮肤的清洁卫生，勤翻身，保持臀部干燥，防止褥疮的发生。

【临证备要】

1. 慎用苦寒，顾护脾胃　脾胃为后天之本、气血生化之源、气机升降的枢纽。小儿脏腑娇嫩，脾胃薄弱，本病为湿热疫毒为患，最易伤害脾胃，故在治疗中须时时顾护后天之本，不可过用苦寒之剂，以防败胃，克伐正气。

2. 婴儿与学龄期儿童病毒性肝炎的异同　婴儿肝炎综合征是指 1 岁以内婴儿（包括新生儿）由不同病因引起，以黄疸、肝功能损害、肝或脾肿大为主要表现的一组证候群。近年研究认为本病是由于各种诱因导致的胆汁形成、分泌和/或排泄异常，造成胆汁在肝细胞和胆管内淤积而发生的肝脏疾病，尤其以孕期及围生期病毒感染为主，导致胆汁淤滞的增强与延续，肝活检可见肝细胞多核巨细胞化和炎症改变。临床应在明确病原学的基础上，完善腹部超声等检查，并注意排除先天性肝胆系发育畸形。学龄期儿童病毒性肝炎以急性甲型肝炎为主，多为黄疸型，常伴有发热、畏寒、乏力等全身症状，在消化道症状中，可表现为恶心呕吐，食欲减退，厌油腻，上腹胀满，腹泻等，部分患儿因伴有腹痛症状，易被误诊为急性胃肠炎、阑尾炎、肠蛔虫症，甚至外科急腹症等，应注意鉴别诊断。

3. 加强及规范中医药外治法 中医药防治病毒性肝炎的外治疗法包括中药灌肠、穴位敷贴、穴位注射、中药离子导入、针灸等，对儿童尤其是婴幼儿服药困难、依从性差者很有优势，具有广阔的应用前景。大量文献也表明，中医外治法在改善病毒性肝炎临床症状及肝功能等方面均有一定作用，但高级别临床研究证据尚不足，值得进一步深入研究。

第二十三节 艾滋病

艾滋病又名获得性免疫缺陷综合征（acquired immunodeficiency syndrome，AIDS），是由人类免疫缺陷病毒（human immunodeficiency virus，HIV）引起的慢性严重传染病。

联合国艾滋病规划署（UNAIDS）估计，截至 2020 年，全球已有 7930 万人感染艾滋病毒，3630 万人死于艾滋病相关疾病。2020 年，全球存活的艾滋病患者有 3770 万，其中 170 万为 0～14 岁儿童，150 万新感染患者中有 15 万为儿童。全球 1/6 的艾滋病疾病相关死亡和 1/7 的新发感染 HIV 是 15 岁以下儿童。近年我国青年学生艾滋病疫情明显上升，每年青年学生感染者数千人，他们结婚生子极有可能传染配偶和后代，对艾滋病的流行和社会经济与文明带来不良影响，所以大学生们应该远离毒品和杜绝经性传播途径传播本病，为降低艾滋病的发病率，为社会经济的良好发展作出应有的贡献。

本病多发于学龄前期儿童，各年龄段发病均有报道。母婴传播感染者出生后即有临床症状。临床症状无特异性。小儿无症状 HIV 感染者无任何症状、体征。小儿艾滋病患者（小儿 AIDS）临床表现：不明原因的持续性全身淋巴结肿大，肝脾肿大，腮腺炎，不明原因的持续发热，慢性反复发作性腹泻，迁延难愈的间质性肺炎和口腔真菌感染，常发生各种机会感染、生长发育迟缓等。婴幼儿易发生脑病综合征，且发病早、进展快、预后差。新生儿期缺乏典型的临床表现，可见早产、低出生体重、畸形等。与成人艾滋病患者相比，小儿艾滋病患者的特点为：潜伏期短，起病较急，进展快；偏离正常生长曲线的生长停滞；易发生反复的细菌感染；常见慢性腮腺肿大和淋巴细胞性间质性肺炎。

本病中医学无对应病名，从症状表现看，可属温病范畴，与伏气温病、温疫等相似，与胎怯、五迟、五软、疳证、泄泻、痄腮、鹅口疮、肺炎喘嗽、瘰疬、积聚等有关。目前临床上应用中医药对小儿艾滋病进行干预治疗的独立报道还很少，应加强应用和研究。

【病因病机】

本病潜伏期短，发病进展快，病情重，具有强烈传染性。其外因是疫疠毒邪，内因主要是先天不足，冲任气血匮乏。病多虚实夹杂，病位涉及五脏六腑。

1. 疠毒侵袭 本病或由胎毒所染，或年幼受疫疠毒邪侵袭，精血不足，邪毒潜伏，属伏气温病。正气虚与邪毒盛为病机演变的关键。正气虚是导致邪气伏藏的主要因素，邪气伏藏在体内又常常损伤气血津液，故病多虚实夹杂。邪伏体内，正邪交争，如正邪相持则病状不显；如正不抵邪，邪毒肆虐，或重感时邪，则病症多端。

2. 毒淫肺脾 疫疬毒邪潜伏体内，脏腑受邪，邪毒伤正，肺脾为先。如肺脾气虚，肺脾不和，肺失宣肃，脾失健运者，重感风热湿毒，则风热湿毒交阻，浸淫口咽、肌肤，常见口咽白糜疼痛，皮肤瘙痒，红疹等。如脾肾虚弱，先天失充，后天脾胃失健，运化无力者，则湿邪阻滞，升降失常，常见慢性腹泻，食少纳差，日渐神疲乏力，面色无华或萎黄，毛发稀疏，皮弱肉薄，性急易怒，或表情呆滞，甚至形成疳证。或邪伏肺系，肺卫受袭，肺气失宣，则见反复发热恶寒，自汗盗汗。疬毒甚者，肺热壅盛，正邪剧争，闭郁肺气，炼液为痰，则见长期发热不退，咳喘不宁，胸痛，痰壅等。

3. 毒犯心肝 若疬毒郁阻少阳，肝胆失于疏泄，肝目胆经不利，可见耳际红肿热痛甚至脓肿，目翳、视物不清等，甚则邪伏心脑，耗血伤髓，毒犯心肝，心肝失养，可见头晕，头痛，甚则痴呆，幻觉，癫痫，抽搐，昏谵等。

4. 痰瘀互结 如疫疬伏邪深藏体内，正虚邪恋，阻气碍血，气郁痰聚血瘀，则常见颈部或全身臖核肿大，胁下痞块，腹中癥瘕积聚。

5. 精血亏虚 邪毒久伏，脏腑日益受损，精血亏虚，则见神志萎靡，形瘦肉薄，身矮体轻，生长发育迟缓、停滞，甚者阴阳俱虚，则见大肉形脱，发枯齿落，恶寒肢冷；阴阳离决则见声低息微，脉弱细微欲绝等。

【临床诊断】

1. 诊断要点

参照《诸福棠实用儿科学》（第 8 版）及《中国艾滋病诊疗指南（2021 年版）》。

（1）母体 HIV 阳性或有输血及血制品使用史。

（2）母婴垂直传播的 HIV 感染主要临床表现有生长停滞，淋巴结肿大，慢性咳嗽和发热，反复肺部感染及持续的腹泻。艾滋病患儿的临床表现很大程度上取决于其所发生的机会性感染的部位和种类。

新生儿期缺乏典型的临床表现，可见早产、低出生体重、畸形。生后常见的临床表现有：生长发育迟缓或停止，体重明显下降20%～40%，间歇或持续性低热或高热，反应迟钝，智力落后，失语，失明，口舌生疮，咳嗽，吐痰，气促，胸痛，喘憋，呼吸困难，食欲减退，持续腹泻，不明原因的全身淋巴结肿大、无触痛，肝脾、腮腺肿大，皮肤疮疹等。或有不明原因的血小板减少，或肝炎综合征，或心肌病综合征，或有败血症、慢性化脓性中耳炎、蜂窝织炎、脑膜炎、淋巴瘤等。

（3）CD4$^+$T 淋巴细胞随着感染的进展而降低。因不同的机会性感染，外周血细胞、脑脊液、肝肾功能、免疫指标等检验和心、肺、肝、肾、脑等超声波、影像学等检查发现异常。

（4）如母亲有明确的 HIV 感染，患儿有感染早期的一些表现，同时实验室检查检出 HIV 抗原或其核酸，或病毒分离 HIV 阳性，可确定诊断。15 岁以下儿童，符合下列一项者即可诊断：HIV 感染和 CD4$^+$T 淋巴细胞百分比＜25%（＜12 月龄），或＜20%（12～36 月龄），或＜15%（37～60 月龄），或 CD4$^+$T 淋巴细胞计数＜200/μL（5～14 岁）；HIV 感染和伴有至少一种儿童艾滋病指征性疾病。

2. 鉴别诊断

（1）与原发性免疫缺陷病鉴别

见表 2 – 2。

表 2 -2　HIV/AIDS 与原发性免疫缺陷病的鉴别

鉴别点	HIV/AIDS	原发性免疫缺陷病
家族史	无	有
机会性感染	有	有
生长发育迟缓	有	有
合并恶性肿瘤	有	有
HIV 检测	阳性	阴性
免疫学检测	$CD_4{}^+$ T 淋巴细胞总数及百分比减少等	血清 Ig 异常，T 和 B 细胞功能不全

（2）与继发性免疫缺陷病相鉴别

见表 2 -3。

表 2 -3　HIV/AIDS 与继发性免疫缺陷病的鉴别

鉴别点	HIV/AIDS	继发性免疫缺陷病
病因	HIV 感染	全身病、营养障碍、手术、病毒感染、肿瘤等
反复感染	有	有
生长发育迟缓	有	病因为营养障碍者有，其余无
合并恶性肿瘤	有	有
HIV 检测	阳性	阴性
免疫学检测	$CD_4{}^+$ T 淋巴细胞总数及百分比减少等	低蛋白血症 Ig 异常，淋巴细胞减少等
病程	长期或终身	暂时性

此外，本病所表现的发热，消瘦，疲乏，无力等需与其他感染性疾病如结核等相鉴别；淋巴结肿大、肝脾肿大等需与良性淋巴结综合征、肝炎、白血病等相鉴别；生长发育迟缓、停滞等需与营养不良、佝偻病、侏儒症等相鉴别；慢性腹泻、长期发热、鹅口疮、肺炎、中耳炎、腮腺炎等需与一般细菌、病毒感染所致者相鉴别；皮疹、瘀斑等需与白血病、传染性单核细胞增多症等相鉴别；头痛头晕、痴呆、抽搐、癫痫发作、运动失调等需与一般细菌、病毒所致脑膜炎、脑炎相鉴别。

【辨证论治】

1. 辨证要点　本病主要辨识邪毒潜伏与发病、病情虚实与轻重。

（1）辨邪毒潜伏与发病　本病为伏气温病，邪毒隐匿，深伏体内，暗耗气血，常有邪毒潜伏和正邪交争的病变过程。邪毒潜伏之时，小儿可无明显不适，或见瘰疬、胁下癥块，或神疲乏力、生长发育迟缓等。发病后正邪剧争，证候表现多种多样，或见长期发热；或见高热、咳喘，甚则喘憋、发绀；或头痛头晕、急躁易怒，甚或抽搐、幻觉、痴呆，或视物不清；或口咽白糜疼痛、食少纳呆、自汗盗汗；或肌肤斑疹、溃烂；或大便溏泄，完谷不化，或二便失禁；或有癥瘕、积聚等，则为邪自内发或新感引动伏疫，正邪剧争，致不同脏腑受损而表现相应证候。

（2）辨病情虚实与轻重　本病虽为伏气温病，但又具有温疫和杂病的特征，正气受损与疫毒鸱张尤为突出，故须辨病情虚实，正愈虚而邪愈盛者病情较重，预后甚差；正气尚强而邪气较弱者病情较轻，预后较好。若时有腹泻、发热、咳嗽、自汗盗汗、神疲乏力，或头痛头晕、急躁易怒、食少纳呆，或口咽白糜疼痛，或生长发育迟缓等，为正气尚存，尚可抵邪，正邪相争而脏腑功能紊乱，耗气伤阴，属本虚标实证。若持续高热、咳喘，甚则喘憋、发绀，急躁易怒，甚或抽搐、幻觉、痴呆，或视物不清、肌肤斑疹、溃烂，或口咽白糜不愈，或二便失禁，或有癥瘕、积聚，或神志萎靡、形瘦肉薄、体矮体轻，甚至生长发育停滞，甚或恶寒肢冷、声低息微、脉弱细微等，则为正邪剧争，疠毒伤正，正气严重耗损，正不敌邪，邪毒肆虐，损精败血，耗气伤阳，阴阳虚竭，病情极重，预后不佳。

2. 治疗原则 本病治疗，以扶正补虚，解毒除疠为主。邪毒潜伏之时，治宜补肾健脾，养血填精，行气活血，或行气散结，佐以解毒除疠。如有新感者，治以疏风清热解毒。正邪剧争之时，病症多端，如见肺热壅盛，治以宣肺利气，解毒活血；如为疠郁少阳，肝胆失于疏泄者，治以疏肝理气，解毒散结；若为风热湿毒，侵袭肺脾，肺失宣肃，脾失健运者，治以疏风清热，解毒化湿，宣肺健脾；如为邪伏心脑，耗血伤髓者，治以解毒除疠，清心开窍，益精填髓；甚者疠毒深伏，气阴虚衰，治宜益气养阴生髓，佐以清解疠毒；或疠毒肆虐，阴阳虚竭者，当解毒除疠，阴阳并补，或亡阴亡阳者，则需益气敛津，回阳救逆，开闭固脱。本病中成药可用于病情稳定者长期服用，外治法有助于口疮、皮疹、臖核的治疗，推拿、针灸疗法可配合药物疗法使用。

一旦确诊 HIV 感染，无论 CD4$^+$T 淋巴细胞水平高低，均应立即开始且终身接受高效抗逆转录病毒疗法（HAART）治疗，详见中国艾滋病诊疗指南（2018 版）。《中医药治疗艾滋病临床技术方案（试行）》指出："目前中医对艾滋病治疗的主要目标是提高免疫功能、控制机会性感染，改善生存质量，使患者带毒生存。"中西医结合治疗有助于提高患儿免疫功能，改善临床症状及生存质量。

3. 证治分类

（1）风热湿毒，浸淫肺脾

证候 全身皮肤丘疹、风团，痛痒明显，搔抓后皮疹增多、破溃或结痂。舌边尖红，舌苔白或薄腻，脉浮数或滑数。或口咽白糜疼痛，纳差厌食，口咽干燥，或发热，舌质红，舌苔黄厚或黄腻，脉浮数或濡数、滑数，指纹紫。

辨证 本证由风热湿毒浸淫肺卫者，以全身皮肤丘疹、风团痛痒为特征；由风热湿毒浸淫脾胃者，以口咽白糜疼痛为特征。

治法 疏风清热，解毒止痒。

方药 风热湿毒浸淫肺卫者，以消风散加减；风热湿毒浸淫脾胃者，以清热泻脾散加减。消风散加减，常用荆芥、防风、牛蒡子、金银花、蝉蜕疏风透邪；石膏（先煎）、知母清气泄热；苦参、徐长卿、白鲜皮燥湿清热，疏风止痒；浮萍散邪透疹；地黄、甘草润燥生津。清热泻脾散加减，常用黄芩、栀子清热燥湿；黄连、石膏（先煎）泻脾胃积热；地黄清热养阴；淡竹叶、灯心草清热泻火，导热下行。

日久全身皮肤粗糙，干燥肥厚，散在抓痕、血痂，痛痒明显，舌质淡，舌苔薄白或白腻，脉沉细者，用当归饮子合加减全虫汤养血消风。常用丹参、当归、鸡血藤、赤芍、全蝎、威灵仙、地肤子、蛇床子、防风、苦参、薏苡仁、桑枝、蒺藜。

（2）脾肾亏虚，湿邪阻滞

证候 慢性腹泻，大便溏烂，日行数次，甚者泻下如水注，完谷不化，时发时止，日久不愈，食少纳差，日渐神疲乏力，夜寐不安，面色无华或萎黄，毛发稀疏，皮弱肉薄，性急易怒，或表情呆滞，甚至形成疳证，舌质淡红，舌苔白或腻，脉细弱或濡缓，指纹淡。

辨证 本证以慢性腹泻时发时止，甚至形成疳证为特征。脾虚湿阻者以大便溏稀，食少纳差，神疲乏力为特征；肾虚湿滞者以久泻不已，小便清长，畏寒肢冷为特征。

治法 健脾益气，利湿止泻。

方药 参苓白术散加减。常用党参、白术、茯苓、白扁豆健脾益气，燥湿止泻；山药、莲子补肾养心，益气扶正；薏苡仁、砂仁、桔梗行气化湿，健脾和胃。

若纳呆食少，舌苔厚腻者，加藿香、苍术、陈皮、焦山楂化湿助运；泻下如水注者，加猪苓、泽泻、车前子（包煎）利湿止泻。如见大便溏烂色黄、臭秽，舌质红，舌苔黄腻者，改用葛根黄芩黄连汤加味治疗，清热燥湿，升清止泻。如为五更泄泻，畏寒肢冷，脉象迟缓者，可改用附子理中汤合四神丸加减治疗，温肾暖中，运脾止泻。形成疳气者用资生健脾丸加减，疳积者用肥儿丸加减，干疳者用十全大补汤加减。

（3）正虚邪恋，痰瘀互结

证候　神疲乏力，面色无华，颈部甚至全身瘰核肿大，胁下痞块，压之疼痛，痛处不移，甚或腹中癥瘕积聚。或大便溏烂，或发热不退，舌质淡或暗红、瘀斑瘀点，脉弦或细涩，指纹紫涩。

辨证　本证以颈部瘰核肿大，甚至全身瘰核，胁下痞块，甚或腹中癥瘕积聚，舌质淡或暗红、瘀斑瘀点等症为特征。

治法　扶正解毒，软坚散结。

方药　消瘰丸合血府逐瘀汤加减。常用黄芪益气扶正；桃仁、红花、赤芍、川芎行气活血；玄参、当归滋阴养血；煅牡蛎（先煎）、浙贝母、昆布、夏枯草软坚散结；僵蚕、半夏、白花蛇舌草解毒散邪，疏泄透达。

如肿块较大，加穿山甲粉（水调服）、三棱、莪术化瘀消癥；疼痛甚，加乳香、没药、延胡索活血止痛；发热不退加薄荷（后下）、淡豆豉、栀子、胡黄连清宣郁热。

（4）疠毒壅肺，气郁血瘀

证候　高热，咳嗽，气喘，痰多，甚则喘憋、紫绀，神疲乏力，纳食减少，大便干结，小便短赤，舌质红绛或紫，舌苔黄厚，脉弦数或滑数，指纹紫滞。

辨证　见于疠毒发于肺脏，或兼新邪外感所致。本证以高热，咳喘甚或喘憋，舌质红绛为特征。

治法　解毒涤痰，活血开肺。

方药　麻黄杏仁甘草石膏汤合黄连解毒汤加减。常用蜜麻黄宣肺平喘；石膏（先煎）、知母清泄肺胃之热以生津；杏仁、桑白皮、葶苈子宣肃肺气，止咳平喘；黄芩、黄连、栀子清肺解毒；牡丹皮、虎杖解毒活血。

热毒甚者加大青叶、蒲公英、败酱草清热解毒；吐痰量多黄稠者，加黛蛤散（包煎）、天竺黄、浙贝母、胆南星清化痰热；大便秘结者，加全瓜蒌、大黄（后下）、玄明粉（冲服）通腑泄热；喘憋，紫绀，舌紫暗者，加丹参、赤芍、马鞭草凉血活血。

（5）疠犯心肝，闭窍动风

证候　发热，头痛头晕，或视物不清或目翳，急躁易怒，耳际红肿疼痛，甚或溃烂流脓，四肢抽搐，或神志痴呆、幻觉，舌质红绛，舌苔黄或厚腻，脉象弦数或滑数，指纹紫滞。

辨证　本证以头痛头晕，或视物不清、耳际红肿疼痛，甚或四肢抽搐、神志痴呆、幻觉为特征。见于疠毒入于肝胆脏腑经络，并及心脑精髓，或兼新邪外感所致。

治法　清疠解毒，开窍息风。

方药　清瘟败毒饮加减。常用黄连、栀子、连翘、石膏（先煎）清疠解毒；水牛角（先煎）、牡丹皮、地黄、赤芍清营凉血；淡竹叶、玄参、芦根清心除烦；钩藤（后下）、僵蚕平肝息风。

视物不清或目翳，加大青叶、板蓝根、蒺藜、青葙子、密蒙花、木贼清肝降火。耳际红肿疼痛，甚或溃烂流脓者，改用普济消毒饮加减清热解毒，疏风散邪。烦躁面赤，四肢抽搐者，改用羚角钩藤汤加减凉肝息风，增液舒筋。神志痴呆、幻觉，舌苔厚腻者，加黄精、山茱萸、狗脊、何首乌补肾益精，郁金、石菖蒲、远志、珍珠母（先煎）开窍辟浊。如病久精神委顿，面色无华，目眶深陷，形瘦肉薄，呼吸急促，喘促欲脱，舌质红，舌苔少，脉虚散大，或面色苍白、畏寒、四肢厥冷、冷汗淋漓、脉微欲绝者，用生脉散、参附龙牡救逆汤加减益气敛津，回阳固脱。

（6）疫毒潜伏，精血亏虚

证候　神疲纳少，面色萎黄，形体消瘦，肌肉薄弱，身轻体短，生长迟缓或停滞，或有反复呼吸道感染，舌质淡红，舌苔薄白或少，脉细弱，指纹淡红。

辨证　本证以生长迟缓或停滞为特征。由疫疠潜伏，耗伤精血，先后天之本亏虚所致。

治法　益精生髓，清解疠毒。

方药　补肾地黄丸加减。常用紫河车粉（冲服）、杜仲、狗脊、续断、肉苁蓉温肾补阳，益精生髓；熟地黄、黄精、茯苓、山药补肾填精；菟丝子、桑寄生、刺五加强肾壮骨；防风、牛蒡子清解散邪。

若五迟五软，加龙骨（先煎）、牡蛎（先煎）、鹿茸粉（冲服）、巴戟天补肾壮骨；如反复发热寒战，头身疼痛，无汗少汗者，用银翘散或柴葛解肌汤加减清热解肌。发展为疳证者，用资生健脾丸、十全大补汤加减。

【其他疗法】

1. 中成药

（1）小儿化毒散　每袋0.6g。每服0.6g。1日1～2次；3岁以内小儿酌减。用于风热湿毒，浸淫肺脾证。

（2）参苓白术颗粒　每袋3g。每服3g。1日2～3次。用于脾肾亏虚，湿邪阻滞证。

（3）健脾八珍糕　每块8.3g。每次1～3块，开水调成糊状服用。1日2～3次。用于脾肾亏虚，湿邪阻滞证。

（4）小儿肺热咳喘口服液　每支10mL。每服1～3岁10mL，1日3次；4～7岁10mL，1日4次；8～12岁20mL，1日3次。用于疠毒壅肺，气郁血瘀证。

（5）清开灵注射液　每支10mL。肌内注射，每次2mL，1日1～2次；1mL／（kg·d），最大剂量不超过20mL，以5%～10%葡萄糖注射液10mL稀释1mL清开灵的比例，静脉滴注，滴注速度以每分钟20～40滴为宜，1日1次。用于疠犯心肝，闭窍动风证。新生儿、婴幼儿禁用。

（6）安宫牛黄丸　每丸3g。每服<3岁1/4丸；4～6岁1/2丸。1日1次。温开水化开送服。用于疠犯心肝，闭窍动风证。

2. 外治疗法

（1）冰硼散　每瓶3g。每次少许，吹敷患处。1日2～3次。用于口疮者。

（2）小儿化毒散　每袋0.6g。外用，敷于患处。用于皮疹、红肿者。

（3）三黄二香散　初用细茶汁调敷，干则易之，继则用香油调敷。外敷于肿大的臀核（淋巴结）处。1日2次。用于臀核肿大者。

3. 推拿疗法

（1）推三关200～400次，补脾经200～300次，清大肠200～300次，推板门200～400次，摩腹200～400次，按肺俞、脾俞、胃俞、大肠俞各50～100次。用于脾肾亏虚，湿邪阻滞证。

（2）补脾经200～300次，补肾经300～400次，补大肠200～300次，运外八卦150～

300 次，揉板门、足三里 200～300 次，揉中脘、胃俞 200～300 次。用于疫毒潜伏，精血亏虚证。

4. 针灸疗法

（1）灸足三里、中脘、神阙，艾灸或隔姜灸。1 日 1～2 次。用于脾肾亏虚，湿邪阻滞证。

（2）针刺尺泽、孔最、列缺、合谷、肺俞、足三里，用泻法，留针时间 5 分钟或不留针。1 日 1 次。用于疠毒壅肺，气郁血瘀证。

（3）针刺大椎、百会、足三里、肾俞、脾俞、关元、中脘、气海、长强、合谷等穴，用补法或平补平泻法，不留针。1 日 1～2 次，1 个月为 1 疗程。用于疫毒潜伏，精血亏虚证。

（4）艾灸或隔姜灸命门、心俞、脾俞、肾俞、足三里、关元、百会、神阙、血海、三阴交等穴。1 日 1～2 次，1 个月为 1 个疗程。用于疫毒潜伏，精血亏虚证。

【预防调护】

1. 预防

（1）预防垂直传播。患有 HIV/AIDS 的妇女应慎重选择生育，原则上建议在怀孕早期终止妊娠。若准备生育者，为预防艾滋病母婴传播，应当尽早服用抗逆转录病毒药物干预＋安全助产＋产后喂养指导。为了预防经产道感染，建议患有 HIV/AIDS 的母亲采用剖宫术生产，以减少母血、产道分泌物的接触。为防止母乳传播，对患有 HIV/AIDS 母亲娩出的婴儿应单纯人工喂养。对患有 HIV/AIDS 的孕妇采用母婴阻断疗法。

（2）儿童尽量减少输血及使用血制品，必要时使用经 HIV 检测的血液和血制品。杜绝小儿吸毒和对小儿实施性侵犯。

2. 调护

（1）加强对患儿的心理疏导和关怀，帮助孩子逐渐了解 HIV/AIDS 的有关知识，树立战胜疾病的信心，消除屈辱、失望、焦虑、悲伤、恐惧等情绪，积极配合治疗。同时，允许孩子有权不告诉任何人自己患有 HIV/AIDS。

（2）补充营养，加强锻炼，增强抗病能力。

（3）密切观察病情变化，积极预防和治疗各种机会性感染，并在发生各种感染时，按各种感染的特殊需要采取相应的护理措施。

（4）对患儿定期随访，加强对疫情和病情的监测。

【临证备要】

1. 疠、郁、淤、虚为本病基本病机　本病源于感受疫疠毒邪，受之于胎元、血脉、乳汁，大多与生俱来，在胎儿期疫毒便潜伏体内，出生后随着体内正邪交争而发病，内因主要是先天不足，气血匮乏。病多虚实夹杂，病位涉于五脏六腑。因病因为疫疠之邪，且病情严重，具有强烈的传染性，难以治愈，病死率高，均突出其疠毒之性，概之以"疠"；疠毒潜伏，直中胎元，伤精损元，阻气碍血，脏腑功能紊乱，潜伏期长短不一，概之以"郁"；邪毒潜伏之时或正邪剧争之时，脏腑功能障碍，气血津液运行紊乱，化生多种有形病理产物，如水湿、痰饮、积滞、瘀血等，概之以"淤"；然而，伏气温病的根本原因和病情演变始终不离虚损病机，且小儿为稚阴稚阳之体，艾滋病患儿的虚损病机更为突出，可概之以"虚"。同时，疠、郁、淤、虚四者之间存在着相互关联，互相演变的关系。如：正气不足，精血亏损，容易被疫疠所侵；疫疠侵袭，潜伏体内，阻碍正气的运行。气行受阻，升降出入失常，便导致郁的产生。然而，郁即是气机不畅，气滞则津液不布，腑气不通，血行不畅而化生痰饮、湿浊、积滞、燥屎、瘀血等，也即是由郁生瘀。反过来，体内有郁有瘀则疠气深伏，邪聚不散，病深难解。同时，体虚是疫疠侵袭的前提，也是邪气潜伏的条件，而疫疠之邪损害机体，气郁不散，病邪蓄积，郁、瘀内扰，又会不断地使脏腑受损，病情由实致虚。气血阴阳的虚衰也可再使气行、血运无力，进而加重气郁邪瘀。从潜伏期至发病期出现的众多脏腑功能的障碍和损害，即是本病疠、郁、淤、虚四者关联，循序渐变的表现。

2. 解疫毒，安五脏，促生长是重要的治疗原则　本病是现代新发生的传染病，具有感邪隐蔽、传染性强、潜伏期短、病情较重、进展较快、变化多端、生长停滞、病死率高等特点，对儿童健康危害极大。其中本病可导致儿童生长发育迟缓或停滞是最大特点，而中医药促进生长发育具有独特疗效，应加强应用。同时，本病具有伏气温病和温疫的特征，病程长，脏腑功能紊乱和虚损病变复杂多样。因此，可以驱解疫毒为首务，调和五脏为要领，扶正助长为重点，发挥中医药防治本病的优势与特色。

第二十四节　传染性单核细胞增多症

传染性单核细胞增多症是疫疠毒邪引起的，以发热，咽峡炎，淋巴结肿大和肝脾肿大，周围血象淋巴细胞总数及异形淋巴细胞增多为主要特征的急性外感热病。好发于 10 岁以上儿童，2～10 岁亦不少见，6 个月以下婴儿较少发病。四季均可发病，春秋季节多发，呈散发或流行于幼儿园、小学等集体机构。

本病中医学无对应病名，从症状表现看，属于中医温疫范畴，与"温毒""喉痹""瘰核""积聚"等有相似之处。

【病因病机】

本病病因为疫疠毒邪。疫疠毒邪由口鼻入侵肺卫，蕴结咽喉，化火化毒，内传脏腑，流走经络，深入营血，一方面热盛气郁，血脉瘀滞，热瘀互结，或伴热炼痰生，痰瘀互结；另一方面耗伤营阴，损伤血络。疠毒极盛者，邪陷心肝，闭窍动风，或痰热闭阻肺脏，瘀热蕴结肝胆，痰火流窜脑络等。后期常见余毒未清，气阴受伤。可见本病的基本病机为毒郁痰瘀及气阴受伤，按卫气营血传变，病位涉及五脏。

1. 疠毒犯肺　肺为华盖，肺主皮毛，咽喉为肺之门户。本病初起，温疫毒邪由口鼻而入，犯于肺卫，结于咽喉，肺咽不利，故见发热恶寒，咽红肿痛，舌边尖红，舌苔薄黄，脉浮数等。

2. 毒燔气营　疾病发展，疫邪毒盛，入里化热，传变迅速，以致热壅气盛，从气入营，热盛气郁血阻，而现壮热烦渴，咽喉红肿疼痛，乳蛾肿大甚则溃烂，口疮口臭，面红唇赤，皮疹显露，颈部等处瘰核肿大压痛，舌质红，舌苔黄燥，脉洪数等。

3. 毒郁痰瘀　疫疠毒邪炽热，炼液为痰、炼血为瘀，容易形成痰热瘀结，内传肺、脾、肝、脑等，若痰热闭肺，则壮热不退，咳嗽气急，痰多、黄稠，咽喉肿痛，口唇发绀等；毒郁痰瘀流注肝脾，则身热目黄，皮肤发黄，肝脾肿大，胸胁胀痛，恶心呕吐，食欲不振或厌食，大便或溏烂或干结，小便短赤不利；小儿脏腑柔弱，不耐温疫毒邪，邪毒易于内陷厥阴心肝，闭窍引动肝风，表现高热烦躁，重者颈项强直、神昏抽搐、角弓反张；或痰火流窜脑窍则失语、瘫痪等；或痰瘀流注经络，出现颈、腋、腹股沟处浅表瘰核肿大等。

4. 正虚邪恋　本病病程较长，热毒极易耗气伤阴，恢复期气阴受伤，余毒留恋则见低热延绵，乏力口干，咽痛减轻，大便不调，小便短赤，舌质红绛或淡红，舌苔少或剥脱，脉细弱，瘰核、积聚痞块逐渐缩小等。

【临床诊断】

1. 诊断要点

（1）有与本病患儿接触史。

（2）临床表现：起病急缓不一，病情轻重表现不同，年幼儿症状较轻。起病初始，可出现轻重不等的全身不适，畏寒发热，咽痛，乏力，恶心呕吐，食欲不振等前驱征。

典型表现为发热，咽峡炎，淋巴结肿大，肝脾肿大，皮疹，眼睑水肿。年龄越小症状越不典型，2岁以下者，肝、脾、淋巴结肿大及一般症状均可不显著。①发热：热型不定，体温 38～40℃，持续 1 周左右，虽有高热但中毒症状较轻，幼儿可不发热或仅有低热；②咽峡炎：咽部红肿疼痛，乳蛾肿大，有时可见灰白色伪膜，腭及咽弓处有小出血点及溃疡等；③淋巴结肿大：主要在双侧前后颈部或腋窝淋巴结肿大；④肝脾肿大：肝脾肿大，肝区压痛，还可出现类似肝炎的症状，在发病 1 周多可触及脾肿大，伴轻压痛，亦有在病程第 2 周脾脏急骤增大，引起左上腹胀满、触痛，此时触诊应轻柔，警惕脾破裂风险；⑤皮疹：可呈猩红热样、麻疹样、水疱样或荨麻疹样斑丘疹，呈泛发性，多在病程第 4～10 天出现，4～10 天消退。⑥眼睑水肿：双侧眼睑水肿。

恢复期全身症状消退，但精神疲软，淋巴结和脾肿大消退较慢，持续数周或数月。

（3）实验室检查：①外周血象：白细胞总数增加，淋巴细胞总数在50%以上，其中异形淋巴细胞比例达10%以上。②血清嗜异凝集反应：比值＞1：40，起病5天后可呈阳性反应，但有迟至 4 周后才显阳性者。③EB 病毒特异性抗体：抗 CA－IgM、抗 CA－IgG 抗体阳性。

2. 鉴别诊断

（1）与巨细胞病毒感染鉴别　巨细胞病毒感染好发于婴幼儿，以宫内感染多见，主要表现为发热，皮疹，肝脾及淋巴结肿大，黄疸，肝功能异常等，学龄期儿童虽很少出现，但通过血清特异性巨细胞病毒 IgM 抗体测定和巨细胞病毒分离可协助诊断。尿中发现巨细胞病毒包涵体也有助于鉴别。传染性单核细胞增多症以发热，咽峡炎，淋巴结肿大和肝脾肿大，周围血象淋巴细胞总数及异形淋巴细胞增多为主要特征，EB 病毒特异性抗体：抗 CA－IgM、抗 CA－IgG 抗体阳性。

（2）与溶血性链球菌感染引起的咽峡炎鉴别　传染性单核细胞增多症早期发热、咽峡炎、淋巴结肿大，与链球菌性咽峡炎类似，但溶血性链球菌感染引起的咽峡炎外周血白细胞升高，其中以中性粒细胞升高为主，咽拭子细菌培养可得阳性结果，抗链球菌溶血素"O"抗体滴度升高，且青霉素治疗有效。传染性单核细胞增多症尚有肝脾肿大、泛发皮疹，白细胞总数增加，淋巴细胞总数在 50%以上，其中异形淋巴细胞比例达 10%以上。

（3）与急性淋巴细胞白血病鉴别　传染性单核细胞增多症病情较急性淋巴细胞白血病和缓，除发热、肝脾淋巴结肿大外，外周血异常淋巴细胞呈多型性，红细胞及血小板大多正常，骨髓象幼稚细胞比例不增高。但当传染性单核细胞增多症发生骨髓抑制时会出现高热、白细胞升高等类白血病反应时，应加以鉴别。急性淋巴细胞白血病外周血白细胞计数多增高，但可正常或减低，血红蛋白及红细胞下降，血小板呈不同程度降低，外周血涂片可见原始及幼稚细胞，多见骨髓增生活跃至极度活跃，也可见骨髓增生减低，骨髓中某一系的白血病细胞恶性增生，原始及幼稚细胞≥25%，高者达 90%以上。

【辨证论治】

1. 辨证要点　本病主要辨别卫气营血证及病证分型。

（1）辨卫气营血　本病兼具温疫与温毒特点，按卫气营血传变。初起发热恶寒，咽痛咳嗽等为邪郁肺卫。中期壮热烦渴，咽喉红肿疼痛，乳蛾肿大甚则溃烂，皮疹显露，淋巴结肿大，便干尿赤等为毒燔气营证；若见壮热，咳嗽气急，痰多黄稠，臖核肿大，肝脾肿大，口唇发绀等为痰热闭肺之气分证；如见身热目黄，皮肤发黄，胁下痞块，胸胁胀痛，恶心呕吐，厌食便溏等为热瘀肝胆之气分证。重者见高热谵妄，咽喉肿痛溃烂，臖核肿大，胁下痞块，颈项强直，神昏抽搐等为毒瘀内阻之营血分证。

（2）辨病症分型　本病表现具有多样性。若发热咳嗽，咽喉肿痛溃烂，甚则咽喉痹阻，伴颈项臖核者为咽峡炎型；若见发热不退，双眼睑水肿，颈部及全身臖核肿大，肝脾肿大者为腺肿型；若见壮热烦躁，咳喘多痰，鼻翼扇动，胸腹胀满者为肺炎型；若见发热不退，皮下出疹者为热型；若见发热不退，身目发黄，肝脾肿大，腹胀纳呆者为肝炎型；若见壮热谵妄，神昏抽搐，或口眼㖞斜，吞咽困难，失语痴呆者为脑型。

2. 治疗原则　本病治疗原则是清热解毒，开郁化痰，活血化瘀。初期邪郁肺卫者，治宜辛凉清解。中期毒盛气分者，治宜清气泄热；疫毒燔灼营血者，治宜清营凉血，泻火解毒，开郁化瘀。痰热闭肺者，治宜清热解毒，宣肺涤痰；痰热流注于脾者，治宜清热化痰，通络散瘀；毒瘀肝胆者，治宜清热解毒，利湿化瘀；毒瘀阻络者，治宜清心开窍，凉肝息风或豁痰开窍，活血通络。后期，治宜益气养阴，兼清余邪。

3. 证治分类

（1）邪郁肺卫

证候　发热，微恶风寒，少汗，鼻塞流涕，头身疼痛，咽红肿痛，咳嗽，口微渴，颈项淋巴结肿大，舌边尖红，舌苔薄白而干或薄黄，脉浮数，指纹淡紫。

辨证　本证为起病初期，发病较急，发热与恶寒同时并见，以伴见咽喉红肿疼痛，淋巴结肿大为特征。

治法　疏风泄热，清肺利咽。

方药　银翘散加减。常用金银花、连翘、薄荷（后下）、牛蒡子辛凉清解，疏风泄热；淡竹叶、芦根清热除烦，泻热生津；桔梗、甘草、马勃清热利咽，消肿止痛；荆芥、淡豆豉疏风散邪，解郁散热。

高热者，加贯众、金荞麦、大青叶清气泄热；咽红肿痛明显者，加射干、僵蚕、山豆根清热解毒，利咽止痛；淋巴结肿大者，加蒲公英、夏枯草、蚤休清热消肿；咳嗽痰多者，加桑白皮、黄芩、前胡、浙贝母、胆南星清肺化痰。

（2）毒燔气营

证候　壮热烦渴，咽喉红肿疼痛，乳蛾肿大甚则溃烂，口疮口臭，面红唇赤，皮疹显露，淋巴结肿大、有压痛，大便干结，小便短赤，舌质红绛，舌苔黄燥，脉洪数。

辨证　本证相当于咽峡炎型，为肺胃热盛的气营两燔证。以壮热烦渴，咽喉红肿疼痛，乳蛾肿大甚则溃烂为气热的特征，以皮疹显露，舌质红绛为营热的特征。

治法　清热泻火，解毒利咽。

方药　普济消毒饮加减。常用黄芩、黄连、石膏（先煎）、知母清泄肺胃气热；连翘、牛蒡子、升麻、柴胡疏风清热，宣肺散邪；板蓝根、马勃、玄参、桔梗、甘草解毒消肿、清热利咽；陈皮、僵蚕理气散邪，发散郁火。

壮热烦渴，口疮口臭者，加茵陈、栀子、淡竹叶、白茅根清热泻火；咽峡肿痛、溃烂者，加蒲公英、金银花、山豆根解毒化腐；淋巴结肿大、疼痛者，加浙贝母、夏枯草、郁金、蒲公英或合用六神丸消肿止痛；大便干结者，加大黄（后下）、玄明粉（冲服）通腑泄热；皮疹稠密、色紫、显露者，加丹参、赤芍、大青叶凉营解毒；烦躁抽搐者，加羚羊角粉（水调服）、钩藤（后下）、珍珠母（先煎）或合用紫雪凉肝息风止痉。

（3）痰热闭肺

证候 壮热不退，咳嗽气急，痰多、黄稠，烦躁不安，咽喉肿痛，淋巴结肿大，肝脾肿大，口唇紫绀，舌质红，舌苔黄腻，脉滑数，指纹紫。

辨证 本证多见于肺炎型，以发热，咳嗽气急，痰多、黄稠为特征，伴见烦躁不安，甚者口唇紫绀，舌质红，苔黄腻，脉滑数。

治法 清热解毒，宣肺涤痰。

方药 麻黄杏仁甘草石膏汤合清宁散加减。常用蜜麻黄、杏仁、石膏（先煎）、甘草、黄芩、连翘清泄肺热，止咳平喘；桑白皮、葶苈子、紫苏子降逆止咳，利气化痰；浙贝母、鱼腥草清化痰热；桃仁活血化瘀。

高热烦渴者，重用石膏（先煎）、黄芩，加知母、芦根、大青叶清泄气热；气急难平者，加地龙、僵蚕、白果解痉平喘；咽喉肿痛者，加射干、马勃、僵蚕、金银花清热利咽；痰涎壅盛者，加天竺黄、胆南星、竹沥清热化痰；痰黏稠者，加黛蛤散（包煎）、浙贝母清化痰热；腹胀便秘者，加大黄（后下）、玄明粉（冲服）、枳实、厚朴通腑泄热；口唇紫绀者，加红花、丹参、赤芍活血化瘀；淋巴结肿大者，加蚤休、夏枯草、蒲公英解毒散结。

（4）痰热流注

证候 发热，热型不定，颈、腋、腹股沟处浅表淋巴结肿大，以颈部为著，脾脏肿大，烦躁口渴，舌质红，舌苔黄腻，脉滑数或指纹紫滞。

辨证 本证见于腺肿型，以颈、腋、腹股沟处浅表淋巴结及脾脏肿大为特征，伴见发热，烦躁，口渴，舌质红，舌苔黄，脉数等。

治法 清热化痰，通络散瘀。

方药 清肝化痰丸合黛蛤散（包煎）加减。常用柴胡、栀子、连翘、僵蚕、青黛（包煎）清泻肝热，发散热结；地黄、赤芍、牡丹皮凉营泄热，活血消肿；海藻、昆布、夏枯草、白花蛇舌草解毒消肿，化痰散结。

高热者，去海藻、昆布，加蒲公英、板蓝根、石膏（先煎）、知母清热解毒；肝脾肿大，胁肋胀痛者，加三棱、莪术、丹参、郁金、丝瓜络活血止痛；淋巴结肿硬不消，热势不甚者，加桃仁、红花、煅牡蛎（先煎）、皂角刺，或用仙方活命饮消肿散结；肝脾肿大日久不消者，用血府逐瘀汤加穿山甲粉（水调服）、皂角刺化瘀消肿。

（5）毒瘀肝胆

证候 身热目黄，皮肤发黄，小便深黄短赤，肝脾肿大明显，胸胁胀痛，恶心呕吐，食欲不振或厌食，大便或溏烂或干结，舌质红绛，舌苔黄腻，脉弦数或指纹紫滞。

辨证 本证相当于肝炎型。以身热目黄，皮肤发黄，小便深黄短赤，肝脾肿大明显，胸胁胀痛为特征。湿重者，黄疸色晦滞，困倦纳呆，痞闷不舒，小便不利，大便溏稀，舌苔厚腻或滑腻；热重者，黄疸色鲜明，壮热烦渴，便干溺赤，舌质红，舌苔黄；血瘀者，肝脾肿大，刺痛胀痛，面暗，舌上瘀斑瘀点。

治法 清热解毒，利湿化瘀。

方药 茵陈蒿汤加减。常用茵陈为清热利湿退黄要药，无论湿偏重、热偏重，均可应用。大黄（后下）、栀子清热退黄利疸；郁金、丹参活血化瘀。

热重者，加龙胆、蒲公英、田基黄、虎杖、败酱草清热化湿退黄；湿重者，加泽泻、滑石（包煎）、金钱草、苍术、厚朴利湿健脾；呕吐加藿香、竹茹、法半夏、生姜和胃降逆；腹胀加厚朴、枳壳、槟榔降气导滞；纳呆者加谷芽、麦芽、山楂、六神曲消食开胃；大便泄利者，可用制大黄，加黄芩、车前子（包煎）清热；胁下痞块疼痛，以血府逐瘀汤软坚化痞，加柴胡、枳壳、桃仁、赤芍、乳香活血理气；黄疸已退，肝脾肿大长期不消者，可用鳖甲煎丸加减。

（6）毒瘀阻络

证候　症状表现繁多，除发热，咽喉肿痛，淋巴结及脾肿大外，发病急重者，壮热谵语，颈项强直，神昏抽搐，角弓反张，舌质红绛，舌苔黄腻，脉数或指纹紫滞、直达命关。发病缓者，肢体瘫痪，口眼㖞斜，吞咽困难，失语，痴呆，舌质淡红，舌苔厚腻，脉濡滑。

辨证　本证相当于脑型。发病急者，以壮热，神昏，抽搐为特征；发病缓者，以肢体瘫痪，口眼㖞斜，半身不遂，或失语、痴呆为特征。

治法　急性者，治以清热解毒，开窍息风；缓慢者，治以豁痰开窍，活血通络。

方药　急性者用犀地清络饮加减。常用水牛角（先煎）、牡丹皮、赤芍、地黄清热凉血；黄连、连翘清热泻火；竹沥、石菖蒲、郁金清热化痰开窍。神昏抽搐，合用安宫牛黄丸、紫雪或加羚羊角粉（水调服）、钩藤（后下）、石决明（先煎）镇惊息风开窍。发病缓者，用菖蒲郁金汤加减。常用石菖蒲、藿香化湿开窍；栀子、连翘清热散邪；郁金、牡丹皮清心凉血，行气活瘀；淡竹叶、灯心草镇静利尿；竹沥、橘红化痰通窍。

病程日久，肢体瘫痪，余毒未清者，治以益气活血，化瘀通络。用加味四妙丸加减。常用黄柏、苍术、薏苡仁、通草清热利湿；当归、牛膝、木瓜、蚕沙、忍冬藤活血通络。上肢不利者，加桑枝、羌活、姜黄舒经活血；下肢不利者，加独活、桑寄生化湿通络；口眼㖞斜者，加僵蚕、全蝎、白附子祛风化痰；肢体震颤抽搐或肢体筋脉拘急者，合用大定风珠滋阴息风通络。肌肉萎缩者，用补阳还五汤加减。常重用黄芪补气通络；当归、川芎、赤芍、桃仁、红花活血祛瘀；地龙通经活络。失语痴呆者，可用石菖蒲丸化痰开窍。

（7）正虚邪恋

证候　病程日久，发热渐退，或低热不退，神疲气弱，颧红，咽部稍红，口干唇红，盗汗，五心烦热，淋巴结、肝脾肿大逐渐缩小，大便或干或稀，小便短黄，舌质红绛或淡红，舌苔少或花剥，脉细弱，指纹淡紫。

辨证　本证相当于疾病后期或恢复期，低热，咽红，舌质红绛为余邪征象；颧红、口干唇红，盗汗，五心烦热，为阴虚特征；神疲气弱，舌质淡红，脉弱为气虚特征；淋巴结、肝脾肿大为余毒邪恋、气郁血瘀的表现。

治法　益气养阴，兼清余热，佐以通络化瘀。

方药　气虚邪恋者，用竹叶石膏汤加减。常用竹叶、石膏（先煎）、连翘、夏枯草清解余热；人参、麦冬益气生津；茯苓、粳米、甘草益气健脾。阴虚邪恋者，用青蒿鳖甲汤加减。常用鳖甲（先煎）滋阴退热，入络搜邪；青蒿泄热透络，引邪外出；地黄、牡丹皮滋阴凉血；知母滋阴降火；连翘、栀子清透余热；玄参、麦冬滋阴养液。

气虚甚，易汗出，加黄芪补气敛汗；肝脾肿大加桃仁、红花、丹参活血化瘀；大便干结加火麻仁、瓜蒌子润肠通便；食欲不振加山楂、麦芽消食开胃；淋巴结肿大加夏枯草、昆布软坚散结。

【其他疗法】

1. 中成药

（1）小儿化毒散　每袋 0.6g。每服 0.2～0.6g；＜3 岁酌减。1 日 1～2 次。用于痰热流注证。

（2）安宫牛黄丸 每丸 3g。<3 岁 1/4 丸；4～6 岁 1/2 丸。1 日 1 次。温开水化开送服。用于毒瘀阻络证。

（3）紫雪 每瓶 1.5g。每服 1 岁 0.3g；<5 岁每增 1 岁递增 0.3g；>5 岁 1.5～3g。1 日 1 次。用于毒瘀阻络证。

（4）生脉饮口服液 每支 10mL。每服 5～10mL。1 日 2～3 次。用于正虚邪恋证。

2. 药物外治

（1）锡类散或冰硼散 适量，喷吹于咽喉患处。适用于咽喉红肿溃烂者。

（2）三黄二香散 黄连、黄柏、大黄、乳香、没药各适量，共研末。先用浓茶汁调匀湿敷肿大的淋巴结，干后换贴，后用香油调敷，每日 2 次。适用于淋巴结肿大。

【预防调护】

1. 预防

（1）急性期患儿应予隔离，口腔分泌物及其污染物要消毒。对集体机构发生本病流行，应就地隔离检疫。

（2）恢复期病毒血症仍可存在，必须在发病 6 个月内进行监测，以防病情反复。

2. 调护

（1）急性期患儿应卧床休息 2～3 周。恢复期忌剧烈运动，尤忌碰撞腹部。

（2）高热期间多饮水，饮食应清淡、易消化，保证营养和热量。

（3）保持口腔卫生，防止口咽部感染。

（4）对于重症患儿要密切观察病情变化。如有并发症，如肺炎、肝炎、心包炎、心肌炎、神经系统疾病，按各疾病常规进行护理。

【临证备要】

1. 诊断的关键是鉴别 本病以发热，咽峡炎，皮疹，肝脾及淋巴结肿大为主要症状，以外周血白细胞升高且以淋巴细胞为主，异型淋巴细胞升高、EBV 抗体（+）及 EBV–DNA 升高为主要实验室检查结果。临床有与此相似症状的患儿，但其体征、实验室结果、预后转归均与本病不同，应从感染性、非感染性疾病角度及时完善相关检查以明确诊断。感染性疾病如急性扁桃体炎、急性淋巴结炎、链球菌感染、巨细胞病毒感染等；非感染性疾病如风湿热、白血病、淋巴瘤等。

2. 辨病位、辨脏腑以判病之轻重 小儿脏腑娇嫩，卫气营血传变的分界多不明显，常是卫气、气营或营血同病，病机中热痰毒瘀在各阶段的演变并非截然分开，辨证需慎之。同时，须辨脏腑，加强重症的判断，如见壮热，咳喘，痰多黄稠，口唇发绀等为痰热闭肺；如见身热目黄，皮肤发黄，胁下痞块，呕吐，厌食，便溏等为热瘀肝胆；如见高热谵妄，咽喉肿痛溃烂，瘰核肿大，胁下痞块，神昏抽搐等为毒陷厥阴。即本病可发生多脏器损害，如血液系统、神经系统、消化系统、呼吸系统、心血管系统、眼部、泌尿系统等，病变重，进展快，预后不佳，应密切关注，早预防，早诊断，必要时中西医结合治疗。

第二十五节 川崎病

川崎病又称皮肤黏膜淋巴结综合征，是由温热毒邪引起的，以持续发热、多形红斑、球结膜充血、手足硬肿、颈淋巴结肿大和草莓舌为主要特征的急性外感热病。本病是一种以全身血管炎为主要病变的急性发热出疹性疾病。一年四季均可发病。男孩多见。高发人群为 5 岁以下儿童。

多数预后良好，严重者可发生冠状动脉等心血管病变，甚至导致死亡。

本病中医学无对应病名，从症状表现看，属于中医学温毒范畴，与疫疹、斑疹等关系密切。

【病因病机】

本病病因为温热毒邪，致病力强，传变迅速，损害严重，热毒炼液为痰，炼血为瘀，阻气碍血，损伤血脉，故本病的基本病机为毒瘀互结及气阴损伤。邪毒从口鼻而入，首犯肺卫，从卫入气，燔灼营血，按卫气营血传变。病位以肺胃为主，可累及心肝肾诸脏。

1. 毒侵肺胃　初期温热毒邪从口鼻而入，侵袭肺卫，正邪交争，邪蕴肺胃，肺胃热炽，上薰口咽，而见高热，咽红，咳嗽，手掌足底潮红，面部、躯干皮疹渐显等卫气同病证。

2. 毒燔气营　中期热毒炽盛，气分淫热深入营血，气营（血）两燔，走窜流注，内陷心血，或留滞于筋脉、关节、肌肉，或影响三焦气化，而致心、肝、肾等脏腑发生病变，出现高热，烦渴，发斑出疹，手足硬肿，并热炼痰凝致颈部臖核肿痛，热灼血分，血液凝滞，运行不畅，则见胸闷，心痛，草莓舌等。

3. 气阴两伤　后期邪热衰退，而正气亦伤。本病邪热炽盛，故阴津耗伤尤甚，肺阴伤，则咽干唇裂，指趾端皮肤蜕皮；胃阴伤，则口渴喜饮，舌质红，舌苔少。热毒为实火，火热亦可伤害阳气，则气虚血脉瘀滞，故见疲乏少力，或心悸胸闷，自汗盗汗，咽干唇裂，心悸食少，指趾端脱屑，脉细数或虚弱或结代等气阴不足的表现。

【临床诊断】

1. 诊断要点

参照《川崎病诊断和急性期治疗专家共识（2022）》。

（1）临床表现　发热5天以上，伴下列5项临床表现中4项者，排除其他疾病后，即可诊断为本病。①四肢变化：急性期掌跖红斑，手足硬性水肿；恢复期趾端膜状脱皮。②多形性红斑：各种皮疹均可见，以多形性红斑多见，急性期可出现肛周脱皮。③眼结合膜充血：双侧球结膜非渗出性充血，不伴疼痛和畏光，非化脓性，无水肿和角膜溃疡。④唇充血皲裂：口腔黏膜弥漫充血，舌乳头呈草莓舌。⑤颈部淋巴结肿大：多为单侧无痛性颈部淋巴结大，不伴红肿及波动感。

对发热5天以上，存在上述2～3项临床特征，或≤6月龄婴儿发热≥7天，无其他病因解释者，应进行不完全川崎病的诊断：CRP≥30mg/L和（或）ESR≥40mm/h、超声心动图阳性，且具备以下3项中的1项：一是LAD或RCA的Z值≥2.5；二是任一冠状动脉有动脉瘤形成；三是以下超声心动图表现≥3项：①左心室收缩功能降低；②二尖瓣反流；③心包积液；④任一冠状动脉的Z值为2～2.5。或具备以下至少3项：①贫血；②发热7天后血小板计数≥450×10⁹/L；③血白蛋白≤30g/L；④血丙氨酸转氨酶升高；⑤血白细胞计数≥15.0×10⁹/L；⑥尿白细胞≥10/高倍视野。

（2）常见并发症　可见心肌炎、心包炎、心内膜炎、心律失常、冠状动脉病变、间质性肺炎、胆囊积液、关节炎、无菌性脑脊髓膜炎、听力丧失及高热惊厥等。

（3）辅助检查　白细胞总数及粒细胞百分数增高，或有轻度贫血，血小板在第2周开始增多，血液呈高凝状态。血沉明显增快。C反应蛋白增高。心电图可见多种改变，如ST段、T波异常及心律失常等。超声心动图在半数患者中可发现各种心血管病变，如心包积液、左室扩大、二尖瓣关闭不全及冠状动脉异常等。

2. 鉴别诊断

（1）与丹痧鉴别　丹痧发病24小时内出现皮疹，典型的皮疹为在皮肤充血的基础上有猩红色弥漫细小斑丘疹，有环口苍白圈、帕氏线、贫血性皮肤划痕等皮肤体征。咽拭子培养可有A组乙型溶血链球菌生长。青霉素治疗有效。川崎病皮疹在发病后第 3 天才开始，以多形性红斑多见，好发人群是婴幼儿及较小儿童，青霉素治疗无效。

（2）与传染性单核细胞增多症鉴别　传染性单核细胞增多症同样可持续发热，淋巴结肿大，但无球结膜充血及口腔黏膜改变，无手足硬肿和冠状动脉病变，外周血白细胞分类以单核细胞及淋巴细胞为主，异形淋巴细胞＞10%。

【辨证论治】

1. 辨证要点　本病主要辨别卫气营血证及病情轻重。

（1）辨卫气营血　本病为感受温热邪毒，从口鼻而入所致，常见卫气营血证候传变。初起邪在肺卫，发热、微恶风、咽红等卫分证时间短暂，迅速热炽气分，证见高热持续，口渴喜饮，皮疹布发，继入营血，证见烦躁或嗜睡，斑疹红紫，手足硬肿，舌质红绛，状如草莓。后期气阴两伤，证见疲乏多汗，指趾脱皮。若瘀血阻塞脉络，还可见心悸，右胁下痞块等。由于小儿脏腑娇嫩，病情传变迅速，卫气营血分界常不明显，以卫气同病、气营同病、营血同病多见，临证当仔细审辨。

（2）辨病情轻重　主要根据病程及临床表现辨识。轻者：发热不超过 2 周，无并发症；重者：持续发热超过 2 周，伴面色苍白，乏力，胸闷，心悸，心痛，唇指青紫，或喘促，汗出，脉虚数等。

2. 治疗原则　本病治疗以清热解毒，活血化瘀为主。初起卫气同病，治宜疏风清热，解毒透邪；极期气营两燔，热盛迫血，治宜解毒泻火，凉营透邪，凉血化瘀；后期余毒未净，气阴两伤，治宜清解余毒，益气养阴。在病变过程中，需时刻注意气血的运行与热毒耗伤气阴，可在全过程适当选加活血化瘀之品。

3. 分证论治

（1）卫气同病

证候　发病急骤，持续高热，微恶风，口渴喜饮，目赤咽红，手掌足底潮红，躯干皮疹显现，颈部臖核肿大，或伴咳嗽，轻度腹泻，舌质红，舌苔薄黄，脉浮数，指纹淡紫。

辨证　本证为疾病初期，以短暂卫分证后，发热持续，迅即传入气分为特征。在辨证中除了发热不退外，目赤咽红，皮疹，手掌足底潮红，颈部臖核均为卫气同病的征象。

治法　辛凉透邪，清热解毒。

方药　银翘散加减。常用金银花、连翘、板蓝根清热解毒；薄荷（后下）辛凉透邪；牛蒡子、玄参解毒利咽；芦根、甘草清热生津。

高热烦躁口渴者，用石膏（先煎）、知母直清气分大热；颈部淋巴结肿大者，加浙贝母、僵蚕化痰散结；皮疹鲜红者，加赤芍、大青叶清热解毒；手足掌底潮红者，加地黄、黄芩、牡丹皮凉血化瘀；口渴唇干者，加天花粉、麦冬清热护津；骨节肿痛者，加桑枝、虎杖通经活血。

（2）气营（血）两燔

证候　壮热不退，昼轻夜重，烦躁不宁或嗜睡，咽红目赤，唇红干裂，肌肤斑疹红紫，或骨节疼痛，或颈部臖核肿痛，手足硬肿，随后指趾端脱皮，舌质红绛，状如草莓，舌苔黄燥，脉数，指纹紫滞。

辨证　此为本病极期，气营（血）两燔，热炽三焦。高热，目赤，口渴，脉洪大为气热的特征；烦躁不宁或嗜睡，唇红干裂，肌肤斑疹红紫，手足硬肿，舌质红绛为营（血）热的特征。

治法　清气凉营，解毒化瘀。

方药　清瘟败毒饮加减。常用水牛角（先煎）、玄参、牡丹皮、赤芍清营泄热，凉血散血；

石膏（先煎）、知母大清气热，清热生津；黄芩、栀子清热泻火；地黄养阴清热。

大便秘结者，加用大黄（后下）泻下救阴；腹痛泄泻者，加黄连、木香、苍术、焦山楂清肠燥湿；热重伤阴者，酌加麦冬、石斛、淡竹叶甘寒清热，养阴生津；颈部臖核肿痛明显者，加用夏枯草、紫花地丁清热解毒，软坚散结；肌肤斑疹显露者，加紫草、丹参凉血化斑。

（3）气阴两伤

证候　身热渐退，倦怠乏力，动辄汗出，咽干唇裂，口渴喜饮，指趾端脱皮或潮红脱屑，心悸，纳少，舌质红少津，舌苔少，脉弱细数或结代，指纹淡紫。

辨证　此为疾病恢复期，身热渐退，倦怠乏力，动辄汗出，纳少，脉弱为气虚的特征；咽干唇裂，口渴喜饮，指趾端脱皮，脉细数为阴虚的特征。

治法　益气养阴，活血化瘀。

方药　沙参麦冬汤加减。常用沙参、麦冬、玉竹清润滋养；天花粉生津止渴；地黄、玄参、牡丹皮清热凉血化瘀；太子参补益气阴；白术、白扁豆补气健脾。

食少纳呆者，加焦山楂、焦六神曲、鸡内金开胃消食；低热不退者，加地骨皮、银柴胡清解虚热；大便秘结者，加瓜蒌子、火麻仁清肠润燥；心悸、脉结代者，加郁金、丹参、黄芪、川芎益气活血化瘀。

【其他疗法】

1. 中成药

（1）金莲清热泡腾片　每片4g。加热水适量，泡腾溶解后口服。每服<1岁1片，1日3次，高热时每日4次；1～15岁1～2片，1日4次，高热时每4小时1次，或遵医嘱。用于卫气同病证。

（2）生脉饮口服液　每支10mL。每服5～10mL。1日2～3次。用于气阴两伤证。

（3）复方丹参片　每片重0.32g（相当于饮片0.6g）。每服1～2片。1日2～3次。用于各证型伴血瘀者。

2. 针灸疗法　热在卫气者，取穴大椎、曲池、合谷，快针强刺激，泻法不留针。热入营血，扰动心神者，取穴神门、内关、心俞。平补平泻，留针20分钟。每日1次。

【预防调护】

1. 预防

（1）合理喂养，适当户外活动，增强体质。

（2）积极防治各种感染性疾病。

2. 调护

（1）饮食宜清淡新鲜，补充足够水分。保持口腔清洁。适度卧床休息。

（2）密切观察病情变化，及时发现并发症。

（3）无冠状动脉病变患儿于出院后1、3、6个月及1～2年进行一次全面检查（包括体格检查、心电图和超声心动图等）。有冠状动脉扩张者须长期密切随访，每半年至少做1次超声心动图检查，直到冠状动脉扩张消失为止。

【临证备要】

1. 重视不完全川崎病的诊断治疗　近年报道不完全性或不典型川崎病病例增多，其临床症状较少，诊断往往被延迟或耽误。由于其婴儿发病率较高，心血管损坏发生率更高，为防止漏诊和误诊，应重视不完全川崎病的诊断，并予以及时治疗。

2. 重视活血化瘀的应用　本病病因为温热毒邪，温毒致病具有蕴结壅滞和攻窜流走的特点，故在病变过程中极易出现热毒蕴结不散，攻窜血脉，热瘀互结的病理改变。因此，活血化瘀法贯穿治疗的始终，可在卫气营血的不同阶段佐以牡丹皮、赤芍、丹参、益母草等活血化瘀之品1～2味，以早期防止心血管并发症及动脉瘤的形成。

3. 注重并发症的治疗 在病变过程中如伴有胸闷，心悸，汗多，乏力，血常规中血小板数明显增多，超声心动图查及冠状动脉并发症者，多为气阴受伤，毒邪损心，血脉瘀阻。在辨治中需要注意不过用发汗法，注重宽胸理气，活血化瘀，常在辨治方中选择加用瓜蒌皮、枳壳、丝瓜络、郁金、丹参、红花、桃仁、红景天等，或加用补益气阴之品如西洋参、生晒参、茯苓、五味子、沙参、麦冬、柏子仁、煅牡蛎（先煎）等。为预防和减轻冠状动脉病变，可配合使用丙种球蛋白。已有冠状动脉病变者，使用抗凝疗法如阿司匹林。如有心源性休克、心力衰竭及心律失常，应予相应抢救治疗。

第三章
原著选读

第一节 《小儿药证直诀》选

《小儿药证直诀》为北宋著名儿科医家钱乙（仲阳）所著，由其门人阎孝忠收集整理而成，约成书于 1119 年。全书共三卷，上卷论脉证治法，论述小儿脉法、生理病理特点、五脏辨证及小儿常见病证的辨证论治 81 条；中卷为医案，详记所治危重疑难病证医案 23 则；下卷为方论，论述 100 余首儿科方剂的配伍和用法。

该书概括总结了小儿的生长发育特点和发病缘由，论治疾病以脏腑辨证为纲，对儿科麻、痘、惊、疳论治精辟。所选方剂用药简单有效，不少沿用至今，其中主治热病证者尤多，体现了清热法在儿科疾病治疗中的重要作用。

本节选择与温热病证相关的部分内容。

一、小儿热证望诊论治

[原文]

左腮爲肝，右腮爲肺，額上爲心，鼻爲脾，頦[1]爲腎。赤者，熱也，隨證治之。（脉证治法·面上证）

[词解]

[1] 頦（kē）：由承浆以下至下颌骨下缘的部位。俗称下巴或下巴頦、下巴骨。

[提要]

面部五脏热证望诊。

[释义]

左腮为肝所主，右腮为肺所主，额上为心所主，鼻为脾所主，下巴为肾所主。因左肝右肺、上南（心）下北（肾）、脾中央。五脏各主部位红赤者，为热证，随各脏热证而论治。

[原文]

赤者，心熱，導赤散主之。

淡紅者，心虚熱，生犀散主之。

青者，肝熱，瀉青圓主之。淺淡者補之。

黄者，脾熱，瀉黄散主之。

無精光者，腎虚，地黄圓主之。（脉证治法·目内证）

［提要］

五脏目诊及其治疗。

［释义］

目睛红赤为心有实热的表现，主以导赤散清心泻火，导热下行。目睛淡红为心有虚热的表现，主以生犀散凉血解毒，清解虚热。目睛色青是肝热的表现，可用泻青丸清肝泻火。目睛青色较浅者，为肝虚之象，宜用补肝法治疗。目睛黄染是脾胃伏火之象，宜用泻黄散泻脾热、散伏火。目光呆滞无神采者，为肾虚的征象，宜用地黄丸滋肾补虚。

［原文］

目赤兼青者，欲發搐；目直而青，身反折强直者，生驚；咬牙甚者，發驚；口中吐沫水者，後必蟲痛；昏睡善嚏悸者，將發瘡疹；吐瀉、昏睡露睛者，胃虛熱；吐瀉、昏睡不露睛者，胃實熱；吐瀉、乳不化，傷食也，下之；吐沫及痰或白、綠水，皆胃虛冷；吐稠涎及血，皆肺熱，久則虛；瀉黃、紅、赤、黑，皆熱，赤亦毒；瀉青白，穀不化，胃冷；身熱不飲水者，熱在外；身熱飲水者，熱在內。（脉证治法·杂病证）

［提要］

小儿望诊。

［释义］

目睛红赤兼青者，为抽搐先兆；目睛直视而色青，身体反弓强直者，为惊厥；牙关紧闭者，亦为惊厥。口中常吐涎沫水液者，因腹中有虫，日久易形成虫积腹痛。温邪入侵，肺卫受邪，故善嚏；温邪渐入心营，厥阴受热，则昏睡、惊悸，为将发疮疹之征。小儿上吐下泻，昏睡露睛者，为胃腑虚热之证；吐泻并作，昏睡时不露睛者，为胃腑实热。吐泻乳食者，为伤食积滞，宜用下法，消积导滞。呕吐稀沫及痰或白绿涎水，都为胃中虚冷；呕吐稠涎，甚则吐血，都是肺热所致。如咳吐脓血已久，可由实热变成虚证。大便泻下黄红赤黑粪，均属热证；大便溏泄色青白，完谷不化者，为胃气虚寒。身热，不渴饮者，为邪热犯卫，伤津不甚；身热而烦渴引饮者，为邪热入里，热盛津伤。

二、五脏热证辨治

［原文］

視其睡，口中氣溫，或合面睡[1]，及上竄咬牙，皆心熱也。導赤散主之。

心氣熱則心胸亦熱，欲言不能而有就冷之意，故合面睡。（脉证治法·心热）

［词解］

[1] 合面睡：即趴着睡，面部朝下。

［提要］

心脏实热的证治。

［释义］

观察小儿睡眠时，发现口中呼出的气比平时热，且喜趴着睡，两目上窜，咬牙有声等，为心脏实热的表现，宜用导赤散治疗。因心有热则自觉心胸热感，欲就凉而趴着睡。

［原文］

心氣實則氣上下行澀，合臥則氣不得通。故喜仰臥，則氣得上下通也。瀉心湯主之。（脉证治法·心实）

[提要]

心火旺的证治。

[释义]

心气实即心气有余，"气有余便是火"且"火曰炎上"，心气实即心火旺。热无形而火有形，有形之火阻于胸中则气机上下通道受阻，俯卧时胸中之气因受压而更不通，若仰卧则胸阳舒展，故心火旺盛之时，小儿喜仰卧而睡，使呼吸调畅。此时可用泻心汤，清泻心火。

[原文]

手寻衣領及亂撚物，瀉青圓主之。壯熱飲水，喘悶，瀉白散主之。（脉证治法·肝热）

[提要]

肝脏、肺脏实热的证治。

[释义]

肝脏实热，热盛生风，则易见手寻摸衣领，乱捻衣物，用泻青丸治之。肺脏实热，热盛伤津，邪热壅肺，肺失清肃，则见壮热烦渴，气喘胸闷，应用泻白散泻肺平喘。

[原文]

目直視不搐，得心熱則搐。治肝，瀉青圓；治心，導赤散主之。（脉证治法·肝有热）

[提要]

心肝实热的证治。

[释义]

两目直视为肝热，此时还未抽搐，若再加心热，则易抽搐，此为热盛生风，邪陷厥阴所致。治疗肝脏实热，宜用泻青丸；清心泻火，宜用导赤散。

[原文]

手掐眉目鼻面，甘桔湯主之。（脉证治法·肺热）

[提要]

肺脏郁热的证治。

[释义]

肺气通于鼻，眉目位于鼻周，皆属于肺。风邪上犯，首先犯肺，郁而化热，肺热上熏，则眉目鼻面皆气郁不舒。婴幼儿虽然不会说话，但用手掐之，是眉目鼻面不适之状，故用甘桔汤宣肺之郁热。

[原文]

脾藏微熱，令舌絡微緊，時時舒舌。治之勿用冷藥及下之，當少與瀉黃散，漸服之。亦或飲水，醫疑爲熱，必冷藥下之者，非也。飲水者，脾胃虛，津液少也。又加面黃肌瘦，五心煩熱，即爲疳瘦，宜胡黃連圓葦。大病未已，弄舌[1]者凶。（脉证治法·弄舌）

[词解]

[1] 弄舌：是指小儿舌头频频伸出口外，又立即内收，上下左右伸缩不停的一种表现。

[提要]

弄舌的病机、治则、方药及预后。

[释义]

所谓"弄舌"，是指舌体微出口外，立即收回口内，或舌舔唇上下及口角左右。因脾脏有热，热阻气机，舌窍不利，舌络不舒所致，故患儿以伸舌为快。治疗时不能单纯使用寒凉及攻下药物，可少量频服泻黄散清心脾，散郁热。若伴有口渴饮水，面黄肌瘦，五心烦热者属疳积证，是脾胃虚而津液不足所致，治以胡黄连丸清虚热，除疳积。医者不可因其口渴误认为实热内结而过寒凉或苦寒攻下。大病未愈而见弄舌者，是心脾之气欲脱之象，预后较差。

三、小儿温病证治

（一）发疹性疾病

[原文]

面燥腮赤，目胞亦赤，呵欠顿闷，乍凉乍热，咳嗽喷嚏，手足梢冷，夜卧惊悸多睡，并疮疹[1]證，此天行之病也。惟用温凉药治之，不可妄下及妄攻發、受风冷。五藏各有一證，肝藏水疱，肺藏膿疱，心藏斑，脾藏疹，歸腎變黑。惟斑疹病後或發癇[2]，餘瘡難發，癇矣，木勝脾，木歸心故也。若涼驚，用涼驚圓；温驚，用粉红圓。（脉证治法·疮疹候）

[词解]

[1] 疮疹：疮指天花，又称痘疮；疹指麻疹。此处除指天花、麻疹外，还包括其他以发疹为症状特征的急性传染性疾病。

[2] 癇：是指一种发作性神志异常的病证。临床特征为作时突然昏倒，肢体抽搐，牙关紧闭，两目上视，口吐涎沫，口中发出猪羊鸡叫等异常声音，苏醒后如常人。

[提要]

疮疹的病因、证候、治疗和禁忌及疮疹的五脏分证、斑疹后发癇的机理和治疗。

[释义]

时行疫毒之邪，从口鼻而入，首犯肺胃，浮越诸经。肺受邪侵则宣肃失司，出现咳嗽，喷嚏，乍凉乍热；胃热则面燥腮赤；肝热则呵欠，顿闷，目赤，夜卧惊悸；脾热则多睡。疫毒邪甚，蕴结壅滞，攻窜流走，从卫窜营，血络破损，血腐肉败，发生疮疹，此时，热郁营阴，阳气郁遏，不达四末则手足梢冷。治此宜用寒凉药清营泄热，少佐温药发散阳气怫郁，切忌妄用苦寒攻下及辛温发散之品，并避免感受风寒。

五脏各有一证，如疮疹见水疱者属肝；若见脓疱者属肺；若发斑者属心；发疹者属脾；若疮疹焦黑者属肾。

斑疹病后可发癇病，而余疮则难发。斑疹病后损伤阴液，阴虚风动，引动肝阳上亢，肝木克脾土，脾虚则运化无力，痰涎内生，且心肝同属厥阴，肝阳上亢，易犯心窍，致风痰上扰，清窍闭阻而发癇病。治此，如为心肝火旺夹痰热蒙蔽清窍者，可用凉惊丸（草龙胆、防风、青黛、钩藤、黄连、牛黄、麝香、龙脑）清心开窍、凉肝息风；如较前者热稍逊而痰热蒙蔽清窍者，可用粉红丸（又名温惊丸：天南星、朱砂、天竺黄、龙脑、坯子胭脂）化痰定惊。

[原文]

小兒在胎十月，食五藏血穢，生下則其毒當出。故瘡疹之狀，皆五藏之液。肝主淚，肺主涕，心主血，脾爲裹血。其瘡出有五名，肝爲水疱，以淚出如水，其色青小。肺爲膿疱，如涕稠濁，色白而大。心爲斑，主心血，色赤而小，次於水疱。脾爲疹，小次斑瘡，其主裹血，故赤色黃淺也。涕、淚出多，故膿疱、水疱皆大；血營於內，所出不多，故斑疹皆小也。病疱者，涕淚俱少，譬胞中容水，水去則瘦故也。（脉证治法·疮疹候）

[提要]

疮疹的成因及四脏分型的鉴别。

［释义］

小儿疮疹是因在母腹中食五脏血秽感受胎毒所致。故疮疹之状跟五脏有关。肝主泪为水疱，如泪流出如水样色青而疱体小；肺主涕为疱似脓疱，疱液如浓稠的鼻涕，且疱体大而色白；心主血为斑，斑色红赤而细小；脾主统血为疹，疹子细小，疹色红中带黄；因涕泪出多，故脓疱、水疱均大；血营于内所出不多，故斑疹皆小。

［原文］

始發潮熱三日以上，熱運入皮膚，即發瘡疹，而不甚多者，熱留膚腠之間故也。潮熱隨藏出，如早食潮熱不已，爲水疱之類也。（脉证治法·疮疹候）

［提要］

疮疹初起的发病机理。

［释义］

疮疹初起，始发潮热，三日以后热入皮肤，皮肤出现疹疱不多者，热在皮肤腠理之间。若潮热定时，出疹疱与五脏所经时辰相关者，如早饭后潮热出水疱疹，属肝热，余脏依此类推。

［原文］

瘡疹始出之時，五藏證見，惟腎無候，但見平證耳，尻涼、耳涼是也。尻[1]、耳俱屬於腎，其居北方，主冷也。若瘡黑陷，而耳、尻反熱者，爲逆也。若用百祥圓、牛李膏各三服不愈者，死病也。（脉证治法·疮疹候）

［词解］

[1] 尻（kāo）：指骶尾部，脊骨末端。

［提要］

疮疹的顺证、逆证及逆证治疗、预后。

［释义］

疹痘始发之前，见耳凉、骶尾凉之征，是谓顺证。若疮痘色黑深陷而耳热、骶尾部发热，是谓逆证。因为耳、骶尾部属肾，肾的方位属北，北方主冷，故以耳凉、骶尾部凉为顺；热则为逆，可服用百祥丸、牛李膏，若无效则预后不良。

［原文］

凡瘡疹若出，辨視輕重。若一發便出盡者，必重也；瘡夾疹者，半輕半重也；出稀者輕，裏外微紅者輕，外黑裏赤者微重也，外白裏黑者大重也；瘡端裏黑點如針孔者勢劇也。青乾紫陷，昏睡，汗出不止，煩躁熱渴，腹脹，啼喘，大小便不通者困也。凡瘡疹當乳母慎口，不可令飢及受風冷。必歸腎而變黑，難治也。（脉证治法·疮疹候）

［提要］

疮疹的临床意义及护理。

［释义］

从疮疹的形态分布可以判断病情的轻重，如疮疹一发出，便周身密布，多属危重之候；若疮夹疹而不太密者，半轻半重；疮疹稀疏者为轻。若疮疹里外微红，病邪较轻；外黑里红，病邪稍重；外白内黑，为邪毒盛、阳气衰、病情重。疮疹的顶端有黑点针孔样者，病势急剧。若见疮疹青紫干枯，疮头内陷，伴昏睡，汗出不止，身热，烦躁口渴，腹胀，哭啼，气喘，二便不通等，则为邪毒痼结，心窍闭阻，肺热壅盛，腑气不通，津液枯涸的危险之候。

凡患疮疹之时，乳母当以清淡饮食为主，使乳汁平和，不使婴儿挨饥及受风冷，这样以利幼儿气血充足，疮毒易于透泄。否则正气虚而毒易陷，疮变黑而难治。

[原文]

有大熱者，當利小便；有小熱者，宜解毒。若黑紫乾陷者，百祥圓下之；不黑者慎勿下。更看時月輕重：大抵瘡疹屬陽，出則爲順，故春夏病爲順，秋冬病爲逆。冬月腎旺又盛寒，病多歸腎變黑。又當辨春膿疱，夏黑陷，秋斑子，冬疹子，亦不順也，雖重病猶十活四五。黑者無問何時，十難救一。其候或寒戰嘌牙，或身黃腫紫，宜急以百祥圓下之。復惡寒不已，身冷出汗，耳尻反熱者，死病也。何以然？腎氣大旺，脾虛不能制故也。下後身熱氣溫，欲飲水者可治，以脾土勝腎，寒去而溫熱也。治之宜解毒，不可妄下，妄下則內虛多歸於腎。若能食而痂頭焦起，或未黑而喘實者，可下之。身熱，煩渴，腹滿而喘，大小便澀，面赤，悶亂，大吐，此當利小便；不差者，宜宣風散下之。若五七日痂不焦，是內發熱，熱氣蒸於皮中，故瘡不得焦痂也。宜宣風散導之，用生犀磨汁解之，使熱不生，必著痂矣。（脉证治法·疮疹候）

[提要]

疮疹的治疗及预后。

[释义]

疮疹伴身大热者，治宜泻火利尿；身微热者，治宜清热解毒。若疮疹黑紫干陷，此时邪毒炽盛而真阴欲竭，可用百祥丸（红牙大戟）下之。疮疹不黑者，慎勿下。疮疹大多属阳，总以开宣透发为顺，春夏阳盛开泄，秋冬阴盛凝闭，故春夏患疮疹为顺，秋冬患疮疹为逆。肾主冬，冬月肾气旺且盛寒，故疮疹多归肾变黑，且若春见脓疱、夏见黑陷、秋见斑、冬见疹，大多预后不佳。疮疹黑变，预后最差，或见寒战高热，牙关紧闭，或见身目黄染、紫肿，治宜急用百祥丸逐水通便，解毒散结。若再现恶寒身冷，汗出不止，耳尻反热者，为土不制水，虚阳浮越，预后极差。如用百祥丸下后，若身热减退，欲饮水者，是邪退胃气恢复的佳象，因脾土渐强以制寒水。治宜继以解毒，不能再下，妄下则内虚，多归于肾。若能饮食，气息喘促而疮头起痂不黑者，说明此时正未虚，邪气盛，可下之。若身热烦渴，面赤闷乱，腹满而喘，呕吐剧烈，大小便不通畅者，治宜通利小便，如效果不佳，可用宣风散（槟榔、陈皮、甘草、牵牛）下之。若五七日后，若痂不焦，是因内热，热气蒸于皮中之故，宜用宣风散导之，另用生犀磨汁解之，使热退痂生。

[原文]

瘡疹由內相勝也，惟斑疹能作搐。疹爲脾所生，脾虛而肝旺乘之。木來勝土，熱氣相擊，動於心神，心喜爲熱，神氣不安，因搐成癇。斑子爲心所生，心生熱，熱則生風，風屬於肝，二藏相搏，風火相爭，故發搐也。治之當瀉心肝補其母，栝樓湯主之。（脉证治法·疮疹候）

[提要]

斑疹发搐的机理和论治。

[释义]

疹为脾土所生，脾虚而肝旺乘之，肝木克土，热气相击，扰动心神，心喜则热，神气不安，因而发搐成痫。斑为心之所生，心又主火，热能生风，风属于肝，手足厥阴二脏相搏，风火相争，故能发搐。治疗当泻心肝，补肝肾，滋阴潜阳，息风止痉，用栝楼汤（栝楼根、白甘遂）治疗。

[原文]

瘡黑而忽瀉，便膿血並痂皮者順，水穀不消者逆。何以然？且瘡黑屬腎，脾氣本強，或舊服補脾藥，脾氣得實，腎雖用事，脾可制之。今瘡入腹爲膿血及連痂皮得出，是脾強腎退，即病出而安也。米穀及瀉乳不化者，是脾虛不能制腎，故自泄也，此必難治。（脉证治法·疮疹候）

［提要］

脾胃强弱对疮黑两种不同转归的影响。

［释义］

若疮疹色变黑、忽然泻下脓血，且疱疹结痂者为顺，是脾气得实、热毒得泻之故。若忽泻而水谷乳汁不消，是脾虚不能制肾，邪毒内陷，胃气消亡，为难治之证。

（二）惊风

［原文］

因聞大聲或大驚而發搐，發過則如故，此無陰也。當下，利驚圓主之。

小兒急驚[1]者，本因熱生於心。身熱面赤引飲，口中氣熱，大小便黃赤，劇則搐也。蓋熱盛則風生，風屬肝，此陽盛陰虛也。故利驚圓主之，以除其痰熱。不可與巴豆及溫藥大下之，恐蓄虛熱不消也。小兒熱痰客於心胃，因聞聲非常，則動而驚搐矣。若熱極，雖不因聞聲及驚，亦自發搐。（脉证治法·急惊）

［词解］

［1］急惊：指急惊风，属于惊风的一种，是小儿时期常见的一种急重病症。因邪热炽盛，热极生风所致。发病急骤，故名急惊。表现为突然发热惊厥，神志昏迷，牙关紧闭，头项强硬，四肢抽搐，甚则角弓反张等。包括西医学的热性惊厥及多种感染性疾病（如肺炎、痢疾、脑炎、脑膜炎等）发生惊厥者。

［提要］

小儿急惊风的病因、症状及治疗。

［释义］

小儿急惊风属纯阳实热证，病在心肝两脏。病因可见于外感时邪，六淫致病，由表入里，邪郁化火，风火相煽；或因热盛生痰，痰火积滞，痰火上扰蒙蔽清窍；或因小儿先天脏腑娇嫩、神气怯弱，听到巨响，暴受惊恐，惊则气乱，气动火升而为痉搐，此即条文所指的因惊而发搐。小儿急惊风发病，往往突然暴发，肝阳陡升，风火上激而痉搐。临床表现可见身热面赤，烦渴引饮，口中气热，便黄溲赤或便闭，严重者角弓反张，颈项强直，牙关紧闭，神志昏迷。钱氏所说"无阴"，是指小儿为稚阴稚阳之体，稚阴尚未充实，肝阳偏亢，以"当下"作为治法，此下法含义宽广，既指通腑，又指清热化痰降气，镇肝息风，清心镇惊等。钱氏主用利惊丸，清热下痰，实为正本清源之治。因急惊属于实热阳证，故切勿使用巴豆等有毒温药下之，否则药不对证，造成不良后果。

［原文］

因潮熱，寅、卯、辰時身體壯熱，目上視，手足動搖，口內生熱涎，項頸急。此肝旺，當補腎治肝也。補腎，地黃圓；治肝，瀉青圓主之。（脉证治法·早晨发搐）

［提要］

早晨发搐的证治。

［释义］

早晨寅卯辰时为肝气当旺之时，身体壮热，此时发搐，表现为目睛上视，颈项强直，口内热涎，手足动摇，为水不涵木之证，治当补肾治肝，滋水涵木，清泻肝火。泻肝火用泻青丸，补肾阴用地黄丸。

[原文]

因潮热，巳、午、未时發搐，心神驚悸，目上视，白睛赤色，牙關緊，口内涎，手足動摇。此心旺也，當補肝治心。治心，導赤散、涼驚圓；補肝，地黄圓主之。（脉证治法·日午发搐）

[提要]

日午发搐的证治。

[释义]

日中巳午未时，为心气当旺之时，此时发搐，表现为心中惊悸不宁，目睛上视，白睛发红，牙关紧闭，口内流涎，手足动摇，此为心火旺而肝肾阴虚，当泻心火，补肝肾之阴。泻心火用导赤散、凉惊丸。补肝阴用地黄丸，乙癸同源也。

[原文]

因潮热，申、酉、戌時不甚搐而喘，目微斜视，身體似热，睡露睛，手足冷，大便淡黄水。是肺旺，當補脾治心肝。補脾，益黄散；治肝，瀉青圓；治心，導赤散主之。（脉证治法·日晚发搐）

[提要]

日晚发搐的证治。

[释义]

傍晚申酉戌时，为肺气当旺之时，表现气息喘促，肢体轻微抽搐，目睛微微斜视，身体似热而非热，睡时露睛，手足逆冷，大便溏薄色淡黄，此为脾虚肺弱之象，脾肺虚弱则心肝来乘，生风发搐。治疗应用补脾益肺，培土生金，兼泻心肝，息风止搐。补脾用益黄散；泻肝，用泻青丸，以免反侮肺金；心热者，采用导赤散泻心火，以免心火旺克肺金。

[原文]

因潮热，亥、子、丑時不甚搐，而臥不穩，身體温壯，目睛緊斜视，喉中有痰，大便銀褐色，乳食不消，多睡，不納津液。當補脾治心。補脾，益黄散；治心，導赤散、涼驚圓主之。（脉证治法·夜间发搐）

[提要]

夜间发搐的证治。

[释义]

夜间亥子丑时，阴尽而阳生，病因为肾虚脾弱，主以虚证为主，故表现身体壮热，轻微抽搐，夜寐不安，目珠斜视、转动不灵活，喉中有痰，大便银褐色，乳食积滞不消，嗜睡，不欲饮等，治宜补脾泻心。补脾，用益黄散；清心凉肝以定搐，用导赤散、凉惊丸。

[原文]

傷風後得之，口中氣出热，呵欠，頓悶[1]，手足動摇。當發散，大青膏主之。小兒生本怯者，多此病也。（脉证治法·伤风后发搐）

[词解]

[1]頓悶：《笺正》："顿闷者，猝然闷绝，人事不知之状。"

[提要]

伤风后发搐的证治。

[释义]

小儿肌腠不密，极易外感风寒或风热之邪，邪循经脉由表入里，郁久化热化火，引发肝木风动，火助风威，风借火势。表现口中气热，呵欠，顿闷，头痛项强，抽搐神昏等症状。若神气怯弱者，尤多此证，因小儿脏腑娇嫩，素体阴液不足，肝阳偏旺所致。治宜发散郁热，凉肝息风，用大青膏。

（三）黄疸

[原文]

身皮、目皆黄者，黄病[1]也。身痛，膊[2]背强，大小便涩，一身尽黄，面目指爪皆黄，小便如屋尘色，看物皆黄，渴者难治，此黄疸也。二证多病於大病後。别有一證，不因病後，身微黄者，胃热也。大人亦同。又有面黄、腹大、食土、渴者，脾疳[3]也。又有自生而身黄者，胎疸也。古書云：諸疸皆热，色深黄者是也；若淡黄兼白者，胃怯、胃不和也。（脉证治法·黄相似）

[词解]

[1] 黄病：是由瘀热宿食相搏所致身体面目皆变黄色的病证。

[2] 膊（bó）：上肢近肩的部分。

[3] 脾疳：指因先天不足或后天乳食不节及患病等导致脾胃受伤，运化失调引起的，以形体消瘦、面黄发枯、精神萎靡、饮食及二便失常等为主要特点的病证。古代有医家按五脏将疳证分为五类，即脾疳、肝疳、心疳、肺疳、肾疳。脾疳为其中之一。

[提要]

黄疸、胎疸的诊断。

[释义]

全身皮肤、目睛黄染者为黄病。若见身痛，肩背强直，全身皮肤、面目爪甲均黄染，视物黄色，小便灰暗，为黄疸，其中烦渴引饮者，较难治愈。这两种病证多发于大病之后，如不在病后而现身微黄者，为胃热的表现。这些认识对临床有一定的指导作用，也存在着一定的差距，应客观对待和结合实际情况分析认识。另有面色萎黄，肚腹膨大，嗜食泥土，口渴欲饮者，为脾疳。如出生即见全身皮肤发黄者，为胎疸。自古以来认为：若皮肤黄染为深黄者，属于热；若淡黄兼白者，属于胃气虚弱和胃不和。

四、制方调剂

（一）泻青丸

[原文]

治肝热搐搦[1]，脉洪實。

當歸（去蘆頭，切，焙，秤） 龍腦（焙，秤） 川芎 山栀子仁 川大黄（濕紙裏煨） 羌活 防風（去蘆頭，切，焙，秤）

上件等份為末，煉蜜和圓，雞頭大，每服半圓至一圓，煎竹葉湯同沙糖溫水化下。（諸方·泻青丸）

[词解]

[1] 搐搦：手足伸缩交替，抽动不已，不随意的运动称搐搦。

[提要]

泻青丸的主治、组方及用法。

[释义]

泻青丸又名凉肝丸、泻肝丸。本方具有清肝泻火的作用，临床上主要用于肝经实热，热极生风所致的抽搐,脉象洪大沉实者。方中龙脑即冰片,性辛、苦、微寒,归心、脾、肺经,具有开窍醒神、清热散毒功效;淡竹叶、栀子、大黄清心泻火,通腑泄热;当归、川芎养血柔肝,行气活血;羌活、防风疏风散邪,发越郁热。

(二)泻白散(又名泻肺散)

[原文]

治小儿肺盛氣急喘嗽。

地骨皮　桑白皮(炒,各一兩)　甘草(炙,一錢)

上銼散,入粳米一撮,水二小盞,煎七分,食前服。(诸方·泻白散)

[提要]

泻白散的主治、组方及用法。

[释义]

泻白散具有清泻肺热,平喘止咳的作用。用于治疗肺脏热盛证,如咳嗽,痰黄,气促喘息,口渴,舌质红,舌苔黄,脉数等。方中桑白皮清泻肺热,化痰平喘,肃降肺气;地骨皮退伏热;炙甘草、粳米益胃和中。

(三)导赤散

[原文]

治小兒心熱,視其睡,口中氣溫,或合面睡,及上竄咬牙,皆心熱也。心氣熱則心胸亦熱,欲言不能,而有就冷之意,故合面睡。

生地黄　甘草(生)　木通(各等分)

上同爲末,每服三錢,水一盞,入竹葉同煎至五分,食後溫服。一本不用甘草,用黄芩。(诸方·导赤散)

[提要]

导赤散的主治、组方及用法。

[释义]

导赤散具有清解心热、滋养心阴、利水通淋的作用。治疗小儿心脏实热而见睡眠时口中呼出的气息比平时热,且喜趴着睡,两目上窜,咬牙有声等,因心热则心胸热盛,欲就凉而舒服,故喜俯卧。本方也常用于治疗小儿夜啼、口舌生疮、鹅口疮、热淋茎痛等心经有热等病症。方中地黄滋阴凉血;淡竹叶清心除烦;通草入心与小肠经,上清心经之火,下导小肠之热、利小便;甘草解毒和中。诸药合用,共导心与小肠之火由小便而出。研究发现,关木通用量过大会产生肾损害,药用须为木通科木通,或用通草代之。

(四)泻黄散(又名泻脾散)

[原文]

治脾熱弄舌。

藿香葉(七錢)　山栀子仁(一錢)　石膏(五錢)　甘草(三兩)　防風(四兩,去蘆,切,焙)

上銼,同蜜酒微炒香爲細末,每服一錢至二錢,水一盞,煎至五分,溫服。清汁,無時。(诸方·泻黄散)

［提要］

泻黄散的主治、组方及用法。

［释义］

此方具有泻脾胃伏火的作用，用于治疗脾胃伏火证，如弄舌，口舌生疮，口臭，口唇干燥，烦躁易饥渴，舌质红，舌苔黄厚或腻，脉数等。方中栀子清泻三焦火热，使热从小便出；石膏为辛凉大寒之品，清泄肺胃，解肌生津。二者合用泻其积热。并佐以防风疏散伏火，取"火郁发之"之意。藿香芳香化湿和中；甘草和中并调和诸药。

（五）甘桔汤

［原文］

治小兒肺熱，手掐眉目鼻面[1]。

桔梗（二兩）　甘草（一兩）

上爲粗末，每服二錢，水一盞，煎至七分，去滓，食後溫服。加荊芥、防風，名如聖湯。熱甚，加羌活、黄芩、升麻。（諸方·甘桔汤）

［词解］

[1] 手掐眉目鼻面：肺气通于鼻，眉目之间及鼻面之正部，皆属于肺。肺居于上焦，且肺脏娇嫩，当感受外邪，首先犯肺，小儿多不能清晰表达不适之感，多用手掐之，即是肺热外露之象。

［提要］

甘桔汤的主治、组方及用法。

［释义］

本方为《伤寒论》桔梗汤方化裁而来，具有开泻肺热、清热化痰功效，用于肺经实热所致的咽痛、咳嗽等。方中桔梗上行入肺，宣肺利咽；甘草祛痰止咳。二者合用，可治疗上焦肺经郁热病证，与其他药物配用可引药上行达于上焦。临床上多加味使用。

（六）泻心汤

［原文］

治小兒心氣實，則氣上下行澀，合臥則氣不得通，故喜仰臥，則氣上下通。

黄連（一兩去須）

上爲末，每服五分，臨臥取溫水化下。（諸方·泻心汤）

［提要］

泻心汤的主治、组方及用法。

［释义］

泻心汤主治心火旺盛之上下气机受阻之证。此证小儿睡时喜仰卧位，仰卧则心阳舒展，气机易调畅。故方中取黄连一味苦寒之品，以折心火。心火降则心气平。

（七）大青膏

［原文］

治小兒熱盛生風，欲爲驚搐，血氣未實，不能勝邪，故發搐也。大小便依度，口中氣熱，當發之。

天麻（末，一錢） 白附子（末，生，一錢五分） 青黛（研，一錢） 蠍尾（去毒，生，末） 烏蛇梢肉（酒浸焙幹，取末，各一錢） 朱砂（研） 天竺黃（研）

上同再研細，生蜜和成膏，每服半皂子大至一皂子大。月中兒粳米大。同生黃膏、溫薄荷水化一虙服之。五歲以上，同甘露散服之。（諸方·大青膏）

[提要]

大青膏的主治、组方及用法。

[释义]

本方具有凉肝解痉、镇静安神、息风定惊、化痰通络的作用，临床上多用于小儿热盛生风的惊搐病症。小儿脏腑娇嫩，气血未充，易被邪侵，扰动心肝，故发惊风，抽搐，口中气热，二便如常。方中天麻平肝祛风，青黛凉肝定惊，白附子祛风化痰，朱砂重镇安神，天竺黄清热涤痰，蝎尾、乌蛇梢肉（即乌梢蛇肉）祛风解痉、搜风定搐。

（八）凉惊丸

[原文]

治驚疳[1]。

草龍膽 防風 青黛（各三錢） 鉤藤（二錢） 黃連（五錢） 牛黃 麝香 龍腦（各一字）

上同研麪糊圓，粟米大，每服三五圓，金銀花湯下。（諸方·凉惊丸）

[词解]

[1] 惊疳：即心疳。

[提要]

凉惊丸的主治、组方及用法。

[释义]

此方为治小儿惊疳之方，具有涤痰通腑、息风定惊的作用。方中以黄连为君药，清心除热；麝香、龙脑为臣，开窍醒神；佐以龙胆、牛黄、青黛清肝泄热，加防风、钩藤、金银花疏散外风。诸药合用共奏清心醒神、凉肝息风之效。

（九）利惊丸

[原文]

治小兒急驚風。

青黛輕粉（各一錢） 牽牛末（五錢） 天竺黃（二錢）

上爲末，白麪糊圓，如小豆大，二十圓，薄荷湯下。

一法煉蜜圓，如芡實大一粒，化下。（諸方·利惊丸）

[提要]

利惊丸的主治、组方及用法。

[释义]

本方为治疗小儿急惊风之方，具有利惊、下痰、清热功效。小儿急惊风多因痰生热、热生风、风动惊所致，故此方青黛咸寒，可泻肝散热而平惊；轻粉辛寒，劫痰通络；天竺黄甘寒，清心利窍，豁热痰；重用牵牛，苦寒善走，逐水消痰，以泄气分之热。

（十）镇心丸

［原文］

治小兒驚癇，心熱。

朱砂　龍齒　牛黃（各一錢）　鐵粉　琥珀　人參　茯苓　防風（各二錢）　全蝎（七個，焙）

上末煉蜜爲圓如桐子大，每服一圓，薄荷湯下。（诸方·镇心丸）

［提要］

镇心丸的主治证、组方及用法。

［释义］

本方为治疗小儿惊痫之方，具有宁心安神、开窍定惊的功效。方中朱砂、龙齿、牛黄、铁粉、琥珀清心安神，镇静定惊；全蝎祛风止痉；人参、茯苓益气扶正；防风、薄荷疏风透邪，发散郁热。

（十一）抱龙丸

［原文］

治傷風、瘟疫，身熱昏睡，氣粗，風熱痰塞壅嗽，驚風潮搐，及蠱毒、中暑。沐浴後並可服，壯實小兒，宜時與服之。

天竺黃（一兩）　雄黃（水飛一錢）　辰砂　麝香（各別研，半兩）　天南星（四兩，臘月釀牛膽中，陰乾百日，如無，只將生者去皮臍，銼炒乾用）

上爲細末，煮甘草水和圓，皂子大，溫水化下服之。百日小兒，每圓分作三四服；五歲一二圓；大人三五圓。亦治室女白帶。伏暑，用鹽少許，爵一二圓，新水送下。臘月中，雪水煮甘草和藥尤佳。一法用漿水或新水浸天南星三日，候透輭，煮三五沸，取出乘軟切去皮，只取白輭者，薄切，焙乾炒黃色，取末八兩，以甘草二兩半，拍破，用水二碗浸一宿，慢火煮至半碗，去滓，旋旋灑入天南星末，慢研之，令甘草水盡，入餘藥。（诸方·抱龙丸）

［提要］

抱龙丸的主治证、组方及用法。

［释义］

本方为治疗伤风、瘟疫之方，具有清热解毒、安神定志、祛风化痰的功效。主治风热痰浊内闭心窍，引动肝风，出现身热神昏，咳嗽气喘、惊风抽搐等病症及蛊毒、中暑者。方中麝香、朱砂开窍醒神，宁心安神；雄黄解毒祛痰；天竺黄、天南星、甘草清热化痰，祛风止痉。

（十二）五福化毒丹

［原文］

治瘡疹餘毒上攻，口齒躁煩，亦咽乾，口舌生瘡，及治蘊熱積毒，熱驚惕，狂躁。

生熟地黃（焙，秤各五兩）　玄參　天門冬（去心）　麥門冬（去心，焙，秤各三兩）　甘草（炙）　甘硝（各二兩）　青黛（一兩半）

上八味爲細末，後研入硝、黛，煉蜜圓如雞頭大。每服半圓或一圓，食後，水化下。（诸方·五福化毒丹）

［提要］

五福化毒丹的主治证、组方及用法。

[释义]

本方具有泻火解毒、滋阴清热的功效，主治热毒蕴结及攻窜所致惊惕、狂躁的病症，并治疮疹后期余毒上攻致咽干口燥、口舌生疮的病症。方中芒硝、青黛泻火解毒，凉血定惊；生熟地黄、玄参、天冬、麦冬滋阴清热；甘草解毒益气。

（十三）犀角丸

[原文]

治風熱痰實面赤，大小便秘澀，三焦邪熱，腑藏蘊毒，疏導極穩方。

牛犀角末（一分）　人參（去蘆頭，切）　枳實（去瓤，炙）　檳榔（半兩）　黃連（一兩）大黃二兩（酒浸切片，以巴豆去皮一百個，貼在大黃上，紙裹飯上蒸三次，切，炒令黃焦，去巴豆不用）

上爲細末，煉蜜和圓，如麻子大。每服一二十圓，臨臥熟水下，未動，加圓。亦治大人，孕婦不損。（諸方・犀角丸）

[提要]

犀角丸的主治、组方及用法。

[释义]

本方为治疗三焦、脏腑热毒炽盛之方，具有清热泻火、凉血解毒、通腑泄热的功效。主治风热痰实壅盛，出现身热面赤，头晕烦躁，咳喘痰多，大便秘结，小便短涩，舌红绛，舌苔黄厚腻，脉弦滑数等症。方中犀角、黄连清心泻火，凉血解毒；枳实、槟榔、大黄行气除秽，通腑泄热；人参益气补元，扶正祛邪。

（十四）紫草散

[原文]

發斑疹。

鉤藤鉤子　紫草茸（各等分）

上爲細末，每服一字，或五分、一錢，溫酒調下，無時。（諸方・紫草散）

[提要]

紫草散的主治、组方及用法。

[释义]

此方为助正达邪之方，具有清热解毒、凉血止血的功效。方中钩藤开泄散风，紫草凉血解毒。为助其透泄，用温酒调服。

（十五）败毒散

[原文]

治傷風、瘟疫、風濕，頭目昏暗，四肢作痛，憎寒壯熱，項強睛疼，或惡寒咳嗽，鼻塞身重。

柴胡（洗去蘆）　前胡　川芎　枳殼　羌活　獨活　茯苓　桔梗（炒）　人參（各一兩）　甘草（半兩）

上爲末，每服二錢，入生薑、薄荷煎，加地骨皮、天麻，或哎咀，加蟬蛻、防風。治驚熱可加芍藥、乾葛、黃芩；無汗加麻黃。（諸方・敗毒散）

[提要]

败毒散的主治证、组方及用法。

[释义]

本方为治疗外感风寒、瘟疫、风湿之方，具有发汗解表、益气祛湿作用，主治正气不足感受外邪及时疫、疟、痢等证。症见壮热憎寒，头目昏暗、疼痛，四肢作痛，颈项强直，或恶寒咳嗽，鼻塞身重等。方中羌活、独活合用可解表散风祛湿，配合川芎治头痛身疼；柴胡、前胡、薄荷解表散热，枳壳、桔梗、茯苓化痰利气，甘草调中和胃，生姜散寒，地骨皮、天麻退虚热、平肝阳，蝉蜕、防风疏风解热镇惊，人参固表扶正。无汗者加麻黄，惊热者加芍药、干葛、黄芩解肌清热。

第二节　《幼科要略》选

《幼科要略》由清代温病学派代表医家叶桂撰于18世纪中期，载于《临证指南医案》中。主要论述儿科四大要证（痧、痘、惊、疳）、小儿四时温病与伏气及儿科杂病的辨证施治。提出小儿"阳常有余，阴未充长"的体质特点，认为"小儿体属纯阳，所患热病最多"，治疗上注重固护胃津，遣方用药轻灵简练。

本节摘选论述小儿四时温病及痧疹、惊风的内容。

一、小儿温病特点

[原文]

按：襁褓小兒，體屬純陽，所患熱病最多。世俗醫者，固知謂六氣之邪皆從火化，飲食停留，鬱蒸變熱，驚恐內迫，五志動極皆陽。奈今時治法，初則發散解肌，以退表熱，仍混入消導。繼用清熱苦降，或兼下奪，再令病家禁絕乳食，每致胃氣索然，內風來乘，變見驚癇，告斃甚多。

[提要]

小儿纯阳体质及易患热病特点。

[释义]

婴幼儿体属纯阳，生机勃勃，易患热病，并且外邪入里可化热，饮食内停可郁蒸变热，情志过激或受惊恐也可致肝气郁结，气郁化热，均致热病偏多。若以治疗伤寒方法治疗温病，如辛温发汗解表、苦寒清热泻腑，或再加消积导滞，并嘱家长让患儿禁食，则患儿胃中空虚，胃气虚竭，滋生内风，发生惊痫，预后不佳。

[原文]

夫春溫夏熱，秋涼冬寒，四時之序也。春應溫而反大寒，夏應熱而反大涼，秋應涼而反大熱，冬應寒而反大溫，皆不正之乖氣也。病自外感，治從陽分。若因口鼻受氣，未必恰在足太陽經矣。大凡吸入之邪，首先犯肺，發熱咳喘，口鼻均入之邪，先上繼中，咳喘必兼嘔逆膜脹。雖因外邪，亦是表中之裏，設宗世醫發散陽經，雖汗不解。幼稚質薄神怯，日期多延，病變錯綜，茲以四氣常法列下。

[提要]

温病发生发展规律。

[释义]

自然气候，温暖夏热，秋凉冬寒，四季有序，如春天应该温暖而反大寒，夏天应该炎热而反大凉，秋天应该凉爽而反大热，冬天应该寒冷而反大温，则气候反常，容易形成温邪致病。温邪从口鼻而入，首先犯肺，与风寒邪气首犯足太阳膀胱经不同。肺卫受邪，正邪交争，肺失宣肃，病变从肺传胃，故见发热咳喘，呕逆腹胀。治此若误用辛温发汗，病邪不但不解，反而变生他证。

二、小儿四时温病

（一）伏气

［原文］

春温一症，由冬令收藏未固。昔人以冬寒内伏，藏於少陰，入春發於少陽，以春木内應肝膽也。寒邪深伏，已經化熱。昔賢以黃芩湯爲主方，苦寒直清裏熱。熱伏於陰，苦味堅陰，乃正治也。知溫邪忌散，不與暴感門同法。若因外邪先受，引動在裏伏熱，必先辛涼以解新邪，繼進苦寒以清裏熱。況熱乃無形之氣。幼醫多用消滯，攻治有形，胃汁先涸，陰液劫盡者多矣。

備用方：黃芩湯　葱豉湯（新邪引動伏邪）　涼膈散　清心涼膈散（伏气）

［提要］

春温的病因病机及治疗。

［释义］

春温病因病机为冬天感受风寒病邪，内藏于少阴，郁而化热，入春发于少阳。治以黄芩汤苦寒直清里热，因苦寒可以清热且坚阴。此治伏气之法，与治新感散邪不同。若新感引动伏邪，须先以辛凉清解外邪，再以苦寒清泄里热。临证时，需要注意治疗外感病证重在散邪，勿过用消滞，伤害胃阴。治疗备用方有黄芩汤、葱豉汤、凉膈散、清心凉膈散。

（二）风温

［原文］

風溫者，春月受風，其氣已溫。經謂：春氣病在頭，治在上焦。肺位最高，邪必先傷，此手太陰氣分先病。失治則入手厥陰心包絡，血分亦傷。蓋足經順傳，如太陽傳陽明，人皆知之。肺病失治，逆傳心包絡，幼科多不知者。俗醫見身熱咳喘，不知肺病在上之旨，妄投荊、防、柴、葛，加入枳、朴、杏、蘇、蔔子、楂、麥、廣皮之屬，輒云解肌消食。有見痰喘，便用大黃、礞石滾痰丸，大便數行，上熱愈結。幼稚穀少胃薄，表裏苦辛化燥，胃汁已傷，復用大黃大苦沉降丸藥，致脾胃陽和傷極，陡變驚癇，莫救者多矣。

按：此症風溫肺病，治在上焦。夫風溫、春溫忌汗，初病投劑，宜用辛涼。若雜入消導發散，不但與肺病無涉，劫盡胃汁，肺之津液上供，頭目清竅徒爲熱氣熏蒸，鼻乾如煤，目暝或上竄無淚，或熱深肢厥，狂躁溺澀，胸高氣促，皆是肺氣不宣化之征。斯時若以肺藥，少加一味清降，使藥力不致直趨腸中，而上痹可開，諸竅自爽。無如城市庸醫，僉云結胸，皆用連、蔞、柴、枳，苦寒直降，致閉塞愈甚，告斃甚多。

按：此症初因發熱喘嗽，首用辛涼，清肅上焦，如薄荷、連翹、牛蒡、象貝、桑葉、沙參、梔皮、蔞皮、花粉。若色蒼，熱勝煩渴，用石膏、竹葉辛寒清散，痧症亦當宗此。若日數漸多，邪不得解，芩、連、涼膈亦可選用。至熱邪逆傳入膻中，神昏目暝，鼻竅無涕淚，諸竅欲閉，其勢危急，必用至寶丹或牛黃清心丸。病減後餘熱，只甘寒清養胃陰足矣。

备用方:

　　葦莖湯　清心涼膈散　涼膈散　瀉白散　葶藶大棗湯　白虎湯　至寶丹　清心牛黃丸　竹葉石膏湯　喻氏清燥救肺湯（风温）

[提要]

风温的病因病机及治疗。

[释义]

　　风温为感受风热病邪而发，因春天风气主令，春风过暖则易形成风热致病。肺为华盖，风热侵袭，首犯手太阴肺经。若失治则邪热从手太阴传入手厥阴心包经。若误用辛温发散或苦寒攻下治疗，则易耗伤气阴而变生惊痫或劫伤肺阴，虚火上炎，灼伤头目清窍，可见鼻干如煤、目瞑或双目上窜无泪，或肢厥、狂躁、胸高气促、小便短涩等。治风温、春温忌用辛温发汗。治此宜用辛凉，清肃上焦，如薄荷、连翘、牛蒡子、贝母、桑叶、沙参、栀子皮、瓜蒌皮、天花粉等。若面色青黄，身热烦渴者，用石膏、淡竹叶辛寒清散。痧症的治疗也是如此。若日久邪热不除，也可加黄芩、黄连、凉膈散。如邪传心包，出现神昏目瞑，窍干无涕泪，清窍欲闭者，可用至宝丹或牛黄清心丸。后期余热不退，肺胃阴伤者，宜用甘寒清养肺胃阴液。备用方有苇茎汤、清心凉膈散、凉膈散、泻白散、葶苈大枣汤、白虎汤、至宝丹、清心牛黄丸、竹叶石膏汤、喻氏清燥救肺汤。

（三）夏热

[原文]

　　夏爲熱病，然夏至以前，時令未爲大熱，經以先夏至病温，後夏至病暑。温邪前已申明，暑熱一症，幼醫易眩。夏暑發自陽明，古人以白虎湯爲主方，後賢劉河間創議，迥出諸家，謂温熱時邪，當分三焦投藥，以苦辛寒爲主。若拘六經分症，仍是傷寒治法，致誤多矣。蓋傷寒外受之寒，必先從汗解，辛温散邪是已。口鼻吸入之寒，即屬中寒陰病，治當温裏，分三陰見症施治。若夫暑病，專方甚少，皆因前人略於暑，詳於寒耳。考古如《金匱》暑、暍、痙之因，而潔古以動靜分中暑中熱，各具至理，兹不概述。論幼科病暑熱，夾雜別病有諸，而時下不外發散消導，加入香薷一味，或六一散一服。考《本草》，香薷辛温發汗，能泄宿水。夏熱氣閉無汗，渴飲停水，香薷必佐杏仁，以杏仁苦降泄氣，大順散取義若此。長夏濕令，暑必兼濕，暑傷氣分，濕亦傷氣，汗則耗氣傷陽，胃汁大受劫爍，變病由此甚多。發泄司令，裏真自虛。張鳳逵云：暑病首用辛凉，繼用甘寒，再用酸泄酸斂，不必用下，可稱要言不煩矣。然幼科因暑熱蔓延，變生他病，兹摘其概。（夏热）

[提要]

暑温的治疗原则。

[释义]

　　张凤逵云：暑病首用辛凉，继用甘寒，再用酸泄酸敛，不必用下。此为暑温的治疗原则，即在暑温初起主要治以辛寒清气，继用辛寒清热合甘寒清热养阴，再用甘寒生津合甘温益气及酸温敛津，起到酸甘化阴、津液涌泄、收敛气阴的作用。因暑热好发于夏暑季节，火热为患，致病力强，初起可径入阳明气分，即"夏暑发自阳明"，故治以辛凉重剂白虎汤清泄暑热；暑热极易耗气伤阴，故清暑的同时需合用甘寒生津，若津气损伤严重者，便可致津气欲脱，则急用酸泄酸敛，敛津益气固脱。《金匮要略》述暑、暍、痉之因，刘完素以苦辛寒为主，分三焦用药，张洁古以动静分中暑中热论治均可参考。但不宜以治伤寒法治疗暑病，忌辛温发散和苦寒攻下，因辛温发汗则耗气伤阳，劫伤胃阴，且暑多夹湿，苦寒攻下亦伤阳气，则湿更难散。

幼儿感受暑热、暑湿病邪容易变生诸多病证，概述如下。

1. 受熱厥逆

［原文］

夏令受熱，昏迷若驚，此爲暑厥，即熱氣閉塞孔竅所致。其邪入絡，與中絡同法，牛黃丸、至寶丹芳香利竅可效。神蘇以後，用清涼血分，如連翹心、竹葉心、玄參、細生地、鮮生地、二冬之屬。此症初起，大忌風藥，初病暑熱傷氣，竹葉石膏湯，或清肺輕劑。大凡熱深厥深，四肢逆冷，但看面垢齒燥，二便不通，或瀉不爽爲是，大忌誤認傷寒也。（受熱厥逆）

［提要］

暑厥的辨治。

［释义］

夏暑感受暑热病邪，邪闭心包，神志闭阻，出现神志昏迷者，为暑厥。治以安宫牛黄丸、至宝丹芳香开窍醒神。神志苏醒后，治以清心凉营，滋养营血，如连翘心、竹叶心、玄参、细生地、鲜生地、天冬、麦冬等。本病初起暑热伤气，可用竹叶石膏汤或清肺轻剂，忌用风药。如见面垢齿燥，二便不通，或泻不爽，四肢逆冷，为热深厥深之阳厥，属真热假寒证，不能误以为伤寒。

2. 吐瀉霍亂

［原文］

吐瀉一症，幼兒脾胃受傷，陡變驚搐最多。若是不正穢氣觸入，或口食寒冷，套用正氣散、六和湯、五積散之類。正氣受傷，肢冷呃忒，嘔吐自利，即用錢氏益黃散。有痰用星附六君子湯、理中湯等。倘熱氣深伏，煩渴引飲，嘔逆者，連香飲、黃連竹茹橘皮半夏湯。熱閉神昏用至寶丹，寒閉用來復丹。（吐瀉霍亂）

［提要］

夏季吐泻的病因病机和辨治及预后。

［释义］

幼儿夏季吐泻常因感受暑湿秽浊之气，或过食寒凉之品，可用正气散、六和汤、五积散等，散邪消积和中。如见四肢逆冷，呃逆，呕吐，下利者，为湿盛伤气，可用钱氏益黄散，理气和中；夹痰者可用星附六君子汤、理中汤等，温中化痰。若见烦渴引饮，呕逆者，可用连香饮、黄连竹茹橘皮半夏汤清胃止呕。热闭神昏者用至宝丹清心开窍；寒闭厥逆者用来复丹除寒复苏。小儿吐泻日久易变生惊风。

3. 瘧

［原文］

瘧因暑發居多，方書雖有痰、食、寒、熱、瘴癧之互異，幼稚之瘧，都因脾胃受病。然氣怯神弱，初病驚癇厥逆爲多。在夏秋之時，斷不可認爲驚癇。大方瘧症，須分十二經，與咳症相等。若幼科庸俗，但以小柴胡去參，或香薷、葛根之屬，不知柴胡劫肝陰，葛根竭胃汁，致變屢矣。幼科純陽，暑爲熱氣，症必熱多煩渴。邪自肺受者，桂枝白虎湯，二進必愈。其有冷食不運，有足太陰脾病見症，初用正氣，或用辛溫，如草果、生薑、半夏之屬。方書謂草果治太陰獨勝之寒，知母治陽明獨勝之熱。瘧久色奪，唇白汗多，餒弱，必用四獸飲。陰虛內熱，必用鱉甲、首烏、知母，便漸溏者忌用。久瘧營傷，寒勝加桂、薑，擬初、中、末瘧門用藥於下。

初病暑風濕熱瘧藥，脘痞悶：

枳殼　桔梗　杏仁　厚朴_{二味喘最宜}　栝樓皮　山梔　香豉

頭痛宜辛涼輕劑：

連翹　薄荷　赤芍　羚羊角　蔓荆子　滑石_{淡滲清上}

重則用石膏，口渴用花粉，煩渴用竹葉石膏湯，熱甚則用黃芩、黃連、山梔。

夏季身痛屬濕，羌、防辛溫宜忌，宜用木防己、蠶沙。

暑熱邪傷，初在氣分，日多不解，漸入血分，反渴不多飲，唇舌絳赤。芩、連、膏、知不應，必用血藥，諒佐清氣熱一味足矣。輕則用：

青蒿　丹皮_{汗多忌}　犀角　竹葉心　玄參　鮮生地　細生地　木通_{亦能發汗}　淡竹葉

若熱久痞結，瀉心湯選用。

又夏月熱久入血，最多蓄血一症，譫語昏狂。看法以小便清長者大便必黑爲是，桃仁承氣湯爲要藥。

幼稚瘧久，面腫腹膨，泄瀉不欲食，或囊腫，或跗腫，必用東垣益氣以升陽。

倘脾陽消憊，前方不應，用理中湯，或錢氏益黃散。得效二三日，須投五苓散一二日，再與異功、參苓白術散之類，必全好。徐忠可注《金匱》有云：幼兒未進穀食者，患瘧久不止，用冰糖濃湯，余試果驗。

瘧多用烏梅，以酸泄木安土之意。用常山、草果，乃劫其太陰之寒，以常山極走，使二邪不相並之謂。用人參、生薑，曰露薑飲，一以固元，一以散邪，取通神明。去穢惡之氣。總之久瘧氣餒，凡壯膽氣，皆可止瘧，未必真有瘧鬼。又瘧邪既久，深入血分，或結瘧母，鱉甲煎丸。設用煎方，活血通絡可矣。（疟）

[提要]

小儿疟疾的病因病机及辨证论治。

[释义]

小儿疟疾为感受暑风湿热之邪以及饮食内伤所致，初起邪热阻滞，正邪交争，中焦水谷运化及气机升降失常；日久邪热深入营血，灼伤营阴或伤害阳气，脾肾阳虚。治疗上，初起身热烦渴，胸闷脘痞者，可用枳壳、桔梗、杏仁、厚朴、瓜蒌皮、山栀、香豉宣气化湿，清热除烦；兼头痛者，宜用辛凉轻剂，如连翘、薄荷、赤芍、羚羊角、蔓荆子、滑石疏风清上，淡渗利湿；热重者，加石膏清泄气热；口渴，加天花粉生津养液；烦渴甚者，可用竹叶石膏汤清胃益气养阴；身热甚者，可用黄芩、黄连、山栀清热解毒；身痛者，为暑热兼湿，忌用羌活、防风辛温发散，宜用木防己、蚕沙清热利湿，舒筋活络。若热久心下痞硬，可选泻心汤治疗。日久暑热病邪从气入营，见身热，口渴而不多饮，唇舌绛红者，治宜凉营泄热，轻者用青蒿、牡丹皮、犀角（水牛角代）、竹叶心、玄参、鲜生地、细生地、木通、淡竹叶。夏月热久入血，多见蓄血一症，出现谵语昏狂，小便清长，大便色黑，治以桃仁承气汤。患疟日久，见头面浮肿，或全身浮肿，腹大如膨，噤口不食，大便溏泄，舌淡脉弱者，可用东垣益气升阳法治疗，若不效，可用理中汤，或钱氏益黄散，后用五苓散、异功散、参苓白术散等治疗。

治疟常用乌梅，酸以泄木安土之意；常用常山、草果，以劫太阴脾土之寒。如正虚可用人参、生姜，组成露姜饮，可益气固元，辛散疟邪。如疟邪日久，深入血分，或结成疟母，可用鳖甲煎丸活血通络。

4. 痢

[原文]

痢疾一症，古稱滯下。蓋裏有滯濁而後下也。但滯在氣，滯在血。冷傷熱傷，而滯非一。今人以滯爲食，但以消食，並令禁忌飲食而已。

夫瘧、痢皆起夏秋，都因濕熱鬱蒸，以致脾胃水穀不運，濕熱灼氣血爲黏膩，先痛後痢，痢後不爽。若偶食瓜果冰寒即病，未必即變爲熱，先宜辛溫疏利之劑。若膿血幾十行，疹痛後重，初用宣通驅熱，如芩、連、大黃，必加甘草以緩之，非如傷寒糞堅，須用芒硝鹹以軟堅，直走破泄至陰。此不過苦能勝濕，寒以逐熱，足可卻病。古云：行血則便膿愈，導氣則後重除。行血涼血，如丹皮、桃仁、延胡、黑楂、歸尾、紅花之屬，導氣如木香、檳榔、青皮、枳、朴、廣皮之屬。世俗通套，不過如此。蓋瘧傷於經，猶可延挨；痢關乎藏，誤治必危。診之大法，先明體質強弱，肌色蒼嫩，更詢起居致病因由。初病體堅症實，前法可遵。久病氣餒神衰，雖有腹痛後重，亦宜詳審，不可概以攻積清奪施治。聊附記一治驗備考：

施姓子，年七歲，七月二十三日，天久雨陰晦，遂發泄瀉數次，越日，腹痛下痢紅白。延幼科二人，調治五六日。至初二日，餘診之，嘔逆不食，下痢無度，都是血水。其腹痛晝夜無寧刻，兩脈俱細，右澀欲歇。坐次鼻聞藥氣，乃大黃氣，令其勿進。施云：有二醫在，枉先生一商何如？餘唯之，入書室索方。一醫曰：下痢已來，全無糟粕，若非攻蕩去積，無別法可投。餘曰：肢冷、下血液七八日，痛不飲水。望面色，枯白中極氣黯，脈形細軟，按之不鼓，明是冷濕中於太陰。仲景太陰九法，示不用下，乃急煎人參、炙草、炮薑、歸、芍、陳皮，少佐肉桂，二劑，垢滯得下，痛痢大減。繼以歸芍異功散、參苓白術散。半月全安。

噤口不納水穀，下痢，都因熱升濁攻，必用大苦，如芩、連、石蓮清熱，人參輔胃益氣，熱氣一開，即能進食，藥宜頻頻進二三口。

小兒休息久痢，變爲糞後下血，最難速愈。有因氣弱下陷者，補中益氣，虛寒飲食不化者，錢氏益黃散。濕熱未淨，氣分延虛者，清暑益氣湯。胃強善食者，苦寒清熱。更節飲食，須善調經月。

久瀉久痢，必傷及腎，以腎司二便也，必肛門後墜不已，與初病濕熱裏急下重不同。治以攝陰液，或佐疏補，久則純與攝納。

小兒熱病最多者，以體屬純陽，六氣著人，氣血皆化爲熱也。飲食不化，蘊蒸於裏，亦從熱化矣。然有解表已復熱，攻裏熱已復熱，利小便愈後復熱，養陰滋清，熱亦不除者，張季明謂元氣無所歸著，陽浮則倏熱矣。六神湯主之。（痢）

[提要]

痢疾的病因病机及辨治。

[释义]

痢疾好发于夏秋季节，因感受湿热病邪而发，湿热郁蒸，脾胃失运，灼伤气血，可见腹痛，下利赤白黏液，利后不爽。若脓血频下、腹痛、里急后重，治宜初用宣通驱热法，如黄芩、黄连、大黄燥湿逐热，并加甘草缓中，与伤寒用苦寒攻下治疗阳明腑实证不同。古人云：行血则便脓愈，导气则后重除。此行血用凉血活血药，如牡丹皮、桃仁、延胡索、焦山楂、当归尾、红花等；导气用木香、槟榔、青皮、枳实、厚朴、橘皮等。若因过食瓜果冷饮而致病者，证属寒湿，治宜辛温疏利。若痢久正虚邪少者，腹痛后重未除，需攻补兼施而治。附一痢疾过用苦寒误治，后用温阳益阴方药治疗验案。

噤口痢大多因湿热内攻所致，可见不纳水谷、下利赤白黏液，常用大苦之品治疗，如黄芩、黄连、石莲子清热燥湿，辅以人参益气。

休息痢大多因病久脾胃虚损所致，可见便后下血，病程缠绵。如气弱下陷者，用补中益气汤治疗；脾胃虚寒，饮食不化者，用钱氏益黄散治疗；湿热未净，阳气虚损者，用清暑益气汤治疗；如胃强能食者，兼用苦寒清热。须注重配合长期的饮食调治方能痊愈。甚者久泻久痢，日久伤肾。肾司二便，可见肛门后坠，与里急后重不同。治宜填补阴液，少佐疏补，邪去可配合固摄涩肠。

小儿体属纯阳，无论外感内伤均易化热，如泻实补虚等热仍不退，偶有元气浮越，忽然身热者可用六神汤治疗。同时，对于痢疾患儿，须辨体质、起居等，查明寒热虚实而治。

（四）秋燥

［原文］

秋深初凉，稚年發熱咳嗽，證似春月風溫症。但溫乃漸熱之稱，涼即漸冷之意。春月爲病，猶冬藏固密之餘；秋令感傷，恰值夏熱發泄之後。其體質之虛實不同，但溫自上受，燥自上傷，理亦相等，均是肺氣受病。世人誤認暴感風寒，混投三陽發散，津劫燥甚，喘急告危。若果暴涼外束，身熱痰嗽，只宜葱豉湯，或蘇梗、前胡、杏仁、枳、桔之屬，僅一二劑亦可。更有粗工，亦知熱病，與瀉白散加芩、連之屬，不知愈苦助燥，必增他變。當以辛涼甘潤之方，氣燥自平而愈。慎勿用苦燥，劫爍胃汁。

秋燥一症，氣分先受，治肺爲急。若延綿數十日之久，病必入血分，又非輕浮肺藥可醫。須審體質症端。古謂治病當活潑潑地，如盤走珠耳。（秋燥）

［提要］

秋燥的治疗宜忌。

［释义］

秋燥好发于秋深初凉之时，可见发热咳嗽等表现，与风温相似。两者均为温邪从口鼻而入，首犯肺系，但发病季节不同，风温发于冬藏固密之余，秋燥发于夏热发泄之后，因而体质的虚实不同。秋燥与风寒不同，切勿辛温发散，否则更伤津液，咳喘气促更甚，加重病情；也不宜使用泻白散加黄芩、黄连等，以免苦寒化燥，劫烁已耗之胃阴。治宜辛凉甘润。如兼风寒外束，身热，咳嗽，吐痰者，可合用葱豉汤，或加苏梗、前胡、杏仁、枳壳、桔梗等，用1~2剂便可。秋燥初起气分受邪，日久可入血分，须辨证而治。

三、痧疹

［原文］

痧子，吳音瘄子，浙江疹，北音。

丹痧屬陽腑經邪，初起必從表治。症見頭痛，喘急咳嗽，氣粗嘔惡，一日二日即發者輕，三五日者重。陽病七日外，隱伏不透，邪反內攻，喘不止，必腹痛脹秘悶，危矣。治法宜苦辛清熱，涼膈去硝、黃。

方書謂足陽明胃疹，如雲布密，或大顆如痘，但無根盤。方書謂手太陰肺疹，但有點粒，無片片者，用辛散解肌。冬月無汗，壯熱喘急，用麻、杏，如華蓋散、三拗湯。夏月無汗，用辛涼解肌，葛根、前胡、薄荷、防風、香薷、牛蒡、枳、桔、木通之屬。

古人以表邪口渴，即加葛根，以其升陽明胃津。熱甚煩渴，用石膏辛寒解肌，無汗忌用。

凡瘄疹，辛涼爲宜。連翹辛涼，翹出眾草，能升能清，最利幼科，能解小兒六經諸熱。

春令發痧從風溫。夏季從暑風，暑必兼濕，秋令從熱爍燥氣，冬月從風寒。

疹宜通泄，泄瀉爲順，下痢五色者亦無妨。惟二便不利者，最多凶症。治法大忌止瀉。

痧本六氣客邪，風寒暑濕，必從火化。痧既外發，世人皆云邪透。孰謂出沒之際，升必有降，勝必有復。常有痧外發，身熱不除，致咽啞齦腐，喘急腹脹，下痢不食，煩躁昏沉，竟以告斃者，皆屬裏症不清致變。須分三焦受邪孰多，或兼別病累瘁，須細體認。上焦藥用辛涼，中焦藥用苦辛寒，下焦藥用鹹寒。

上焦藥，氣味宜以輕。肺主氣，皮毛屬肺之合，外邪宜辛勝，裏甚宜苦勝。若不煩渴，病日多，邪鬱不清，可淡滲以泄氣分。

中焦藥，痧火在中，爲陽明燥化，多氣多血，用藥氣味，苦寒爲宜。若日多，胃津消爍，苦則助燥劫津，甘寒宜用。

下焦藥，鹹苦爲主。若熱毒下注成痢，不必鹹以軟堅，但取苦味堅陰燥濕。

古人以痧爲經腑之病，忌溫燥澀補。所謂痘喜溫暖，疹喜清涼也。然常有氣弱體虛，表散寒涼非法，淹淹釀成損怯。但陰傷爲多，救陰必扶持胃汁，氣衰者亦有之，急當益氣。稚年陽體，純剛之藥忌用。幼科方書歌括曰：赤疹遇清涼而消，白疹得溫暖而解。此溫字，即後人酒釀、樫木、粗草紙、木棉紗之屬，雖不可不知，然近年用者多無益。

痧疳，濕盛熱蒸，口舌咽喉疳蝕。若不速治，有穿腮破頰，咽閉喘促告斃矣。治之宜早，外治另有專方。若湯藥方法，必輕淡能解上病，或清散亦可。

痧痢，乃熱毒內陷，與傷寒協熱，邪盡則痢止同法。忌升提，忌補澀。輕則分利宣通，重則苦寒解毒。（痧疹）

[提要]

麻疹的辨证论治。

[释义]

麻疹属温热时毒侵袭肺胃，气热壅盛所致病证，常见头痛，咳嗽，气喘，呕恶。初起治以透邪解毒。1～2日皮疹出现者病情稍轻，3～5日皮疹显现者病情较重。若7日之后，皮疹不显，热毒深伏不透，为邪热内攻，可见喘促不止，腹痛胀满，病情危重。治宜苦辛清热，可用凉膈散减芒硝、大黄。

若为阳明热毒炽盛，感邪较重，可见斑疹密布、焮红成片；若为太阴受邪，感邪较轻，可见疹出散布，点粒状，不连成片。如发于冬天，疹出无汗，壮热，气急喘促，可用麻黄、杏仁发散宣肺，如华盖散、三拗汤。如发于夏季，疹出无汗，治以辛凉解肌，用葛根、前胡、薄荷、防风、香薷、牛蒡子、枳壳、桔梗、木通等。兼口渴者，加葛根，升阳明胃津；热甚烦渴者，加石膏辛寒清气，解肌达邪。无汗者禁用石膏。

麻疹的治疗，以辛凉为宜。连翘辛凉，能升能清，能解小儿六经诸热。有认为治疹宜用通泄法，忌用止泻法。也有认为疹喜清凉，勿宜温补。这些都应客观对待。小儿柔弱，稚阴稚阳，泄泻太过，或邪毒过甚，可见损阴耗阳，若见疹点淡白，气血虚弱者，应当补益气阴而愈病。

麻疹因感外邪而作，邪热炽盛，可化火化毒，若疹出而身热不除，咽痛声哑，龈肿腐烂，气急喘促，神昏躁扰，口噤不食，腹胀下痢等，为邪毒内陷的麻疹并发症，病情危重，需及时治疗。麻疹可分三焦论治，如上焦药用辛凉散邪；中焦药用苦辛寒通降；下焦药用咸寒凉营凉血。即上焦用药，取气味轻薄之品，因肺主气，肺合皮毛。治外邪宜以辛味药取胜，因辛可散邪；治里热宜以苦味药取胜，因苦可降泻。若不烦渴，病日多，邪郁不清，可淡渗以泄气分。中焦用药，治痧火在里，阳明燥热，多气多血，取苦寒泻火之品。若日多，胃津消烁，苦则助燥劫津，宜配用甘寒清热生津。下焦药，以咸苦为主，咸寒凉营凉血，苦味坚阴燥湿。

同时，痘喜温暖，疹喜清凉。麻疹的治疗禁温燥、涩补。然而，麻疹患儿耗伤气阴者也不少，注意"阴伤为多，救阴必扶持胃汁"，阳气虚衰者，急当益气。

若麻疹致口舌咽喉疳蚀者，为湿盛热蒸，须早治速治，否则有穿腮破颊，喘促窒息之变，病情危急。麻疹致下痢不止者，为热毒内陷，协热下利。治疗上，轻则分利宣通；重则苦寒解毒。忌升提、补涩。

四、惊风

[原文]

小兒倉猝驟然驚搐，古曰陽癇。從熱症治，古人用涼膈散爲主方。

按：急驚屬陽，熱病用涼膈，以清膈間無形之熱。膈上邪熱逼近膻中，絡閉則危殆矣。此宣通乃一定之法，然必詢病因，察時候治之。

幼科以痰、熱、風、驚四治，猶可說也。吾鄉有專科，立方鉤藤、連翹、木通、薄荷、前胡、枳殼、桔梗，加入表散消食，多不效驗。

驚爲七情，內應乎肝。肝病發驚駭，木強火熾，其病動不能靜，且火內寄肝膽，火病來必迅速。後世龍、薈、芩、連，必加冰、麝、硝、黃，取其苦寒直降，鹹苦走下，辛香通裹竅之閉也。如牛黃丸、至寶丹、紫雪，皆可選用。凡熱邪塞竅，神迷昏憒者仿此。

鉤藤、丹皮之屬，僅泄少陽膽熱，與急驚暴熱內閉之症無益。若火熱劫爍血液，苦寒鹹寒不中與也。宜用犀角地黃湯之屬。

方書有鎮墜金石之藥，有攻風劫痰之藥，雖非常用，不可不考。

驚與厥，皆逆亂之象。仲景云：蛔厥都從驚恐得之。凡吐蛔，腹痛，嘔惡，明是肝木犯胃，幼醫亂治，束手告斃。餘宗仲景法每效。（驚）

[提要]

急惊风的辨治。

[释义]

小儿猝然惊悸抽搐，称为阳痫，常因热邪或惊恐为患，内应肝胆，心肝火旺，治以凉膈散，宣通胸膈郁热，预防热闭心包，或用龙胆、芦荟、黄芩、黄连、冰片、麝香、大黄、芒硝苦寒泻火，攻下邪实并辛热开窍，如热闭心窍，神志昏愦者，须用安宫牛黄丸、至宝丹、紫雪丹清心开窍；如热入血分，动血耗血者，治宜犀角地黄汤。

惊风的治疗也可适当运用金石类镇肝熄风除痰。惊风与蛔厥也有密切关系，可以宗仲景缓肝调中法（乌梅丸）治疗。

第三节　《温病条辨·解儿难》选

《温病条辨·解儿难》为清代著名温病学家吴瑭所著，列于《温病条辨》之卷末。全文论述了儿科多种病证的病因证治，尤其对痉、疳、痘、麻有所发挥，并对婴幼儿体质特点、儿科用药特点及小儿养育保健等认识多有创见。提出小儿"稚阴稚阳"体质新说，补充了"纯阳"体质学说的不足，并指出小儿病理上"易于传变""易于感触"等特点。在儿科用药上反对苦寒攻伐，对发热类疾病用药提倡"酸甘化阴"以"存阴退热"。

本节摘选其中部分内容。

一、儿科总论

[原文]

古稱難治者，莫如小兒，名之曰啞科。以其疾痛煩苦，不能自達；且其臟腑薄，藩籬疏，易於傳變；肌膚嫩，神氣怯，易於感觸；其用藥也，稍呆則滯，稍重則傷，稍不對證，則莫知其鄉，捉風捕影，轉救轉劇，轉去轉遠；惟較之成人，無七情六欲之傷，外不過六淫，內不過飲食，胎毒而已。然不精於方脈、婦科，透徹生化之源者，斷不能作兒科也。（儿科总论）

[提要]

小儿生理病理、用药特点及对儿科医生的要求。

[释义]

儿童患病，因不能自我明确表达病情，因而将儿科称为哑科。与成人相较，儿科病因以外感六淫与内伤饮食及胎毒为多见。因小儿生理上具有神气怯弱，脏腑娇嫩，肌肤疏薄的特点，病理表现为易受外邪侵袭且传变迅速。同时，小儿脏腑娇弱，气机活泼，生理机能低弱，若患病后治疗用药时稍不灵动则会气机呆滞，运化失常；用药稍重则正气受伤；用药稍不对证则结果难以预料。

作为儿科医生，需要精通中医诊治方法，对生命的起源和孕育有充分的了解，并熟悉妇科知识。对于儿童无七情六欲的观点应客观对待，儿童也有情志致病者，且现阶段儿童心理性疾病的发病有增多趋势。

二、论儿科用药

[原文]

世人以小兒爲純陽也，故重用苦寒。夫苦寒藥，兒科之大禁也。丹溪謂產婦用白芍，伐生生之氣，不知兒科用苦寒，最伐生生之氣也。小兒，春令也，東方也，木德也，其味酸甘，酸味人或知之，甘則人多不識。蓋弦脈者，木脈也，經謂弦無胃氣者死。胃氣者，甘味也，木離土則死，再驗之木實，則更知其所以然矣，木實惟初春之梅子，酸多甘少，其他皆甘多酸少者也。故調小兒之味，宜甘多酸少，如錢仲陽之六味丸是也。苦寒之所以不可輕用者何？炎上作苦，萬物見火而化，苦能滲濕。人，倮蟲[1]也，體屬濕土，濕淫固爲人害，人無濕則死。故濕重者肥，濕少者瘦；小兒之濕，可盡滲哉！在用藥者以爲瀉火，不知愈瀉愈瘦，愈化愈燥。苦先入心，其化以燥也，而且重伐胃汁，直致痙厥而死者有之。小兒之火，惟壯火可減；若少火則所賴以生者，何可恣用苦寒以清之哉！故存陰退熱爲第一妙法，存陰退熱，莫過六味之酸甘化陰也。惟濕溫門中，與辛淡合用，燥火則不可也。余前序溫熱，雖在大人，凡用苦寒，必多用甘寒監之，惟酒客不禁。（儿科用药论）

[词解]

[1] 倮虫：身无羽毛鳞甲的动物，古代常用以指人。倮，同裸。

[提要]

小儿用药宜忌及禁用苦寒药的缘由。

[释义]

小儿体属纯阳，生机勃勃，从五行比类，如春令，属东方，象树木，味酸甘，因木主酸味，土主甘味。树木的生发需要泥土的滋养，所以小儿用药宜甘多酸少，如钱仲阳之六味地黄丸，以甘培土，滋养树木，最忌重用苦寒克伐春木的生发之气。因为苦味属火，火易伤阴，劫烁胃液；苦亦渗湿，渗湿太过则脾土失去肥沃。脾胃受损则土虚，土虚则肝木失养，甚则肝风内动，发为痉厥重症。

小儿纯阳之气为生命根本，不耐过用苦寒重伐生机，用药时常宜酸甘化阴以达退热存阴的目的，即便成人运用苦寒药时也常配合甘寒之品，只有酒客湿热素盛之体可用苦寒之品清热燥湿。

三、小儿痉病

［原文］

風溫痙

乃風之正令，陽氣發泄之候，君火主氣之時，宜用辛涼正法。輕者用辛涼輕劑，重者用辛涼重劑，如本論上焦篇銀翹散、白虎湯之類；傷津液者，加甘涼，如銀翹加生地、麥冬，玉女煎以白虎合冬、地之類；神昏譫語，兼用芳香以開膻中，如清宮湯、牛黃丸、紫雪丹之類；愈後用六味、三才、復脈輩，以復其喪失之津液。

風溫咳嗽致痙者，用桑菊飲、銀翹散辛涼例，與風寒咳嗽迴別，斷不可一概用杏蘇辛溫也。（小儿痉病瘛病共有九大纲论）

［提要］

风温致痉的治疗。

［释义］

风温的病因为风热病邪，常见于春风过暖，风盛夹热，外风引动内风，发生痉证，治宜辛凉清解，疏风泄热，散邪止痉。轻者用辛凉轻剂银翘散；重者用辛凉重剂白虎汤；伤津液者，加甘凉之品生津养液，如银翘散加生地、麦冬，玉女煎以白虎汤合麦冬、地黄等；热甚，热陷心包，神昏谵语者，兼用芳香开窍，开膻中，醒神志，如清宫汤、安宫牛黄丸、紫雪丹等；后期余邪未净，气阴受伤者，用六味地黄汤、三才汤、加减复脉汤等以复正愈病。

风温咳嗽致痉者，用桑菊饮、银翘散辛凉清解剂治疗，与风寒咳嗽截然不同，不可一概用杏仁、紫苏辛温发散。

［原文］

溫熱痙

即同上風溫論治。但風溫之病痙者輕而少，溫熱之致痙者多而重也。藥之輕重淺深，視病之輕重淺深而已。（小儿痉病瘛病共有九大纲论）

［提要］

温热痉论治及其与风温痉的比较。

［释义］

温热痉为感受温热病邪所致动风病证，与风温痉论治一致，并视病情轻重而用药。然而，风温致痉者少、病情较轻；温热致痉者多、病情较重。

［原文］

暑痙

按：俗名小兒急驚風者，惟暑月最多，而兼證最雜，非心如澄潭，目如智珠，筆如分水犀者，未易辨此。蓋小兒膚薄神怯，經絡臟腑嫩小，不奈三氣發泄。邪之來也，勢如奔馬，其傳變也，急如掣電，豈粗疏者所能當此任哉！如夏月小兒身熱頭痛，項強無汗，此暑兼風寒者也，宜新加香薷飲；有汗則仍用銀翹散，重加桑葉；咳嗽則用桑菊飲；汗多則用白虎；脈芤而喘，則用人參白虎；身重汗少，則用蒼朮白虎；脈芤面赤多言，喘喝欲脫者，即用生脈散；神識不清者，即用清營湯加鉤藤、丹皮、羚羊角；神昏者，兼用紫雪丹、牛黃丸等；病勢輕微者，用清絡飲之類，方法悉載上焦篇，學者當與前三焦篇暑門中細心求之。但分量或用四之一，或用四之二，量兒之壯弱大小加減之。痙因於暑，只治致痙之因，而痙自止，不必沾沾但於痙中求之。若執痙以求痙，吾不知痙為何物。夫痙，病名也，頭痛亦病名也。善治頭痛者，必問致頭痛之因，蓋頭痛有傷寒頭痛，傷風頭痛，暑頭痛，熱頭痛，濕頭痛，燥頭痛，痰厥頭痛，陽虛頭痛，陰虛頭痛，跌撲頭痛，心火欲作癰膿之頭痛，肝風內動上竄少陽膽絡之偏頭痛，朝發暮死之真頭痛，若不問其致病之因，如時人但見頭痛，一以羌活、藁本從事，何頭痛之能愈哉！況痙病之難治者乎！（小儿痉病瘛病共有九大纲论）

[提要]

暑痉的辨证论治及辨证求因的重要性。

[释义]

小儿急惊风，在夏暑季节最多且兼证复杂，需细察精详。暑为火之令，致病凶悍，传变迅速，因小儿肌肤薄弱，神气虚怯，脏腑经络稚嫩，感受暑、湿、热三气则病变传变更多、变化更快、病情更重。如夏月见小儿身热头痛，项强无汗，此为暑盛阳明，正邪剧争，则身热头痛；兼受风寒，太阳经气收引则项强无汗，治宜新加香薷饮。如有汗则仍用银翘散疏风泄热，重者加桑叶；若咳嗽则用桑菊饮疏风散邪，止咳化痰；如汗多者则用白虎汤清气泄热；若脉芤而喘者，则用白虎加人参汤清热益气养阴；如身重汗少者，为暑温兼湿，则用白虎加苍术汤清气化湿；若脉芤面赤多言，喘喝欲脱者，为津气欲脱，须急用生脉散益气敛阴固脱；若神志不清者，为暑热闭阻心营，宜用清营汤加钩藤、丹皮、羚羊角凉营泄热止痉；如神昏者，兼用紫雪丹、牛黄丸等清心开窍；病势轻微者，用清络饮之类，依据患儿身体壮弱及年龄大小而加减运用。

同时，治疗暑痉应注重解除致病之因——暑热病邪，不能只顾治痉，即应辨证求因。又如治疗头痛，亦须要分清外感、内伤等各种病因，如一见头痛，便用羌活、藁本等，不分病因而治，实难有效，何况痉病更难治疗呢！

[原文]

濕痙

按：中濕即痙者少，蓋濕性柔而下行，不似風剛而上升也。其間有兼風之痙，《名醫類案》中有一條云："小兒吐哯[1]欲作癎者，五苓散最妙"；本論濕溫上焦篇，有三仁湯一法；邪入心包，用清宮湯去蓮心、麥冬，加銀花、赤小豆皮一法；用紫雪丹一法；銀翹馬勃散一法；千金葦莖湯加滑石、杏仁一法；而寒濕例中，有形似傷寒，舌白不渴，經絡拘急，桂枝薑附湯一法，凡此非必皆現痙病而後治。蓋既感外邪，久則致痙，於其未痙之先，知係感受何邪，以法治之，而痙病之源絕矣，豈不愈於見痙治痙哉！若兒科能於六淫之邪，見幾於早，吾知小兒之痙病必少。濕久致痙者多，蓋濕為濁邪，最善彌漫三焦，上蔽清竅，內蒙膻中，學者當於前中焦、下焦篇中求之。由瘧、痢而致痙者，見其所傷之偏陰偏陽而補救之，於瘧、痢門中求之。（小儿痉病瘛病共有九大纲论）

[词解]

[1] 哯（xiàn）：不作呕而吐，亦泛指呕吐。

[提要]

湿邪致痉特点及辨治。

[释义]

湿邪性柔而润下，常兼风邪而致痉。《名医类案》云："小儿吐哯欲作癎者，五苓散最妙。"此为湿邪侵犯，升降失常，呕吐伤中，欲作癎证，治以五苓散温阳化气，渗湿利水。有关湿邪致痉的治疗可参考本书湿温相关病证的辨治，如湿遏卫气者，治以三仁汤；如湿热邪入心包，着于经络者，治以清宫汤去莲子心、麦冬，加金银花、赤小豆皮，或用紫雪丹；如湿热阻闭肺窍，咽喉肿痛者，治以银翘马勃散；若湿热伤肺，化生痰热，肺失宣肃而咳嗽喘促者，治以千金苇茎汤加滑石、杏仁；而感受寒湿，见形寒脉缓，舌质淡或舌苔白滑不渴，经络拘急者，治以桂枝姜附汤。除此之外，因湿为浊邪，容易弥漫三焦，上蔽清窍，内蒙膻中，湿热所致其他病证，如疟痢而致痉等，也可参照疟疾、痢疾的治疗。然而，湿邪病久容易导致痉病发生，且六淫侵袭，日久均可致痉，应防患于未然，早作预防，早散邪气，不至痉证出现才作辨治。

[原文]

燥痉

燥氣化火，消爍津液，亦能致痉，其治略似風溫，學者當於本論前三焦篇秋燥門中求之。但正秋之時，有伏暑內發，新涼外加之證，燥者宜辛涼甘潤，有伏暑則兼濕矣，兼濕則宜苦辛淡，甚則苦辛寒矣，不可不細加察焉。燥氣化寒，脅痛嘔吐，法用苦溫，佐以甘辛。（小儿痉病瘛病共有九大纲论）

[提要]

燥痉的形成及辨治。

[释义]

燥与热合，燥气化火，消烁津液，亦能致痉，其治略似风温痉，参照本书秋燥病辨证施治。然而，正秋之时，亦有伏暑病证，其为暑湿内发，外加新感燥热之证，治此燥者宜辛凉甘润，兼夹暑湿则宜苦辛淡渗，甚则用苦辛苦寒，疏散燥邪，清暑渗湿，或苦寒清热燥湿。若燥与风寒相合，燥气化寒，见胁痛呕吐者，治宜苦温燥湿，佐以甘辛散寒。

[原文]

本臟自病痉

按：此證由於平日兒之父母，恐兒之受寒，覆被過多，著衣過厚，或冬日房屋熱炕過暖，以致小兒每日出汗，汗多亡血，亦如產婦亡血致痉一理。肝主血，肝以血爲自養，血足則柔，血虛則強，故曰本臟自病。然此一痉也，又實爲六淫致痉之根。蓋汗多亡血者，本臟自病，汗多亡衛外之陽，則易感六淫之邪也。全賴明醫參透此理，於平日預先告諭小兒之父母，勿令過暖汗多亡血，暗中少卻無窮之病矣，所謂治未病也。治本臟自病法，一以育陰柔肝爲主，即同產後血亡致痉一例，所謂血足風自滅也。六味丸，復脈湯，三甲復脈三方，大小定風珠二方，專翁膏，皆可選用。專翁膏爲痉止後，每日服四五錢，分二次，爲填陰善後計也。六淫誤汗致痉者，亦同此例。救風溫、溫熱誤汗者，先與存陰，不比傷寒誤汗者急與護陽也，蓋寒病不足在陽，溫病不足在陰也。（小儿痉病瘛病共有九大纲论）

[提要]

本脏自病痉的病因病机与治疗。

[释义]

《素问·阴阳别论》说："阳加于阴谓之汗。"汗为心液，血汗同源。如小儿平日衣被过多过厚或冬日在屋内取暖温度过高，易致出汗过多，丢失心液。肝藏血，主筋，汗多失血，筋脉失养，拘挛为痉。同时，出汗过多，也使卫阳虚损，则易感外邪，六淫邪气又可致痉，因此，勿过暖过汗，勿伤卫之阴与阳，即少受外邪和少伤肝血，便可减少痉证的发生，即治未病。对于本脏自病痉的治疗，一是以育阴柔肝为主，所谓血足风自灭，可选用六味地黄丸，加减复脉汤，三甲复脉汤，大定风珠，小定风珠，专翁大生膏。专翁大生膏主要用于痉证发作之后填补真阴，每日服2次，每服四五钱。六淫误汗致痉的治疗方法与此一致。同时，挽救风温、温热误汗者，先要存阴，与伤寒误汗者急于护阳不同，因寒病不足者在于阳气，而温病不足者在于阴液。

四、论疹

[原文]

若明六氣爲病，疹不難治。但疹之限期最迫，只有三日。一以辛涼爲主，如俗所用防風、廣皮、升麻、柴胡之類，皆在所禁。俗見疹必表，外道也。大約先用辛涼清解，後用甘涼收功。赤疹誤用麻黃、三春柳等辛溫傷肺，以致喘咳欲厥者，初用辛涼加苦梗、旋覆花，上提下降；甚則用白虎加旋覆、杏仁；繼用甘涼加旋覆花以救之；咳大減者去之。凡小兒連咳數十聲不能回轉，半日方回如雞聲者，千金葶藶湯合葶藶大棗瀉肺湯主之；近世用大黃者，殺之也。蓋葶藶走肺經氣分，雖兼走大腸，然從上下降，而又有大棗以載之緩之，使不急於趨下；大黃則純走腸胃血分，下有形之滯，並不走肺，徒傷其無過之地故也。若固執病在臟，瀉其腑之法，則誤矣。（疹論）

[提要]

麻疹的治疗宜忌。

[释义]

麻疹的治疗常常为初用辛凉清解，后用甘凉清热生津。防风、广皮、升麻、柴胡等常常禁用，因麻疹为风热病邪内窜于营，使血络破损而成，如用辛温升散药易使邪热走窜更甚，疹出增加。对于赤紫色的皮疹如误用麻黄、三春柳等辛温发散，则耗伤肺之气阴，出现气喘、咳嗽，甚至欲发昏厥，初治宜辛凉清解加桔梗、旋覆花上提下降肺气；较甚者，用白虎汤辛寒清气加旋覆花、杏仁宣降肺气，理气化痰平喘；继而用甘凉清热生津方加旋覆花救治，咳喘明显改善后停药。只要见小儿连咳数十声不能回转，半日方回如鸡声者，均用千金苇茎汤合葶苈大枣泻肺汤主治。以葶苈子泻肺涤痰，入肺经气分，兼走大肠，从上宣降气机；大枣甘缓益气扶正。对此如用大黄攻下，不宜，因大黄纯走肠胃血分，下肠道有形燥屎，并不入肺。因此，不能固执于病在脏泻其腑的治疗方法。

第四节　《温热论》选

《温热论》为清代著名医家叶桂（字天士）所著，被称作温病学的奠基之作，成书年代不晚于乾隆十一年（1746年）。其主要内容可概括为：阐明温病的发生发展规律；创立卫气营血辨证理论体系，奠定了温病学辨证论治的理论基础；丰富和发展了温病诊断学内容，如辨舌，辨齿，辨斑疹，辨白㾦；确立卫气营血各阶段治疗原则和方法；论述了妇人温病的证治特点。

本节摘选书中主要内容和国家中医执业医师资格考试大纲（2020版）的相关原文。

一、温病大纲

[原文]

溫邪上受[1]，首先犯肺，逆傳心包。肺主氣屬衛，心主血屬營，辨營衛氣血雖與傷寒同，若論治法則與傷寒大異也。（1）

[词解]

[1] 上受：从上部口鼻而入。

[提要]

新感温病的病因、感邪途径、发病部位、传变趋势及温病与伤寒治法的区别。

[释义]

叶氏提出温病的病因是"温邪"，突出其温热的特性，与伤寒之邪有寒温属性之不同。

温病的感邪途径是"上受"，即温邪由口鼻而侵入人体。

"首先犯肺"，指出温病的发病部位在肺系。因肺主皮毛，与卫气相通，主一身之表，故温邪从口鼻而入先犯肺卫，初起见肺卫表证。

温病传变有顺传、逆传两种趋势。顺传指肺卫邪热，从卫入气，从太阴传入阳明的病变过程；逆传指肺卫邪热不经气分直接从卫内陷心营，而出现神昏谵语等危重证候。逆传是相对顺传而言。

温病与伤寒由于感邪不同，其治疗有所不同，伤寒初起治宜辛温解表；温病初起治宜辛凉清解。

[原文]

大凡看法，衛之後方言氣，營之後方言血。在衛汗之可也，到氣才可清氣，入營猶可透熱轉氣，如犀角、玄參、羚羊角等物，入血就恐耗血動血，直須涼血散血，如生地、丹皮、阿膠、赤芍等物。否則前後不循緩急之法，慮其動手便錯，反致慌張矣。(8)

[提要]

温病卫气营血辨证及其治疗原则。

[释义]

温邪侵袭人体，首犯肺卫，病情轻浅；渐渐入里，气分热炽，正盛邪实；进而深入营分，营阴受损，病情加重；最甚为邪陷血分，动血耗血，热瘀互结，病情危重。此为卫气营血辨证。

治疗上，邪在卫分，主以辛凉透达，透邪外出，但忌辛温发汗或寒凉太过；邪入气分，里热炽盛，治宜清气泄热；邪热入营治以咸寒凉营为主，如犀角、玄参、羚羊角等，并佐以轻清透泄之品，使营分邪热转出气分而解；入血则宜凉血养阴，活血散血，如生地、丹皮、阿胶、赤芍等。

二、邪在肺卫

[原文]

蓋傷寒之邪留戀在表，然後化熱入裏。溫邪則熱變最速，未傳心包，邪尚在肺。肺主氣，其合皮毛，故云在表。在表初用辛涼輕劑，夾風則加入薄荷、牛蒡之屬，夾濕加蘆根、滑石之流。或透風於熱外，或滲濕於熱下，不與熱相搏，勢必孤矣。(2)

[提要]

温病与伤寒传变的不同及温病初起证的治疗。

[释义]

伤寒由外感寒邪所致，寒性凝滞，故初起寒邪束表，郁遏卫阳而呈现表寒见症，待寒郁化热后逐渐内传阳明而成里热证候，需时较长。温病由外感温邪所致，温邪性属炎热，易伤阴津，传变迅速，初起温邪袭卫，继而传变入里，甚者逆传心包，致病情骤变。

温病初起，邪犯肺系。肺主气，其合皮毛。肺卫受邪，治宜辛凉宣透，轻清疏泄，用辛凉轻剂，而热邪每易兼夹风邪或湿邪为患，夹风者，在辛凉轻剂中可加入薄荷、牛蒡子等辛散之品，使风从外解，热易清除；夹湿者，在辛凉轻剂中加入芦根、滑石等甘淡渗湿之品，使湿从下泄，不与热合，分而解之。

[原文]

不爾，風夾溫熱而燥生，清竅必乾，謂水主之氣不能上榮[1]，兩陽[2]相劫也。濕與溫合，蒸鬱而蒙蔽於上，清竅爲之壅塞，濁邪害清[3]也。其病有類傷寒，其驗之之法，傷寒多有變症，溫熱雖久，在一經不移，以此爲辨。(3)

[词解]

[1] 水主之气不能上荣：水主之气包括肺肾之气。因为肾主水，肺属金而生水。这里是指温热之邪耗伤津液，而致头面诸窍失去濡润。

[2] 两阳：指风邪和热邪都是阳邪。

[3] 浊邪害清："浊"，指湿邪，"清"，指清窍。即湿热熏蒸，上蒙清窍，致使耳、鼻失灵，出现耳聋，鼻塞等症状。

[提要]

温热夹风、夹湿的证候特点及温热夹湿与伤寒的鉴别要点。

[释义]

风与热都属阳邪，两阳交织，势必耗劫津液，津伤邪炽，无津上荣，必致口鼻咽等头面清窍干燥。湿为阴邪，热为阳邪，湿与热合，湿热交蒸，蒙蔽于上，清阳之气被其阻遏，必致耳聋、鼻塞、头目昏胀，甚或神志昏蒙等清窍壅塞症。

温热夹湿初起，因热被湿掩，与伤寒类似，但两者的传变各有特点。伤寒初起邪气留恋在表，然后化热入里，传入少阳、阳明，或传入三阴，病情多变。温热夹湿者，湿邪黏腻，转化较慢，较长时间内以困阻中焦脾胃为特征。两者以此为辨。

三、邪在气分

[原文]

若其邪始終在氣分流連者，可冀其戰汗透邪，法宜益胃，令邪與汗並，熱達腠開，邪從汗出。解後胃氣空虛，當膚冷一晝夜，待氣還自溫暖如常矣。蓋戰汗而解，邪退正虛，陽從汗泄，故漸膚冷，未必即成脫證。此時宜令病者安舒靜臥，以養陽氣來復，旁人切勿驚惶，頻頻呼喚，擾其元神，使其煩躁。但診其脈，若虛軟和緩，雖倦臥不語，汗出膚冷，卻非脫症；若脈急疾，躁擾不臥，膚冷汗出，便爲氣脫之症矣。更有邪盛正虛，不能一戰而解，停一二日再戰汗而愈者，不可不知。(6)

[提要]

战汗形成的机理、临床特点、护理及预后。

[释义]

温邪始终流连于气分者，说明机体正气尚未虚衰，邪正相持于气分，治疗可通过战汗而透达邪气。"益胃"，即以轻清宣透之品，宣通气机，并灌溉汤液，促使正气来复，热达于外，腠开汗泄，邪随汗解。

战汗常常表现为全身战栗，甚或肢冷脉伏，继而身热大汗。战而汗解者，脉静身凉，倦卧不语，这是大汗之后，胃中水谷之气亏乏，卫阳外泄，肌肤一时失却温养所致的短暂现象，虽"肤冷一昼夜"，一俟阳气恢复，肌肤即可温暖如常。此时应保持环境安静，让患者安舒静卧，以养阳气来复，切不可见其倦卧不语，误认为"脱证"，以致惊慌失措，频频呼唤，反扰其元神，不利机体恢复。

若战汗后脉象急疾，或沉伏，或散大，或虚而结代，神志不清，躁扰不卧，肤冷汗出者，为正气外脱、邪热内陷的危重现象。临床上还可见一次战汗后病邪不能尽解，须一、二日后再次战汗而痊愈的情况，其原因主要是邪盛而正气相对不足，一次战汗不足以驱逐全部病邪，往往须停一、二日，待正气渐复后再作战汗而获愈。

[原文]

再論氣病有不傳血分，而邪留三焦，亦如傷寒中少陽病也。彼則和解表裏之半，此則分消上下之勢，隨症變法，如近時杏、朴、苓等類，或如溫膽湯之走泄。因其仍在氣分，猶可望其戰汗之門戶，轉瘧之機括。(7)

[提要]

湿热阻滞三焦的治疗和转归。

[释义]

温邪久羁气分，不内传营血分，多见邪留三焦。三焦属手少阳，总司人体气化功能，是气血津液之通道。若邪热留滞三焦，气机郁滞，水道不利，常形成温热夹痰湿之证。

邪留三焦与伤寒少阳病均属半表半里之证，但伤寒少阳病为邪郁足少阳胆经，枢机不利，治宜小柴胡汤和解表里；邪留三焦为湿热阻遏三焦，气化失司，治宜分消走泄，宣通三焦，用杏仁、厚朴、茯苓，或用温胆汤宣通三焦气机、化痰清热利湿。

湿热病邪在气分，正盛邪实，如治疗得法，气机宣通，痰湿得化，可望通过战汗或转为疟状，使邪与汗并出，逐邪外达而解。

[原文]

再論三焦不得從外解，必致成裏結。裏結於何？在陽明胃與腸也。亦須用下法，不可以氣血之分，就不可下也。但傷寒邪熱在裏，劫爍津液，下之宜猛；此多濕邪內搏，下之宜輕。傷寒大便溏爲邪已盡，不可再下；濕溫病大便溏爲邪未盡，必大便硬，慎不可再攻也，以糞燥爲無濕矣。(10)

[提要]

湿热里结的病位和治法及湿热病与伤寒运用下法的区别。

[释义]

湿热邪留三焦，经分消上下，化湿清热，随证变法治疗仍不能外解者，可里结于阳明胃和肠，形成湿热积滞胶结于胃肠之证，其临床表现为大便溏而不爽，色黄如酱，其气臭秽较甚等，同时可伴见身热不退，腹胀满或痛，苔黄腻或黄浊等症状，治疗须用化湿清热，导滞趋下之法。

伤寒阳明里结证为里热炽盛，劫烁津液，燥屎搏结于肠腑，临床以身热，腹满胀痛，大便秘结为特征，故下之宜猛，以急下存阴。湿温病里结阳明多系湿热与积滞胶结肠腑，非燥屎内结，临床以大便溏而不爽，色黄如酱，其气臭秽等为主要表现，故下之宜轻宜缓，反复导滞通便，祛除肠中湿热胶滞。伤寒里结由燥热所致，攻下后见大便溏软为燥结已去，腑实已通，不可再用攻下法；湿温病里结为湿热积滞胶结肠腑，轻法频下后见大便成形为湿热积滞已尽，慎不可再用下法，以防过泻伤中。

四、热入营血

[原文]

前言辛涼散風，甘淡袪濕，若病仍不解，是漸欲入營也。營分受熱，則血液受劫，心神不安，夜甚無寐，或斑點隱隱，即撤去氣藥。如從風熱陷入者，用犀角、竹葉之屬；如從濕熱陷入者，犀角、花露[1]之品，參入涼血清熱方中。若加煩躁，大便不通，金汁[2]亦可加入，老年或平

素有寒者，以人中黄[3]代之，急急透斑爲要。（4）

[词解]

[1] 花露：此处指菊花露或金银花露。

[2] 金汁：即粪清，为取健康人的粪便封于缸内，埋入地下，隔1～3年取出其内的清汁。具有清热凉血解毒的作用。

[3] 人中黄：又名甘中黄、甘草黄。为甘草末置竹筒内，于人粪坑中浸渍后的制成品。具有清热凉血解毒的作用。

[提要]

营分证的形成及病机、证治。

[释义]

温邪在肺卫时，夹风者治以辛凉散风、夹湿者治以甘淡驱湿，若病仍不解，则邪热逐渐传入营分。营为血中的津液，心主血属营。邪热深入营血，则营血受伤，扰神窜络，故见心神不安，夜甚无寐，斑点隐隐等病变。

营分证的治疗，须结合"入营犹可透热转气"应用，首先以咸寒凉营凉血之品清泄营热，如犀角、玄参、羚羊角等，若从风热陷入者，则加淡竹叶之类透泄热邪；如从湿热陷入者，则加花露之类芳化湿邪；若兼热结肠腑，见烦躁不安，大便不通者，则加入金汁以清火解毒，但因其性极寒凉，老年阳气不足或素体虚寒者当慎用，可用人中黄代之，目的在于使邪热外达，从营转气，渐出浅表，不至深入营血。

[原文]

若斑出热不解者，胃津亡也，主以甘寒，重則如玉女煎，輕則如梨皮、蔗漿之類。或其人腎水素虧，雖未及下焦，先自彷徨[1]矣，必驗之於舌，如甘寒之中加入鹹寒，務在先安未受邪之地，恐其陷入易易[2]耳。（5）

[词解]

[1] 彷徨：犹疑不决，去向难以决定之意。此处指邪热有可能传入下焦而尚未传入下焦之时。

[2] 易易：前一易字为容易之意；后一易字为变化之意，即容易发生变化（传变）的部位。

[提要]

斑出热不解的病机及治疗。

[释义]

温病发斑多因阳明胃热内迫营血所致。斑疹外发则邪有透解之机，故斑出之后，热势应逐渐下降。若斑出而热不解，为邪热消烁胃津，致津伤不能济火，水亏火旺而热势燎原。治疗当以甘寒之剂生津清热。热盛伤津之重者，可用玉女煎加减，清气凉营，退热生津；较轻者，用梨皮、蔗浆之类甘寒滋养胃津。若患者素体肾水不足，邪热最易乘虚深入下焦，劫烁肾阴则热势更难外解。若见舌绛而枯萎，即提示为肾水不足之体，虽未见到明显肾阴被灼的症状，也应于甘寒之中加入咸寒之品兼补肾阴，肾阴得充则邪热不易深入下焦而使病情恶化，此即"务在先安未受邪之地"，以达既病防变的目的。

[原文]

再論其熱傳營，舌色必絳。絳，深紅色也。初傳絳色中兼黃白色，此氣分之邪未盡也，泄衛透營，兩和可也。純絳鮮澤者，包絡受病也，宜犀角、鮮生地、連翹、鬱金、石菖蒲等。延之數日，或平素心虛有痰，外熱一陷，裏絡就閉，非菖蒲、鬱金等所能開，須用牛黃丸、至寶丹之類

以开其闭，恐其昏厥为痉也。（14）

[提要]

热传心营、包络受邪见绛舌的辨治。

[释义]

热灼营阴，必见绛舌。邪热初入营分，舌色虽已转绛，但常罩有黄白苔垢，此为气营同病，营热未甚而气热未尽，病情较轻，治宜清营泄热，并佐清气透散，两清气营邪热。若热入心营，包络受邪，则见舌质纯绛鲜泽，治宜清心开窍，用犀角（水牛角代）、鲜生地、连翘、石菖蒲、郁金之类。若治不及时，延之数日，或平素心虚兼痰湿内伏，热陷心包之后必与痰浊互结而闭阻包络，则神志症状更为严重，甚至出现昏愦不语等危重证候，当急予安宫牛黄丸、至宝丹之类清心化痰开窍。

五、论湿

[原文]

且吾吴濕邪害人最廣，如面色白者，須要顧其陽氣，濕勝則陽微也，法應清涼，然到十分之六七，即不可過於寒涼，恐成功反棄。何以故耶？濕熱一去，陽亦衰微也；面色蒼者，須要顧其津液，清涼到十分之六七，往往熱減身寒者，不可就云虛寒，而投補劑，恐爐煙雖熄，灰中有火也。須細察精詳，方少少與之，慎不可直率而往也。又有酒客[1]裏濕素盛，外邪入裏，裏濕爲合。在陽旺之軀，胃濕恒多；在陰盛之體，脾濕亦不少，然其化熱則一。熱病救陰猶易，通陽最難。救陰不在血，而在津與汗；通陽不在溫，而在利小便，然較之雜症，則有不同也。（9）

[词解]

[1] 酒客：指嗜好饮酒的人。

[提要]

湿邪致病的特点及其治疗方法和注意点。

[释义]

吴地水泊纵横，湿气较盛，故患湿热病者较多，这指出了湿邪致病的地域性。

湿邪有外湿、内湿之分。外湿自外感受而来，内湿多因脾失健运，自内而生。酒为湿热之品，嗜酒之人，内湿较盛，一旦感受外湿，内外相合，酝酿成病。

感受湿热之邪，治疗应清热祛湿，但要重视患者的体质，凡面色白而无华者，多属素体阳虚，再感湿邪更易伤阳气，治疗时应注意顾护阳气，即在清热祛湿时，运用清凉之法，只用至十分之六七，以免寒凉过度，重伤阳气，造成湿热虽去而阳气衰亡的恶果。凡面色青黄而形体消瘦者，多属阴虚火旺，再感受湿热病邪，每易湿从燥化而伤阴液，治疗时应注意顾护阴液，用清凉之剂到十分之六七，患者热退身凉后，切不可误认为虚寒证而投温补，须防余邪未尽，而导致"炉灰复燃"。

湿热病邪致病多以脾胃为病变中心，且随着人体体质的差异而有不同的病机变化。如在"阳旺之躯"，脾气不虚，胃火较旺，水湿易从热化，见热重于湿之证候，即云"胃湿恒多"；在"阴盛之体"，脾虚湿盛，见湿重于热之证候，即云"脾湿亦不少"。可见，不同体质感受湿热病邪病位有所不同，湿热各有偏重，但随着病程的发展，湿邪逐渐化热化燥，故云"然其化热则一"。

温邪最易伤津耗液而致阴液亏虚，温病治疗总以清热保津、滋养阴液为基本原则，故"热病救阴犹易"。然而湿热病邪易困遏清阳，阻滞气机，阳气不得宣通，而成气滞阳郁之证，治疗既要分解湿热，又要宣通气机；而化湿之品，多芳香苦燥，可助长热势；清热之药多苦寒，苦寒太过又可凉遏气机，损伤脾气而助湿。因此，临证时要掌握好清热、祛湿、宣通之药的合理配伍，才能达到祛邪不伤正的目的，否则非但邪气不解，反而加重病情，故云"通阳最难"。

温病救阴通阳与一般杂病不同。如热邪伤阴最轻时为津液受伤，进而耗伤营血，再甚则损伤精血真阴，且汗为心液。因此，温病救阴的方法不能只是补充虚损，若能在卫气分阶段注意不过于发汗和顾护津液，则不至于进一步损耗营血，这种积极的预防方法也可以达到温病救阴的目的，故曰"救阴不在血，而在津与汗"。通阳并不是用热药温补或温养阳气，而在于通利小便以除湿邪，湿去则阳气通畅。故曰"通阳不在温，而在利小便"。

六、辨斑疹

［原文］

凡斑疹初見，須用紙撚[1]照看胸背兩脅。點大而在皮膚之上者為斑，或雲頭隱隱，或瑣碎小粒者為疹。又宜見而不宜見多。按方書謂斑色紅者屬胃熱，紫者熱極，黑者胃爛[2]，然亦必看外證所合，方可斷之。（27）

［词解］

[1] 纸撚：撚（niǎn），搓成的条状物。纸撚为把纸搓成条，点燃以照明。

[2] 胃烂：斑色黑为阳明胃热极甚，邪热伤正，胃气衰败，故称胃烂。

［提要］

斑和疹的区别及其诊断意义。

［释义］

斑疹初现时，以胸背及两胁最为多见。斑与疹在形态上有所区别：斑点大成片，平摊于皮肤之上；疹呈瑣碎小粒，如云头隐隐，高出皮肤。斑疹外发，标志着营血分邪热有外达之机，故"宜见"；如斑疹外发过多过密，表明营血分热毒深重，故"不宜见多"。发斑为阳明热毒，内迫营血，外溢肌肤所致，故观察其色泽可以判断阳明热毒的深浅程度。色红为胃热炽盛；色紫则为邪毒深重；色黑为热毒极盛，故称"胃烂"。但仅凭斑色来判断病情是不全面的，必须结合全身脉证进行综合分析，才能准确判断。

［原文］

若斑色紫，小點者，心包熱也；點大而紫，胃中熱也。黑斑而光亮者，熱勝毒盛，雖屬不治，若其人氣血充者，或依法治之，尚可救；若黑而晦者，必死；若黑而隱隱，四旁赤色，火鬱內伏，大用清涼透發，間有轉紅成可救者。若夾斑帶疹，皆是邪之不一，各隨其部而泄。然斑屬血者恒多，疹屬氣者不少。斑疹皆是邪氣外露之象，發出宜神情清爽，為外解裏和之意；如斑疹出而昏者，正不勝邪，內陷為患，或胃津內涸之故。（29）

［提要］

斑疹的诊断意义。

［释义］

斑疹以红润为顺，若见斑疹形小色紫，为心包热盛；紫而点大者，为阳明热炽；若斑色黑，为热盛毒甚，若黑而色泽光亮者，为热毒深重，但气血尚充，治疗得法，尚可救治；若斑色黑而隐隐，四旁色赤，为火毒郁伏，用大剂清凉透发，也有可救者。若斑色黑而晦暗者，热毒极盛，元气衰败，预后不良。

"斑属血者恒多，疹属气者不少"，指出斑为阳明热毒内迫血分，外溢肌肉所致，病偏血分；疹为太阴气分热炽波及营络，外发肌肤而成，病偏气分；若斑疹同时外发，则为热毒盛于气营血分。

斑疹透发后若神情清爽，脉静身凉，为邪热外解，预后良好；若斑疹外发，身热不解，神昏者，属正不胜邪，邪热乘虚内陷，或胃津枯涸，水不制火，火毒过盛，预后多属不良。

第五节　《湿热病篇》选

《湿热病篇》为清代医家薛雪（字生白）所著，有 35 条、31 条、46 条的不同版本。全书论述外感湿热病发生发展规律和辨证治疗，以湿温、暑温等夏秋季节的常见病为主，兼及痢疾、夏日感冒、寒湿等病证。

本书揭示湿热病的发病特点为：多先内伤而生湿，然后再感外湿，内外合邪而致病。阐明湿热致病以脾胃为中心，初起以湿为主，多见湿重于热，进而湿热可以化燥化火，甚至深入营血，常引起厥阴、少阴的变证。创"湿热三焦辨证"体系，对湿热病变按上、中、下三焦论治。确立了湿热病瘥后调理的辨治方法，使湿热病的辨治体系更加完善。

本节摘选书中主要内容和国家中医执业医师资格考试大纲（2020 版）的相关原文。

一、湿热病提纲

[原文]

湿热证，始恶寒，后但热不寒，汗出胸痞，舌白，口渴不引饮。（1）

[提要]

湿热病提纲。

[释义]

湿热病为感受湿热病邪引起，初起湿重于热，热被湿掩，可见始恶寒，后但热不寒，汗出胸痞，舌苔白，口渴不欲饮等。始恶寒为湿困肌表，阳为湿遏；后但热不寒系湿郁化热，邪在气分；汗出为热蒸湿动；胸闷脘痞为湿蔽清阳，升降失常所致；舌苔白为湿邪内盛的征象；口渴不引饮为湿热内阻，津不上承的表现。

二、邪在卫表

[原文]

湿热证，恶寒无汗，身重头痛。湿在表分，宜藿香、香薷、羌活、苍术皮、薄荷、牛蒡子等味。头不痛者，去羌活。（2）

[提要]

"阴湿"伤表的证治。

[释义]

"阴湿"是指湿邪尚未化热者。湿邪伤表，卫阳郁闭则见恶寒，无汗；湿遏清阳，流走经络则见头痛身重。因湿未化热，病位在表，里湿不著，故治宜芳香辛散，宣化湿邪。药用藿香、苍术、香薷等芳香辛散之品，佐以羌活祛风胜湿；薄荷、牛蒡子宣透卫表湿热。羌活药性温燥，易于助热化燥，头不痛者，说明夹风之象不明显，故去之。

[原文]

湿热证，恶寒发热，身重，关节疼痛。湿在肌肉，不属汗解，宜滑石、大豆黄卷、茯苓皮、

苍术皮、藿香叶、鲜荷叶、白通草、桔梗等味。不恶寒者，去苍术皮。（3）

[提要]

"阳湿"伤表的证治。

[释义]

"阳湿"与"阴湿"相对而言，指湿已化热，湿热蕴滞于肌表，热象较为明显。其临床表现除了湿滞肌表之恶寒、身重、关节疼痛外，同时见发热、汗出，发热不为汗解等湿中蕴热之症。治宜宣化湿邪合清泄热邪之品，药用藿香、苍术、鲜荷叶芳化湿邪；桔梗宣气化湿；滑石、大豆黄卷、茯苓皮、通草等渗湿泄热。若不恶寒，说明表邪已解，或湿邪化热，热象转甚，可去苍术皮。

三、邪在上焦

[原文]

濕熱證，初起壯熱口渴，脘悶懊憹，眼欲閉，時譫語。濁邪蒙閉上焦，宜涌泄，用枳殼、桔梗、淡豆豉、生山梔。無汗者加葛根。（31）

[提要]

湿热蒙蔽上焦的证治。

[释义]

湿热浊邪蒙蔽上焦，心包受阻，热扰心神，清窍不利，热伤津液，症见壮热口渴，脘闷懊憹，眼欲闭，时谵语，治宜清宣上焦气机，透解湿热之邪，药用枳壳、桔梗、淡豆豉、栀子等轻开上焦，宣阳解郁，使气化则湿亦化。无汗者，加葛根解肌散邪。

四、邪在中焦

[原文]

濕熱證，寒熱如瘧。濕熱阻遏膜原，宜柴胡、厚朴、檳榔、草果、藿香、蒼朮、半夏、乾菖蒲、六一散等味。（8）

[提要]

湿热阻遏膜原的证治。

[释义]

湿热病邪，伏于膜原，病在半表半里，枢机不利，湿热中阻，气机升降失常，故常见恶寒发热交替，寒热起伏似疟状，并伴见脘腹痞闷，舌苔白腻甚至满布垢浊而舌质红绛等。治宜疏利透达膜原之邪，用药仿吴又可达原饮。以柴胡和解枢机，透邪外达；苍术、厚朴、草果、槟榔、半夏理气燥湿；藿香、石菖蒲芳化湿浊；六一散清利湿热。

[原文]

濕熱證，初起發熱，汗出胸痞，口渴，舌白，濕伏中焦，宜藿梗、蔲仁、杏仁、枳殼、桔梗、鬱金、蒼朮、厚朴、草果、半夏、乾菖蒲、佩蘭葉、六一散等味。（10）

[提要]

湿热阻于中焦，湿重于热的证治。

[释义]

湿热阻于中焦，湿重于热，湿遏阳气，热被湿掩，症见发热汗出，胸痞，口渴，舌苔白。治宜宣气化湿为主，药用杏仁、桔梗、枳壳轻宣肺气；苍术、厚朴、半夏燥湿化浊；郁金、石菖蒲、藿梗、佩兰、蔻仁芳香化湿辟秽；六一散清利湿热。全方通过宣上、畅中、渗下分治湿热。

[原文]

湿热证，舌根白，舌尖红，湿渐化热，馀湿犹滞。宜辛泄佐清热，如蔻仁、半夏、乾菖蒲、大豆黄卷、连翘、绿豆衣、六一散等味。（13）

[提要]

湿渐化热，余湿犹滞的证治。

[释义]

湿热合邪，日渐化热，故见舌尖红，舌根白腻。治宜清热与化湿并举，以半夏、蔻仁、石菖蒲、大豆黄卷辛苦温燥化湿邪；连翘、绿豆衣、六一散苦寒甘淡清热利湿。

[原文]

湿热证，壮热口渴，自汗，身重，胸痞，脉洪大而长者，此太阴之湿与阳明之热相合，宜白虎加苍朮汤。（37）

[提要]

热重于湿的证治。

[释义]

湿热病，热重于湿，热邪伤津，蒸迫津液，见壮热口渴，自汗，脉洪大而长者，为阳明热盛之象；湿邪阻碍，胸阳不展，湿滞经络，见胸痞，身重者，为太阴脾湿未化之征。治宜白虎加苍术汤，以白虎清泄阳明胃热，以苍术兼化太阴脾湿。

[原文]

湿热内滞太阴，鬱久而爲滞下，其證胸痞腹痛，下墜窘迫，膿血稠黏，裏結後重，脈軟數者，宜厚朴、黄芩、神曲、廣皮、木香、檳榔、柴胡、煨葛根、銀花炭、荆芥炭等味。（41）

[提要]

湿热痢疾证治。

[释义]

湿热积滞壅结肠道，伤及气血导致痢疾的发生。湿热久滞中焦，脾胃运化失常，升降失司，气机壅滞，可见胸痞腹痛，里急后重；湿热壅滞肠道，蒸腐肠道脂膜，损伤肠络，故见便下稠黏脓血；脉软数即为濡数之脉，为湿热内蕴之象。治宜清肠止痢，化湿导滞。药用厚朴、木香、槟榔、陈皮理气行滞化湿；葛根、柴胡升举下陷之清阳之气；金银花炭、荆芥炭清肠热毒，凉血止血；黄芩清热燥湿；神曲消食化滞。

[原文]

痢久傷陽，脈虚滑脫者，真人養臟湯加甘草、當歸、白芍。（42）

[提要]

痢久损伤脾阳的证治。

[释义]

湿热侵袭，痢久不愈，脾阳大伤，清阳不升，中气下陷，常见大便滑脱不禁，脉虚弱，并可伴有痢下白冻，腹痛喜按，形寒怕冷，舌质淡，舌苔白润滑等。治宜真人养脏汤加甘草、当归、白芍温中补虚，涩肠固脱。

五、邪在下焦

[原文]

濕熱證，數日後自利，溺赤，口渴，濕流下焦，宜滑石、豬苓、茯苓、澤瀉、萆薢、通草等味。(11)

[提要]

湿流下焦的证治。

[释义]

湿热困阻中焦，津不上承则口渴；湿热流注下焦，大肠传导失司，则大便下利；膀胱气化失司，泌别失职，则小便短赤。治宜淡渗分利，通调水道。以茯苓、猪苓、泽泻导水下行，通利小便；萆薢分利湿浊；滑石、通草清热利水。

六、邪入营血

[原文]

濕熱證，壯熱口渴，舌黃或焦紅，發痙，神昏，譫語或笑，邪灼心包，營血已耗，宜犀角、羚羊角、連翹、生地、玄參、鉤藤、銀花露、鮮菖蒲、至寶丹等味。(5)

[提要]

湿热化燥，闭阻心营的证治。

[释义]

湿热化燥，深入营血，闭阻心营，症见壮热口渴，发痉，神昏谵语或妄笑，舌苔黄或舌焦红。治宜清热凉血，开窍息风，滋养阴液。药用犀角、生地、玄参清心凉营，滋阴养液；金银花露、连翘清气泄热，透热转气；羚羊角、钩藤凉肝息风；至宝丹、鲜石菖蒲芳香宣窍，辟秽化浊。

[原文]

濕熱證，壯熱煩渴，舌焦紅或縮，斑疹，胸痞，自利，神昏，痙厥，熱邪充斥表裏三焦，宜大劑犀角、羚羊角、生地、玄參、銀花露、紫草、方諸水[1]、金汁、鮮菖蒲等味。(7)

[词解]

[1] 方诸水：露水，又名明水。方诸为古代在月下承取露水的器具名称。一说方诸水用大蚌，磨之令热，向月取之则水生，即当明月当空时取蚌体分泌之汁液，性甘寒无毒，功能止渴除烦，明目定心。

[提要]

湿热化燥，充斥三焦的证治。

[释义]

湿热化燥，热邪充斥气血及表里三焦，引动肝风，闭阻心窍，迫血妄行，症见壮热烦渴，神昏痉厥，胸痞，自利，斑疹，舌质焦红或短缩等。治宜清热解毒，凉血养阴，开窍息风。以犀角、地黄、玄参清营凉血，解毒救阴；金银花露、紫草、金汁、方诸水清热解毒；羚羊角凉肝息风；石菖蒲芳香开窍。

[原文]

濕熱證，三四日即口噤，四肢牽引拘急，甚則角弓反張。此濕熱侵入經絡脈隧中，宜鮮地

龍、秦艽、威靈仙、滑石、蒼耳子、絲瓜藤、海風藤、酒炒黃連等味。（4）

［提要］

湿热夹风致痉的证治。

［释义］

湿热夹风，侵袭经脉，引动肝风，筋脉拘急，可见口噤不开，四肢抽搐，甚则角弓反张。治宜祛风化湿，清热通络。以秦艽、威灵仙、苍耳子祛风胜湿；滑石、黄连利湿清热；地龙镇痉止痉；丝瓜络、海风藤通络舒筋。

［原文］

濕熱證，發痙，神昏笑妄，脈洪數有力，開泄不效者，濕熱蘊結胸膈，宜仿涼膈散。若大便數日不通者，熱邪閉結腸胃，宜仿承氣微下之例。（6）

［提要］

湿热蕴结胸膈导致动风闭窍的证治。

［释义］

湿热病证，出现神昏、抽搐、妄笑，脉洪数有力等，如用安宫牛黄丸、至宝丹等清心开窍无效时，说明病位不在手足厥阴，而是湿热蕴结，闭阻胸膈导致心气闭阻，肝脉拘急的表现。治宜清泄膈热，通下热结。热蕴胸膈者，用凉膈散凉泄上焦之热结，方中的大黄、芒硝等味，寓有承气汤攻下之意，引火下行。若大便秘结，数日不圊者，为实热结于肠腑者，更宜用承气汤通腑泄热，撤热降火。

七、后期调理

［原文］

濕熱證，數日後脘中微悶，知飢不食，濕邪蒙繞三焦，宜藿香葉、薄荷葉、鮮荷葉、枇杷葉、佩蘭葉、蘆尖、冬瓜仁等味。（9）

［提要］

湿热病后期证治。

［释义］

湿热病后期，湿热余邪未净，留滞三焦，蒙蔽清阳，脾胃未醒，可见脘中微闷，知饥不食等症。治宜轻宣芳化，清泄湿热，醒脾舒胃，用藿香叶、薄荷叶、鲜荷叶、枇杷叶、佩兰叶芳化湿邪；芦根、冬瓜仁清热生津。

第六节 《温病条辨》选

《温病条辨》为清代医学家吴塘（字鞠通）所著。本书的主体以三焦为纲，分为上、中、下三篇，共265条，内有方剂208首。另有原病篇和杂论、解产难、解儿难等篇。吴氏提出温病的发展规律是始于上焦，终于下焦，上焦主肺心之病证，中焦主脾胃之病证，下焦主肝肾之病证。在上中下三篇中，均以病名为目，重点论述了风温、温热、暑温、伏暑、湿温、秋燥、冬温、温疟及痢疾、痹证、黄疸等病证，分述各病在上、中、下三焦的表现和诊治方法。本书写作为逐条叙证，并对条文中未尽之意进行阐述，以自条自辨的形式书写。

本节摘选书中主要内容和国家中医执业医师资格考试大纲（2020版）的相关原文。

一、温病的概念

[原文]

温病者，有风温、有温热、有温疫、有温毒、有暑温、有湿温、有秋燥、有冬温、有温疟。（上焦篇1）

[提要]

温病的概念及范围。

[释义]

温病是多种外感热病的总称，主要包括风温、温热、温疫、温毒、暑温、湿温、秋燥、冬温、温疟等九种常见疾病。其中初春感受风热，初起以肺卫表热证为主者称为风温；春末夏初感受温热，以里热证为主者称为温热（实指春温）；温疫是一种由疠气秽浊导致的，互相传染，引起流行的温病；温毒则是除温病一般见症外，尚有局部肿毒特征的温病；发生于夏季，以里热盛为主者称为暑温；好发于长夏初秋季节的湿热性质的温病称为湿温；秋季感受燥热病邪而致的称为秋燥；冬温为冬季感受风热病邪而致的温病；温疟是阴气先伤，夏伤于暑，阴伤而阳热亢盛的一种疟疾。

二、三焦治则

[原文]

治外感如将（兵贵神速，机圆法活，去邪务尽，善后务细，盖早平一日，则人少受一日之害），治内伤如相（坐镇从容，神机默运，无功可言，无德可见，而人登寿域）。治上焦如羽（非轻不举）；治中焦如衡（非平不安）；治下焦如权（非重不沉）。（卷四·杂说）

[提要]

温病三焦辨证治疗原则。

[释义]

吴氏对于三焦病证的治则，用"羽""衡""权"三字作概括，突出了三者在治疗上的主要特点与区别，具有重要的临床指导意义。"羽"意为轻扬，即治疗上焦病证所用药物以轻清宣扬为主，不能过用苦寒沉降之品，以免药过病所。同时，用药剂量也宜轻，煎药时间宜较短，体现"轻"的特点。"衡"指秤杆，意为平，即治疗中焦病证，必须平定邪势之盛，使机体阴阳、气机升降等归于平衡。此外，对于湿热病邪在中焦者，应根据湿与热之孰轻孰重而予清热化湿之法，不能单治其一，也体现了"平"的特点。"权"指秤砣，意为沉重，即治疗下焦病证，用药以质重味厚，有形有肉之品为主，使之直入下焦填补肝肾真阴，或用介类重镇之品以平息肝风，这些都体现"重"的特点。

三、上焦证辨治

[原文]

凡病温者，始于上焦，在手太阴。（上焦篇2）

[提要]

温病初起病证。

[释义]

肺主气属卫，为五脏之华盖，清虚而娇嫩，开窍于鼻，其合皮毛。温邪初起，从口鼻而入，侵袭肺系为先。这与伤寒的起病有别：伤寒感受的是风寒病邪，主要从皮毛而受，且风寒容易阻遏人体阳气，故病起于足太阳膀胱经；温病感受的是温邪，且温邪容易伤阴，故病起于手太阴肺经。上条"风温、温热、温疫、温毒、冬温"病初易始于上焦手太阴肺，而其中也有不是自上焦手太阴发病的，如温疫有发于中焦的；温热也有起于少阳的等等。

［原文］

太陰之爲病，脈不緩不緊而動數，或兩寸獨大，尺膚[1]熱，頭痛，微惡風寒，身熱自汗，口渴，或不渴，而咳，午後熱甚者，名曰溫病。（上焦篇3）

［词解］

［1］尺肤：由"寸口"的尺部脉起，到肘关节"尺泽穴"处止的一段皮肤。为古代"切诊"内容之一，叫"尺肤诊"。

［提要］

温病初起的证候表现。

［释义］

温病初起，邪热侵犯手太阴肺经，主要表现：发热微恶风寒，头痛，自汗，口渴或不渴，咳嗽，午后身热明显，脉动数，两寸独大，尺肤热。为风热犯肺，肺卫失宣所致。因两寸脉应心肺，温邪为阳热之性，故温病初起，上焦受邪，脉见两寸独大而动数；正邪交争，卫阳被郁，故身热恶寒；热性炎上，清窍被扰，故头痛；热蒸汗泄则自汗出；热邪伤津则口渴；邪热干肺，肺失宣肃则咳嗽；热伤阴液，阴虚阳亢，午后阴主令，故身热午后为甚。

［原文］

太陰風溫、溫熱、溫疫、冬溫，初起惡風寒者，桂枝湯主之；但熱不惡寒而渴者，辛涼平劑銀翹散主之。溫毒、暑溫、濕溫、溫瘧，不在此例。（上焦篇4）

桂枝湯方

桂枝（六錢）　芍藥（炒，三錢）　炙甘草（二錢）　生薑（三片）　大棗（去核，二枚）

辛涼平劑銀翹散方

連翹（一兩）　銀花（一兩）　苦桔梗（六錢）　薄荷（六錢）　竹葉（四錢）　生甘草（五錢）　芥穗（四錢）　淡豆豉（五錢）　牛蒡子（六錢）

上杵爲散，每服六錢，鮮葦根湯煎，香氣大出，即取服，勿過煮。肺藥取輕清，過煮則味厚而入中焦矣。病重者，約二時一服，日三服，夜一服；輕者三時一服，日二服，夜一服；病不解者，作再服。蓋肺位最高，藥過重則過病所，少用又有病重藥輕之患，故從普濟消毒飲時時輕揚法。今人亦間有用辛涼法者，多不見效，蓋病大藥輕之故，一不見效，遂改弦易轍，轉去轉遠，即不更張，緩緩延至數日後，必成中下焦證矣。胸膈悶者，加藿香三錢，鬱金三錢，護膻中；渴甚者，加花粉；項腫咽痛者，加馬勃、元參；衄者，去芥穗、豆豉，加白茅根三錢，側柏炭三錢，梔子炭三錢；咳者，加杏仁利肺氣；二三日病猶在肺，熱漸入裏，加細生地、麥冬保津液；再不解，或小便短者，加知母、黃芩、梔子之苦寒，與麥、地之甘寒，合化陰氣，而治熱淫所勝。

［提要］

温病初期，邪在卫分证治。

［释义］

本条论述了风温、温热、温疫、冬温等四种温病初起，邪在卫分的证治。吴氏以"恶风寒"和"不恶寒"作为药用辛温和辛凉的依据，但临证时应结合其他表现互参。恶风寒较著系表邪偏盛，可借辛温之剂暂解其表，但不可投麻、桂之类辛温峻汗之剂，更不可过用，以免助热化燥。恶寒较轻而热重者，用银翘散之辛凉以疏解之。辛凉平剂银翘散是治疗温病初起，邪在上焦肺卫的代表方，以辛凉为主，稍佐辛温、芳香之品，辛可散邪，凉可泄热，其辛凉透邪之力介于辛凉轻剂桑菊饮与辛凉重剂白虎汤之间，故称之为辛凉平剂。银翘散的煎服方法强调"香气大出，即取服"，不能过煎，这种轻煎法符合"治上焦如羽"的治则，可以避免药物中挥发性有效成分的丧失。温毒、暑温、湿温、温疟等病，因病因不同，而治法自异，故曰："不在此例。"

[原文]

太陰風溫，但咳，身不甚熱，微渴者，辛涼輕劑桑菊飲主之。（上焦篇6）

辛涼輕劑桑菊飲方

杏仁（二錢）　連翹（一錢五分）　薄荷（八分）　桑葉（二錢五分）　菊花（一錢）　苦梗（二錢）　甘草（八分）　葦根（二錢）

水二杯，煮取一杯，日二服。二三日不解，氣粗似喘，燥在氣分者，加石膏、知母；舌絳，暮熱，甚燥，邪初入營，加元參二錢、犀角一錢；在血分者，去薄荷、葦根，加麥冬、細生地、玉竹、丹皮各二錢；肺熱甚加黃芩；渴者加花粉。

[提要]

温病初期，风热犯肺证治。

[释义]

温病初期，风热犯肺，肺失宣发、肃降，则咳嗽较剧；邪热不炽，故身热不甚；邪热伤津，则口微渴。因病情较轻，故用辛凉轻剂桑菊饮治疗。与上条"辛凉平剂"银翘散相比，本方解表泄热作用较弱，故称其为"辛凉轻剂"。但本方中有杏仁、桔梗等药，宣肺止咳作用明显，更适用于病位偏于肺脏而表热不甚，咳嗽明显者。

[原文]

白虎本爲達熱出表，若其人脈浮弦而細者，不可與也；脈沉者，不可與也；不渴者，不可與也；汗不出者，不可與也；常須識此，勿令誤也。（上焦篇9）

[提要]

白虎汤运用"四禁"。

[释义]

白虎汤为辛寒清气，达热出表之名方，用于温病肺胃无形热炽之证。使用时应详察脉证，以免"用之不当，祸不旋踵"。若脉浮为病在表，脉弦为病在少阳，脉细为阴虚；脉沉为热结肠腑或阳气虚弱；不渴为津液未伤或湿邪中阻，气不布津；汗不出为卫阳郁闭或作汗无源。这些情况均非白虎汤适应证，故均"不可与也"。但是，对此"四禁"也不可刻板、机械地对待，如无汗，有因邪热内郁不能外达，有属卫阳郁闭较甚者，只要适当配合宣泄内热或宣发卫气之品，仍可投用白虎汤。俞根初《通俗伤寒论》中新加白虎汤即用白虎汤加入薄荷、荷叶、淡竹叶等用以治疗阳明热盛而卫气郁闭之证。由此可见，白虎"四禁"所列的一些病证并非白虎汤所绝对禁用，应视临床具体情况而定。

四、中焦证辨治

[原文]

面目俱赤，語聲重濁，呼吸俱粗，大便閉，小便澀，舌苔老黃，甚則黑有芒刺，但惡熱，不惡寒，日晡益甚者，傳至中焦，陽明溫病也。脈浮洪躁甚者，白虎湯主之；脈沉數有力，甚則脈

體反小而實者，大承氣湯主之。暑溫、濕溫、溫瘧，不在此例。（中焦篇1）

[提要]

中焦病阳明经证和腑证的证治。

[释义]

临证见身热，不恶寒，日晡热甚，面目俱赤，语声重浊，呼吸粗大，大便秘结，小便短赤，舌苔老黄甚则黑有芒刺者，为邪热传至中焦，阳明热盛的病证，如脉浮洪躁急，多为阳明经热证，正邪剧争，宜用白虎汤；如脉沉数有力，甚则脉小而实，或伴腹部胀满疼痛，大便秘结，多为阳明腑实，热结不通，宜用大承气汤。暑温、湿温、温疟不是绝对不可以此论治，需客观对待，如出现相同病证时，也可参此论治。

[原文]

陽明溫病，下之不通，其證有五：應下失下[1]，正虛不能運藥[2]，不運藥者死，新加黃龍湯主之。喘促不寧，痰涎壅滯，右寸實大，肺氣不降者，宣白承氣湯主之。左尺牢堅[3]，小便赤痛，時煩渴甚，導赤承氣湯主之。邪閉心包，神昏舌短，內竅不通，飲不解渴者，牛黃承氣湯主之。津液不足，無水舟停者，間服增液，再不下者，增液承氣湯主之。（中焦篇17）

新加黃龍湯（苦甘鹹法）

細生地（五錢） 生甘草（二錢） 人參（一錢五分，另煎） 生大黃（三錢） 芒硝（一錢） 元參（五錢） 麥冬（五錢，連心） 當歸（一錢五分） 海參（二條，洗） 薑汁（六匙）

水八杯，煮取三杯。先用一杯，沖參汁五分，薑汁二匙，頓服之，如腹中有響聲，或轉矢氣者，為欲便也；候一二時不便，再如前法服一杯；候二十四刻，不便，再服第三杯；如服一杯，即得便，止後服，酌服益胃湯一劑（益胃湯方見前），餘參或可加入。

宣白承氣湯方（苦辛淡法）

生石膏（五錢） 生大黃（三錢） 杏仁粉（二錢） 栝樓皮（一錢五分）

水五杯，煮取二杯，先服一杯，不知再服。

導赤承氣湯

赤芍（三錢） 細生地（五錢） 生大黃（三錢） 黃連（二錢） 黃柏（二錢） 芒硝（一錢）

水五杯，煮取二杯，先服一杯，不下再服。

牛黃承氣湯

即用前安宮牛黃丸二丸，化開，調生大黃末三錢，先服一半，不知再服。

增液承氣湯

即於增液湯內，加大黃三錢，芒硝一錢五分。

水八杯，煮取三杯，先服一杯，不知再服。

[词解]

[1] 应下失下：应该用攻下法治疗而没能及时应用。

[2] 正虚不能运药：正气严重亏虚，影响药物的吸收和运化，药物作用不能发挥。

[3] 左尺牢坚：左手尺部的脉象实大弦长而硬。

[提要]

五承气汤证治。

[释义]

温病中阳明腑实病证，使用通腑泄热法之后，若仍未取效，腑实仍在者，需仔细辨识病机变化，分证论治，其常见病证有五：其一，因运用攻下法不及时，或正气严重亏虚，影响药物的吸收和运化，表现腑实兼气阴不足者，如身热，腹痛，便秘，倦怠乏力，舌红口干，脉细弱，宜攻补兼施，用新加黄龙汤治疗；其二，如见身热，喘促不宁，痰涎多，右寸脉实大，为肺热壅盛，兼阳明腑实，肺气不降所致，宜脏腑同治，用宣白承气汤治疗；其三，若见身热，烦渴引饮，小便赤痛，左手尺脉实大而硬，为大肠阳明热结，小肠火腑不利，宜二肠同治，用导赤承气汤治疗；其四，如见身热，神昏，舌謇，烦渴引饮，为热闭心包，内窍不通，热盛津伤，甚则可伤及肾水，宜手足少阴合治，用牛黄承气汤治疗；其五，热邪损伤肠道津液，可致津液不足，无水舟停，如服增液汤润肠通便无效者，若仍见腹胀或痛，大便干结，宜增液通便，用增液承气汤治疗。

［原文］

陽明溫病，無汗，實證未劇，不可下，小便不利者，甘苦合化，冬地三黃湯主之。（中焦篇 29）

冬地三黃湯方（甘苦合化陰氣法）

麥冬（八錢）　黃連（一錢）　葦根汁（半酒杯，沖）　元參（四錢）　黃柏（一錢）　銀花露（半酒杯，沖）　細生地（四錢）　黃芩（一錢）　生甘草（三錢）

水八杯，煮取三杯，分三次服，以小便得利爲度。

［提要］

阳明无汗禁下及小便不利的证治。

［释义］

阳明温病，没有汗出，则非阳明热盛证，此与吴氏另处所言："汗不出者，不可与也"，正可相互佐证。实证未剧，则言里实症状并不显著，下证并不具备，因而不可用攻下法。

温病出现小便不利，有小肠热结，清浊失司的，也有肺受热灼，不能肃降的。治疗当用甘苦合化的冬地三黄汤。所谓"甘苦合化"，主要是以黄连、黄芩、黄柏苦寒清泄小肠热结，合以甘寒的麦冬、生地等滋阴润燥。由于肺金受到火刑，敷布津气失常，故方中倍用麦冬以补肺养阴。如此，则源流俱畅，内热下行，小便自然得利。

五、邪入营血辨治

［原文］

太陰溫病，寸脈大，舌絳而乾，法當渴，今反不渴者，熱在營中也，清營湯去黃連主之。（上焦篇 15）

清營湯（見暑溫門中）

［提要］

温病营分证的证治。

［释义］

温病始于上焦手太阴，今寸脉大，知上焦热重，也是手太阴温病应有之脉象。舌干燥，色绛知病位虽在上焦，但病邪已不在卫、气，而已经深入营分。舌绛是营分证的特殊舌象。"口反不渴"是邪入营分，与卫分证之微渴、气分证之大渴显然有别。

病在营分，当以清营泄热为主，用营分证的代表方清营汤治疗。今去黄连，吴氏提出是为了"不欲其深入"，其实是根据"舌绛而干"，推断营阴耗伤较甚，而黄连苦燥，恐更伤阴液。否则，黄连可用。

［原文］

太陰溫病，不可發汗，發汗而汗不出者，必發斑疹；汗出過多者，必神昏譫語。發斑者，化斑湯主之；發疹者，銀翹散去豆豉，加細生地、丹皮、大青葉，倍元參主之。禁升麻、柴胡、當歸、防風、羌活、白芷、葛根、三春柳。神昏譫語者，清營湯主之，牛黃丸、紫雪丹、局方至寶丹亦主之。（上焦篇16）

化斑湯方

石膏（一兩）　知母（四錢）　生甘草（三錢）　元參（三錢）　犀角（二錢）　白粳米（一合）

水八杯，煮取三杯，日三服，渣再煮一鍾，夜一服。

銀翹散去豆豉加細生地丹皮大青葉倍元參方

即于前銀翹散內去豆豉，加：細生地（四錢）　大青葉（三錢）　丹皮（三錢）　元參（加至一兩）

[提要]

温病误汗变证的证治。

[释义]

手太阴温病不可采用辛温发汗的方法，如果误用而汗不出者，则是由于辛温发散助热，耗伤阴液，作汗无源，故汗不出。且汗为心液，心主血脉和神志。误汗则劫伤心液，心气亏虚，邪热乘虚而入，导致闭窍动血，外出血络而为斑疹，内闭清窍则神昏谵语。因斑为阳明热毒从肌肉外溢所致，故用化斑汤以清胃泄热，凉血化斑。疹为太阴风热内窜营分而外达于肌肤，故用银翘散去豆豉，加细生地、牡丹皮、大青叶，倍玄参，以宣肺透邪，凉营透疹，滋养营阴。无论斑或疹，均禁用或慎用升麻、柴胡、羌活、白芷、三春柳等辛温升散之品，以防提升邪热上窜导致动血闭窍更甚。而热闭心包，痰瘀阻窍，出现神昏谵语者，治宜清心开窍，用清宫汤及安宫牛黄丸、紫雪丹、至宝丹等凉开之剂。

[原文]

太陰温病，血從上溢者，犀角地黃湯合銀翹散主之。其中焦病者，以中焦法治之。若吐粉紅血水者，死不治；血從上溢，脈七八至以上，面反黑者，死不治；可用清絡育陰法。（上焦篇11）

犀角地黃湯方（見下焦篇20）

銀翹散（方見前）

已用過表藥者，去豆豉、芥穗、薄荷。

[提要]

温病血分证的证治。

[释义]

血从上溢是指血从面部诸窍道而出，如吐血、咯血、鼻衄等，此多因温邪深入血分，迫血妄行，血从上溢。治以宣肺泄热，凉血散血。代表方为犀角地黄汤合银翘散。如果吐粉红色血水，或脉率每分钟七八至以上，面色黑暗者，预后极差。如吴瑭在此条下自释为："至粉红水非血非液，实血与液交迫而出，有燎原之势，化源速绝。"至于血从上溢，口鼻出血，脉七八至以上，颜面反呈现晦暗无泽的气色，吴氏谓"火极而似水"，即下焦阴液亏极，不能上济心火，心火与热相合，形成燎原之势，上灼肺阴，化源告竭，病情十分险恶。吴氏提出"可用清络育阴法"，即凉血安络，咸寒养阴的法则，方可选用犀角地黄汤合黄连阿胶汤加减。如有中焦病证，则以"治中焦如衡"方法论治。

[原文]

時欲漱口不欲咽，大便黑而易者，有瘀血也，犀角地黃湯主之。（下焦篇20）

犀角地黃湯方（甘鹹微苦法）

乾地黄一兩　生白芍三錢　丹皮三錢　犀角三錢

水五杯，煮取二杯，分二次服，渣再煮一杯服。

[提要]

邪入下焦血分的证治。

[释义]

邪热深入下焦血分，热迫血溢于肠间，可见时欲漱口不欲咽，大便黑软易出的表现，多为热瘀互结的病理改变。治宜凉血解毒，活血化瘀。用犀角地黄汤治疗。吴瑭在此条下阐释："犀角味咸，入下焦血分以清热，地黄去积聚而补阴，白芍去恶血，生新血，丹皮泻血中伏火。"药以致用，辨证而治。

[原文]

邪入心包，舌蹇肢厥，牛黄丸主之，紫雪丹亦主之。（上焦篇17）

[提要]

邪入心包证治。

[释义]

心包者，为心之包络，常常代心受邪。心主神志，开窍于舌。温邪侵入心包，热扰心神，机窍不利，舌体转动不灵活，故言语謇涩不清。叶桂《温热论》说："心主血属营。"营的病位在心与心包。邪热侵犯心包，即为营阴有热，营热阳气郁极，热郁胸中不散，阳气不能达于四末，故见四肢厥冷，多伴热闭心包，神昏谵语等，治宜清心开窍，透热转气，用牛黄丸、紫雪丹清心化痰，凉营开窍。

六、邪入下焦

[原文]

風溫、溫熱、溫疫、溫毒、冬溫，邪在陽明久羈[1]，或已下，或未下，身熱面赤，口乾舌燥，甚則齒黑唇裂，脈沉實者，仍可下之；脈虛大，手足心熱甚於手足背者，加減復脈湯主之。（下焦篇1）

加減復脈湯方（甘潤存陰法）

炙甘草（六錢）　乾地黃（六錢）　生白芍（六錢）　麥冬（五錢，不去心）　阿膠（三錢）麻仁（三錢）

水八杯，煮取八分三杯，分三次服。劇者加甘草至一兩，地黃、白芍八錢，麥冬七錢，日三，夜一服。

[词解]

[1] 羈：jī，停留。

[提要]

温病阳明腑实证与后期真阴耗伤证的比较和证治。

[释义]

风温、温热、温疫、温毒、冬温等风热病邪导致的病证，邪热在阳明炽盛日久，或已通下，或未通下，如见身热，面赤，烦渴，舌苔干燥，甚则齿黑唇裂，脉象沉实，或大便干结，为热结阳明，腑气不通，热伤津液所致，可仍用攻下之法，通腑泄热，急下存阴；若见身热面赤，口干舌燥，甚则齿黑唇裂，手足心热甚于手足背，脉虚大无力，为温病后期，真阴亏损，虚火上炎，当用加减复脉汤，填补真阴，滋养肾水。方中地黄、白芍、麦冬、阿胶滋阴养血，生津润燥；炙甘草益气调中；麻仁润肠通便。

［原文］

少陰溫病，真陰欲竭，壯火復熾，心中煩，不得臥者，黃連阿膠湯主之。（下焦篇11）

黃連阿膠湯方（苦甘鹹寒法）

黃連（四錢）　黃芩（一錢）　阿膠（三錢）　白芍（一錢）　雞子黃（二枚）

水八杯，先煮三物，取三杯，去渣，內膠烊盡，再內雞子黃，攪令相得，日三服。

［提要］

温病后期，阴虚火炽的证治。

［释义］

温病后期，肾阴耗竭，肾水不滋，心火独亢，"阳亢不入于阴，阴虚不受阳纳"（本条吴瑭自注）。故表现身热不甚或已退，心烦不寐，舌红，苔少，脉细数等。治宜滋水降火，用黄连阿胶汤。

［原文］

夜熱早涼，熱退無汗，熱自陰來者，青蒿鱉甲湯主之。（下焦篇12）

青蒿鱉甲湯方（辛涼合甘寒法）

青蒿（二錢）　鱉甲（五錢）　細生地（四錢）　知母（二錢）　丹皮（三錢）

水五杯，煮取二杯，日再服。

［提要］

温病后期，邪留阴分证治。

［释义］

白昼阳主令，夜晚阴主令。温病后期，邪留阴分，"夜行阴分而热，日行阳分而凉"（本条吴瑭自注）。故见夜热早凉，汗出热退，常伴能食形瘦，舌红苔少，脉沉细数等症。此时阴液已亏，余邪留伏阴分，往往病情迁延，经久不解，病虽不重，但余邪消耗阴血，尚需注意善后，方选青蒿鳖甲汤滋阴透邪。"鳖甲蠕动之物，入肝经至阴之分，既能养阴，又能入络搜邪；以青蒿芳香透络，从少阳领邪外出；细生地清阴络之热；丹皮泻血中之伏火；知母者，知病之母也，佐鳖甲、青蒿而成搜剔之功焉。"（本条吴瑭自注）

［原文］

熱邪久羈，吸爍真陰，或因誤表，或因妄攻，神倦瘛瘲[1]，脈氣虛弱，舌絳苔少，時時欲脫者，大定風珠主之。（下焦篇16）

大定風珠方（酸甘鹹法）

生白芍（六錢）　阿膠（三錢）　生龜板（四錢）　乾地黃（六錢）　麻仁（二錢）　五味子（二錢）　生牡蠣（四錢）　麥冬（六錢，連心）　炙甘草（四錢）　雞子黃（二枚，生）　鱉甲（四錢，生）

水八杯，煮取三杯，去渣，再入雞子黃，攪令相得，分三次服。喘加人參，自汗者加龍骨、人參、小麥，悸者加茯神、人參、小麥。

［词解］

[1] 瘛瘲：与抽搐，抽风同义。从字义言，筋急引缩谓"瘛"，筋缓纵伸谓"瘲"。合言之，即为手足时伸时缩，抽动不止。

[提要]

下焦温病，阴虚风动欲脱的证治。

[释义]

热邪久留，肝肾阴虚，若误汗或误攻，耗损阴液，肝肾阴竭，虚风内动，正气欲脱。可见神疲倦怠，手足时伸时缩，蠕动抽搐，舌绛苔少，脉象虚弱。治宜填补肝肾，益气固脱。用大定风珠治疗，即在三甲复脉汤基础上加五味子、鸡子黄，血肉有情，复阴恋阳，收敛固脱。

七、暑温

[原文]

手太陰暑溫，或已經發汗，或未發汗，而汗不止，煩渴而喘，脈洪大有力者，白虎湯主之；脈洪大而芤者，白虎加人參湯主之；身重者，濕也，白虎加蒼朮湯主之；汗多脈散大，喘喝[1]欲脫者，生脈散主之。（上焦篇26）

白虎加蒼朮湯方

即於白虎湯內，加蒼朮三錢。

生脈散方（酸甘化陰法）

人參（三錢）　麥冬（二錢，不去心）　五味子（一錢）

水三杯，煮取八分二杯，分二次服，渣再煎服。脈不斂，再作服，以脈斂爲度。

[词解]

[1] 喝：指喘的声音很大。

[提要]

暑温病气分证治。

[释义]

"手太阴暑温"，提示暑热病邪，从上焦肺卫而来，但因火热凶悍，直窜阳明，径入气分，或已用汗法，或未用汗法，均表现为身大热，汗大出，口大渴，气喘促，脉洪大有力，为阳明热炽，正盛邪实，治宜清泄气热，用白虎汤；如出现洪大而中空无力的芤脉，为热盛损伤气阴的征象，用白虎加人参汤治疗；若兼身体困重等，属阳明热盛兼太阴脾湿，方选白虎加苍术汤，用白虎汤清阳明之热，加苍术兼燥太阴脾湿。若身热虽退而汗出不止，呼吸急促如喘，脉虚散大等，为气阴大伤，津气外脱。宜用生脉散酸甘化阴，益气敛津，收涩固脱。

[原文]

脈虛夜寐不安，煩渴舌赤，時有譫語，目常開不閉，或喜閉不開，暑入手厥陰也。手厥陰暑溫，清營湯主之。舌白滑者，不可與也。（上焦篇30）

清營湯方（鹹寒苦甘法）

犀角（三錢）　生地（五錢）　元參（三錢）　竹葉心（一錢）　麥冬（三錢）　丹參（二錢）
黃連（一錢五分）　銀花（三錢）　連翹（二錢，連心用）

水八杯，煮取三杯，日三服。

[提要]

暑温病营分证治。

[释义]

暑性火热，深入手厥阴心包，热扰心神，耗气伤阴，则见夜寐不安，心中烦乱，或时有谵语，或目开不闭或目闭不开，烦渴引饮，舌质绛，脉虚等。治宜凉营清心，透热转气。用清营汤治疗。若舌苔白腻而滑者，湿邪较盛，运用清营汤时需加减变化。

[原文]

小兒暑溫，身熱，卒然痙厥，名曰暑癎[1]，清營湯主之，亦可少與紫雪丹。（上焦篇33）

[词解]

[1] 暑癎：暑热炽盛，引动肝风，身热，猝痉者，称为暑癎。

[提要]

小儿暑癎的证治。

[释义]

小儿脏腑娇嫩，稚阴稚阳，若感受酷烈之暑邪，极易深入厥阴，热闭心包，引动肝风，出现身热，突然神昏谵语，四肢抽搐等症，称为暑癎。治疗用清营汤清营泄热，保护阴液，透热转气，并用紫雪丹开窍息风止痉。临床上，小儿暑癎并非都属营分证，也可见于卫分、气分、血分阶段，应根据病情具体治疗。

八、湿温

[原文]

頭痛惡寒，身重疼痛，舌白不渴，脈弦細而濡，面色淡黃，胸悶不饑，午後身熱，狀若陰虛，病難速已，名曰濕溫。汗之則神昏耳聾，甚則目瞑[1]不欲言，下之則洞泄，潤之則病深不解，長夏深秋冬日同法，三仁湯主之。（上焦篇43）

三仁湯方

杏仁（五錢） 飛滑石（六錢） 白通草（二錢） 白蔻仁（二錢） 竹葉（二錢） 厚朴（二錢） 生薏仁（六錢） 半夏（五錢）

甘瀾水八碗，煮取三碗，每服一碗，日三服。

[词解]

[1] 目瞑：闭目。

[提要]

湿温初起的证治及治禁。

[释义]

湿温初起，病偏上焦，卫气同病，热被湿掩，湿重于热，证见午后身热，头痛恶寒，面色淡黄，身重疼痛，胸闷不饥，舌苔白腻，口不渴，脉弦细而濡等。治宜芳香宣气化湿为主，稍佐清热。用三仁汤，轻开肺气，因肺主一身之气，肺气一开，则湿邪自化。

湿温初起治疗有三大禁忌。其一，禁汗。若见恶寒头痛，身重疼痛，容易误认为伤寒而用辛温发汗之药。若误用辛温发汗则易耗伤心阳，湿浊随辛温之品上蒙清窍，可致神昏、耳聋、目闭等症。其二，禁下。若见胸闷不饥等湿热阻滞脾胃之症，容易误以为阳明腑实而用苦寒攻下。若妄用苦寒攻下则脾阳受损，脾气下陷，湿邪下趋而为洞泄。其三，禁润。若见午后身热等，容易误认为阴虚而用濡润补阴之品，若妄用濡润滋腻之品，势必使湿邪锢结难解，病情加重而难以治愈。

九、秋燥

[原文]

秋感燥氣，右脈數大，傷手太陰氣分者，桑杏湯主之。（上焦篇54）

桑杏湯方（辛凉法）

桑葉（一錢）　杏仁（一錢五分）　沙參（二錢）　象貝（一錢）　香豉（一錢）　栀皮（一錢）　梨皮（一錢）

水二杯，煮取一杯，頓服之，重者再作服。

[提要]

秋燥邪在肺卫的证治。

[释义]

秋季燥主令，肺属金。燥热病邪，易犯肺系，初起邪在肺卫，燥伤津液，肺卫失宣，可见身热，咳嗽，痰少，口渴，舌边尖红，舌苔薄欠润，脉浮数等。治宜辛凉甘润，用桑杏汤治疗，方中既有桑叶、杏仁、淡豆豉等辛凉泄热，还有沙参、梨皮等甘寒润燥。

[原文]

燥傷肺胃陰分，或熱或咳者，沙參麥冬湯主之。（上焦篇56）

沙參麥冬湯（甘寒法）

沙參（三錢）　玉竹（二錢）　生甘草（一錢）　冬桑葉（一錢五分）　麥冬（三錢）　生扁豆（一錢五分）　花粉（一錢五分）

水五杯，煮取二杯，日再服。久熱久咳者，加地骨皮三錢。

[提要]

秋燥肺胃阴伤的证治。

[释义]

燥热病邪，首先犯肺，顺传阳明，热灼津液，肺胃阴伤，可见身热不甚，干咳少痰，咽干鼻燥，口干渴，舌干红少苔，脉细数等，治宜甘寒生津，养阴润燥，用沙参麦冬汤治疗，轻清宣透，滋养肺胃。

[原文]

燥氣化火，清竅[1]不利者，翹荷湯主之。（上焦篇57）

翹荷湯（辛凉法）

薄荷（一錢五分）　連翹（一錢五分）　生甘草（一錢）　黑栀皮（一錢五分）　桔梗（二錢）　綠豆衣（二錢）

水二杯，煮取一杯，頓服之。日服二劑，甚者日三。

[词解]

[1]清窍：指头面、目、耳、口等诸窍。

[提要]

秋燥燥干清窍的证治。

[释义]

所谓清窍不利，吴氏解释为"如耳鸣目赤，龈肿咽痛"之类，临床尚可有舌质红，舌苔薄黄而干，脉数等症。治宜清燥泄热，用翘荷汤清火润燥。方中连翘、栀子、绿豆皮清解燥热；薄荷辛凉清利头目；桔梗、甘草利咽而消龈肿。

[原文]

诸气膹鬱[1]，诸痿[2]喘嘔之因於燥者，喻氏清燥救肺汤主之。（上焦篇58）

清燥救肺汤方（辛凉甘润法）

石膏（二錢五分）　甘草（一錢）　霜桑葉（三錢）　人參（七分）　杏仁（七分，泥）　胡麻仁（一錢，炒，研）　阿膠（八分）　麥冬（二錢，不去心）　枇杷葉（六分，去淨毛，炙）

水一碗，煮六分，頻頻二三次溫服。痰多加贝母、栝樓；血枯加生地黄；热甚加犀角、羚羊角，或加牛黄。

[词解]

[1] 膹（fèn）郁：积满，郁结。

[2] 痿：身体的某一部分失去功能，如肢体弛缓无力，甚至则肌肉萎缩。

[提要]

秋燥燥热伤肺的证治。

[释义]

《素问·至真要大论》说："诸气膹郁，皆属于肺。"又说"燥淫所胜……民病喜呕。"《素问·痿论》述："五脏因肺热叶焦，发为痿躄。""治痿者独取阳明。"可见气喘胸满、痿躄呕吐等症大多与肺胃有关，并常因燥热伤肺而发。因燥热侵袭，肺受邪郁，肺失清肃，邪热壅盛，燥热灼伤，肺胃津枯液少，化源欲绝，脏腑经络失养，可致肺胃气逆，宗筋痿软。治宜清肺润燥，补益气阴。用清燥救肺汤治疗。

十、凉燥

[原文]

燥傷本臟，頭微痛，惡寒，咳嗽稀痰，鼻塞，嗌[1]塞，脈弦，無汗，杏蘇散主之。（上焦篇·补秋燥胜气论2）

杏蘇散方

蘇葉　半夏　茯苓　前胡　苦桔梗　枳殼　甘草　生薑　大棗（去核）　橘皮　杏仁

[词解]

[1] 嗌：念 ài：咽喉被食物等塞住；念 yì：咽喉。

[提要]

凉燥的证治。

[释义]

燥气作为外感致病因素，有温燥与凉燥之分。前述各条属温燥，归温病范畴，而本条所述为凉燥，好发于秋末冬初，感受燥与风寒合邪而作，可见身热，恶寒，头微痛，无汗，鼻塞，咳嗽，痰稀，嗌塞，脉弦等，治宜苦温甘辛发散，用杏苏散治疗。方中苏叶疏风散寒；杏仁、枳壳、橘皮、半夏、茯苓、生姜、大枣宣肺健脾，燥湿化痰；前胡、桔梗、甘草清热化痰利咽。

第七节　《温疫论》选

《温疫论》为明末著名医学家吴有性（字又可）所著，为第一部温病学专著。全书分上、下两卷。上卷 50 篇，阐述温疫病之病因病机、初起症状、传变诸证及其治疗，攻下诸证及下法运用，用药禁忌及预后转归，辨伤寒时疫、发斑战汗等。下卷 36 篇，论述温疫病之病因、种类、流行、传变、治则、治法及妇人时疫、妊娠时疫、小儿时疫的治疗和调理等。

　　本书首创杂气学说，明确区分温疫与伤寒，提出以疏利透达分消之法治疗温疫，强调攻下逐邪为第一要法，创制达原饮、三消饮等名方。

　　本节摘选部分温疫证治及小儿时疫内容，包含中医经典能力等级考试的相关原文。

一、温疫大纲

[原文]

　　病疫之由，昔以爲非其時有其氣，春應溫而反大寒，夏應熱而反大涼，秋應涼而反大熱，冬應寒而反大溫，得非時之氣，長幼之病相似以爲疫。余論則不然。夫寒熱溫涼，乃四時之常，因風雨陰晴，稍爲損益，假令秋熱必多晴，春寒因多雨，較之亦天地之常事，未必多疫也。傷寒與中暑，感天地之常氣，疫者感天地之癘氣[1]，在歲運有多寡[2]，在方隅有厚薄[3]，在四時有盛衰。此氣之來，無論老少強弱，觸之者即病。邪自口鼻而入，則其所客，內不在臟腑，外不在經絡，舍於夾脊之內，去表不遠，附近於胃，乃表裏之分界，是爲半表半裏，即《針經》所謂橫連膜原是也。胃爲十二經之海，十二經皆都會於胃，故胃氣能敷布於十二經中，而榮養百骸、毫髮之間，彌所不貫。凡邪在經爲表，在胃爲裏，今邪在膜原者，正當經胃交關之所，故爲半表半裏。其熱淫之氣，浮越於某經，即能顯某經之證，如浮越於太陽，則有頭項痛、腰痛如折；如浮越於陽明，則有目痛、眉棱骨痛、鼻乾；如浮越於少陽，則有脅痛、耳聾、寒熱、嘔而口苦。大概觀之，邪越太陽居多，陽明次之，少陽又其次也。邪之所著，有天受[4]，有傳染[5]。所感雖殊，其病則一。凡人口鼻之氣，通乎天氣。本氣[6]充滿，邪不易入，本氣適逢虧欠，呼吸之間，外邪因而乘之。昔有三人，冒霧早行，空腹者死，飲酒者病，飽食者不病。疫邪所著，又何異耶？若其年氣來盛厲，不論強弱，正氣稍衰者，觸之即病，則又不拘於此矣。其感之深者，中而即發，感之淺者，邪不勝正，未能頓發，或遇饑飽勞碌、憂思氣怒，正氣被傷，邪氣始得張溢，營衛運行之機乃爲之阻。吾身之陽氣因而屈曲，故爲病熱。其始也，格陽於內，不及於表，故先凜凜惡寒，甚則四肢厥逆。陽氣漸積，鬱極而通，則厥回而中外皆熱，至是但熱而不惡寒者，因其陽氣之通也。此際應有汗，或反無汗者，存乎邪結之輕重也。即使有汗，乃肌表之汗。若外感在經之邪，一汗而解。今邪在半表半裏，表雖有汗，徒損真氣，邪氣深伏，何能得解？必俟其伏邪漸退，表氣潛行於內，乃作大戰，精氣自內由膜原以達表，振戰止而復熱，此時表裏相通，故大汗淋漓，衣被濕透，邪從汗解，此名戰汗。當即脈靜身涼，神清氣爽，劃然而愈。然有自汗而解者，但出表爲順，即不藥亦自愈也。伏邪未潰，所有之汗，止得衛氣漸通，熱亦暫減，逾時復熱。午後潮熱者，至是鬱甚，陽氣與時消息也。自後加熱而不惡寒者，陽氣之積也。其惡寒或微或甚，因其人之陽氣盛衰也；其發熱或久或不久，或晝夜純熱，或黎明稍減，因其感邪之輕重也。疫邪與瘧仿佛，但瘧不傳胃，惟疫乃傳胃。始則皆先凜凜惡寒，既而發熱，又非若傷寒發熱而兼惡寒也。至於伏邪動作，方有變證，其變或從外解，或從內陷，從外解者順，從內陷者逆。更有表裏先後不同，有先表而後裏者，有先裏而後表者，有但表而不裏者，有但裏而不表者，有表裏偏勝者，有表裏分傳者，有表而再表者，有裏而再裏者。從外解者，或發斑，或戰汗、狂汗、自汗、盜汗；從內陷者，胸膈痞悶，心下滿脹，或腹中痛，或燥結便秘，或熱結旁流，或協熱下利，或嘔吐、惡心、譫語、舌黃、舌黑、苔刺等證。因證而知變，因變而知治。此言其大略，詳見脈證治法諸條。（上卷·原病）

[词解]

[1] 疠气：指自然界某些特异性的致病因子，侵犯人体后可以引起疫病，又称为戾气、异气、乖戾之气等。

[2] 在岁运有多寡：指疫病流行每年有发病率高低的不同。

[3] 在方隅有厚薄：方隅指地区。指疫病流行有一定的地域性，因地域不同而有差异。

[4] 天受：疫气通过空气传播，由呼吸而入，称为天受。

[5] 传染：此处主要指疫气通过接触、饮食而染易。

[6] 本气：指人体正气。

[提要]

温疫的病因病机、感邪途径、初起病位、临床表现、病情传变和转归等。

[释义]

（1）温疫的感邪途径和病因与发病　温疫的感邪途径是从口鼻而入，可以通过空气传播，由呼吸而入，或通过接触、饮食而染易，即"有天受，有传染"，"呼吸之间，外邪因而乘之"。病因为疠气，即"疫者感天地之疠气"。其与四时病因不同，不是每年都有，某些年份有或某些年份没有，或不同发生年份与季节也有疫情轻重、多少的不同，且发生、流行的地域也有多少、轻重的差异。同时，疠气具有强烈传染性和流行性，如"无论老少强弱，触之者即病""若其年气来之厉，不论强弱，正气稍衰者，触之即病"发病也有特殊性，"其感之深者，中而即发，感之浅者，邪不胜正，未能顿发，或遇饥饱劳碌，忧思气怒，正气被伤，邪气始得张溢"。即发病有感而即发与感邪之后不即发的差别，若邪热较甚则感而即发，若邪热较弱则不即发，遇饮食不节，忙碌劳累，情志过激等诱发。后者指明疠气常可侵袭人体之后，潜藏体内，使营卫运行受阻，阳气屈曲，郁而为热，即伏气发病，其后也说"至于伏邪动作，方有变证"。

（2）温疫初起病位及病机改变　温疫初起"内不在脏腑，外不在经络"，病位在半表半里之膜原，即经胃交关之处，因经为表，胃为里。若疠气热淫，浮越于太阳，则头项痛，腰痛如折；浮越于阳明，则目痛、眉棱骨痛、鼻干；浮越于少阳，则胁痛、耳聋、寒热、呕而口苦。一般而言，邪热浮越于太阳者较多，其次为阳明，浮越于少阳较少。温疫初起临床表现：先凛凛恶寒，甚至四肢厥逆，后但热不恶寒，有汗或无汗。邪伏膜原，营卫运行之机受阻，阳郁不通，故恶寒肢厥。阳气渐积，郁极而通，故厥回发热。邪热内蕴，迫津外泄，故应有汗，若胃腑邪结，中气不能达表，亦可无汗。邪气伏于膜原，不能因汗而解，强汗徒伤真气，故辛温发汗即在禁忌之列，需待伏邪渐退，正气渐复，邪正相争，可冀其战汗透邪。

（3）疫邪传变　膜原为三阳经与胃腑相交之地，三阳经属表，胃腑属里，故为半表半里。伏邪内溃，邪离膜原，或从表解，或内归胃腑。从表解者，病情较轻，属顺证；邪毒内陷，病情较重，属逆证。从外解者，或发斑，或战汗、狂汗、自汗、盗汗。从内陷者，可见胸膈痞闷，心下胀满，或腹中痛，或燥结便秘，或热结旁流，或协热下利，或呕吐、恶心、谵语、舌黄、舌黑、苔刺等。因邪气伏郁隐曲之膜原，多不能一次内溃，故有先见表证继现里证者；有先见里证后现表证者；有仅现表证而无里证者；有仅现里证而无表证者；有表证里证轻重不一者；有表里同时分传者；有表证解后复现表证者；有里证解后复现里证者。临床上需察证施治。

二、温疫初期证治

[原文]

温疫初起，先憎寒而後發熱，日後但熱而無憎寒也。初得之二三日，其脈不浮不沉而數，晝夜發熱，日晡益甚，頭疼身痛。其時邪在夾脊之前，腸胃之後，雖有頭疼身痛，此邪熱浮越於經，不可認爲傷寒表證，輒用麻黃、桂枝之類強發其汗。此邪不在經，汗之徒傷表氣，熱亦不減。又不可下，此邪不在裏，下之徒傷胃氣，其渴愈甚。宜達原飲。

達原飲

檳榔二錢　厚朴一錢　草果仁五分　知母一錢　芍藥一錢　黃芩一錢　甘草五分

上用水二盅，煎八分，午後溫服。（上卷·溫疫初起）

[提要]

温疫初起的证治及禁忌。

[释义]

温疫初起，邪客膜原，症见先恶寒发热，后但热不寒，昼夜不休，日晡尤甚，头疼身痛，舌苔薄白或厚如积粉，脉数等。身热疼痛，为疫邪侵犯经络，经气不舒，不可误以为伤寒表证而以麻黄桂枝辛温发汗，劫伤气阴。其发热，日晡所剧，乃邪在膜原，附近于胃，非阳明腑实，如用苦寒攻下法则伐伤胃之气阴，烦渴益甚。治宜疏利透达，溃散疠气，速离膜原。用达原饮治疗。

达原饮中槟榔、厚朴、草果直达膜原，破杂气所结，除伏邪盘踞，为主药。知母滋阴清热，白芍敛阴和血，黄芩清热燥湿，甘草调和中气。若疫邪波及少阳经，症见胁痛、耳聋、寒热、呕苦者，加柴胡和解少阳；波及阳明经，见目痛、眉棱骨痛、眼眶痛、鼻干不眠，加葛根清胃解肌；波及太阳经，见腰背项痛，加羌活疏表散邪。此为达原饮三阳加法。

三、温疫中期证治

[原文]

溫疫可下者，約三十餘證，不必悉具，但見舌黃，心腹痞滿，便於達原飲加大黃下之。設邪在膜原者，已有行動之機，欲離未離之際，得大黃促之而下，實爲開門袪賊之法，即使未愈，邪亦不能久羈。二三日後，餘邪入胃，仍用小承氣微其餘毒。大凡客邪[1]貴乎早逐，乘人氣血未亂，肌肉未消，津液未耗，病人不至危殆，投劑不至掣肘[2]，愈後亦易平復。欲爲萬全之策者，不過知邪之所在，早拔去病根爲要耳。但要量人之虛實，度邪之輕重，察病之緩急，揣邪氣離膜原之多寡，然後藥不空投，投藥無太過不及之弊。是以仲景自大柴胡以下，立三承氣，多與少與，自有輕重之殊。勿拘於下不厭遲[3]之說，應下之證，見下無結糞，以爲下之早，或以爲不應下之證，誤投下藥，殊不知承氣本爲逐邪而設，非專爲結糞而設也。必俟其糞結，血液爲熱所搏，變證迭起，是猶養虎遺患，醫之咎也。況多有溏糞失下，但蒸作極臭如敗醬，或如藕泥，臨死不結者，但得穢惡一去，邪毒從此而消，脈證從此而退，豈徒孜孜[4]糞結而後行哉！假如經枯血燥之人，或老人血液衰少，多生燥結；或病後血氣未復，亦多燥結。在經[5]所謂不更衣[6]十日無所苦，有何妨害？是知燥結不致損人，邪毒之爲隕命也。要知因邪熱致燥結，非燥結而致邪熱也。但有病久失下，燥結爲之壅閉，瘀邪鬱熱，益難得泄，結糞一行，氣通而邪熱乃泄。此又前後之不同。總之，邪爲本，熱爲標，結糞又其標也。能早去其邪，安患燥結也。

假令滯下[7]，本無結糞，初起質實，頻數窘急者，宜芍藥湯加大黃下之。此豈亦因結糞而然耶？乃爲逐邪而設也。或曰：得毋爲積滯而設與？余曰：非也。邪氣客于下焦，氣血壅滯，泣而爲積，若去積以爲治，已成之積方去，未成之積復生，須用大黃逐去其邪，是乃斷其生積之原，營衛流通，其積不治而自愈矣。更有虛痢，又非此論。

或問：脈證相同，其糞有結有不結者何也？曰：原其人病至，大便當即不行，續得蘊熱，益難得出，蒸而爲結也。一者其人平素大便不實，雖胃家熱甚，但蒸作極臭，狀如黏膠，至死不結。應下之證，設引《經》[5]論："初硬後必溏不可攻"之句，誠爲千古之弊。

大承氣湯

大黃（五錢）　厚朴（一錢）　枳實（一錢）　芒硝（三錢）

水薑煎服，弱人減半，邪微者各復減半。

小承氣湯

大黃（五錢）　厚朴（一錢）　枳實（一錢）

水薑煎服。

調胃承氣湯

大黃（五錢）　芒硝（二錢五分）　甘草（一錢）

水薑煎服。（上卷·注意逐邪勿拘結糞）

[词解]

[1] 客邪：指从外界侵入人体的病邪。

[2] 掣肘：掣，牵引。掣肘，受到牵制。

[3] 下不厌迟：有的医家主张对伤寒等外感热病运用攻下法要慎之又慎，宁可等待迟用，切勿过早使用，以防变证发生，故有"下不厌迟"之说。

[4] 孜孜：孜，为努力不怠，专心寻求之意。

[5] 经：此处指《伤寒论》。

[6] 更衣：此处指大便。

[7] 滞下：指痢疾。宋·严用和《济生方》："今之所谓痢疾者，古所谓滞下是也。"

[提要]

温疫攻下法的使用和注意事项。

[释义]

吴氏提出温疫"下不厌早"。邪在膜原，但见舌苔黄，心腹痞满，邪气有入胃腑之机，即以达原饮加大黄促而下之，使邪气不能久羁体内。二三日后，余邪入胃腑，仍可以小承气汤泄下余毒。疫邪内客，应在机体气血尚盛，津液濡润之机尽早攻逐，早拔病根，且"勿拘于下不厌迟之说"。因"邪为本，热为标，结糞又其标也"，而"承气本为逐邪而设，非专为结糞而设也"，因此，当温疫侵袭人体，邪气入胃之时，可尽早攻下，但需依据人体的虚实、邪热的轻重、病情的缓急、邪离膜原的多少而用药，则"无太过不及之弊"。攻下方如大承气汤、小承气汤、调胃承气汤。

注意逐邪勿拘结糞，因温疫中，若邪热内伏，未及时攻下，热蒸津伤，可致大便燥结；若其人平素大便溏烂，受疠气侵犯，湿热内蕴，结滞不通，可致大便溏烂如黏胶状，极臭，虽非大便燥结，也应攻下逐邪，不可刻板地遵照《伤寒论》之初硬后溏，不可攻下。

四、温疫后期证治

[原文]

夫疫乃熱病也，邪氣內郁，陽氣不得宣佈，積陽爲火，陰血每爲熱搏，暴解之後，餘焰尚在，陰血未復，大忌參芪白术，得之反助其壅鬱，餘邪留伏，不惟目下淹纏，日後必變生異證，或周身痹痛，或四肢攣急，或流火結痰[1]，或遍身瘡瘍，或兩腿鑽痛，或勞嗽涌痰，或氣毒流注[2]，或痰核穿漏[3]，皆驟補之爲害也。凡有陰枯血燥者，宜清燥養榮湯。若素多痰，及少年平時肥盛者，投之恐有膩膈之弊，亦宜斟酌。大抵時疫愈後，調理之劑，投之不當，莫如靜養節飲食爲第一。

清燥養榮湯

知母　天花粉　當歸身　白芍　地黄汁　陳皮　甘草

加燈心煎服。表有餘熱，宜柴胡養榮湯。

柴胡養榮湯

柴胡　黄芩　陳皮　甘草　當歸　白芍　生地　知母　天花粉

薑棗煎服。裡證未盡，宜承氣養榮湯。

承氣養榮湯

知母　當歸　芍藥　生地　大黄　枳實　厚朴

水薑煎服。痰涎涌甚，胸膈不清者，宜蔞貝養榮湯。

蔞貝養榮湯

知母　花粉　貝母　栝樓實　橘紅　白芍　當歸　紫蘇子

水薑煎服。（上卷·解后宜养阴忌投参术）

[词解]

[1] 流火结痰：流火指发于小腿的丹毒。结痰为皮下疼痛不著的结块。

[2] 气毒流注：毒邪流走不定、注无定处而发于肢体深部组织的化脓性疾病。

[3] 痰核穿漏：痰核为外科病证名，泛指各种皮下可触及的慢性炎性或非炎性包块，多不红肿，不疼痛，触之如核状。穿漏是痰核已破溃而形成长期不愈合的瘘管。

[提要]

温疫后期的证治及注意事项。

[释义]

疫邪内伏，阳气怫郁，化为火毒，火伤气血，虽后期邪减，但仍余焰尚在，阴血未复，忌过用人参、黄芪、白术等补气之品，因温补反助邪热壅郁，容易变生他证，如周身痹痛，或四肢挛急，或流火结痰，或遍身疮疡，或两腿钻痛，或劳嗽涌痰，或气毒流注，或痰核穿漏等。治宜养阴润燥，清散余邪。若阴枯血燥者，用清燥养荣汤滋养营阴，凉润燥热；若表有余邪，用柴胡养荣汤养阴润燥，清散余邪；若里证未尽，用承气养荣汤滋阴攻下；若咳嗽吐痰，胸膈痞闷者，用蔞贝养荣汤甘润化痰，凉肺止咳；若平素多痰，或素禀肥胖者，慎用滋腻之剂。温疫愈后，静养和节饮食非常重要，甚至胜于药物治疗。

五、小儿时疫证治

[原文]

凡小兒感冒風寒瘧痢等證，人所易知，一染時疫，人所難窺，所以耽誤者良多。蓋由幼科專於痘、疹、吐、瀉、驚、疳並諸雜證，在傷寒時疫，則略而未常究心，一也。古人稱幼科爲啞科，不能盡罄[1]所苦以告師，師又安能悉乎問切之義？所以但知其身熱，不知其頭疼身痛也，但知不思飲食、心胸膨脹，疑其內傷乳食，安知其疫邪傳胃也，但見嘔吐噁心，口渴下利，以小兒吐瀉爲常事，又安知其協熱下利也。凡此，何暇致思爲時疫，二也。小兒賦質嬌怯，筋骨柔脆，一染時疫，延挨失治，即便二目上吊、不時驚搐、肢體發痙、十指鉤曲，甚則角弓反張，必延幼科，正合渠平日學習見聞之證，是多誤認爲慢驚風，遂投抱龍丸[2]，竭盡驚風之劑，轉治轉劇，因見不啼不語，又將神門眉心亂灸，艾火雖微，內攻甚急，兩陽相搏，如火加油，紅爐添炭，死者不可勝紀，深爲痛憫。今凡遇疫毒流行，大人皆染，小兒豈獨不染耶？因其氣血筋骨柔脆，故所现之證爲異耳，務宜求邪以治，故用藥與大人仿佛。凡五六歲以上者，藥當減半，二三歲者，四分之一可也。又腸胃柔脆，少有差誤，爲禍更速，臨證尤宜加慎。

小兒太極丸

天竺黄（五錢）　膽星（五錢）　大黄（三錢）　麝香（三分）　冰片（三分）　僵蠶（三錢）

上爲細末，端午日午時修合，糯米飯杵爲丸，如芡實，朱砂爲衣。凡遇疫證，薑湯化下一丸，神效。（下卷·小儿时疫）

[词解]

[1] 罄：器中空。《诗·小雅·蓼莪》："瓶之罄矣。"引申为完、尽。

[2] 抱龙丸：方出《小儿药证直诀》，由天竺黄、雄黄、朱砂、麝香、陈胆星等组成，有清热化痰、开窍安神作用，主治小儿急惊风。

[提要]

小儿温疫的证治及治禁。

[释义]

小儿为纯阳之体，稚阴稚阳，故其患疫变化急，来势骤，病死率较高。然而小儿难以准确表述病状，医生对不思乳饮食、心胸膨胀等症易诊为内伤乳食，对呕吐恶心，口渴下利等易诊为内伤常见病证，容易造成失治，则见两目上吊、不啼不语、惊惕抽搐、十指钩曲，甚则角弓反张等，误用抱龙丸或灸神门、眉心等治疗，犹如火上浇油，越治越剧。其实，本症因疫邪侵袭，热淫于经，故身热，头疼身痛；疫邪传胃，胃失受纳腐熟及和降，故不思乳食、心胸膨胀，呕吐恶心，口渴下利；甚者，疠气化火生风，则两目上吊，不啼不语，惊惕抽搐，甚则角弓反张等。治宜祛邪除热，清化痰热，散热止痉。用小儿太极丸治疗，"用药与大人仿佛"，以麝香、冰片开窍醒神；僵蚕散热解痉，化痰除疠；天竺黄、胆南星、大黄清热化痰，逐邪定惊。但由于小儿脏腑薄弱、形体娇小，故药量有所减少，即"凡五六岁以上者，药当减半，二三岁者，四分之一可也"。否则，小儿肠胃柔脆，如果"少有差误，为祸更速"。因此，在临床上用药剂量尤其需要谨慎。并且，吴氏在此对医者误治致小儿亡命深感痛悯，表现出医者仁心，以治病救人为己任的高尚情怀，值得我们学习。

附　篇

为了适应教育部高等学校中医学类专业教学指导委员会组织的中医经典能力等级考试，补充附录以下原文。

一、《温热论》选

（一）痞证

[原文]

再人之體，脘在腹上，其地位處於中，按之痛，或自痛，或痞脹，當用苦泄，以其入腹近也。必驗之於舌，或黄或濁，可與小陷胸湯或瀉心湯，隨證治之；或白不燥，或黄白相兼，或灰白不渴，慎不可亂投苦瀉。其中有外邪未解，裡先結者，或邪鬱未伸，或素屬中冷者，雖有脘中痞悶，宜從開泄，宣通氣滯，以達歸於肺，如近俗之杏、蔻、橘、桔等，是輕苦微辛，具流動之品可耳。（11）

[提要]

湿热痰浊结于胃脘的主症及治疗。

[释义]

胃脘居于上腹部，位处中焦，若胃脘按之疼痛，或自痛，或痞满胀痛者为痞证，应当区分苦泄或开泄法治疗。如舌苔白而不燥，或黄白相兼，或灰白不渴者，为湿遏卫气，即湿邪在表未解，又内阻气分，已成痞证，或湿邪壅滞，阳气不布，或素禀中冷，寒湿伤阳，当用开泄法治疗，分消湿邪，开泄气机，如杏仁、蔻仁、橘皮、桔梗等。若舌苔黄浊者，为湿热痰浊互结，当用苦泄法治疗，辛开苦降，宜用小陷胸汤或泻心汤。

[原文]

论舌黄再前云舌黄或濁，須要有地[1]之黄，若光滑者，乃無形濕熱中有虚象，大忌前法[2]。（12）

[词解]

[1] 有地：舌苔紧贴舌面，如有根底。

[2] 前法：此指苦泄法。

[提要]

痞证用苦泄法的辨舌要点。

[释义]

可用苦泄法治疗的舌苔黄浊必须是舌苔黄而腻浊及紧贴舌面刮之不去者。若舌苔黄而光滑，松浮无根，刮之即去者，则系湿热内蕴而中气已虚，不宜使用苦泄法，以防苦寒伤阳。

［原文］

其脐以上属大腹，或满或胀或痛，此必邪已入裏矣，表證必無，或十只存一。亦要驗之於舌，或黄甚，或如沉香色，或如灰黄色，或老黄色，或中有斷紋，皆當下之，如小承氣湯，用檳榔、青皮、枳實、元明粉、生首烏等。若未見此等舌，不宜用此等法，恐其中有濕聚太陰爲滿，或寒濕錯雜爲痛，或氣壅爲脹，又當以別法治之。（12）

［提要］

腑实证用下法的辨舌要点。

［释义］

脐以上大腹部正当肠胃之间，该处出现胀满疼痛，提示邪已入里，已结于肠胃，此时多无表证，或仅存微少表证。若见舌苔黄甚，或如沉香色，或如灰黄色，或老黄色，或中有断纹，为热结阳明，热盛津伤的表现，宜用攻下法治疗，方用小承气汤，或用槟榔、青皮、枳实、玄明粉、首乌等。若未见上述种种舌苔，虽腹满胀痛，但非腑实内结，可能因太阴脾湿未化或寒湿内阻，气机壅滞所致，当以其他方法治疗，切忌妄用攻下，造成脾胃阳气大伤，反生他变。

（二）辨舌验齿及辨白㾦

［原文］

又不拘何色，舌上生芒刺者，皆是上焦熱極也。當用青布拭冷薄荷水揩之。即去者輕，旋即生者險矣。（20）

［提要］

上焦热极的舌象。

［释义］

舌上有芒刺，无论舌苔为何色，均为上焦热极的表现。如用青布拭冷薄荷水揩之，芒刺即能除去者，说明热邪尚未深入，病情较轻；揩后芒刺旋即复生者，为热毒极盛，病情重险。对此应客观判断。

［原文］

再舌上白苔黏膩，吐出濁厚涎沫，口必甜味也，爲脾癉[1]病。（22）

［词解］

[1] 脾癉：癉，是热的意思。脾癉为脾热之病，即由于过食甘美肥味，导致湿热中满，蓄积于脾，脾气上溢，口中甘甜的表现。

［提要］

脾癉病舌象及症状。

［释义］

舌苔白而黏腻，口吐浊厚涎沫，口有甜味，此为脾癉病。因过食甘肥而致湿热内生，蕴结于脾的一种病证。如《素问·奇病论》述："帝曰：有病口甘者，病名为何？何以得之？岐伯曰：此五气之溢也，名曰脾癉。夫五味入口，藏于胃，脾为之行其精气，津液在脾，故令人口甘也。此肥美之所发也。此人必数食甘美而多肥也，肥者令人内热，甘者令人中满，故其气上溢，转为消渴。"

［原文］

若舌白如粉而滑，四邊色紫絳者，溫疫病初入膜原。（26）

［提要］

温疫初起的舌象。

［释义］

若舌苔白厚腻如积粉，舌边呈紫绛色，乃湿热秽浊之邪，郁伏膜原所致。

［原文］

再有一種白㾦，小粒如水晶色者，此濕熱傷肺，邪雖出而氣液枯也，必得甘藥補之。或未至久延，傷及氣液，乃濕鬱衛分，汗出不徹之故，當理氣分之邪。或白如枯骨者多凶，爲氣液竭也。（30）

［提要］

辨白㾦的临床意义。

［释义］

白㾦是一种凸出于皮肤表面的细小白色疱疹，形如粟米，内含浆液，白色晶莹，表面隆起者，谓之晶㾦，多由气分湿热郁蒸，汗出不畅而成，治宜清热祛湿，宣畅气机。因湿热病邪黏腻滞着，常反复透发，邪气外解，气液耗伤，故宜甘平清养，增补气液。若㾦出空壳无浆，色如枯骨，谓之枯㾦，乃因正不胜邪，气液枯竭而致，正虚已极，预后不良。

［原文］

再溫熱之病，看舌之後亦須驗齒。齒爲腎之餘，齦爲胃之絡。熱邪不燥胃津必耗腎液，且二經之血皆走其地，病深動血，結瓣於上。陽血者，色必紫，紫如乾漆；陰血者，色必黃，黃如醬瓣。陽血若見，安胃爲主；陰血若見，救腎爲要。然豆瓣色者多險，若證還不逆者尚可治，否則難治矣。何以故耶？蓋陰下竭陽上厥也。（31）

［提要］

验齿的临床意义。

［释义］

齿为肾之余，龈为胃之络。胃主津，肾主水。热邪在体内，不伤胃津便耗肾液，最易伤及阳明与少阴。热深动血时，齿龈出血，血结为瓣，若瓣色紫似干漆，称阳血，为胃火旺，灼伤胃络；若瓣色黄如酱瓣，称阴血，为肾火亢，燔灼肾络。治阳血宜清泄胃热，泻火安络；治阴血宜补肾滋水，泄热降火。出血见结瓣如豆瓣色多属凶险，若不伴有其他逆证，尚可治疗，否则难以救治。因热邪闭郁日深，灼阴竭液，致阴精下竭，孤阳上厥，阴阳离决。

（三）妇人温病

［原文］

再婦人病溫與男子同，但多胎前產後，以及經水適來適斷。大凡胎前病，古人皆以四物加減用之，謂護胎爲要，恐來害妊。如熱極用井底泥，藍布浸冷，覆蓋腹上等，皆是保護之意，但亦要看其邪之可解處。用血膩之藥不靈，又當省察，不可認板法。然須步步保護胎元，恐損正邪陷也。（35）

［提要］

妇女胎前病温的护理方法。

［释义］

妇女患温病，其证治一般与男子相同，但在胎前产后、月经来潮等特殊情况下，则须谨慎处理。古人治疗胎前病，多用四物汤加减。热极用井底泥或凉水浸泡蓝布覆盖腹部，以减少邪热对胎元的影响。但同时"亦要看其邪之可解处"，若邪热在表，宜辛凉宣透，使邪从表解，以免内陷伤胎等。若一味强调护胎，滥用养血滋腻药，反易恋邪滞病，即"不可认板法"。总之，无论用何法，均须步步保护胎元，防止损正邪陷。

二、《湿热病篇》选

（一）提纲证

[原文]

此條乃濕熱證之提綱也。濕熱證屬陽明太陰經者居多，中氣實則病在陽明，中氣虛則病在太陰。（1，自注）

[提要]

湿热病提纲证的注解。

[释义]

脾恶湿，胃恶燥。湿邪最易困阻中焦，湿热侵袭，以足太阴脾和足阳明胃为病变中心。若中气旺盛者，感受湿热之后，病位以足阳明胃为主，病多热重于湿；若中阳不足者，感受湿热之后，病位以足太阴脾为主，病多湿重于热。

[原文]

病在二經之表者，多兼少陽三焦；病在二經之裏者，每兼厥陰風木，以少陽厥陰同司相火，陽明太陰濕熱內鬱，鬱甚則少火皆成壯火，而表裏上下充斥肆逆，故是證最易耳聾乾嘔、發痙發厥。（1，自注）

[提要]

湿热生风之变证。

[释义]

足阳明胃与足太阴脾为表里关系，足阳明胃为表，足太阴脾为里。湿热病邪侵犯足阳明胃为主者，多兼足少阳胆、手少阳三焦病变；湿热病邪侵犯足太阴脾为主者，多兼足厥阴肝的病变。足少阳胆、足厥阴肝同司相火，若湿热病邪困阻足太阴脾与足阳明胃热，郁久则化热化火，火热鸱张，上下冲逆，易致胆火上攻，而见耳聋、干呕；肝木风动，则见痉厥发作。

[原文]

始惡寒者，陽爲濕遏而惡寒，終非若寒傷於表之惡寒。（1，自注）

[提要]

湿热病初起恶寒的机理。

[释义]

湿为阴邪，热为阳邪，湿与热合，热被湿掩，始见恶寒，为湿邪阻遏卫阳之气，卫气失宣，卫阳的"温分肉"功能不能发挥而致，且湿中有热，此证形成的机理与风寒邪气侵袭人体所致恶寒截然不同。

[原文]

濕熱之邪從表傷者十之一二，由口鼻入者十之八九，陽明爲水穀之海，太陰爲濕土之臟，故多由阳明太阴受病。（1，自注）

［提要］

湿热病的感邪途径与病位。

［释义］

湿热病邪从皮毛所受者，约占十分之一二，由口鼻入者约占十分之八九。胃主受纳腐熟，为水谷之海；脾主运化水湿，属土恶湿，最易受湿困阻。因此，湿热侵袭，以脾胃为病变中心，多见足阳明胃、足太阴脾的病变。

［原文］

膜原者，外通肌肉，内近胃腑，即三焦之门户，实一身之半表半裏也。（1，自注）

［提要］

膜原的病位。

［释义］

薛生白认为，湿热之邪由口鼻而入，伏于膜原。膜原的部位，外通肌肤，内近胃腑。肌肤为表；胃腑为里，故湿热病邪侵犯部位为半表半里，也为三焦气机升降、开阖、出入的必经之处。

［原文］

太阴内伤，湿饮停聚，客邪再至，内外相引，故病湿热。此皆先有内伤，再感客邪，非由腑及脏之谓。（1，自注）

［提要］

湿热病的发病特点。

［释义］

脾主运化水谷，若因饮食不节，脾胃受伤，运化失常，则内生湿邪，这样的素体，更易感受外来的湿热病邪，内外合邪，发生湿热病证。内伤为发病的根本，外邪为发病的条件，所以应该重视脾胃的调养，避免内伤病因而预防湿热病证的产生。

（二）辨舌

［原文］

凭验舌以投剂，为临证时要诀。（13，自注）

［提要］

辨舌在湿温辨证中的重要性。

［释义］

舌质的变化可反映脏腑的寒、热、虚、实；舌苔的变化可反映病邪的性质和病位的深浅。舌苔之白黄，可辨病之寒热；舌苔之薄厚，可辨病之表里；舌苔的腐腻，可知脾胃的湿浊。舌苔之变化，可辨病之转化。据此可作为处方用药的参考。辨舌在儿科湿温病中的应用尤当重视。

（三）邪在卫表

［原文］

湿热证，胸痞发热，肌肉微疼，始终无汗者，腠理暑邪内闭，宜六一散一两，薄荷叶三四分，泡汤调下，即汗解。（21）

［提要］

湿热病初起，湿热郁于肌表的证治。

[释义]

暑湿郁于肌表而不得外泄，故发热无汗，肌肉微疼；湿热蕴结，气机不宣，故胸痞不适。宜用六一散加薄荷（即鸡苏散）治疗，取滑石解肌清热利湿，甘草清热和中，薄荷透解风热。薛氏提出泡汤调服，取其轻清宣透之妙，以达到轻可去实的目的。

（四）邪在上、中焦

[原文]

濕熱證，初起即胸悶不知人，瞀亂[1]大叫痛，濕熱阻閉中上二焦，宜草果、檳榔、鮮菖蒲、芫荽、六一散各重用，或加皂角，地漿水[2]煎。（14）

[词解]

[1] 瞀乱：瞀，视物不明，甚至昏蒙。瞀乱为视物不明，心中闷乱，甚至神志昏蒙。

[2] 地浆水：把新汲水倒入约 1 米深的黄土坑，俟其沉淀后，取清液用。有清暑解毒作用。

[提要]

湿热秽浊阻闭上中二焦的证治。

[释义]

湿热证初起即见胸闷、不知人、瞀乱、大叫痛，为湿热秽浊之邪阻闭中上二焦，气机逆乱所致，俗称"发痧"，发病较急而病情较重。治疗当以辛通开泄之品，以利气宣通、化湿泄浊为急务。以草果、槟榔辛开理气燥湿；石菖蒲、芫荽芳香辟秽；六一散清利湿热；皂角、地浆水辟秽解毒。

[原文]

濕熱證，舌遍體白，口渴，濕滯陽明，宜用辛開，如厚朴、草果、半夏、乾菖蒲等味。（12）

[提要]

湿热阻滞中焦脾胃而尚未化热的证治。

[释义]

湿热证，见舌上布满白腻之苔，是湿浊极盛的征象；湿浊阻遏，津液不升则口渴。薛氏谓之"湿滞阳明"，可理解为湿浊阻于中焦脾胃，病机重点在脾。本证尚可有脘痞，呕恶，腹胀等湿浊内阻见症。治宜重用厚朴、草果、半夏、石菖蒲等辛开理气化湿，苦温燥化湿邪，使上焦通达，气机宣畅，津液得以输布，湿浊随之而解。

[原文]

濕熱證，四五日，口大渴，胸悶欲絕，乾嘔不止，脈細數，舌光如鏡，胃液受劫，膽火上衝，宜西瓜汁、金汁、鮮生地汁、甘蔗汁磨服鬱金、木香、香附、烏藥等味。（15）

[提要]

湿热化燥，胃阴大伤，胃气上逆的证治。

[释义]

本证属湿热化燥伤阴引起胃气上逆而发干呕的一种变证。因湿热化燥，胃阴大伤，胃气上逆，见口大渴，舌光如镜，脉细数。液枯水亏不制木，则木旺气逆，壅塞于胸见胸闷欲绝。胆火上冲引起胃气上逆，则干呕不止。治宜西瓜汁、金汁、鲜地黄汁、甘蔗汁滋养胃阴；郁金、木香、香附、乌药疏肝胆气机。本证阴虚与气逆并存，如投滋阴有壅滞之害，如进香散又有耗液之弊，故采用诸"汁"滋胃液清热，滋而不腻；磨服辛香行气的诸"香"调气而不伤阴，意在

"取其气"，诸汁以"鲜"更善养阴，诸"香"磨服则行气之力更强，故王孟英曰："凡治阴虚气滞者，可以仿此用药。"

[原文]

濕熱證，嘔吐清水或痰多，濕熱內留，木火上逆，宜溫膽湯加栝樓、碧玉散等味。（16）

[提要]

湿热内阻，胆火上逆的证治。

[释义]

本条亦为湿热证阳明少阳同病的一种变证。如素有痰饮内蕴，再加上郁遏肝胆之火上逆，胆胃不和而呕吐清水，痰热内郁则胸闷痰多。治宜化痰以涤饮，清胆以降逆，药用温胆汤化痰涤饮，和胃降逆；加栝楼意在增强清化痰热之力；碧玉散有清利肝胆湿热之功。诸药合用，以达"一以涤饮，一以降逆"的治疗目的。

[原文]

濕熱證，嘔惡不止，晝夜不瘥，欲死者，肺胃不和，胃熱移肺，肺不受邪也，宜用川連三四分，蘇葉二三分，兩味煎湯，呷[1]下即止。（17）

[词解]

[1] 呷：小口地喝，吸饮。

[提要]

湿热余邪在胃而致呕恶的证治。

[释义]

本证见呕吐频作，昼夜不止，为湿热蕴阻于胃，胃热上移于肺，肺胃失于和降，上逆而呕。治用黄连清热燥湿，降泻胃火；苏叶降逆止呕。黄连苦寒恐有伤阴之弊，但药轻且与甘辛芳香之苏叶同用，以其温散节制苦寒，药仅二味，配伍得当，且以极轻之分量，以防药过病所。

（五）暑病

[原文]

濕熱證，咳嗽，晝夜不安，甚至喘不得眠者，暑邪入於肺絡，宜葶藶、枇杷葉、六一散等味。（18）

[提要]

暑湿侵肺而致咳喘的证治。

[释义]

暑月，火主令。暑热壅盛，火热刑金，郁滞肺络，肺气不降，气逆而咳，昼夜不安，喘不得眠。治疗用葶苈子泻肺气；枇杷叶降肺气；配合六一散导暑湿下行，肺经暑湿得去，则病自除。

[原文]

濕熱證，濕熱傷氣，四肢困倦，精神減少，身熱氣高，心煩溺黃，口渴自汗，脈虛者，用東垣清暑益氣湯主治。（38）

[提要]

暑湿耗伤津气的证治。

[释义]

暑热未净，热盛津伤，则见身热，心烦，溺黄，口渴。暑热耗伤气阴，故见神倦肢困，自汗出，脉虚无力。治宜清解暑热，益气养阴。用东垣清暑益气汤治疗。方中苍术、黄柏、泽泻清利暑湿；升麻、葛根清热解肌；黄芪、人参、五味子、陈皮、白术补气化湿；麦冬、当归滋阴养血；神曲、甘草、青皮行气助运。

（六）邪入营血

[原文]

濕熱證，上下失血或汗血，毒邪深入營分，走竄欲泄，宜大劑犀角、生地、赤芍、丹皮、連翹、紫草、茜根、銀花等味。（33）

[提要]

湿热化燥深入营血，热盛动血的证治。

[释义]

热邪入侵血分，热盛动血，阳络伤则血外溢，为衄血、吐血；阴络伤则血内溢，为便血、溺血；血从肌肤而出，则为汗血。治宜犀角、生地黄、连翘、紫草、金银花等凉血解毒；牡丹皮、茜草、赤芍活血行瘀。

[原文]

濕熱證七八日，口不渴，聲不出，與飲食亦不卻，默默不語，神識昏迷，進辛香涼泄，芳香逐穢，俱不效，此邪入厥陰，主客渾受[1]，宜仿吳又可三甲散，醉地鱉蟲、醋炒鱉甲、土炒穿山甲、生僵蠶、柴胡、桃仁泥等味。（34）

[词解]

[1] 主客浑受："主"指精气亏虚，或夹气滞、血瘀，或津伤；"客"指暑湿病邪。"主客浑受"为暑湿病邪久留，乘精血亏虚而深入阴分和血脉，与瘀滞的气血互结，形成络脉瘀滞的顽疾。

[提要]

湿热病后期气血凝滞，灵机失运的证治。

[释义]

本证多见于湿热病后期。其口不渴，声不出，与饮食亦不却，不语，神志昏迷，系病久气血呆滞，灵机不运之故，与热邪内陷或秽浊内闭之神态失常并不相同，故进辛香凉泄或芳香逐秽不能奏效。治当活血通络，破滞散瘀。地鳖虫（即䗪虫别名）、鳖甲、穿山甲、桃仁等破血逐瘀，通经活络；僵蚕祛风解痉，化痰散结；柴胡疏肝解郁，升举阳气，引邪外出，滞去瘀逐，络脉通而邪自解。

三、《温病条辨》选

（一）上焦病篇

[原文]

風溫者，初春陽氣始開，厥陰行令，風夾溫也。溫熱者，春末夏初，陽氣弛張，溫盛爲熱也。溫疫者，屬氣流行，多兼穢濁，家家如是，若役[1]使然也。溫毒者，諸溫夾毒，穢濁太甚也。暑溫者，正夏之時，暑病之偏於熱者也。濕溫者，長夏初秋，濕中生熱，即暑病之偏於濕者也。秋燥者，秋金燥烈之氣也。冬溫者，冬應寒而反溫，陽不潛藏，民病溫也。溫瘧者，陰氣先傷，又因於暑，陽氣獨發也。（上焦篇1，自注）

［词解］

［1］役：指服劳役。

［提要］

九种温病的病因。

［释义］

本条为上焦篇第一条的补充。按照季节时令论述九种温病发病的病因。春天阳气始生，风气主令，若春风过暖，风夹热生，形成风热病邪，致病为风温。温热是春末夏初之时，阳热之气弛张，气候由温转热，感受温热病邪，可致温热病发生。温疫是感受疠气的疾病，疠气多夹秽浊之气，具有强烈的传染性，可造成流行。温毒是温邪之中夹有毒邪，秽浊之气太甚所致。暑温是盛夏时节，感受暑热病邪所致，为暑病中偏于热盛者。湿温是在夏末秋初的长夏季节，因天暑下迫，地湿上蒸，感受了湿热病邪所致，为暑病中偏于湿盛者。秋燥是在秋季，感受燥热病邪所致。冬季风寒主令，而气候应寒反暖，形成风热病邪，所致病种为冬温。温疟是人体的阴液先伤，又在夏季感受暑邪所致的疟疾。

［原文］

太陰温病，脈浮洪，舌黄，渴甚，大汗，面赤，惡熱者，辛涼重劑白虎湯主之。（上焦篇7）

辛涼重劑白虎湯方

生石膏（一兩，研）　知母（五錢）　生甘草（三錢）　白粳米（一合）

水八杯，煮取三杯，分溫三服，病退，減後服，不知，再作服。

［提要］

邪入气分，肺胃热盛的证治。

［释义］

太阴温病脉洪数有力，是邪入气分，里热亢盛的脉象。热盛伤津，故口渴重，舌苔黄；里热蒸迫津液外泄，故大汗出；里热上炎，故满面红赤，不恶寒反恶热；因邪热亢盛，病情重，桑菊饮、银翘散等辛凉轻、平剂已不能胜任，故用清气分大热之重剂白虎汤清热保津。方中石膏辛寒透热解肌，清热降火；知母滋阴清热，助石膏清解邪热；粳米、甘草甘平养胃，益气调中。诸药合用，具有较强的清泄气分无形邪热作用。

［原文］

太陰温病，脈浮大而芤，汗大出，微喘，甚至鼻孔扇者，白虎加人參湯主之；脈若散大者，急用之，倍人參。（上焦篇8）

白虎加人參湯方

即於前方內加人參三錢。

［提要］

邪在气分兼津气两伤的证治。

［释义］

太阴温病脉浮大而芤，是因高热大汗，津液大伤所致。热邪迫津，或气不摄津，故汗大出；热邪迫肺，肺气上逆，同时热邪耗气，肺气虚，故微喘。里热仍盛而津气两伤，属于虚实夹杂。治当辛寒清气与补气生津并施，以白虎加人参汤主之。

［原文］

太陰温病，氣血兩燔者，玉女煎去牛膝加元參主之。（上焦篇10）

玉女煎去牛膝熟地加细生地元参方（辛凉合甘寒法）

生石膏（一两）　知母（四钱）　元参（四钱）　细生地（六钱）　麦冬（六钱）

水八杯，煮取三杯，分二次服，渣再煮一盅服。

[提要]

气营两燔的证治。

[释义]

温热邪气侵入手太阴气分，气分邪热未解，营血分热毒又盛。因热邪燔炽于气营（血），故见壮热，口渴，心烦躁扰，舌红绛，舌苔黄燥等。治宜清气凉营，解毒救阴，用玉女煎去牛膝加玄参治疗。方中石膏、知母清气分热；玄参、地黄、麦冬清营养阴。

[原文]

温毒咽痛，喉肿，耳前耳后肿，颊肿，面正赤，或喉不痛，但外肿，甚则耳聋，俗名大头温、虾蟆温者，普济消毒饮去柴胡、升麻主之。初起一二日，再去芩、连，三四日加之佳。（上焦篇18）

普济消毒饮去柴胡升麻黄芩黄连方

连翘（一两）　薄荷（三钱）　马勃（四钱）　牛蒡子（六钱）　芥穗（三钱）　僵蚕（五钱）元参（一两）　银花（一两）　板蓝根（五钱）　苦梗（一两）　甘草（五钱）

上共为粗末，每服六钱，重者八钱。鲜苇根汤煎，去渣服，约二时一服，重者一时许一服。

[提要]

大头瘟的证治。

[释义]

大头瘟为温热毒邪循阳明经、少阳经上攻头面，气血上壅，故"喉肿，耳前耳后肿，颊肿，面正赤"，或喉部无肿痛，仅头面部红肿。少阳经循行于耳前后，如果气血壅滞，少阳经气不通，也可导致突发性耳聋。治当疏风清热，解毒散结，普济消毒饮去柴胡、升麻主之。初起邪犯卫气，可减黄芩、黄连之清热泻火之品，病渐入里加重者，则可加用此二药。

[原文]

形似伤寒，但右脉洪大而数，左脉反小于右，口渴甚，面赤，汗大出者，名曰暑温，在手太阴，白虎汤主之；脉芤甚者，白虎加人参汤主之。（上焦篇22）

[提要]

暑温病初起的证治。

[释义]

"形似伤寒"指暑温初起与太阳伤寒证有疑似之处，如发热恶寒，但暑温初起邪热径入阳明，正邪剧争，热盛伤津，故见身热面赤，口大渴，汗大出，右脉洪数，左脉反小于右。治宜清暑泄热以保津液，用白虎汤。如果脉洪数，而重按则豁然而空，即为脉芤甚，治以白虎加人参汤，清泄暑热，益气养阴。

[原文]

手太阴暑温，如上条证，但汗不出者，新加香薷饮主之。（上焦篇24）

新加香薷饮方（辛温复辛凉法）

香薷（二钱）　银花（三钱）　鲜扁豆花（三钱）　厚朴（二钱）　连翘（二钱）

水五杯，煮取二杯。先服一杯，得汗止后服；不汗再服；服尽不汗，再作服。

［提要］

新加香薷饮的证治。

［释义］

本证内有暑湿，外兼风寒，可见发热恶寒，头身疼痛，无汗，口渴心烦，胸闷脘痞，舌质红，舌苔黄腻，脉洪数等。治宜涤暑化湿，兼散风寒，方用新加香薷饮。方中香薷解表散寒，化湿和中；厚朴燥湿消痰，下气除满；白扁豆健脾化湿，和中消暑；金银花、连翘疏风泄热，清热解毒。

［原文］

大人暑癎，亦同上法。熱初入營，肝風內動，手足瘈瘲，可於清營湯中，加鉤藤、丹皮、羚羊角。（上焦篇34）

［提要］

暑癎的证治。

［释义］

暑癎病，因热邪初入营分，热极生风，肝风内动，可见手足瘈瘲，用清营汤加钩藤、牡丹皮、羚羊角清营泄热，凉肝息风。

［原文］

暑兼濕熱，偏於暑之熱者爲暑溫，多手太陰證而宜清；偏於暑之濕者爲濕溫，多足太陰證而宜溫；濕熱平等者兩解之。各宜分曉，不可混也。（上焦篇35）

［提要］

暑温、湿温的联系与区别。

［释义］

暑邪兼有热、湿二气，如偏重于暑热，热重于湿者为暑温，多表现为手太阴肺热证，宜用清暑泄热法治疗；如偏重于暑湿，湿重于热者为湿温，多表现为足太阴脾湿证，宜用苦温燥湿法治疗；如暑热、暑湿二气俱盛，湿热并重者，治疗宜清暑泄热与苦温燥湿两法并举。这三种类型必须分辨清楚，临证不可以相互混淆。

［原文］

長夏受暑，過夏而發者，名曰伏暑。（上焦篇36）

［提要］

伏暑的概念。

［释义］

长夏季节感受暑热或暑湿病邪，当时没有立即发病，过了夏季至秋冬而发者，称为伏暑。

［原文］

太陰伏暑，舌白口渴，無汗者，銀翹散去牛蒡、元參，加杏仁、滑石主之。（上焦篇38）

［提要］

伏暑初起的证治。

［释义］

伏暑病初起见口渴，无汗，舌苔白者，为内有暑湿外有风寒的表里同病证，治以银翘散去牛蒡、玄参，加杏仁、滑石。银翘散疏散外邪，合用杏仁宣肺降气、滑石清利暑湿。

［原文］

太陰伏暑，舌赤口渴，無汗者，銀翹散加生地、丹皮、赤芍、麥冬主之。（上焦篇39）

[提要]

伏暑初起的证治。

[释义]

伏暑病初起见口渴，无汗，舌质红者，为内有暑热外有风热的表里同病证，治以银翘散疏散外邪，合用牡丹皮、赤芍凉营泄热；生地黄、麦冬生津养液。

[原文]

伏暑、暑溫、濕溫，證本一源，前後互參，不可偏執。（上焦篇42）

[提要]

伏暑、暑温、湿温的相关性。

[释义]

伏暑、暑温、湿温的病因均与暑、热、湿有关，但暑温为夏暑季节感受暑热病邪而发病；湿温为湿与热合，一阴一阳的矛盾邪气致病；伏暑为夏暑季节感受暑热或暑湿病邪，当时不发病，至秋冬季节发病。三者应该互相比较，不可偏执混淆。

[原文]

太陰濕溫，氣分痺鬱而噦者，宣痺湯主之。（上焦篇46）

宣痺湯（苦辛通法）

枇杷葉（二錢）　鬱金（一錢五分）　射幹（一錢）　白通草（一錢）　香豆豉（一錢五分）

水五杯，煮取二杯，分二次服。

[提要]

宣痺汤的证治。

[释义]

湿温病，湿浊痹郁气分，气机不通，升降失常，喉间呃呃作声而哕者，用宣痹汤治疗。方中枇杷叶清肺止咳，降逆止呕；郁金、淡豆豉解郁除烦；射干消痰利咽；通草清热利尿。

（二）中焦病篇

[原文]

溫病由口鼻而入，鼻氣通於肺，口氣通於胃。肺病逆傳則爲心包，上焦病不治，則傳中焦，胃與脾也；中焦病不治，即傳下焦，肝與腎也。始上焦，終下焦。（中焦篇1，自注）

[提要]

温病的三焦辨证。

[释义]

温邪从口鼻而入，初起侵犯肺胃，因鼻气通于肺，口气通于胃。肺脏受邪若不能解除，便可传入心包，因肺朝百脉，心肺同居上焦，心肺受邪为病即上焦病，如上焦病不能解除，邪热则传入中焦，主要侵犯足阳明胃与足太阴脾。若中焦病不除，邪热则传入下焦，主要侵犯足厥阴肝与足少阴肾，此为三焦辨证，始于上焦，终于下焦。

[原文]

陽明溫病，無上焦證，數日不大便，當下之。若其人陰素虛，不可行承氣者，增液湯主之。服增液湯已，周十二時[1]觀之，若大便不下者，合調胃承氣湯微和之。（中焦篇11）

增液湯方（鹹寒苦甘法）

元参（一两）　麦冬（八钱，连心）　细生地（八钱）

水八杯，煮取三杯。口干则与饮，令尽，不便，再作服。

[词解]

[1]周十二时：古人的12个时辰，即一昼夜。

[提要]

温病热结阴亏的证治。

[释义]

温病上焦证已解，而数日不大便者，热结阳明温病，应使用攻下法治疗，若患者素体阴液亏损，液干便秘，则当润肠通便，用增液汤治疗。但用增液汤经过一昼夜后，大便仍然未下，说明液亏与热结并存，可配合调胃承气汤轻下，以使胃气调和而大便通畅。

吴氏指出："温病之不大便，不出热结液干二者之外。"偏于实者，用承气法，偏于阴亏，无水舟停者，用增液汤。方中以玄参为君药，苦咸而性微寒，滋阴制火，通调二便，可使肾中之水上输而濡养全身；麦冬滋润通腑为佐药；地黄滋阴生津，滋而不腻。三药配伍，寓泻于补，以补药之体，作泻药之用，有增水行舟之效。

[原文]

本论於阳明下证，峙立三法：热结液乾之大实证，则用大承气；偏於热结而液不乾者，旁流是也，则用谓胃承气；偏於液乾多而热结少者，则用增液，所以回护其虚，务存津液之心法也。（中焦篇11，自注）

[提要]

温病热结阴亏的证治。

[释义]

阳明腑实运用攻下法主要有三种情况：一为阳明热结，燥屎内停的腑实之证，用大承气汤荡涤实热，通腑泄热；二为阳明热结，肠道津液损伤不甚者，用调胃承气汤泻下热结；三为肠道津液损伤而热结较少者，用增液汤润肠通便，护虚存津。临床上，对于肠燥热结者，运用增液承气汤较为合适。

[原文]

阳明温病，下後汗出，当復其阴，益胃汤主之。（中焦篇12）

益胃汤方（甘凉法）

沙参（三钱）　麦冬（五钱）　冰糖（一钱）　细生地（五钱）　玉竹（一钱五分，炒香）

水五杯，煮取二杯，分两次服，渣再煮一杯服。

[提要]

温病攻下后汗出伤阴的证治。

[释义]

温热病最易耗伤阴液，在使用攻下法后，随着病邪的外解可见有出汗，而大量出汗必然会加重阴液的损伤，故治疗"当复其阴"。方用益胃汤益胃养阴。方中沙参、麦冬、冰糖清养胃阴；地黄、玉竹生津养液。温病后期肺胃阴伤者，皆可酌情使用。

[原文]

下後数日，热不退，或退不尽，口燥咽乾，舌苔乾黑，或金黄色，脉沉而有力者，护胃承气汤微和之；脉沉而弱者，增液汤主之。（中焦篇15）

護胃承氣湯方（苦甘法）

生大黄（三錢）　元參（三錢）　細生地（三錢）　丹皮（二錢）　知母（二錢）　麥冬（三錢，連心）

水五杯，煮取二杯，先服一杯，得結糞，止後服，不便，再服。

增液湯方

元參（一兩）　麥冬（八錢，連心）　細生地（八錢）

水八杯，煮取三杯。口乾則與飲，令盡，不便，再作服。

［提要］

阳明温病攻下后，邪实未尽或邪气复聚的证治。

［释义］

阳明病使用攻下之后，如身热未退或退而未尽，并伴口燥咽干，舌苔干黑或金黄，脉沉实有力者，为下后邪热未能尽除，又复结聚胃腑而阴津受损。治疗须仍用攻下，兼顾养阴。用护胃承气汤治疗。方中大黄、知母清热攻下；牡丹皮凉血活瘀；玄参、地黄、麦冬清热养阴。

［原文］

陽明温病，乾嘔口苦而渴，尚未可下者，黄連黄芩湯主之。不渴而舌滑者屬濕温。（中焦篇19）

黄連黄芩湯方（苦寒微辛法）

黄連（二錢）　黄芩（二錢）　鬱金（一錢五分）　香豆豉（二錢）

水五杯，煮取二杯，分二次服。

［提要］

阳明温病干呕的证治。

［释义］

阳明病，干呕，口干口苦，而无腹满硬痛、大便干结者，为阳明胃热郁结夹有秽浊，扰乱中焦气机升降所致。可用黄连黄芩汤治疗。方中黄连、黄芩苦寒清热燥湿，配伍淡豆豉、郁金芳化湿浊。若口不渴而舌苔滑者，当按湿温病治疗。

［原文］

陽明温病，舌黄燥，肉色絳，不渴者，邪在血分，清營湯主之。若滑者，不可與也，當於濕温中求之。（中焦篇20）

［提要］

阳明温病邪入营血的证治。

［释义］

阳明温病，病在气分，多表现为舌苔黄而干燥，口渴引饮，是胃热灼津所致。若热邪入里见舌色红绛，不渴者，为热邪深入营分，宜用清营汤清营泄热、滋养营阴。

［原文］

若舌絳兼有白苔，或黄白相兼，是邪仍在氣分；絳而有滑苔者，則屬濕熱熏蒸，誤用血藥滋膩，邪必難解，不可不慎也。（中焦篇20，汪按）

［提要］

温病气营同病的证治。

［释义］

舌绛兼有白苔，或黄白相兼，是热入营分而气分邪气仍在的征象。若舌绛而有黄滑苔，则为热入营分而湿热熏蒸气分的表现，此时如过用滋阴养血药，有碍邪之虞，需要慎重。

[原文]

斑疹，用升提则衄，或厥，或呛咳，或昏痉，用壅补则瞀乱[1]。（中焦篇23）

[词解]

[1] 瞀乱：是指目眩眼花，或目不明而胸闷满，心中烦乱，心无所主。

[提要]

斑疹的治疗禁忌。

[释义]

温病外发斑疹乃营血分热毒有外达之机，此时治疗宜因势利导，轻宣凉解，透邪外出，禁用辛温升提和壅补之品。如柴胡、升麻升举阳气的同时也提携热毒升腾，迫血妄行则鼻衄；阳气过升则下焦虚竭而神志昏厥；若热毒壅肺则呛咳；热闭心包则神昏痉厥。若误用壅补滋腻之品，使邪无出路以外达，郁而化火，上攻头目则目眩眼花，心中烦乱。

[原文]

斑疹陽明證悉具，外出不快，內壅特甚者，調胃承氣湯微和之，得通則已，不可令大泄，大泄則內陷。（中焦篇24）

[提要]

斑疹攻下法的运用要点。

[释义]

若斑疹出现阳明腑实，热毒郁伏于内，此时斑疹透发不畅，可予调胃承气汤通腑泻实则斑疹易于透发，这是轻微温和的攻下之法。治此切不可攻下太过，因攻下法容易耗伤正气导致正不抵邪，邪热内陷。

[原文]

溫病，小便不利者，淡滲不可與也，忌五苓、八正輩。（中焦篇30）

[提要]

温病伤阴而小便不利者，忌用淡渗之品。

[释义]

温病若因邪热亢盛、阴津耗伤而小便不利者，不可滥用淡渗利尿之剂，防止津液更伤。治宜滋阴清热，滋水泻火。

[原文]

溫病燥熱，欲解燥者，先滋其乾，不可純用苦寒也，服之反燥甚。（中焦篇31）

[提要]

温病使用苦寒药的禁忌。

[释义]

温病出现燥热的症状，应先用甘寒生津的药物以清热生津，不可单用苦寒药清热泻火，因苦味有先入于心的特点，容易化燥耗损阴液，纯用苦寒则越容易化燥伤阴。

[原文]

風溫、溫熱、溫疫、溫毒、冬溫之在中焦，陽明病居多；濕溫之在中焦，太陰病居多；暑溫則各半也。（中焦篇37）

[提要]

中焦温病的分类。

[释义]

风温、春温（温热）、温疫、温毒、冬温等疾病的病因多为风热病邪，两阳为患，易伤阴液，因胃恶燥，所以以上病种若邪犯中焦病位以阳明胃为主；湿温的病因湿热病邪，因脾恶湿，湿热病邪困阻中焦病位以太阴脾为主；暑温的病因为暑热病邪，常兼夹湿邪，因此，若暑湿病邪侵犯中焦，病位既在阳明胃也在太阴脾。

[原文]

脈洪滑，面赤，身熱，頭暈，不惡寒，但惡熱，舌上黃滑苔，渴欲涼飲，飲不解渴，得水則嘔，按之胸下痛，小便短，大便閉者，陽明暑溫，水結在胸也，小陷胸湯加枳實主之。（中焦篇38）

小陷胸加枳實湯方（苦辛寒法）

黃連（二錢）　栝樓（三錢）　枳實（二錢）　半夏（五錢）

急流水五杯，煮取二杯，分二次服。

[提要]

痰热结胸的证治。

[释义]

暑热病邪与痰湿搏结胸脘，郁热不散与有形痰湿阻滞气机，气机升降失常，且热盛津伤，故见脉洪滑，身热恶热，面赤头晕，渴饮，饮不解渴，得水则呕，胸下痛，大便干结，小便短赤，舌质红，舌苔黄腻，脉洪滑。治以小陷胸加枳实汤，辛开苦降，泄热化痰，和胃降逆。

[原文]

暑溫蔓延三焦，舌滑微黃，邪在氣分者，三石湯主之；邪氣久留，舌絳苔少，熱搏血分者，加味清宮湯主之；神識不清，熱閉內竅者，先與紫雪丹，再與清宮湯。（中焦篇41）

三石湯方

飛滑石（三錢）　生石膏（五錢）　寒水石（三錢）　杏仁（三錢）　竹茹（二錢，炒）　銀花（三錢，花露更妙）　金汁（一酒杯，冲）　白通草（二錢）

水五杯，煮成二杯，分二次溫服。

加味清宮湯方

即於前清宮湯內加知母三錢，銀花二錢，竹瀝五茶匙冲入。

[提要]

暑温弥漫三焦的证治。

[释义]

暑温弥漫三焦，上焦肺气不宣，中焦脾胃失运，下焦膀胱不利，可表现出身热，头晕，面赤，胸闷，脘痞，大便溏烂，小便短赤、淋漓，舌质红，舌苔黄滑等，可用三石汤清利三焦湿热。方中杏仁开宣上焦肺气；竹茹、石膏清泄中焦邪热；滑石、寒水石、通草清利下焦湿热；金银花、金汁涤暑解毒。共奏清热利湿、宣通三焦之功。若舌绛苔少，则为暑湿化热，热入营分，可用加味清宫汤治疗。若以神昏为主者，先服紫雪丹，再用清宫汤清心凉营开窍。

[原文]

暑溫伏暑，三焦均受，舌灰白，胸痞悶，潮熱嘔惡，煩渴自利，汗出溺短者，杏仁滑石湯主

之。（中焦篇42）

杏仁滑石湯方（苦辛寒法）

杏仁（三錢）　滑石（三錢）　黄芩（二錢）　橘紅（一錢五分）　黄連（一錢）　鬱金（二錢）　通草（一錢）　厚朴（二錢）　半夏（三錢）

水八杯，煮取三杯，分三次服。

[提要]

暑温弥漫三焦的证治。

[释义]

暑温、伏暑的病因主要为暑热或暑湿病邪，邪热弥漫三焦时，暑热上蒸则潮热烦渴，暑湿阻滞中焦，胸阳不展，清阳不升，浊阴不降，则胸脘痞闷、恶心呕吐；热蒸湿动则汗出；暑湿下注，则大便自利，小便短赤。舌灰白为湿浊上泛的征象。治宜清暑化湿，宣化淡渗，用杏仁滑石汤治疗。杏仁降气祛痰；黄芩、黄连清热燥湿；厚朴、橘红、半夏理气化痰；滑石、通草清热渗湿；郁金行气活血。

[原文]

吸受穢濕，三焦分佈，熱蒸頭脹，身痛嘔逆，小便不通，神識昏迷，舌白，渴不多飲，先宜芳香通神利竅，安宮牛黄丸；繼用淡滲分消濁濕，茯苓皮湯。（中焦篇56）

茯苓皮湯（淡滲兼微辛微涼法）

茯苓皮（五錢）　生薏仁（五錢）　豬苓（三錢）　大腹皮（三錢）　白通草（三錢）　淡竹葉（二錢）

水八杯，煮取三杯，分三次服。

[提要]

湿热弥漫三焦的证治。

[释义]

湿热病邪弥漫三焦，湿热上蒸可见头胀，昏迷；湿热中阻，气机升降失常可见呕恶，渴不多饮，舌白；湿热下注，膀胱气化不利则小便不通；湿热阻滞经络则见身痛。治宜清化湿热，开窍醒神，用安宫牛黄丸。继用茯苓皮汤渗利湿浊。本条所述舌苔白，渴不多饮，说明湿浊较盛，开窍药不可过用寒凉，当依据临床具体情形而定，不可拘泥于安宫牛黄丸。

[原文]

三焦濕鬱，升降失司，脘連腹脹，大便不爽，一加減正氣散主之。（中焦篇58）

一加減正氣散方

藿香梗（二錢）　厚朴（二錢）　杏仁（二錢）　茯苓皮（二錢）　廣皮（一錢）　神曲（一錢五分）　麥芽（一錢五分）　綿茵陳（二錢）　大腹皮（一錢）

水五杯，煮二杯，再服。

[提要]

湿热中阻脾胃的证治。

[释义]

本条冠以"三焦湿郁"，但以"脘连腹胀，大便不爽"为主症，病变中心实偏于胃肠。其病机为"升降失司"，即湿邪中阻影响了脾胃的升降功能，故以脘腹胀满，大便溏而不爽为主要临床表现。治以一加减正气散疏化中焦湿浊，升降脾胃之气。本方为藿香正气散加减而成，吴瑭自注指出："去原方之紫苏、白芷，无须发表也。去甘桔，此证以中焦为扼要，不必提上焦也。只以藿香化浊，厚朴、广皮、茯苓、大腹泻湿满，加杏仁利肺与大肠之气，神曲、麦芽升降脾胃之气，茵陈宣湿郁而动生发之气，藿香但用梗，取其走中不走外也。茯苓但用皮，以诸皮皆凉，泻湿热独胜也。"

[原文]

濕鬱三焦，脘悶，便溏，身痛，舌白，脈象模糊，二加減正氣散主之。（中焦篇59）

二加減正氣散（苦辛淡法）

藿香梗（三錢）　廣皮（二錢）　厚朴（二錢）　茯苓皮（三錢）　木防己（三錢）　大豆黃卷（二錢）　川通草（一錢五分）　薏苡仁（三錢）

水八杯，煮三杯，三次服。

[提要]

三焦湿郁、湿滞经络的证治。

[释义]

三焦湿郁，脾胃升降失常，故脘闷，便溏；身痛，舌苔白，脉象模糊，为湿滞经络的征象。治用二加减正气散。藿香、大豆黄卷芳香化湿；陈皮、厚朴行气化湿，茯苓皮、防己、通草淡渗以利经络之湿邪。

[原文]

穢濕著裏，舌黄，脘悶，氣機不宣，久則釀熱，三加減正氣散主之。（中焦篇60）

三加減正氣散方（苦辛寒法）

藿香（三錢，連梗葉）　茯苓皮（三錢）　厚朴（二錢）　廣皮（一錢五分）　杏仁（三錢）　滑石（五錢）

水五杯，煮二杯，再服。

[提要]

湿郁化热的证治。

[释义]

"秽湿着里"说明湿浊之气不在表而在里，郁久化热，故舌黄；湿阻气机，气机升降失宜，故脘闷，用三加减正气散治疗。在藿香、陈皮、厚朴、茯苓皮四味药的基础上，加杏仁以配藿香宣气化浊，以滑石清利湿热从小便出。

[原文]

穢濕着裏，邪阻氣分，舌白滑，脈右緩，四加減正氣散主之。（中焦篇61）

四加減正氣散方（苦辛溫法）

藿香梗（三錢）　厚朴（二錢）　茯苓（三錢）　廣皮（一錢五分）　草果（一錢）　楂肉（五錢，炒）　神曲（二錢）

水五杯，煮二杯，渣再煮一杯，三次服。

[提要]

湿困脾阳的证治。

[释义]

湿邪为重，困扰脾阳，阻滞气机于气分而无热象，故见舌苔白而滑；脉右缓，缓脉说明湿阻气机，脉道受阻，提示湿重。湿为阴邪，最遏阳气。治宜振奋脾阳，方用四加减正气散。该方在藿梗、陈皮、厚朴、茯苓四味药的基础上加草果以温中燥湿，加山楂肉、神曲以消食导滞。

[原文]

穢濕著裏，脘悶便泄，五加減正氣散主之。（中焦篇62）

五加減正氣散方（苦辛溫法）

藿香梗（三錢）　廣皮（一錢五分）　茯苓塊（三錢）　厚朴（二錢）　大腹皮（一錢五分）穀芽（一錢）　蒼朮（二錢）

水六杯，煮取二杯，日再服。

[提要]

湿伤脾胃的证治。

[释义]

湿浊留于里不去，湿阻胃气，则脘闷，湿伤脾阳则大便溏烂，用五加减正气散治疗。方中在藿香、陈皮、厚朴、茯苓四味药的基础上，加大腹皮行气燥湿除满、苍术燥湿运脾止泻、谷芽消食和胃。

[原文]

脈緩身痛，舌淡黄而滑，渴不多飲，或竟不渴，汗出熱解，繼而復熱，內不能運水穀之濕，外復感時令之濕，發表攻裏，兩不可施，誤認傷寒，必轉壞證，徒清熱則濕不退，徒袪濕則熱愈熾，黃芩滑石湯主之。（中焦篇63）

黃芩滑石湯方（苦辛寒法）

黃芩（三錢）　滑石（三錢）　茯苓皮（三錢）　大腹皮（二錢）　白蔻仁（一錢）　通草（一錢）　豬苓（三錢）

水六杯，煮取二杯，渣再煮一杯，分溫三服。

[提要]

湿热蕴阻气分的证治。

[释义]

湿热病邪一阴一阳，阻滞气分，胶着难开，困阻脾胃，运化失司，故见身热汗出不解，渴不多饮或不渴，舌苔淡黄而滑；湿热弥散经络脉道则身痛脉缓。湿热互结，治宜清热化湿，然而，只清热则寒凉药有碍湿邪的布散；只化湿则温燥药易助热伤阴。须清热化湿并举，用黄芩滑石汤。若误认作伤寒，用辛温发汗，则耗伤气阴，转成坏证。黄芩滑石汤，以苦寒的黄芩清热燥湿；辛温之白豆蔻、大腹皮行气化湿；甘寒甘淡的滑石、通草、茯苓、猪苓渗湿利尿并健脾。

[原文]

濕聚熱蒸，蘊於經絡，寒戰熱熾，骨骱煩疼，舌色灰滯，面目萎黃，病名濕痹，宣痹湯主之。（中焦篇65）

[提要]

湿热痹的证治。

[释义]

湿热痹为湿热病邪，阻滞经络，以致热蒸湿聚，经络不利，故见寒战高热，骨骱疼烦。面目萎黄，舌苔灰腻为湿浊上泛的征象。用宣痹汤治疗。

[原文]

痹之因於寒者固多，痹之兼乎熱者，亦復不少。（中焦篇65，自注）

［提要］

痹证的病因。

［释义］

痹证的病因以风寒湿者为多，而兼夹热邪者也不少。

［原文］

寒痹势重而治反易，热痹势缓而治反难，实者单病躯壳易治，虚者兼病脏腑夹痰饮腹满等证，则难治矣。（中焦篇65，自注）

宣痹汤方（苦辛通法）

防己（五钱） 杏仁（五钱） 滑石（五钱） 连翘（三钱） 山栀（三钱） 薏苡仁（五钱）半夏（三钱，醋炒） 晚蚕沙（三钱） 赤小豆皮（三钱）

水八杯，煮取三杯，分温三服。痛甚，加片子姜黄二钱，海桐皮三钱。

［提要］

寒痹、热痹治疗的难易及宣痹汤组成及应用。

［释义］

寒痹的症状体征较重而治疗相对容易；热痹的症状体征相对较轻而治疗更难。痹证属实证者，病程相对较短，病因病机相对单纯，而虚证者病程较长，变化较多，病因病机相对复杂，容易兼夹脏腑虚弱或有形病理产物，治疗更难。

宣痹汤中连翘、栀子清热泻火；杏仁、半夏降气除痰；蚕沙、防己祛风止痛；滑石、赤小豆利湿通络；薏苡仁渗湿除痹。痛甚，加姜黄行气破血止痛、海桐皮祛风湿行气血。

［原文］

湿郁经脉，身热身痛，汗多自利，胸腹白疹，内外合邪，纯辛走表，纯苦清热，皆在所忌，辛凉淡法，薏苡竹叶散主之。（中焦篇66）

薏苡竹叶散方（辛凉淡法，亦轻以去实法）

薏苡（五钱） 竹叶（三钱） 飞滑石（五钱） 白豆蔻（一钱五分） 连翘（三钱） 茯苓块（五钱） 白通草（一钱五分）

共为细末，每服五钱，日三服。

［提要］

湿热痹表里同病的证治。

［释义］

湿热病邪致病具有广泛性，外走经络，可见身热身痛；热蒸湿动，湿热下注，可见汗多自利；湿热蓄积，气机不畅，可见胸腹白疹。治此宜辛凉宣透热邪，甘淡渗利湿邪，用薏苡竹叶散治疗，忌单纯辛温发汗或苦寒清热。薏苡竹叶散方中连翘疏风泄热，白豆蔻化湿行气，茯苓健脾化湿，薏苡仁渗湿除痹，淡竹叶、滑石、通草渗湿利尿。

（三）下焦病篇

［原文］

温邪久羁中焦阳明阳土，未有不克少阴癸水者，或已下而阴伤，或未下而阴竭。（下焦篇1，自注）

［提要］

邪入下焦，真阴耗伤的病机。

［释义］

温邪最易伤阴，邪炽中焦阳明先伤津液，久羁则伤及少阴肾水，若过用攻下也易伤阴，但因邪热炽盛，无论已用或未用攻下疗法，温病均可损伤肾阴，甚则导致肝肾阴竭。

［原文］

下焦温病，但大便溏者，即與一甲復脈湯。（下焦篇10）

一甲復脈湯方

即於加減復脈湯內，去麻仁，加牡蠣一兩。

［提要］

温病热入下焦的证治。

［释义］

温病邪热深入下焦，灼伤肾阴，必用滋阴补肾药治疗，若大便溏烂者，可用一甲复脉汤，即在加减复脉汤的基础上，去麻仁，加牡蛎。因麻仁润肠通便，故减去。增用牡蛎，潜阳补阴，收敛固涩。

［原文］

熱邪深入下焦，脈沉數，舌乾齒黑，手指但覺蠕動，急防痙厥，二甲復脈湯主之。（下焦篇13）

二甲復脈湯方（鹹寒甘潤法）

即於加減復脈湯內，加生牡蠣五錢，生鱉甲八錢。

［提要］

虚风内动的证治。

［释义］

热邪深入下焦，劫烁真阴，水不涵木，虚风内动，可见手指蠕动，舌苔干少，牙齿黑燥，脉象沉数。此时需防止病情加重，出现抽搐、昏厥。治宜填补真阴，养肝息风，用二甲复脉汤，即于加减复脉汤内加牡蛎、鳖甲潜阳育阴。

［原文］

下焦溫病，熱深厥甚，脈細促，心中憺憺大動，甚則心中痛者，三甲復脈湯主之。（下焦篇14）

三甲復脈湯方（同二甲湯法）

即於二甲復脈湯內，加生龜板一兩。

［提要］

虚风之心中憺憺大动的证治。

［释义］

温病下焦证，肝肾阴竭，水不涵木，虚风内动，心失所养，则见心中憺憺大动，甚则心痛，神志昏厥，脉象细促。治疗用三甲复脉汤，即二甲复脉汤加龟甲，增强潜阳育阴。

［原文］

壯火尚盛者，不得用定風珠、復脈。邪少虛多者，不得用黃連阿膠湯。陰虛欲痙者，不得用青蒿鱉甲湯。（下焦篇17）

［提要］

下焦病主治方剂的使用禁忌。

［释义］

大定风珠、复脉汤重在填补真阴，用于纯虚无邪者，故火热尚炽时不可使用。黄连阿胶汤滋水泻火，用于肾水不足，心火上炎者，故邪少虚多时不可使用。青蒿鳖甲汤养阴液，退虚热，用于温病后期邪留阴分者，故肝肾阴虚，经脉失养，虚风欲动时不宜使用。

［原文］

少腹堅滿，小便自利，夜熱晝涼，大便閉，脈沉實者，蓄血也，桃仁承氣湯主之，甚則抵當湯。（下焦篇21）

桃仁承氣湯方（苦辛鹹寒法）

大黄（五錢）　芒硝（二錢）　桃仁（三錢）　當歸（三錢）　芍藥（三錢）　丹皮（三錢）

水八杯，煮取三杯，先服一杯，得下止後服，不知再服。

抵當湯方（飛走攻絡苦鹹法）

大黄（五錢）　虻蟲（二十枚，炙乾爲末）　桃仁（五錢）　水蛭（五分，炙乾爲末）

水八杯，煮取三杯，先服一杯，得下止後服，不知再服。

［提要］

下焦蓄血的证治。

［释义］

少腹坚满，法当小便不利，今反自利，可知非膀胱气闭。夜热者，阴热也；昼凉者，邪气隐伏阴分也。大便闭者，血分结也。故以桃仁承气通血分之闭结。若闭结太甚，用抵当汤。血瘀下焦者，若热重用桃仁承气汤，若瘀重用抵当汤。桃仁承气汤中大黄、芒硝通腑泄热，桃仁、赤芍、牡丹皮凉血活血，当归补血润肠。抵当汤中大黄通下热结，虻虫逐瘀破结，桃仁润肠活血，水蛭破血逐瘀。

［原文］

暑邪深入少陰消渴者，連梅湯主之；入厥陰麻痹者，連梅湯主之；心熱煩躁神迷甚者，先與紫雪丹，再與連梅湯。（下焦篇36）

連梅湯方（酸甘化陰，酸苦泄熱法）

雲連（二錢）　烏梅（三錢，去核）　麥冬（三錢，連心）　生地（三錢）　阿膠（二錢）

水五杯，煮取二杯，分二次服。脈虛大而芤者，加人參。

［提要］

暑伤心肾的证治。

［释义］

暑邪深入下焦耗伤肾阴，水不济火，心火独亢则消渴，治宜滋水降火，用连梅汤。肝主筋，若暑邪深入厥阴，肝脉失养则肢体麻痹，亦可用连梅汤治疗。如肾水不足，心火炽盛，烦躁神昏者，应先与紫雪丹清心开窍，再与连梅汤滋肾降火。连梅汤方，以黄连清热泻火；麦冬、地黄清热生津；阿胶补血滋肾；乌梅酸收生津，治消渴尤佳。脉虚大而芤者，加人参补益元气。

［原文］

濕溫久羈，三焦彌漫，神昏竅阻，少腹硬滿，大便不下，宣清導濁湯主之。（下焦篇55）

宣清導濁湯（苦辛淡法）

豬苓（五錢）　茯苓（五錢）　寒水石（六錢）　晚蠶沙（四錢）　皂莢子（三錢，去皮）

水五杯，煮成兩杯，分二次服，以大便通快爲度。

[提要]

本条论述湿阻肠道，传导失司的证治。

[释义]

湿温病如果湿温病邪久留不去，就可以在上、中、下三焦弥散，从而出现湿浊闭塞心窍而见神志昏迷，湿浊下阻肠道而见少腹部坚硬胀满、大便不通等症状，宜用宣清导浊汤来治疗。方中茯苓健脾化湿，蚕沙、皂荚子祛湿化痰，猪苓、寒水石清利湿热。

四、《外感温病篇》选

[原文]

風溫爲病，春月與冬季居多，或惡風，或不惡風，必身熱、咳嗽、煩渴，此風溫證之提綱也。（1）

人身之中，肺主衛，又胃爲衛之本。是以風溫外薄，肺胃內應；風溫內襲，肺胃受病。其溫邪之內外有異形，而肺胃之專司無二致。故惡風爲或有之證，而熱、渴、咳嗽，爲必有之證也。（1，自注）

[提要]

风温的提纲证。

[释义]

风温病虽四季可有，但以冬春季节多见。因春天里若春风过暖，或冬天里应寒反暖而容易形成风热病邪。肺主卫，胃为卫之本。风热病邪从口鼻而入，多肺胃受病，可见恶风或不恶风，身热、咳嗽、烦渴等。恶风为风热病邪侵袭，卫失宣发所致；发热、口渴、咳嗽为肺胃有热，肺热失宣，胃热津伤所致。这是风温初起的主要见症。温邪致病较重，直接伤害肺胃，因此，恶风可有可无，而发热，口渴，咳嗽必见。

五、《温疫论》选

[原文]

夫溫疫之爲病，非風、非寒、非暑、非濕，乃天地間別有一種異氣所感，其傳有九，此治疫緊要關節。（原序）

[提要]

疫病的特异性致病因素。

[释义]

吴又可认为疫病为感受天地间一种特殊的异气而致病，不同于六淫邪气之风邪、寒邪、暑邪、湿邪等。疫病的变化有九传。这些是疫病病因病机的关键。

[原文]

凡疫邪留於氣分，解以戰汗；留於血分，解以發斑。氣屬陽而輕清，血屬陰而重濁。是以邪在氣分則易疏透，邪在血分恒多膠滯，故陽主速而陰主遲。所以從戰汗者，可使頓解；從發斑者，當圖漸愈。（上卷·发斑战汗合论）

［提要］

疫邪在气分和血分的不同治法。

［释义］

战汗多由邪气流连气分，邪正相持，正气奋起祛邪外出，而出现战栗汗出，邪从汗解，汗出而愈。斑多为疫邪入血，迫血妄行，溢于肌肉而形成，若正能抵邪，邪从血溢，斑也为透邪的途径。气属阳，血属阴，邪在气分从战汗而解相对快捷，而邪在血分从发斑而解相对缓慢。

［原文］

夫疫之傳有九，然亦不出乎表裏之間而已矣。所謂九傳者，病人各得其一，非謂一病而有九傳也。蓋温疫之來，邪自口鼻而感，入於膜原，伏而未發，不知不覺。已發之後，漸加發熱，脈洪而數，此眾所同，宜達原飲疏之。（下卷·统论疫有九传治法）

［提要］

疫病的转归。

［释义］

疠气从口鼻而入，伏于半表半里，从表入里，或由里出表等不外乎在表里之间传变，可有九种传变形式。邪伏膜原，发病之初，如见发热，脉洪数等，病者大多症状相似，用达原饮治疗。

［原文］

繼而邪氣一離膜原，察其傳變，眾人不同者，以其表裏各異耳。有但表而不裏者，有但裏而不表者，有表而再表者，有裏而再裏者，有表裏分傳者，有表裏分傳而再分傳者，有表勝於裏者，有裏勝於表者，有先表而後裏者，有先裏而後表者，凡此九傳，其病則一。醫者不知九傳之法，不知邪之所在，如盲者之不任杖，聾者之聽宮商，無音可求，無路可適，未免當汗不汗，當下不下，或顛倒誤用，或尋枝摘葉，但治其證，不治其邪，同歸於誤一也。（下卷·统论疫有九传治法）

［提要］

疫病表里九传。

［释义］

疫疠邪气离开膜原，具体的传变方式虽然有九种，但总不外出表或陷里。知九传而知邪气传表里之间，通过症状识别病位，理解邪气为疾病主导，辨清表里与半表半里，才能正确施治。

六、《广瘟疫论》选

［原文］

瘟疫主蒸散，散則緩，面色多松緩而垢晦。人受蒸氣，則津液上溢於面，頭目之間多垢滯，或如油膩，或如煙熏，望之可憎者，皆瘟疫之色也。一見此色，雖頭痛、發熱，不宜輕用辛熱發散；一見舌黃、煩渴諸裏證，即宜攻下，不可拘於下不厭遲之說。（卷之一·辨色）

［提要］

疫病的色诊。

［释义］

温热病患者因里热气蒸，津液上溢于面，故头目多见垢晦，或如油腻或如烟熏。外感病一见面色垢晦者，虽有头痛、发热等表证，不宜轻率用辛热发散，而应凉解，如伴见舌黄，烦渴诸里证，则为里热，治疗可予苦寒攻下以解郁热。

[原文]

時疫貴解其邪熱，而邪熱必有着落。方着落在肌表時，非汗則邪無出路，故汗法爲治時疫之一大法也。但風寒汗不厭早，時疫汗不厭遲。風寒發汗，必兼辛溫、辛熱以宣陽；時疫發汗，必兼辛涼、辛寒以救陰。風寒發汗，治表不犯裏；時疫發汗，治表必通裏。（卷之四·汗法）

[提要]

伤寒与疫病汗法的区别。

[释义]

疫邪郁阻肌表时，可用汗法治疗，而此汗法主用辛凉、辛寒之品，重在辛凉散邪泄热、辛寒清热生津，以达祛除疫邪的目的，与治疗伤寒，以辛温、辛热之品发汗有别，因辛温、辛热可以助阳增汗，辛凉、辛寒重在祛邪。风寒束表，只需疏表散寒，而疫邪传变最速，或邪伏体内，运用汗法时常配合清泄里热。

[原文]

時疫下法與傷寒不同，傷寒下不厭遲，時疫下不厭早。傷寒在下其燥結，時疫在下其鬱熱。傷寒裏證當下，必待表證全罷，時疫不論表邪罷與不罷，但兼裏證即下。（卷之四·下法）

[提要]

伤寒与疫病下法的区别。

[释义]

仲景有论表不解不可下，以防止攻伐伤正或表邪趁机入里。疫病是里热郁蒸，用苦寒下夺，正是釜底抽薪，下其郁热，排除邪毒，使郁热有外泄之机，故主张"时疫下不厌早"。

[原文]

時疫下法有六：結邪在胸上，貝母下之，貝母本非下藥，用至兩許即解；結邪在胸及心下，小陷胸下之；結邪在胸脅連心下，大柴胡湯下之；結邪在臍上，小承氣湯下之；結邪在當臍及臍下，調胃承氣湯下之；痞滿燥實，三焦俱結，大承氣湯下之。此外，又有本質素虛，或老人、久病，或屢汗、屢下後，下證雖具而不任峻攻者，則麻仁丸、蜜煎導法、豬膽導法爲妙。（卷之四·汗法）

[提要]

疫病的六种下法。

[释义]

六种下法代表时疫传变发展的过程，时疫初在肺系，病不解下移则到胸膈间，若横逆则传胸胁，皆可以伤寒方治之；继续下之则入中焦脾胃，非承气法不可解，同时兼顾素体正气而适时选用润下剂代之。

[原文]

傷寒上焦有邪不可下，必待結在中、下二焦方可下，時疫上焦有邪亦可下，若必待結至中、下二焦始下，則有下之不通而死者；傷寒一下即已，仲景承氣諸方多不過三劑，時疫用下藥至少三劑，多則有一二十劑者。（卷之四·汗法）

[提要]

伤寒与疫病下法的区别。

[释义]

伤寒病轻，时疫病重；伤寒伤正轻，时疫伐正重。这两者之间的区别就决定了两者下法运用的差异，故伤寒不结中下焦不可攻下伤正，稍稍与之即可；时疫则宜早行下法推邪外出，且邪重药轻不可，频下之。

[原文]

凡清热之要，在视热邪之淺、深。热之淺者在營衛，以石膏、黄芩爲主，柴胡、葛根爲輔；热之深者在胸膈，花粉、知母、薏仁、栀子、豆豉爲主。热在腸胃者，當用下法，不用清法，或下而兼清亦可。热入心包者，黄連、犀角、羚羊角爲主。热直入心臟，則難救矣，用牛黄猶可十中救一，須用至錢許，少則無濟，非若小兒驚風諸方，每用分許即可有效。（卷之四·清法）

[提要]

疫病清法的使用。

[释义]

清热法在温病的治疗中十分重要。如《重订广温热论》说："温热伏于气分为伏热，郁于血分为伏火，通称伏邪。热与火，未有不当清凉者也。"清热法主要根据热邪的轻重深浅而区别运用，如热邪较浅在营卫者，以石膏、黄芩为主，柴胡、葛根为辅，清泄里热，并解肌透邪；热邪较深在胸膈者，以天花粉、知母、瓜蒌子、栀子、淡豆豉为主，清解郁热，清热生津；热在肠胃者，当用苦寒攻下泄热通腑；热入心包者，以黄连、犀角、羚羊角为主，泻火凉营；若热闭心包，须用牛黄一钱左右清心开窍，少用则无效，不如小儿惊风用药量较少便可取效。

七、《伤寒温疫条辨》选

[原文]

凡温病脈，怫熱在中，多見於肌肉之分而不甚浮，若热鬱少陰，則脈沉伏欲絕，非陰脈也，陽邪閉脈也。（卷一·脉义辨·温病与伤寒不同脉诊义）

[提要]

温病热郁的脉象。

[释义]

温病热郁于中，因热邪郁于肌肉而不在皮毛，浮脉不甚明显；若阳热之邪郁闭少阴，则脉象沉伏欲绝，不可见沉脉或伏脉，即认为阴寒邪盛，此为阳热闭郁之故。

[原文]

凡傷寒自外之内，從氣分入，始病發熱惡寒，一二日不作煩渴，脈多浮緊，不傳三陰，脈不見沉；温病由内達外，從血分出，始病不惡寒而發热，一热即口燥咽乾而渴，脈多洪滑，甚則沉伏。此發表清裡之所以異也。（卷一·脉义辨·温病与伤寒不同脉诊义）

[提要]

伤寒与温病在发病、表现及治法上的区别。

[释义]

伤寒感受风寒邪气，从表入里，起病即见发热恶寒，脉浮紧，一二日后无烦渴，也不传三阴，不见沉脉。温病多因郁热内伏，起病从血分而出，可见发热而不恶寒，并口燥咽干，脉洪滑有力，甚者阳气闭郁，脉象沉伏。故治疗上，伤寒宜解表为先，温病以清里热为主。

[原文]

凡温病脈，中診洪長滑數者輕，重則脈沉，甚則閉絕。此辨温病與傷寒，脈浮脈沉異治之要訣也。

凡温病脉，洪長滑數，兼緩者易治，兼弦者難治。

凡温病脉，沉澀小急，四肢厥逆，通身如冰者危。

凡温病脉，兩手閉絶，或一手閉絶者危。

凡温病脉，沉澀而微，狀若屋漏者死。

凡温病脉，浮大而散，狀若釜沸者死。（卷一·脉义辨·温病与伤寒不同脉诊义）

[提要]

辨温病脉象判断疾病的预后。

[释义]

脉象的浮沉，可判断怫热郁滞的程度，若脉中取洪、长、滑、数，则热郁程度尚轻；若脉沉，甚则闭绝，则热闭于里，程度较重。同时，一者，脉象洪长滑数，兼缓者，预后良好；兼弦者，预后较差。二者，脉象沉涩小急，并四肢逆冷，全身如冰，病情危重。三者，一侧或两侧脉象闭绝，病情危重。四者，脉象沉涩而微，状若屋漏，预后极差。五者，脉象浮大而散，状若釜沸脉，预后极差。

[原文]

温病得於天地之雜氣，怫热在裡，由内而達於外，故不惡寒而作渴，此内之鬱热爲重，外感爲輕，兼有無外感，而内之鬱热自發者，又多發在春夏，若用辛温解表，是爲抱薪投火，輕者必重，重者必死。惟用辛凉苦寒，如升降、雙解之劑，以開導其裡热，裡热除而表證自解矣。亦有先見表證而後見裡證者，蓋怫热自内達外，热鬱腠理之時，若不用辛凉解散，則热邪不得外泄，遂還裡而成可攻之證，非如傷寒從表而傳裡也。病之輕者，神解散、清化湯之類；病之重者，芳香飲、加味凉膈散之類，如升降散、增損雙解散，尤爲對症之藥。（卷一·发表为第一关节辨）

[提要]

温病的病因病机特点及治疗方法。

[释义]

此温病包括温疫，病因为感受天地间的杂气。杂气由口鼻入里，三焦受邪，气机郁而不畅，气郁化火，越郁越热，故发作时，发热而不恶寒，口渴。若用辛温解表药治疗，犹如抱薪投火，则劫汗伤阴，预后不佳。治宜辛凉清解，苦寒泄热，如升降散、双解散，重点治疗在里的郁热。否则，里热郁阻不散可致腑实内结。轻者，可用神解散、清化汤治疗；重者，可用芳香饮、加味凉膈散治疗。升降散、增损双解散也为治疗代表方。

[原文]

升降散　温病亦雜氣中之一也，表裡三焦大热，其證治不可名狀者，此方主之。

白僵蠶（二錢，酒炒）　全蟬蜕（一錢，去土）　廣薑黄（三分，去皮）　川大黄（四錢，生）

稱准，上爲細末，合研匀。病輕者，分四次服，每服重一錢八分二厘五毫，用黄酒一盅，蜂蜜五錢，調匀冷服，中病即止。病重者，分三次服，每服重二錢四分三厘三毫，黄酒盅半，蜜七錢五分，調匀冷服。最重者，分二次服，每服重三錢六分五厘，黄酒二盅，蜜一兩，調匀冷服。胎産亦不忌。煉蜜丸，名太極丸，服法同前，輕重分服，用蜜、酒調匀送下。

按：温病總計十五方。輕則清之，神解散、清化湯、芳香飲、大小清凉散、大小復蘇飲、增損三黄石膏湯八方；重則瀉之，增損大柴胡湯、增損雙解散、加味凉膈散、加味六一順氣湯、增損普濟消毒飲、解毒承氣湯六方；而升降散，其總方也，輕重皆可酌用。察證切脉，斟酌得宜，病之變化，治病之隨機應變，又不可執方耳。按：處方必有君、臣、佐、使，而又兼引導，此良

工之大法也。是方以僵蠶爲君，蟬蛻爲臣，薑黃爲佐，大黃爲使，米酒爲引，蜂蜜爲導，六法俱備，而方乃成。（卷四·醫方辨引）

[提要]

升降散的主治、组成、用法及配伍意义。

[释义]

升降散主治杂气怫热于内，发越于表里及三焦，其证多端，如头痛眩晕，胸膈胀闷，心腹疼痛，呕哕吐食等。本方以僵蚕为君，蝉蜕为臣，姜黄为佐，大黄为使，米酒为引，蜂蜜为导，其中僵蚕味辛苦气薄，喜燥恶湿，能胜风除湿，清热解郁，其性属火，兼土与木，老得金水之化，僵而不腐，故能辟一切怫郁之杂气；蝉蜕甘寒而咸，为清虚之品，疏散风热，透疹解痉；姜黄辛苦温，祛邪伐恶，行气散郁；大黄味苦而能泻火于下。全方如书中自释："取僵蚕、蝉蜕，升阳中之清阳；姜黄、大黄，降阴中之浊阴。一升一降，内外通和，而杂气之流毒顿消矣。"

杨氏"治温十五方"以"升降散"为总方，其余十四方贯彻其组方用意，分"轻则清之"和"重则泻之"两类。"轻则清之"方列神解散、清化汤、芳香饮、大小清凉散、大小复苏散饮、增损三黄石膏汤8方；"重则泻之"方列增损大柴胡汤、增损双解散、加味凉膈散、加味六一顺气汤、增损普济消毒饮、解毒承气汤6方。"轻则清之"8方中均用蝉蜕、僵蚕，注重散邪解郁；"重则泻之"6方中基本使用蝉蜕、僵蚕、姜黄、大黄，在散邪解郁的同时，加重行气解郁，活血逐邪。

[原文]

神解散　温病初覺，憎寒體重，壯熱頭痛，四肢無力，遍身酸痛，口苦咽乾，胸腹滿悶者，此方主之。

白僵蠶（一錢，酒炒）　蟬蛻（五個）　神曲（三錢）　金銀花（二錢）　生地（二錢）　木通（一錢）　車前子（一錢，炒，研）　黃芩（一錢，酒炒）　黃連（一錢）　黃柏（一錢，鹽水炒）　桔梗（一錢）

水煎去渣，入冷黃酒半小杯，蜜三匙，和勻冷服。

此方之妙，不可殫述。溫病初覺，但服此藥，俱有奇驗。外無表藥而汗液流通，裡無攻藥而熱毒自解，有斑疹者即現，而內邪悉除，此其所以爲神解也。（卷四·醫方辨引）

[提要]

神解散的主治、组成、用法及配伍意义。

[释义]

神解散治疗温病初期，火郁上焦，卫气同病出现的憎寒体重，壮热头痛，四肢无力，遍身酸痛，口苦咽干，胸腹满闷等证候。温邪从口鼻而入，肺卫同病，卫气被郁，不得外发，故憎寒；肺热壅盛，郁火内炽，则壮热；温邪初犯卫分，经气不利，则体痛头痛；邪热伤气，则四肢无力；热邪耗损津液，则咽干；热蒸胆汁，则口苦；火郁于内，气机阻滞，故胸腹满闷。郁热内窜营血，则斑疹隐隐。治宜清热透邪，泻火解毒。方中僵蚕、蝉蜕、金银花疏风泄热，解毒透邪；黄芩、黄连、黄柏清热泻火；木通、车前子利尿泻火；桔梗清热利咽；地黄清热养阴；神曲消积和中。

八、《疫疹一得》选

[原文]

清瘟敗毒飲　治一切火熱，表裏俱盛，狂躁心煩，口乾咽痛，大熱乾嘔，錯語不眠，吐血衄血，熱盛發斑。不論始終，以此為主。後附加減。

生石膏（大劑六兩至八兩，中劑二兩至四兩，小劑八錢至一兩二錢）　小生地（大劑六錢至一兩，中劑三錢至五錢，小劑二錢至四錢）　烏犀角（大劑六錢至八錢，中劑三錢至五錢，小劑二錢至四錢）　真川連（大劑六錢至四錢，中劑二錢至四錢，小劑一錢至一錢半）　生栀子　桔梗　黃芩　知母　赤芍　元參　丹皮（大劑四錢，中劑三錢，小劑一錢五分）　連翹　竹葉　甘草

疫證初起，惡寒發熱，頭痛如劈，煩躁譫妄，身熱肢冷，舌刺唇焦，上嘔下泄。六脈沉細而數，即用大劑；沉而數者，用中劑；浮大而數者，用小劑。如斑一出，即用大青葉，量加升麻四五分，引毒外透，此內化外解、濁降清升之法，治一得一，治十得十。以視升提發表而愈劇者，何不俯取芻蕘之一得也。（卷下·疫疹諸方·清瘟敗毒飲）

［提要］

清瘟敗毒飲的主治、組成及功效。

［釋義］

本方主治溫疫熱毒，氣血兩燔證。多由疫毒邪氣內侵臟腑，外竄肌表，氣血兩燔所致，臨床以大熱渴飲，譫語神昏或發斑疹，或吐血、衄血，四肢或抽搐，舌絳唇焦，脈沉數為辨證要點。功效為清熱解毒，涼血瀉火。方中藥物用量有大劑、中劑、小劑，以病情深淺、輕重而分。

九、《通俗伤寒论》选

［原文］

外風宜散，內風宜熄。表寒宜汗，裏寒宜溫。傷暑宜清，中暑宜開，伏暑宜下。風濕寒濕，宜汗宜溫。暑濕芳淡。濕火苦泄。寒燥溫潤，熱燥涼潤。上燥救津，中燥增液，下燥滋血，久必增精。鬱火宜發，實火宜瀉，暑火宜補，陰火宜引。（卷一·伤寒要义·六经总诀）

［提要］

治療六淫邪氣的基本原則。

［釋義］

治療外風宜用辛散解表藥物，治療內風宜用平息內風藥物。傷寒發汗而表寒即解，裏寒則用溫陽藥物溫中驅寒。傷暑宜清暑泄熱；中暑宜開竅醒神；伏暑，暑濕夾滯阻滯胃腸，治宜袪濕清熱，消導積滯而下。風濕寒濕阻滯不散，宜用辛溫發散合溫陽散寒袪濕。暑濕侵犯，困阻中焦，宜用芳香淡滲，化解暑濕。濕郁化火，需用苦寒瀉火燥濕治療。涼燥治宜散寒潤燥；溫燥治宜辛涼甘潤。秋燥初期，邪犯上焦，燥襲肺衛，燥傷肺胃津液，故治宜辛涼散邪合甘寒生津；中期，燥傷中焦脾胃，津液化生受損，故治宜增液養陰；後期，燥傷下焦肝腎，損害營血，故治宜滋陰養血，若日久則損傷更甚，可傷及精血真陰，治宜滋陰補腎，填補精血。治療體內郁熱，應遵《黄帝内经》"火郁發之"原則；治療實火，常用苦寒攻下。暑火易傷氣陰，治宜清暑益氣養陰。陰火為陽無所歸，治宜引火歸原。

［原文］

張鳳逵《治暑全書》曰：暑病首用辛涼，繼用甘寒，終用酸泄斂津。雖已得治暑之要，而暑必挾濕，名曰暑濕；亦多挾穢，名曰暑穢，俗曰熱痧；炎風如箭，名曰暑風；病多暈厥，名曰暑厥；亦多咳血，名曰暑瘵。（卷一·伤寒要义·六淫病用药法）

［提要］

暑溫的治療方法及暑溫的兼夾證。

［释义］

暑温邪在气分，见阳明热盛者，治宜清暑泄热，方用辛凉重剂白虎汤，即所谓"首用辛凉"；若阳明之邪不解，进一步耗伤人体津液，而见暑热伤津者，治宜甘寒之剂以清热生津。方用王氏清暑益气汤即所谓"继用甘寒"；若暑热虽去而津气欲脱，治宜酸甘化阴，敛津固脱，方如生脉散，若暑热久羁伤及肾者，又当以泄热合酸甘敛津，方如连梅汤，即所谓"酸泄酸敛"。

另外，暑邪常有兼夹他症，不可见一切暑病，不审其有无兼症夹症而擅用清凉。如暑邪必兼夹湿邪，名叫暑湿；暑邪亦常夹有秽浊邪气，名叫暑秽，俗称热痧；暑热动风，来势迅猛，名叫暑风；暑病常见晕厥，名叫暑厥；暑病常见有咳血，名叫暑瘵。

［原文］

蒿芩清膽湯（和解膽經法，俞氏經驗方）

青蒿腦（錢半至二錢）　淡竹茹（三錢）　仙半夏（錢半）　赤茯苓（三錢）　青子芩（錢半至三錢）　生枳殼（錢半）　陳廣皮（錢半）　碧玉散（三錢，滑石、甘草、青黛，包）（卷二·和解劑）

［提要］

俞氏和解胆经法蒿芩清胆汤组成。

［释义］

本方具有清胆利湿，和胃化痰的功效，主治少阳湿热痰浊证。方中以青蒿、黄芩、竹茹为君清泄胆火，以枳壳、二陈为臣和胃化痰，以碧玉散为佐引相火下泄，以茯苓为使利水渗湿。

［原文］

羚角鉤藤湯（涼息肝風法，俞氏經驗方）

羚角片（錢半，先煎）　霜桑葉（二錢）　京川貝（四錢，去心）　鮮生地（五錢）　雙鉤藤（三錢，後入）　滁菊花（三錢）　茯神木（三錢）　生白芍（三錢）　生甘草（八分）　淡竹茹（五錢，鮮刮，與羚角先煎代水）（卷二·清涼劑）

［提要］

羚角钩藤汤的组成与功效。

［释义］

羚角钩藤汤方以羚羊角、钩藤、桑叶、菊花清肝泄热，镇肝息风；贝母、竹茹、茯神宁心化痰；白芍、甘草、地黄滋阴养血，柔肝缓急。具有平肝息风，清热止痉的功效，主治肝经热盛，肝风上扰所致头晕胀痛，耳鸣心悸，手足躁扰，甚则瘈疭，狂乱痉厥等。

［原文］

邪傳少陽腑證：寒輕熱重，口苦膈悶，吐酸苦水，或嘔黃涎而黏，甚則乾嘔呃逆，胸脅脹疼，舌紅苔白，間現雜色，或尖白中紅，或邊白中紅，或尖紅中白，或尖白根灰，或根黃中帶黑，脈右弦滑，左弦數。此相火上逆，少陽腑病偏於半裏證也。法當和解兼清，蒿芩清膽湯主之。（卷七·傷寒本證·大傷寒）

［提要］

蒿芩清胆汤的证治。

［释义］

邪传少阳腑证，为邪在少阳而少阳之邪传腑犯胃，邪热偏重，且兼痰湿中阻，症见恶寒轻发热重，口苦，胸膈满闷，呕吐酸苦水，或呕黄色黏涎，甚至干呕呃逆，胸胁胀痛，舌质红，舌苔白，夹杂病色，或见到舌尖白而舌中红，或见到舌边白而舌中红，或见到舌尖红而舌中白，或舌尖白而舌根灰，或舌根黄中带黑，右脉弦滑，左脉弦数。这是肝胆之相火上逆，属于少阳腑病偏于半里证。治疗方法为和解法兼清热法，主方为蒿芩清胆汤。

十、《温热经纬》选

［原文］

甘露消毒丹（一名普济解毒丹）

飛滑石（十五兩）　綿茵陳（十一兩）　淡黃芩（十兩）　石菖蒲（六兩）　川貝母（五兩）木通（五兩）　藿香（四兩）　射干（四兩）　連翹（四兩）　薄荷（四兩）　白豆蔻（四兩）

各藥曬燥，生研細末，見火則藥性變熱。每服三錢，開水調服，日二次。或以神曲糊丸，如彈子大，開水化服，亦可。

雄按：此治濕溫時疫之主方也。"六元正紀"：五運分步，每年春分後十三日交二運。徵，火旺，天乃漸溫。芒種後十日交三運。宮，土旺，地乃漸濕。溫濕蒸騰，更加烈日之暑，鑠石流金，人在氣交之中，口鼻吸受其氣，留而不去，乃成濕溫疫癘之病，而爲發熱倦怠，胸悶腹脹，肢酸咽腫，斑疹身黃，頤腫口渴，溺赤便閉，吐瀉瘧痢，淋濁瘡瘍等證。但看病患舌苔淡白，或厚膩，或乾黃者，是暑濕熱疫之邪尚在氣分。悉以此丹治之立效。並主水土不服諸病。（卷五·方论）

［提要］

甘露消毒丹主治病证及组方。

［释义］

春分之后天气渐温，芒种之后地气渐湿。夏暑之季，湿热蒸腾，人体从口鼻感受湿热病邪，患湿温疫疠之病，症见发热咽肿，颐肿口渴，肢酸倦怠，胸闷腹胀，斑疹身黄，大便干燥，小便短赤，或吐泻疟痢，或淋浊疮疡，舌苔淡白，或厚腻，或干黄等。用甘露消毒丹治疗，其中藿香、白豆蔻、石菖蒲芳香化湿；薄荷、连翘疏风泄热；射干消痰利咽；贝母清热化痰；黄芩清热燥湿；茵陈清利湿热，利胆退黄；木通、滑石淡渗利湿。

十一、《随息居重订霍乱论》选

［原文］

連朴飲（王氏連朴飲）

治濕熱蘊伏而成霍亂，兼能行食滌痰。

制厚朴（二錢）　川連（一錢，薑汁炒）　石菖蒲（一錢）　制半夏（一錢）　香豉（三錢，炒）　焦梔（三錢）　蘆根（二兩）

水煎溫服。（药方第四·方剂）

［提要］

连朴饮主治功效及组成。

［释义］

连朴饮主治湿热蕴伏而成霍乱，症见上吐下泻，胸脘痞闷，心烦躁扰，小便短赤，舌质红，舌苔黄腻，脉滑数等。本方具有清热化湿，调和肠胃，行食涤痰的功效。其中石菖蒲、淡豆豉芳香化湿，宣发郁热；半夏、厚朴行气燥湿；黄连、栀子清热燥湿；芦根除烦利尿。

十二、《时病论》选

[原文]

芳香化濁法：治五月霉濕，並治穢濁之氣。

藿香葉（一錢） 佩蘭葉（一錢） 陳廣皮（一錢五分） 制半夏（一錢五分） 大腹皮（一錢，酒洗） 厚朴（八分，薑汁炒）

加鮮荷葉三錢爲引。（卷之四·擬用諸法）

[提要]

雷氏芳香化浊法的主治及组方。

[释义]

雷氏芳香化浊法主治湿浊偏盛，困阻中焦，症见身热不扬，脘痞腹胀，恶心欲吐，渴不欲饮或渴喜热饮，大便溏烂，小便短少，舌苔白腻，脉濡缓等。全方具有芳香辟秽，燥湿化浊的功效。其中藿香、佩兰芳香化湿；陈皮、半夏燥湿化痰；大腹皮、厚朴行气燥湿；荷叶清暑化湿。

[原文]

宣透膜原法：治濕瘧寒甚熱微，身痛有汗，肢重脘懣。

厚朴（一錢，薑制） 檳榔（一錢五分） 草果仁（八分，煨） 黃芩（一錢，酒炒） 粉甘草（五分） 藿香葉（一錢） 半夏（一錢五分，薑制）

加生薑三片爲引。（卷之五·擬用諸法）

[提要]

雷氏宣透膜原法的主治及组方。

[释义]

雷氏宣透膜原法主治邪阻膜原之湿温或湿疟，症见寒热往来，寒甚热微，身痛有汗，手足沉重，呕逆胀满，舌苔白厚腻浊或如积粉，脉缓。全方具有芳香化湿，透达膜原的功效。其中草果、藿香芳香化湿；半夏燥湿化痰；槟榔、厚朴行气利水；生姜温中止呕；甘草补脾和中。

十三、《温热逢源》选

[原文]

若夫溫病，乃冬時寒邪，伏於少陰。迨春夏陽氣內動，伏邪化而爲熱，由少陰而外出。如邪出太陽，亦見太陽經證，其頭項强痛等象，亦與傷寒同。但傷寒裡無鬱熱，故惡寒不渴，溲清無內熱。溫邪則標見於外，而熱鬱於內，雖外有表證，而裡熱先盛；口渴，溲黃，尺膚熱，骨節疼，種種內熱之象，皆非傷寒所有。其見陽明、少陽，見證亦然。初起治法，即以清泄裡熱，導邪外達爲主。與傷寒用藥，一溫一涼，卻爲對待。蓋感寒隨時即發，則爲傷寒，其病由表而漸傳入裡，寒邪鬱久，化熱而發，則爲溫病，其病由裡而鬱蒸外達。傷寒初起，決無裡熱見證；溫邪初起，無不見裡熱之證。此傷寒、溫病分證用藥之大關鍵。臨證時能從此推想，自然頭頭是道矣。（卷下·論溫病與傷寒病情不同治法各異）

[提要]

温病与伤寒的区别。

［释义］

本条中所讲温病指伏气温病，其发生的间接病因为寒邪，而直接病因是寒邪郁阻阳气，在体内化生的郁热、内热，故伤寒、温病初起均可见恶寒，但伤寒感而即发，温病冬时感受，至春夏发，且伤寒不见内热证，而温病同时见口渴、溲黄、尺肤热、骨节疼等内热表现。伤寒初起治以辛温发散。温病初起治以清泄里热，透邪外出。因此，治疗上两者一温一凉，必须分别运用。

小儿温病常用方剂

一画

一贯煎（《续名医类案》） 北沙参 麦冬 生地黄 当归 枸杞子 川楝子

二画

八正散（《太平惠民和剂局方》） 车前子 瞿麦 萹蓄 滑石 山栀子仁 甘草 木通 大黄

二陈汤（《太平惠民和剂局方》） 半夏 橘红 白茯苓 甘草

二妙散（《丹溪心法》） 黄柏 苍术

八珍汤（《正体类要》） 当归 川芎 熟地黄 白芍 人参 白术 茯苓 甘草

十全大补汤（《太平惠民和剂局方》） 人参 白术 茯苓 甘草 当归 川芎 白芍 熟地黄 黄芪 肉桂

人参五味子汤（《幼幼集成》） 人参 白术 茯苓 五味子 麦冬 炙甘草

人参五味子散（《直指》卷八引《圣惠》） 人参 五味子 桔梗 白术 白茯苓 炙甘草 熟地黄 当归 地骨皮 前胡 桑白皮 枳壳 黄芪 陈皮 柴胡

人参养荣丸（《保命歌括》） 白术 炙黄芪 白芍 远志 当归 山药 熟地黄 五味子 人参 茯苓 山萸肉 生地黄 陈皮

七味白术散（《小儿药证直诀》） 人参 茯苓 白术 甘草 藿香 木香 葛根

三画

三才汤（《温病条辨》） 人参 天冬 地黄

三仁汤（《温病条辨》） 杏仁 滑石 白通草 白蔻仁 竹叶 厚朴 生薏仁 半夏

三石汤（《温病条辨》） 滑石 石膏 寒水石 杏仁 竹茹 金银花 金汁 白通草

三甲散（《温疫论》） 鳖甲 龟甲 穿山甲 蝉蜕 僵蚕 牡蛎 䗪虫 白芍药 当归 甘草

三妙丸（《医学正传》） 黄柏 苍术 牛膝

三拗汤（《太平惠民和剂局方》） 甘草 麻黄 杏仁

大补阴丸（《丹溪心法》） 知母 黄柏 熟地黄 龟甲 猪脊髓

大定风珠（《温病条辨》） 生白芍 阿胶 龟甲 地黄 火麻仁 五味子 牡蛎 麦冬 炙甘草 鸡子黄 鳖甲

大承气汤（《伤寒论》）　大黄　厚朴　枳实　芒硝

小陷胸汤（《伤寒论》）　黄连　半夏　栝楼实

大柴胡汤（《伤寒论》）　柴胡　黄芩　半夏　枳实　芍药　大黄　生姜　大枣

小柴胡汤（《伤寒论》）　柴胡　黄芩　人参　半夏　甘草　生姜　大枣

小儿回春丹（《中药成方配本》）　西牛黄　珠粉　天竺黄　胆星　青礞石　川贝　制半夏　制南星　黄连　胡黄连　菖蒲　麝香　朱砂

三子养亲汤（《杂病广要》引《皆效方》）　紫苏子　白芥子　莱菔子

三甲复脉汤（《温病条辨》）　炙甘草　地黄　白芍　麦冬　阿胶　火麻仁　牡蛎　鳖甲　龟甲

千金苇茎汤（《备急千金要方》）　苇茎　薏苡仁　桃仁　瓜瓣

大黄附子汤（《金匮要略》）　大黄　附子　细辛

己椒苈黄丸（《金匮要略》）　防己　椒目　葶苈子　大黄

小陷胸加枳实汤（《温病条辨》）　黄连　栝楼　枳实　半夏

四画

六一散（《宣明论方》）　滑石　甘草

五汁饮（《温病条辨》）　梨汁　荸荠汁　鲜苇根汁　麦冬汁　藕汁（或用蔗浆）

升降散（《伤暑全书》）　白僵蚕　蝉蜕　大黄　广姜黄

止痉散（《流行性乙型脑炎中医治疗法》）　全蝎　蜈蚣

六神丸（《全国中成药处方集》）　麝香　牛黄　冰片　珍珠　蟾酥　雄黄　百草霜

化斑汤（《温病条辨》）　石膏　知母　生甘草　元参　犀角　白粳米

开噤散（《医学心悟》）　人参　黄连　石菖蒲　丹参　石莲子　陈皮　茯苓　陈米　冬瓜仁　荷叶

王氏连朴饮（《随息居重订霍乱论》）　制厚朴　川连　石菖蒲　制半夏　香豉　焦栀　芦根

五仁橘皮汤（《重订通俗伤寒论》）　甜杏仁　松子仁　郁李仁　桃仁　柏子仁　广橘皮

牛黄承气汤（《温病条辨》）　安宫牛黄丸　生大黄

牛黄清心丸（《痘疹世医心法》）　牛黄　黄连　黄芩　栀子　郁金　朱砂

五加减正气散（《温病条辨》）　藿香梗　广皮　茯苓　厚朴　大腹皮　谷芽　苍术

不换金正气散（《太平惠民和剂局方》）　厚朴　藿香　甘草　半夏　苍术　陈皮　生姜　大枣

王氏清暑益气汤（《温热经纬》）　西洋参　石斛　麦冬　黄连　竹叶　荷梗　知母　甘草　粳米　西瓜翠衣

五画

玉女煎（《景岳全书》）　生石膏　熟地黄　麦冬　知母　牛膝

右归丸（《景岳全书》）　大怀熟地　山药　山茱萸　枸杞　鹿角胶　菟丝子　杜仲　当归　肉桂　制附子

四妙丸（《成方便读》）　苍术　黄柏　薏苡仁　牛膝

白虎汤（《伤寒论》）　知母　石膏　炙甘草　粳米

玉枢丹（《霍乱论》）　山慈菇　五倍子　千金子霜　红芽大戟　麝香

平胃散（《医方类聚》引《简要济众方》）　苍术　厚朴　陈橘皮　甘草

四逆汤（《伤寒论》）　甘草　干姜　附子

四逆散（《伤寒论》）　炙甘草　枳实　柴胡　白芍

四神丸（《内科摘要》）　肉豆蔻　补骨脂　五味子　吴茱萸

生脉散（《医学启源》）　麦冬　人参　五味子

生脉饮（《兰台轨范》，为《医学启源》卷下"生脉散"之异名）　麦冬　人参　五味子

白头翁汤（《伤寒论》）　白头翁　黄柏　黄连　秦皮

石菖蒲丸（《圣济总录》）　石菖蒲　柏子仁　杜仲　百部　山芋　炙甘草　五味子　贝母　丹参　人参　防风　茯苓　茯神　生干地黄　麦冬　远志

仙方活命饮（《校注妇人良方》）　穿山甲　甘草　防风　没药　赤芍　白芷　归梢　乳香　贝母　天花粉　角刺　金银花　陈皮

龙胆泻肝汤（《医方集解》引《局方》）　龙胆草　黄芩　栀子　泽泻　木通　车前子　当归　生地黄　柴胡　甘草

加减玉女煎（《景岳全书》）　生石膏　熟地黄　麦冬　知母　牛膝

加减全虫汤（《外伤科学》）　全蝎　皂角刺　苦参　白鲜皮　刺蒺藜　枳壳　威灵仙　防风　黄柏

甘露消毒丹（《医效秘传》）　飞滑石　淡芩　茵陈　藿香　连翘　石菖蒲　白蔻仁　薄荷　木通　射干　川贝母

白虎加人参汤（《伤寒论》）　知母　石膏　炙甘草　粳米　人参

白虎加苍术汤（《类证活人书》）　知母　石膏　苍术　炙甘草　粳米

玉女煎去牛膝熟地加细生地元参方（《温病条辨》）　生石膏　知母　元参　细生地　麦冬

<h2 style="text-align:center">六画</h2>

至宝丹（《太平惠民和剂局方》）　犀角　麝香　玳瑁　琥珀　朱砂　雄黄　牛黄　冰片　安息香　金箔　银箔

芍药汤（《素问病机气宜保命集》）　芍药　当归　黄连　槟榔　木香　炙甘草　大黄　黄芩　官桂

达原饮（《温疫论》）　槟榔　厚朴　草果　知母　芍药　黄芩　甘草

华盖散（《太平惠民和剂局方》）　苏子　茯苓　桑白皮　橘皮　杏仁　麻黄　甘草

地榆丸（《普济方》）　地榆　当归　阿胶　黄连　诃子肉　木香　乌梅肉

冰硼散（《外科证治全书》）　冰片　硼砂

当归饮子（《济生方》）　当归　白芍药　川芎　地黄　白蒺藜　防风　荆芥穗　何首乌　黄芪　甘草

竹叶石膏汤（《伤寒论》）　竹叶　石膏　半夏　麦冬　人参　甘草　粳米

导赤清心汤（《重订通俗伤寒论》）　鲜生地　辰茯神　细木通　原麦冬（辰砂染）　粉丹皮　益元散　淡竹叶　莲子心　辰砂染灯心　莹白童便

血府逐瘀汤（《医林改错》）　当归　生地黄　桃仁　红花　枳壳　赤芍　柴胡　甘草　桔梗　川芎　牛膝

安宫牛黄丸（《温病条辨》）　牛黄　郁金　犀角　黄连　朱砂　梅片　麝香　珍珠　栀子　雄黄　金箔衣　黄芩

七画

连梅汤（《温病条辨》）　黄连　乌梅　麦冬　生地黄　阿胶

苏合香丸（《太平惠民和剂局方》）　白术　木香　犀角　香附　朱砂　诃子　檀香　安息香　沉香　麝香　丁香　荜茇　冰片　苏合香油　熏陆香

附子理中汤（《三因极一病证方论》）　附子　人参　干姜　甘草　白术

附子泻心汤（《伤寒论》）　附子　大黄　黄连　黄芩

补中益气汤（《脾胃论》）　黄芪　人参　炙甘草　当归　陈皮　升麻　柴胡　白术

补阳还五汤（《医林改错》）　黄芪　当归尾　赤芍　地龙　川芎　桃仁　红花

沙参麦冬汤（《温病条辨》）　沙参　玉竹　生甘草　冬桑叶　麦冬　生扁豆　花粉

补肾地黄丸（《活幼心书》）　山药　山茱萸　熟地黄　鹿茸　川牛膝　牡丹皮　白茯苓　泽泻

阿胶黄芩汤（《重订通俗伤寒论》）　阿胶　黄芩　杏仁　桑白皮　白芍　生甘草　鲜车前草　甘蔗梢

八画

肥儿丸（《医学启蒙》）　陈皮　青皮　神曲　麦芽　肉豆蔻　槟榔　木香　黄连　使君子

驻车丸（《备急千金要方》）　黄连　炮姜　当归　阿胶

参附汤（《济生续方》）　人参　附子

泻脾散（《小儿药证直诀》）　藿香叶　山栀子仁　石膏　甘草　防风

参苓白术散（《太平惠民和剂局方》）　人参　茯苓　山药　白扁豆　莲子　薏苡仁　砂仁　桔梗　白术　大枣　甘草

知柏地黄汤（《医宗金鉴》，为《景岳全书》滋阴八味煎的异名）　山药　牡丹皮　白茯苓　山茱萸　泽泻　黄柏　熟地黄　知母

治痫保和丸（《幼幼集成》）　广陈皮　法半夏　白云苓　陈枳壳　川厚朴　正雅连　京楂肉　六神曲　老麦芽　南木香　尖槟榔　炙甘草

青蒿鳖甲汤（《温病条辨》）　青蒿　鳖甲　知母　地黄　牡丹皮

参附龙牡救逆汤（《中医儿科学》）　人参　附子　龙骨　牡蛎　白芍　炙甘草

九画

保和丸（《丹溪心法》）　山楂　神曲　半夏　茯苓　陈皮　连翘　莱菔子

独参汤（《十药神书》）　人参

茵陈蒿汤（《伤寒论》）　茵陈　栀子　大黄

茯苓皮汤（《温病条辨》）　茯苓皮　生薏仁　猪苓　大腹皮　白通草　淡竹叶

复元活血汤（《医学发明》）　柴胡　栝楼根　当归　红花　甘草　山甲珠　大黄　桃仁

宣白承气汤（《温病条辨》）　生石膏　生大黄　杏仁粉　瓜蒌皮

荆防败毒散（《摄生众妙方》）　羌活　独活　柴胡　前胡　枳壳　茯苓　防风　荆芥　桔梗　川芎

养阴清肺汤（《玉钥》）　生地　麦冬　生甘草　玄参　贝母　丹皮　薄荷　炒白芍

茵陈平胃散（《症因脉治》）　苍术　厚朴　陈皮　山栀　茵陈　淡豆豉

茵陈四逆汤（《伤寒微旨论》）　甘草　茵陈蒿　干姜　附子

茵陈术附汤（《医学心悟》）　茵陈　白术　附子　干姜　甘草　肉桂

枳实导滞汤（《重订通俗伤寒论》）　枳实　大黄　山楂　槟榔　厚朴　黄连　神曲　连翘　紫草　木通　生甘草

枳实栀子汤（《伤寒论》）　枳实　栀子　淡豆豉

宣毒发表汤（《麻科活人全书》）　薄荷　葛根　防风　荆芥穗　连翘　牛蒡子　木通　枳壳　淡竹叶　升麻　桔梗　甘草

十画

消风散（《外科正宗》）　当归　生地　防风　蝉蜕　知母　苦参　胡麻仁　荆芥　苍术　牛蒡子　石膏　甘草　木通

桑杏汤（《温病条辨》）　桑叶　杏仁　沙参　贝母　淡豆豉　栀子　梨皮

益胃汤（《温病条辨》）　沙参　麦冬　冰糖　细生地　玉竹

珠黄散（《太平惠民和剂局方》）　珍珠　牛黄

桔梗汤（《伤寒论》）　桔梗　甘草

桑菊饮（《温病条辨》）　杏仁　连翘　薄荷　桑叶　菊花　苦桔梗　甘草　芦根

涤痰汤（《奇效良方》）　石菖蒲　天南星　半夏　枳实　橘红　茯苓　人参　竹茹　甘草

消瘰丸（《医学心悟》）　玄参　牡蛎　贝母

桑白皮汤（《医统》卷四十四引《医林》）　桑白皮　半夏　苏子　杏仁　贝母　黄芩　黄连　栀子

真人养脏汤（《太平惠民和剂局方》）　人参　当归　白术　肉豆蔻　肉桂　炙甘草　白芍　木香　诃子

桂附理中汤（《证治宝鉴》）　人参　白术　干姜　甘草　肉桂　附子

柴胡葛根汤（《外科正宗》）　柴胡　天花粉　干葛　黄芩　桔梗　连翘　牛蒡子　石膏　甘草　升麻

调胃承气汤（《伤寒论》）　大黄　甘草　芒硝

透疹凉解汤（《中医儿科学》）　桑叶　甘菊　薄荷　连翘　牛蒡子　赤芍　蝉蜕　紫花地丁　黄连　藏红花

资生健脾丸（《先醒斋医学广笔记》）　人参　白术　茯苓　扁豆　陈皮　山药　甘草　莲肉　薏苡仁　砂仁　桔梗　藿香　橘红　黄连　泽泻　芡实　山楂　麦芽　白蔻仁

凉营清气汤（《喉痧症治概要》）　犀角　石斛　栀子　牡丹皮　地黄　薄荷　黄连　玄参　赤芍　石膏　甘草　连翘　竹叶　白茅根　芦根　金汁

柴葛解肌汤（《片玉心书》）　柴胡　葛根　黄芩　桂枝　赤芍　人参　甘草　竹叶

柴芍六君子汤（《医宗金鉴》）　人参　白术　茯苓　陈皮　半夏　甘草　柴胡　白芍　钩藤

十一画

理中汤（《伤寒论》）　人参　干姜　甘草　白术

清宁散（《直指小儿》）　桑白皮　葶苈子　赤茯苓　车前子　栀子仁　炙甘草

清宫汤（《温病条辨》）　元参心　莲子心　竹叶卷心　连翘心　犀角尖　连心麦冬

清营汤（《温病条辨》）　犀角　生地　元参　竹叶心　麦冬　丹参　黄连　金银花　连翘

　　菖蒲丸（《医宗金鉴》）　人参　石菖蒲　麦冬　远志　川芎　当归　乳香　朱砂

　　银翘散（《温病条辨》）　连翘　金银花　苦桔梗　薄荷　竹叶　生甘草　芥穗　淡豆豉　牛蒡子

　　清瘴汤（《中医经验处方集》）　柴胡　常山　生石膏　枳实　黄芩　青蒿　竹茹　半夏　陈皮　茯苓　知母　滑石　甘草　黄连

　　黄连阿胶汤（《伤寒论》）　黄连　黄芩　芍药　鸡子黄　阿胶

　　黄连解毒汤（《崔氏方》）　黄连　黄芩　黄柏　栀子

　　黄连香薷饮（《医方集解》）　香薷　厚朴　扁豆　黄连

　　清肝化痰丸（《医门补要》）　生地　牡丹皮　海藻　贝母　柴胡　昆布　海带　夏枯草　僵蚕　当归　连翘　栀子

　　清金化痰汤（《杂病广要》引《医学统旨》）　黄芩　山栀　桔梗　麦冬　桑白皮　贝母　知母　瓜蒌仁　橘红　茯苓　甘草

　　清胃解毒汤（《痘疹传心录》）　当归　黄连　生地黄　天花粉　连翘　升麻　牡丹皮　赤芍药

　　清咽养荣汤（《疫喉浅论》）　西洋参　地黄　茯神　大麦冬　白芍　花粉　天冬　玄参　知母　炙甘草

　　清咽下痰汤（经验方）　玄参　桔梗　甘草　牛蒡子　贝母　瓜蒌　射干　荆芥　马兜铃

　　清热地黄汤（《幼科直言》）　熟地黄　山萸肉　山药　牡丹皮　白茯苓　泽泻　柴胡　薄荷

　　清热泻脾散（《医宗金鉴》）　栀子　石膏　黄连　生地黄　黄芩　茯苓　灯心草

　　菖蒲郁金汤（《温病全书》）　石菖蒲　炒栀子　鲜竹叶　牡丹皮　郁金　连翘　灯心草　木通　淡竹沥　紫金片

　　清瘟败毒饮（《疫疹一得》）　石膏　生地黄　犀角　黄连　栀子　桔梗　黄芩　知母　赤芍　玄参　连翘　甘草　牡丹皮　鲜竹叶

　　清解透表汤（经验方）　西河柳　蝉蜕　葛根　升麻　紫草根　桑叶　菊花　甘草　牛蒡子　金银花　连翘

　　清燥救肺汤（《医门法律》）　桑叶　石膏　甘草　人参　胡麻仁　真阿胶　麦冬　杏仁　枇杷叶

　　羚角钩藤汤（《重订通俗伤寒论》）　羚角片　霜桑叶　京川贝　鲜生地　双钩藤　滁菊花　茯神木　生白芍　生甘草　淡竹茹

　　麻黄杏仁甘草石膏汤（《伤寒论》）　麻黄　杏仁　甘草　石膏

　　银翘散加生地丹皮赤芍麦冬方（《温病条辨》）　连翘　金银花　苦桔梗　薄荷　竹叶　生甘草　芥穗　淡豆豉　牛蒡子　生地黄　牡丹皮　赤芍　麦冬

　　银翘散去牛蒡元参加杏仁滑石方（《温病条辨》）　连翘　金银花　苦桔梗　薄荷　竹叶　生甘草　芥穗　淡豆豉　杏仁　滑石

　　银翘散去豆豉加细生地丹皮大青叶元参方（《温病条辨》）　连翘　金银花　苦桔梗　薄荷　竹叶　生甘草　芥穗　牛蒡子　细生地　牡丹皮　大青叶　玄参

十二画

　　犀角散（《太平圣惠方》）　犀角　茵陈　黄芩　栀子　升麻　芒硝　竹叶

　　集灵膏（《活人书》）　熟地黄　麦冬　枸杞子　牛膝　桂圆肉　黑枣肉　天冬　人参　黄芪

白术　陈皮　枣仁　制首乌　白蒺藜　茯神　地骨皮　贝母

温胆汤（《三因极一病证方论》）　半夏　竹茹　枳实　陈皮　甘草　茯苓　生姜　大枣

翘荷汤（《温病条辨》）　薄荷　连翘　生甘草　黑栀皮　桔梗　绿豆皮

紫雪丹（《外台秘要》）　寒水石　石膏　滑石　磁石　朱砂　玄参　羚羊角　犀角（用水牛角代）　丁香　麝香　升麻　沉香　青木香　炙甘草　朴硝　黄金　硝石

犀地清络饮（《重订通俗伤寒论》）　犀角汁　粉丹皮　青连翘　淡竹沥　鲜生地　生赤芍　原桃仁　生姜汁　鲜茅根　鲜石菖蒲汁　灯心草

犀角地黄汤（《备急千金要方》）　犀角　地黄　牡丹皮　芍药

普济消毒饮（《东垣试效方》）　黄芩　黄连　陈皮　甘草　玄参　柴胡　桔梗　连翘　板蓝根　马勃　牛蒡子　薄荷　僵蚕　升麻

琥珀抱龙丸（《活幼心书》）　琥珀　天竺黄　檀香　人参　茯苓　粉草　枳壳　枳实　朱砂　山药　天南星　金箔

葶苈大枣泻肺汤（《金匮要略》）　葶苈子　大枣

葛根黄芩黄连汤（《伤寒论》）　葛根　黄芩　黄连　甘草

十三画

锡类散（《金匮翼》）　西牛黄　冰片　真珠　人指甲　象牙屑　青黛　壁钱

新加香薷饮（《温病条辨》）　香薷　金银花　鲜扁豆花　厚朴　连翘

解肌透痧汤（《喉痧症治概要》）　荆芥穗　蝉衣　射干　生甘草　葛根　牛蒡子　马勃　桔梗　前胡　连翘　僵蚕　淡豆豉　鲜竹茹　紫背浮萍

蒿芩清胆汤（《重订通俗伤寒论》）　青蒿　竹茹　半夏　茯苓　黄芩　枳壳　陈皮　碧玉散

十四画

碧玉散（《宣明论方》）　滑石　甘草　青黛

缩泉丸（《妇人良方》）　乌药　益智仁　山药

截疟七宝饮（《云岐子保命集论类要》）　常山　厚朴　青皮　陈皮　甘草　槟榔　草果仁

十五画以上

镇惊丸（《医宗金鉴》）　茯神　麦冬　朱砂　远志　石菖蒲　枣肉　牛黄　黄连　珍珠　胆南星　钩藤　天竺黄　犀角　甘草

燃照汤（《霍乱论》）　草果　淡豆豉　山栀　省头草　厚朴　半夏　黄芩　滑石

黛蛤散（《中国药典》）　青黛　海蛤壳

鳖甲饮（《育婴秘诀》）　鳖甲　黄芪　人参　当归　白术　茯苓　川芎　白芍　甘草　陈皮　青皮　半夏　三棱　莪术　槟榔　厚朴　柴胡　生姜　大枣　乌梅

鳖甲煎丸（《金匮要略》）　鳖甲　乌扇　黄芩　柴胡　鼠妇　干姜　大黄　芍药　桂枝　葶苈　石韦　厚朴　牡丹　瞿麦　紫葳　半夏　人参　䗪虫　阿胶　蜂窠　赤硝　蜣螂　桃仁

增损双解散（《伤寒瘟疫条辨》）　白僵蚕　全蝉蜕　广姜黄　防风　薄荷叶　荆芥穗　当归　白芍　黄连　连翘　栀子　黄芩　桔梗　石膏　滑石　甘草　大黄　芒硝

增液承气汤（《温病条辨》）　玄参　麦冬　细生地　大黄　芒硝

藿香正气散（《太平惠民和剂局方》）　大腹皮　白芷　紫苏　茯苓　半夏曲　白术　陈皮

厚朴　桔梗　藿香　甘草　生姜　大枣

藿朴夏苓汤（《感证辑要》）杜藿香　真川朴　姜半夏　赤苓　光杏仁　生苡仁　白蔻末　猪苓　淡豆豉　建泽泻

薛氏五叶芦根汤（《湿热病篇》）藿香叶　佩兰叶　鲜荷叶　枇杷叶　薄荷叶　芦根　冬瓜仁

主要参考书目

［1］黄帝内经素问 ［M］. 北京：人民卫生出版社，1963.

［2］灵枢经 ［M］. 北京：人民卫生出版社，1963.

［3］班固. 汉书 ［M］. 北京：团结出版社，1996.

［4］张仲景述，钱超尘，郝万山整理. 伤寒论 ［M］. 北京：人民卫生出版社，2005.

［5］秦越人著，艾军，王志威点校. 难经 ［M］. 南宁：广西科学技术出版社，2015.

［6］张仲景著，何任，何若苹整理. 金匮要略 ［M］. 北京：人民卫生出版社，2006.

［7］吴普等述，戴铭，黄梓健，余知影等点校. 神农本草经 ［M］. 南宁：广西科学技术出版社，2016.

［8］巢元方撰；黄作阵点校. 诸病源候论 ［M］. 沈阳：辽宁科学技术出版社，1997.

［9］葛洪撰，汪剑，邹运国，罗思航整理. 肘后备急方 ［M］. 北京：中国中医药出版社，2016.

［10］皇甫谧编集，韩森宁，张春生，徐长卿点校. 针灸甲乙经 ［M］. 郑州：河南科学技术出版社，2017.

［11］孙思邈著，高文柱，沈澍农校注. 备急千金要方 ［M］. 北京：华夏出版社，2008.

［12］王焘撰. 外台秘要 ［M］. 北京：人民卫生出版社，1955.

［13］王怀隐等编. 太平圣惠方 ［M］. 北京：人民卫生出版社，1958.

［14］艾军，林天恩，郭丽冰点校. 小儿药证直诀 ［M］. 南宁：广西科学技术出版社，2015.

［15］太平惠民和剂局编，陈庆平，陈冰鸥校注. 太平惠民和剂局方 ［M］. 北京：中国中医药出版社，1996.

［16］严用和撰，王道瑞，申好真重辑. 重辑严氏济生方 ［M］. 北京：中国中医药出版社，2007.

［17］朱肱. 类证活人书 ［M］. 北京：商务印书馆，1955.

［18］刘完素著，宋乃光校注. 素问气宜保命集 ［M］. 北京：中国中医药出版社，2007.

［19］刘完素撰，石学文点校. 素问玄机原病式 ［M］. 沈阳：辽宁科学技术出版社，1997.

［20］不著撰者，吴康健点校. 小儿卫生总微论方 ［M］. 北京：人民卫生出版社，1959.

［21］严用和撰. 济生方 ［M］. 北京：人民卫生出版社，1956.

［22］刘完素著，宋乃光校注. 黄帝素问宣明论方 ［M］. 北京：中国中医药出版社，2007.

［23］李东垣，李士材编著. 珍珠囊补遗药性赋 ［M］. 上海：上海科学技术出版社，1986.

［24］朱丹溪撰，田思胜校注. 丹溪心法 ［M］. 北京：中国中医药出版社，2008.

［25］江瓘编著. 名医类案 ［M］. 北京：人民卫生出版社，1957.

［26］吴瑭（鞠通）著. 温病条辨 ［M］. 北京：人民卫生出版社，1963.

［27］周扬俊辑述. 温热暑疫全书 ［M］. 上海：上海卫生出版社，1957.

［28］陆子贤著，山东中医学院中医文献研究室校点. 六因条辨 ［M］. 济南：山东科学技术出版社，1982.

［29］沈金鳌撰，李占永，李晓林校注. 杂病源流犀烛 ［M］. 北京：中国中医药出版社，1994.

［30］雷丰. 时病论 ［M］. 北京：人民卫生出版社，1964.

［31］盛增秀主编. 王孟英医学全书 ［M］. 北京：中国中医药出版社，1999.

［32］刘奎撰. 松峰说疫 ［M］. 北京：人民卫生出版社，1987.

［33］余霖著，沈凤阁校注．疫疹一得［M］．南京：江苏科学技术出版社，1985.

［34］郭雍撰次．仲景伤寒补亡论［M］．上海：上海科学技术出版社，1959.

［35］俞根初著，连建伟订校，徐晓东参订．三订通俗伤寒论［M］．北京：中医古籍出版社，2002.

［36］吴谦等编著，闫志安，何源校注．医宗金鉴［M］．北京：中国中医药出版社，1994.

［37］李志庸主编．张景岳医学全书［M］．北京：中国中医药出版社，1999.

［38］陆拯主编．王肯堂医学全书［M］．北京：中国中医药出版社，1999.

［39］黄英志主编．叶天士医学全书（2版）［M］．北京：中国中医药出版社，2020.

［40］张民庆，王兴华，刘华东主编．张璐医学全书［M］．北京：中国中医药出版社，1999.

［41］傅沛藩，姚昌绶，王晓萍主编．万密斋医学全书［M］．北京：中国中医药出版社，2015.

［42］高秉钧纂辑．疡科心得集［M］．北京：中国书店，1987.

［43］喻昌著，韩飞，杜寿龙，李西成等点校．医门法律［M］．太原：山西科学技术出版社，2006.

［44］陈复正辑订，刘勤窠孟校正．幼幼集成［M］．上海：上海科学技术出版社，1962.

［45］沈金鳌辑著．幼科释谜［M］．上海：上海卫生出版社，1957.

［46］夏禹铸．幼科铁镜［M］．上海：上海科学技术出版社，1982.

［47］冯兆张纂辑，王新华点校．冯氏锦囊秘录［M］．北京：人民卫生出版社，1998.

［48］艾军，陈升，钟妮点校．温疫论［M］．南宁：广西科技出版社，2016.

［49］陈熠主编．喻嘉言医学全书［M］．北京：中国中医药出版社，1999.

［50］杨璿撰，王致谱校点．伤寒温疫条辨［M］．福州：福建科学技术出版社，2010.

［51］曹洪欣．温病大成［M］．福州：福建科学技术出版社，2008.

［52］谷晓红，马健等．温病学理论与实践［M］．北京：中国中医药出版社，2017.

［53］谷晓红．中医经典能力等级考试指南［M］．北京：中国中医药出版社，2020.

［54］汪受传，艾军．儿科温病证治［M］．北京：中国中医药出版社，2022.

［55］汪受传．中华医学百科全书·中医儿科学［M］．北京：中国协和医科大学出版社，2017.

［56］艾军，戴铭等点校．临证指南医案［M］．北京：中国中医药出版社，2008.

［57］汪受传，乔木林，赵霞．中医儿科学（国际标准化英文版教材）［M］．北京：人民卫生出版社，2013.

［58］中华中医药学会．中医儿科常见病诊疗指南［M］．北京：中国中医药出版社，2012.